Técnica quiropráctica de las articulaciones periféricas

Raymond T. Broome DC FCC

Ex Director Clínico y Profesor del Instituto Angloeuropeo de Quiropráctica,
Bournemouth, Inglaterra
Profesor de postgrado del Instituto Francés de Quiropráctica,
París, Francia
Profesor de postgrado del Nordisk Institut de Quiropráctica y Biomecánica,
Odense, Dinamarca
Médico privado, Oxford, Inglaterra

Con la colaboración de

Christopher J. Good DC MA (Ed)
Daniel J. Proctor BSc, DC (Hons) FCCS (C)
Peter McCarthy PhD
Susan C. Hill DC, DACNB
Daniel P. Lane BSc(Chiro) DC

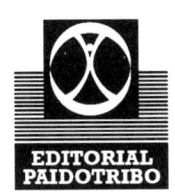

EDITORIAL PAIDOTRIBO

© Reed Educational and professional Publishing Ltd. 2000
Ilustraciones del Capítulo 3 © William Yee 1997
Título original: Chiropractic Peripheral Joint Techniques

Traducción: Eduardo Margaretto Kohrmann
Revisión técnica y adaptación: Ángela Olaru Raya, BSC, DC.

Diseño de cubierta: David Carretero

2005, Raymond T. Broome
Editorial Paidotribo
Polígono Les Guixeres
C/ de la Energía, 19-21
080915 Badalona (España)
Tel.: 93 323 33 11 - Fax.: 93 453 50 33
E-mail: paidotribo@paidotribo.com
http://www.paidotribo.com

Primera edición:
ISBN: 84-8019-806-0
Fotocomposición: Bartolomé Sánchez
Impreso en España por Sagrafic

La obra, incluidas todas sus partes, tiene protegidos sus derechos de autor. Toda utilización que sobrepase los estrictos límites de la ley de propiedad intelectual sin permiso de la editorial está prohibida y es legalmente punible. Esto rige sobre todo para reproducciones, traducciones, microfilmado y el almacenamiento y procesado en sistemas informáticos.

Dedicado a Anne, Ute, Alex y Chris

Autores que han participado en el libro

Christopher J. Good DC MA (Ed) CCSP
Profesor adjunto, Instituto Quiropráctico de Nueva York; médico privado, Romulus, Nueva York, EEUU

Daniel J. Proctor BSc DC(Hons) FCCS(C)
Profesor asistente, Instituto Quiropráctico Canadian Memorial, Toronto; miembro del cuerpo docente del Instituto Quiropráctico Canadian Memorial, Toronto; médico privado, Toronto, Canadá

Peter McCarthy PhD
Profesor decano de la Escuela de Ciencias Aplicadas de la Universidad de Glamorgan, Pontypridd, Gales

Susan C. Hill DC DACNB
Profesora externa del Instituto de Quiropráctica Angloeuropeo, Bournemouth, Inglaterra; coordinadora de la Facultad de Wessex del Instituto Británico de Quiroprácticos; médico privado, Dorchester, Inglaterra

Daniel P. Lane BSc(Chiro) DC
Presidente de la Facultad de Oxfordshire del Instituto Británico de Quiroprácticos; coordinador del BCA Vocational Training Scheme, Gran Bretaña

Índice

Prólogo a la edición en castellano — 9

Prólogo a la edición en inglés — 11

Introducción — 13

Parte I: Biomecánica

1 La relevancia de las articulaciones periféricas en la práctica clínica: una visión general — 17
Raymond T. Broome

2 Técnicas usadas en la corrección biomecánica de las articulaciones periféricas — 20
Raymond T. Broome

3 Cinemática de las articulaciones periféricas — 27
Christopher J. Good

4 Palpación del movimiento osteocinemático pasivo — 46
Christopher J. Good

5 Consecuencias neurológicas de los trastornos biomecánicos de las articulaciones periféricas — 57
Peter McCarthy y Susan Hill

6 Rehabilitación: el papel de los ejercicios como terapia de apoyo en el tratamiento de las articulaciones periféricas — 74
Daniel Lane

Parte II: Manipulación articular

7 Examen y técnicas de la articulación temporomandibular — 85
Daniel J. Proctor

8 Evaluación del juego articular y métodos correctores para las articulaciones periféricas — 111
Raymond T. Broome

Sección I: La extremidad superior

- 8.1 Articulación esternoclavicular — 117
- 8.2 Articulación acromioclavicular — 124
- 8.3 Articulación glenohumeral — 133
  - Técnicas anteroposteriores para la articulación glenohumeral — 134
  - Técnicas superoinferiores para la articulación glenohumeral — 139
  - Técnicas inferosuperiores para la articulación glenohumeral — 144
  - Técnicas mediolaterales para la articulación glenohumeral — 147
  - Técnica de movilización en circunducción de la articulación glenohumeral — 149
  - Técnica de movilización con abducción para la articulación glenohumeral — 150
- 8.4 Articulación escapulotorácica — 151
- 8.5 El codo — 154
  - Técnicas para la articulación humerocubital — 155
  - Técnicas para la articulación radiocubital proximal — 160
  - Técnicas para la articulación humerorradial — 163
- 8.6 Muñeca y mano — 165
  - Técnicas interfalángicas — 166
  - Técnicas para las articulaciones metacarpofalángicas — 168
  - Técnicas para las articulaciones intermetacarpianas — 170
  - Técnicas para las articulaciones carpometacarpianas — 172
  - Técnicas para las articulaciones intercarpianas — 178
  - Técnicas para las articulaciones radiocarpianas — 184
  - Técnicas para la articulación radiocubital distal — 190

Sección II: La extremidad inferior

- 8.7 Articulación de la cadera — 195
  - Evaluación del juego articular de la cadera — 196
  - Técnicas iliofemorales — 199
- 8.8 La rodilla — 210
  - Técnicas de rotación de la articulación femorotibial — 211
  - Técnicas con traslación mediolateral para la articulación femorotibial — 222
  - Técnicas anteroposteriores para la articulación femorotibial — 227
  - Técnicas posteroanteriores para la articulación femorotibial en posición supina — 230
  - Técnicas de extensión a lo largo del eje longitudinal para la articulación femorotibial — 233
  - Técnicas de movilización para la articulación femorotibial — 234
  - Técnicas de movilización rotuliana — 236
- 8.9 Articulaciones tibioperoneas proximal y distal — 238
  - Evaluación del juego de la articulación tibioperonea proximal — 239
  - Evaluación del juego articular de la articulación tibioperonea distal — 240
  - Técnicas para la articulación tibioperonea proximal — 241
  - Técnicas para la articulación tibioperonea distal — 247
- 8.10 Las articulaciones del pie y del tobillo — 251
  - Técnicas interfalángicas — 253
  - Técnicas metatarsofalángicas — 254
  - Técnicas intermetatarsianas — 260
  - Técnicas tarsometatarsianas — 262
  - Técnicas intertarsianas — 278
  - Articulación talocrural (tobillo) — 292

Bibliografía de la II Parte: Manipulación de las articulaciones — 303

Glosario — 307

Agradecimientos — 309

Prólogo a la edición en castellano

La revisión técnica de este libro me ha proporcionado la doble oportunidad de repasar todas las técnicas de manipulación de las articulaciones periféricas aprendidas en la universidad y al mismo tiempo, aprender algunas técnicas nuevas.

Como quiropráctico, en mis 14 años de experiencia clínica, tanto terapéutica como de investigación en el campo de la medicina del deporte, a nivel internacional he visitado decenas de miles de pacientes.

La mayoría de los pacientes se dirigen al quiropráctico buscando soluciones terapéuticas alternativas "sin efectos secundarios" para sus dolencias a nivel de la columna vertebral.

De hecho, en los EE.UU. y otros países de habla inglesa, al quiropráctico se le llama a menudo "*the back doctor*" (el doctor de la espalda) siendo el más conocido profesional sanitario de atención primaria especializado en la manipulación específica de las articulaciones intervertebrales.

En realidad los doctores quiroprácticos son mucho más que "doctores de espalda".

Su sólida formación académico-clínica, de hecho muy parecida a la formación de los doctores en medicina y en osteopatía, tiene un enfoque diagnóstico-terapéutico que considera la función integrada del sistema neuromusculoesquelético.

Desafortunadamente en la práctica clínica en general, hay una tendencia de reducción que se limita a buscar un paliativo rápido sin investigar las fuentes etiológicas de las disfunciones intervertebrales.

A menudo, cuando se elabora un diagnóstico a nivel músculo-esquelético, se ignora el hecho de que la columna "no está suspendida en el aire", sino que es parte integrante de un sistema completo, tanto a nivel biomecánico como neurofisiológico, sujeto a la gravedad.

Teniendo en cuenta que en bipedestación, la columna está sometida a un continuo *input* biomecánico, de tipo ascendente desde los pies hacia la pelvis, y al mismo tiempo a otro *input*, descendente desde el aparato estomatognático hacia las vértebras cervicales, es evidente que cualquier disfunción crónica de una o más articulaciones periféricas a nivel de los pies, tobillos, rodillas, caderas o/y las articulaciones temporo-mandibulares, puede generar una resultante asimétrica de fuerzas biomecánicas, que puede inducir a ligeras faltas de alineación y movimiento intervertebral.

Este tipo de disfunciones que los quiroprácticos llamamos "subluxaciones vertebrales" son muchas veces asintomáticas y aceleran el proceso degenerativo a nivel de la columna.

Ya que la columna vertebral abriga gran parte del sistema nervioso central, es imperativo prevenir este tipo de lesiones buscando y tratando sus causas locales y remotas.

Por lo tanto, el libro del Dr. Raymond Broome, *Técnica quiropráctica de las articulaciones periféricas*, puede ser de gran ayuda tanto a los doctores quiroprácticos, como a los doctores en odontología, en osteopatía, o en medicina, y a los fisioterapeutas y podólogos.

Personalmente estoy convencida que la medicina del futuro se dirige rápidamente hacia una visión científica siempre más integrada del cuerpo humano.

En este sentido el trabajo multidisciplinario es indispensable y muy valioso.

Ángela Olaru, DC, BSc, BA
Av. Torreblanca, 2-8
Sant Cugat del Vallés, Barcelona

Prólogo a la edición en inglés

La manipulación de las articulaciones de las extremidades es una técnica que todos los estudiantes de quiropráctica aprenden, pero que luego se puede olvidar fácilmente debido a que en la práctica predominan las enfermedades y dolencias de la columna vertebral. Esto conlleva el riesgo de que los terapeutas, a medida que avanzan en el desarrollo de su vida profesional, vayan perdiendo gradualmente su destreza con respecto a las técnicas apropiadas para las articulaciones periféricas.

Raymond Broome es un experto especialista quiropráctico de nivel internacional que durante años ha recibido numerosas peticiones para impartir cursos sobre técnicas para las articulaciones periféricas. Sin embargo, en este libro sus estudiantes encontrarán mucho más. Contiene una gama tan extensa de procedimientos que difícilmente podría ser asimilada en un curso práctico. Estos procedimientos están cuidadosamente catalogados, sistemáticamente explicados y bien ilustrados, de modo que los lectores con una experiencia básica en quiropráctica descubrirán que son capaces de convertir cada explicación en una técnica. Aun así, este libro contiene muchas más técnicas de las que normalmente aparecerían en el currículum de un estudiante; cada una de ellas se basa en el concepto de la restricción de la movilidad direccional de cada articulación. De hecho, la segunda parte del trabajo es un manual de técnicas, muchas de las cuales se relacionan con las enseñanzas de Mennell y Guillet sobre el 'juego de la articulación' y la 'rigidez'. Los fundamentos de éstas y otras premisas básicas en que se basan las técnicas aparecen clasificadas y explicadas detenidamente a lo largo del libro. Algunas de las técnicas, especialmente las de 'palanca corta', han sido ideadas por el propio autor, pero hasta en los 'desarrollos' de las técnicas más tradicionales se distingue su inconfundible sello.

Pero esta obra tiene otro aspecto muy interesante. Tal como revelan en la Primera Parte los coautores que han escrito el libro junto a Broome, la función integrada del sistema neuromusculoesquelético se está comprendiendo cada vez mejor, lo que amplía las posibilidades de la rehabilitación quiropráctica. No obstante, muchos programas de rehabilitación requieren usar un amplio repertorio de técnicas manuales. Por ello, este libro constituye también una importante contribución a la rehabilitación de la columna vertebral, especialmente en lo que se refiere a los capítulos que tratan sobre el hombro y los miembros inferiores.

También quisiera recomendar este trabajo a los estudiantes no especializados en quiropráctica, es decir, a los que quieran comprender algunos aspectos prácticos de la quiropráctica pero abordándolos desde una perspectiva distinta. La información que encontrarán aquí, que desde luego no es superficial, les dará la conciencia de que la disciplina técnica de la quiropráctica no desprecia ninguno de los aspectos que se refieren al cuidado de un paciente y en los que el terapeuta debe ser competente. Sin duda encontrarán el índice y el glosario especialmente útiles.

En *Técnica quiropráctica de las articulaciones periféricas*, los estudiantes de quiropráctica, cualquiera que sea su experiencia actual en el tema, encontrarán un libro de consulta de gran y constante valor. A pesar de que puede que los futuros avances en la comprensión de los mecanismos fundamentales hagan necesarias con el tiempo ciertas revisiones, en sí mismos, los procedimientos y las técnicas que aparecen en el libro son intemporales. En las páginas que lo forman, el lector hallará una inigualable combinación de estilo y de rigor que refleja la personalidad y la experiencia del autor. En definitiva, el libro combina erudición y experiencia y, sin duda, ocupará con orgullo un lugar en cualquier biblioteca quiropráctica.

Alan Breen DC PhD
Director de Investigación del
Instituto Angloeuropeo de Quiropráctica

Introducción

Este libro se ha escrito con el propósito de cubrir una necesidad que viene de lejos en la profesión quiropráctica. Su propósito principal es proporcionar un amplio catálogo de métodos prácticos, clínicamente comprobados y adaptados a las articulaciones periféricas, que refleje la gran diversidad de las principales técnicas para las articulaciones periféricas que tiene a su disposición el quiropráctico moderno, además de los métodos para evaluar el funcionamiento accesorio de las articulaciones, que servirá para la aplicación de estas técnicas, las implicaciones neurológicas de los problemas de las articulaciones periféricas y la función de los ejercicios como terapia de apoyo.

Nuestra intención no ha sido elaborar un manual exhaustivo que recoja todas las técnicas conocidas. En verdad, se tuvieron en cuenta muchas técnicas que luego se descartaron debido a su escasa eficiencia mecánica, a lo difícil que resultaba ponerlas en práctica o a que se comprobó que no eran sino variantes menores de otras técnicas principales que ya se habían incluido en el libro. Bryner (1989), en un examen de las indicaciones para la manipulación de la rodilla, en el cual se investigaron 247 técnicas de 27 fuentes distintas, también descubrió bastantes técnicas repetidas.

En cualquier caso, por distintas razones, y siempre que ha sido posible, se han incluido varias manipulaciones alternativas para los problemas articulares más comunes. Sin duda, es esencial aportar técnicas alternativas para poder hacer frente a la variedad de estructuras anatómicas y dimensiones que presentan los distintos pacientes. El terapeuta pequeño que se enfrenta a un paciente grande, o viceversa, necesita unas técnicas particulares y distintas. Para los pacientes con enfermedades degenerativas de las articulaciones, o para quienes tengan determinadas necesidades a causa de su debilidad, también es necesario poseer una versatilidad en cuanto a los enfoques técnicos. Aparte de esto, es necesario ofrecer un variado material que pueda cubrir las preferencias de cada terapeuta y adecuarse a su nivel técnico concreto.

El libro se divide en dos partes. Respecto a la primera parte, el primer capítulo proporciona una visión de conjunto de la importancia que tiene en la práctica diaria la técnica quiropráctica para las articulaciones periféricas. El segundo capítulo analiza los principales tipos de técnicas utilizados en la sección técnica del libro, sus ventajas clínicas, sus desventajas y los métodos de ejecución. El tercer capítulo describe la cinemática de las articulaciones periféricas, mientras que el cuarto aborda el tema de la palpación del movimiento osteocinemático pasivo de las articulaciones periféricas y recalca la necesidad de que el terapeuta tenga una perfecta comprensión de la mecánica de las articulaciones. El quinto capítulo analiza la importancia neurológica de los problemas biomecánicos de las articulaciones periféricas y los efectos que tiene sobre ellas la aplicación de un tratamiento quiropráctico. El capítulo final de la primera parte ofrece una idea general de la razón de ser y la función de los ejercicios, así como de los tipos de ejercicios que se utilizan en las terapias y en la rehabilitación clínicas para mejorar los resultados del tratamiento quiropráctico de las articulaciones periféricas.

La segunda parte del libro está formada por dos capítulos. El primero se ocupa de la evaluación de los cinco problemas biomecánicos principales y de los métodos para corregir los trastornos de la articulación temporomandibular (ATM). Aunque la ATM es una articulación del esqueleto axial, se ha decidido incluir este capítulo por la importancia neurológica de la articulación.

El segundo capítulo tiene dos secciones principales que tratan de la evaluación de la movilidad de las articulaciones del esqueleto apendicular, así como de sus posibles alteraciones o modificaciones. Para cada articulación hay una descripción de cómo evaluar el nivel de movilidad del juego articular (Mennell, 1964), acompañada de las técnicas que se han de aplicar en función de los resultados de la evaluación. El autor está de acuerdo con la afirmación hecha por DuBarry (1996) de que "en la literatura quiropráctica no hay una fórmula estándar para describir la técnica". Nosotros hemos intentado adecuarnos lo más posible al método descriptivo propuesto por DuBarry y cada descripción de una técnica sigue la misma idea general, tanto en lo que se refiere a la dirección de la pérdida del juego articular, como a la posición del paciente, la postura del terapeuta, el contacto y el procedimiento para llevar a cabo la curación.

No se ha pretendido que este manual resulte exhaustivo en cuanto a los diagnósticos diferenciales y al tratamiento de cualquier paciente con algún problema en las articulaciones periféricas, ya que ello incluiría tener que realizar la historia clínica del paciente, su examen físico y las pruebas de laboratorio, y cada uno de estos temas podría llenar un libro por sí solo. También se ha decidido excluir el tema de la utilidad del diagnóstico y de la terapia de los tejidos blandos, aspectos para los que se remite al lector a otros textos que podrá encontrar fácilmente.

Esperamos que el texto consiga lo que pretendíamos, es decir, proporcionar tanto a los estudiantes como a los terapeutas una guía clara y fácil de usar, y un manual de los métodos técnicos de manipulación de las articulaciones periféricas.

BIBLIOGRAFÍA

Bryner, P. (1989) *A Survey of Indications: Knee Manipulation. Chiropractic Technique*. Baltimore, MD, Williams & Wilkins.

DuBarry, E. *(1996) Classifications for adjusting procedures*. DC, vol. 14, nº 2.

Hammer, W. (1991) *Functional Soft Tissue Examination and Treatment by Manual Methods*. Gaithersburg, MD, Aspen Publishers.

Hoppenfeld, S. (1976) *Physical Examination of the Spine and Extremities*. New York, Appleton-Century-Crofts.

Mennell. J. McM. (1964) *Joint Pain*. Boston, MA, Little Brown & Company.

Plaugher, G. (1993) *Textbook of Clinical Chiropractic. A Specific Biomechanical Approach*. Baltimore, MD, Williams & Wilkins.

Parte I

Biomecánica

1

La relevancia de las articulaciones periféricas en la práctica clínica: una visión general

Raymond T. Broome

Desde los primeros tiempos de la quiropráctica, los terapeutas que se han dedicado a ella han tratado las articulaciones extravertebrales. D. D. Palmer (1910) dejó constancia de su tratamiento de los dedos de los pies poco después de descubrir las posibilidades de la quiropráctica. Desde entonces, los profesionales de este arte han promovido y desarrollado múltiples procedimientos adaptados para tratar las dolencias de las articulaciones periféricas.

¿Cuáles son los motivos fundamentales por los que se deben tratar las articulaciones periféricas? Entre las razones expuestas por Laedermann (1984), que pueden abarcar los principales campos, están el tratamiento de los problemas biomecánicos locales, el síndrome funcional del reflejo provocado, una prescripción de tiempo, razones psicológicas y un efecto placebo. Las tres primeras razones implican una participación activa del quiropráctico, pero las dos últimas podrían significar que el quiropráctico puede tener un papel activo o pasivo. Consideremos cada una de estas razones por separado.

El reino de la psicología

La actitud atenta y solícita del terapeuta, el efecto placebo que produce ser examinado por un especialista y la consiguiente aplicación de un tratamiento adecuado son 'cuestiones' que están inextricablemente ligadas. Sin embargo, el beneficio psicológico real que obtiene el paciente es difícil de cuantificar, aunque se considere extremadamente importante para su recuperación. Laedermann (1984) habla de la gran importancia que tiene observar, y por supuesto tocar, no sólo lo que podría ser el nivel vertebral de la causa de la dolencia, sino también la extremidad donde se pueden sentir los síntomas. Con razón, se hace esta pregunta retórica: "¿Cuántas veces se oye a un paciente quejarse de que su anterior terapeuta centraba su examen únicamente en la columna vertebral por ser la causa de su problema, permanecía sentado a su mesa buscando su cuaderno de recetas y ni siquiera le miraba la zona de la extremidad donde el paciente experimentaba los síntomas?

Problemas biomecánicos locales

Son los más fáciles de identificar, ya que en estos casos es casi siempre un dolor, una hinchazón, una parestesia y en ocasiones una combinación de dolor y miedo lo que mueve al paciente a buscar nuestra ayuda. Entre estos problemas biomecánicos locales se incluyen la fascitis plantar (Ambrosius y Kondracki, 1992), las luxaciones, la rigidez, la incapacidad de las articulaciones para realizar ciertos movimientos, como la pronación del pie, y las lesiones deportivas.

Prescripción de tiempo

A lo que se refería Laedermann con la expresión "prescripción de tiempo" es al aumento en la calidad de vida que se le proporciona a un paciente cuando se le trata de manera paliativa o más específica en lo que se refiere a las enfermedades que le limitan en sus actividades de la vida diaria, como la capsulitis del hombro, con el fin de moderar sus efectos negativos a lo largo de un tiempo, o período, de prueba.

Síndromes funcionales provocados por reflejos

Como resultado de una disfunción local, puede desarrollarse una serie de fenómenos estructurales y/o neurológicos. Janse (1976) advirtió que, a menudo, las mecánicas defectuosas del cuerpo son consecuencia de una serie de disfunciones distintas más que de una sola lesión. Tanto Hoppenfeld (1976) como Bergmann, Peterson y Lawrence (1993) proporcionaron ejemplos similares que demostraban que un desarreglo en una parte de la cadena cinética puede afectar a otra parte de ella, tanto proximal como distal. Este hecho puede deberse a una variedad de causas: deficiencias mecánicas, como que haya alguna diferencia en las piernas (Jones, 1953; Beech, 1965), o los problemas mecánicos o musculares que provocan la pronación del pie o la desviación de las rodillas hacia afuera (Kenel, 1965).

Gillet (1964) aventuró la hipótesis de que las rigideces de la parte inferior de la cadena cinética, el pie, pueden provocar rigideces reflejas en la columna vertebral y en sus apéndices. Otro fenómeno que también se ha observado habitualmente durante el examen de los pacientes es la condición hipotónica de varios músculos ligados al tronco que responden de modo positivo cuando se aplica un tratamiento manual al pie (Greenwalt, 1981) (Blennerhasset, 1997; Walther, 1981). Aunque se han hecho muy pocos estudios científicos para determinar la eficacia de estos fenómenos, hay muestras o ejemplos lo bastante importantes para el observador/médico como para defender el valor de esas hipótesis y observaciones.

Es significativo que Curchod (1971) encontrara una incidencia relativamente muy alta, de un 4-5%, de casos en que la causa del dolor ciático era el pie. No es extraño por tanto que Gillet (1964) dejara constancia de que, como algo rutinario en el tratamiento de una dolencia "crónica de la columna" (con o sin dolor radial), después de varias visitas en las que había eliminado con éxito las rigideces vertebrales examinaba el pie y corregía las rigideces que tuviera.

Gillet (1964) registró también un caso de 'deslizamiento' crónico sacroilíaco de dos años de duración que, a pesar del tratamiento local que se aplicaba, se repetía con frecuencia. Después de corregir las rigideces del tarso se descubrió que la articulación sacroilíaca se había corregido de forma espontánea.

Aunque estos últimos ejemplos son subjetivos y anecdóticos, hay muchos quiroprácticos que han observado fenómenos similares y que corroborarían que son algo habitual (Lening, 1991). El examen y el tratamiento de las articulaciones periféricas debe considerarse parte integral del proceso de diagnóstico y del control de la situación del sistema musculoesquelético, e ignorarlos va en detrimento del paciente y frustra al quiropráctico.

El examen inicial de las articulaciones periféricas comienza en cuanto el paciente entra en la consulta. Trabajando siempre de lo general a lo específico, el quiropráctico observa de forma crítica mientras el paciente se aproxima, y cuando le invita a sentarse para que explique su problema. Con esta observación podrá percibir si existe una alteración en el modo de andar, una pronación obvia del pie o un uso o desgaste anormal del calzado, si el paciente camina con los pies hacia dentro o hacia fuera y si titubea al doblar las rodillas o los tobillos cuando se sienta. La falta de una flexión normal del codo al andar, la dificultad al alargar el brazo para dar la mano y una hinchazón anormal en manos y dedos son posibles pistas que también hay que observar. Los indicios iniciales pueden llegar a ser bastante numerosos, pero desde luego no siempre es así. Cuando no hay un signo obvio de que haya alguna disfunción en las articulaciones periféricas, la rutina para realizar el historial del caso puede proporcionar alguna otra pista. El valor de un historial hecho con atención nunca puede sobrestimarse. MacBryde (1970) afirma: "Los médicos experimentados reconocen que, sin ninguna duda, con un historial hecho con destreza y con un análisis cuidadoso de las principales dolencias y del curso de la enfermedad hay muchas más posibilidades de encontrar el diagnóstico probable, incluso antes de que se haya hecho el examen físico del paciente o las pruebas de laboratorio".

Según Major y Delp (1962), "la historia clínica de un paciente es absolutamente esencial para el médico que intenta hacer un diagnóstico. En algunas dolencias, un examen físico es de poco valor; en otras enfermedades pasa lo contrario; pero en todos los problemas la historia tiene gran importancia".

En el caso de los síndromes funcionales de origen reflejo, es muy posible que el paciente no llegue a darse cuenta de que sus dolores en la parte torácica alta de la columna vertebral tienen algo que ver con una disfunción del tarso o del metatarso, o de que sus articulaciones metatarsianas y tarsianas, relativamente asintomáticas pero que están perturbando la función propioceptiva, son la causa de un problema sacroilíaco recurrente. Sólo un examen local cuidadoso y hábil puede revelar este factor de la ecuación.

Como principio general, se puede decir que el método para abordar el examen de la totalidad de la estructura, tanto si el paciente siente dolores en las articulaciones periféricas como si no, es esencialmente el mismo.

Para abordar el examen del conjunto de las articulaciones periféricas hay que seguir estos pasos:

- *Una observación general, hecha del modo que se ha dicho antes.*
- *Historia del caso, hecha también como se ha indicado antes.*
- *Observación detallada:*
  (a) Comparación estática de un lado del cuerpo con el otro para comprobar la presencia de asimetría, malformaciones, atrofias, inflamaciones, diferencias de longitud de los miembros, cambios vasculares y enfermedades de la piel, evidencias de traumatismos o de hábitos perjudiciales para la salud.
  (b) Análisis de los movimientos de las extremidades y del tronco para comprobar si hay alteraciones del modo de andar correcto y evidencias de alguna molestia dolorosa al cargar el peso corporal.
- *Pruebas musculares para comprobar la integridad de las articulaciones periféricas y para probar la fuerza de los músculos estabilizadores de la cadera, la rodilla, el tobillo, etc. La fuerza de estabilización bilateral debe comprobarse con un dinamómetro.*
- *Deben hacerse pruebas ortopédicas, tanto de las extremidades como de la columna vertebral (Schultz Villnave, 1983).*
- *La evaluación neurológica incluye pruebas de las funciones sensitiva y motora, de los reflejos interiores de los tendones, de posibles temblores, sensaciones vibratorias y clono, además de una observación para comprobar si existe atrofia muscular.*
- *La palpación estática será de incalculable valor para comparar un miembro con otro cuando se observe la presencia de inflamación o de diferencias sutiles en la disposición de las articulaciones, de diferencias de temperatura y de fibras laxas o tensas.*
- *Las básculas dobles, además de una cuerda de plomada y una rejilla cuadrangular, servirán para indicar las posibles deformaciones y tensiones, y las desigualdades o variaciones que puedan producirse al cargar peso. Estas pruebas son fáciles de hacer y proporcionan una información a la que es sencillo acceder, sobre las tensiones y los esfuerzos a los que deben enfrentarse las articulaciones axiales y periféricas.*
- *Palpación del movimiento de las articulaciones en su amplitud normal y detección de la posible existencia de hipermovilidad o de hipomovilidad. La palpación del movimiento de la articulación es necesaria para detectar perfecta-*

mente la integridad de la articulación (esta metodología se describe detalladamente en el Capítulo 8).
- *Las imágenes obtenidas por RNM o por radiografía pueden ser necesarias, especialmente en los casos postraumáticos.*

Después de hacer este tipo de examen detallado, el médico podrá valorar si, en función de los problemas que se hayan detectado, debe aplicarse un tratamiento y si éste será beneficioso para el paciente.

Además del tratamiento quiropráctico, el médico debe tener en cuenta que, en ciertos casos, algunas de las formas de rehabilitación, incluidas las fajas, la crioterapia, los ejercicios de estiramiento sin pesas y la ortopedia, pueden ser también necesarias como apoyo de los tratamientos manuales aplicados.

El examen y la aplicación de las técnicas quiroprácticas manuales en las articulaciones extravertebrales y periféricas son un campo de prácticas gratificante y provechoso, y todo quiropráctico debe aspirar a trabajar en él. No obstante, ni el estudiante ni el terapeuta deben olvidar que tanto el examen como los tratamientos correctores de las extremidades requieren la misma destreza, habilidad y práctica que los que se hacen para la columna vertebral y la pelvis. La precisión en la aplicación de las técnicas psicomotrices es también de suma importancia.

BIBLIOGRAFÍA

Ambrosius, H. y Kodracki, M. (1992) *Plantar Fasciitis*. European Journal of Chiropractic 40(2).

Bergmann, T., Peterson, D. y Lawrence, D. (eds) (1993) *Chiropractic Technique*. Nueva York, Churchill Livingstone.

Beech, R.A. (1965) The fundamentals of the short leg syndrome. *Ann. Swiss Chiro. Assoc.* **III**.

Blennerhasset, G. (1997) Información comunicada personalmente.

Curchod, G.A. (1971) Sciatic pain and the foot. *Ann. Swiss Chiro. Assoc.* **V**.

Gillet, H. (1964) *Belgian Chiropractic Research Notes*, 5ª ed. Bruselas, Belgian Chiropractic Association.

Greenwalt, M. H. (1981) *Spinal Pelvic Stabilization*, 2ª ed. Dubuque, IA, Publishing Division, Foot Levelers Inc.

Hoppenfeld, S. (1976) *Physical examination of the Spine and Extremities*. Nueva York, Appleton-Century-Crofts.

Janse, J. (1976) En: *Principles and Practice of Chiropractic. An Anthology*. (R. W. Hildebrandt, ed.) Lombard, IL, National College of Chiropractic, pp. 8, 116, 117.

Jones, S. L. (1953) *The Postural Complex*. Springfield, IL, Charles C. Thomas.

Kenel, F. (1965) Purpose of sole and heel lifts and their effects on spine and pelvis. *Ann. Swiss Chiro. Assoc.* **III**.

Laedermann, J.P. (1984) The rationale of extra-vertebral joint manipulation. Conferencia dada en la European Chiropractors Union Convention, Zurich, mayo.

Lening, P.C. (1991) Foot dysfunction and low back pain –are they related? ACA *J. Chiro*. **Mayo**, 71-74.

MacBryde, C.M. y Blacklow, R. S. (1970) *Signs and Symptoms. Applied Pathology, Physiology and Clinical Interpretation*, 5ª ed. Filadelfia, J. B. Lippincott Company.

Major, R.H. y Delp, M.H. (1962) *Physical Diagnosis*, 6ª ed. Londres, W. B. Saunders Company.

Palmer, D.D. (1910) *The Chiropractor's Adjustor*. Davenport, IA, Palmer School of Chiropractic.

Walther, D.S. (1981) *Applied Kinesiology*, Vol. I. Abriendo, CA, Systems DC.

2

Técnicas usadas en la corrección biomecánica de las articulaciones periféricas

Raymond T. Broome

Las técnicas correctoras no son nada más ni nada menos que unas herramientas diseñadas para conseguir el efecto neurobiomecánico deseado. No hay documentación sólida sobre la eficacia y la validez de estas técnicas, pero todos los especialistas están de acuerdo en que la manipulación aumenta la calidad y la cantidad de movimiento de una articulación. La evaluación manual comparativa de la función articular, hecha por quiroprácticos expertos y hábiles antes y después de usar las técnicas correctoras sigue siendo la referencia actual para identificar su valor.

Como apunta Droz (1971), "el acto de manipular es una maniobra pasiva (para el paciente) que se aplica a las articulaciones vertebrales o extravertebrales; consiste en una presión rápida, marcada y hábil cuya línea de fuerzas pasa por el plano articular".

Se ha escrito mucho sobre las técnicas, y en el pasado éstas despertaban en los quiroprácticos una reacción emotiva y un sentido de lealtad hacia la profesión. Sin embargo, fundamentalmente deben juzgarse por su eficacia mecánica y su utilidad práctica para hacer el 'trabajo' necesario con la menor fuerza posible, de modo que se minimice el impacto sobre los elementos que sustentan la articulación.

Al tratar las articulaciones periféricas, hay cuatro criterios básicos que son los requisitos esenciales de cualquier técnica:

1 *Teniendo en cuenta el objetivo terapéutico, se debe usar la menor fuerza posible.*
2 *En la medida de lo posible, la fuerza debe restringirse exclusivamente a la articulación que se esté tratando.*
3 *Sólo debe aplicarse si el paciente la tolera.*
4 *La línea de fuerza debe pasar por el plano articular.*

ELECCIÓN DE LA TÉCNICA

Demasiado a menudo, el quiropráctico se enfrenta al tratamiento de articulaciones periféricas que muestran estados variables de dolencias articulares degenerativas. En ese caso hay que tomar la decisión clínica de modificar una técnica, o de seleccionar una alternativa, para ayudar a maximizar la capacidad funcional de una articulación con una afección irreversible. Esto evidencia que el quiropráctico necesita adquirir un conocimiento práctico eficaz de la amplia gama de técnicas. Si no tiene este conocimiento, se verá privado de la posibilidad de abordar racionalmente las necesidades de cada caso y de cada paciente, y los posibles cambios sintomáticos; por otro lado, este desconocimiento eleva la probabilidad de aplicar una fuerza o un método inapropiados que, en el mejor de los casos, llevaría a un resultado clínico irrelevante.

Así pues, por una parte el quiropráctico debe estar preparado para cambiar de técnica, cuya elección dependerá de los muchos factores que presenta el paciente, como el tipo de lesión, la gravedad, la cronicidad, los umbrales de dolor, la edad, las variables anatómicas y, a veces, simplemente el tamaño del paciente o incluso su debilidad. Por otra parte, hay que considerar las limitaciones del quiropráctico. A la hora de elegir correctamente los cambios de técnica o las modificaciones necesarias, son determinantes el nivel de capacidad personal, la destreza y las aptitudes inherentes, la disponibilidad de un equipo adecuado o su falta, el nivel físico y de capacidad corporal personal, y la falta de confianza al intentar y hacer ciertos tipos de procedimientos manipulativos. Por último, puede que no se tenga el tiempo suficiente para aprender y desarrollar nuevas capacidades técnicas.

Todos estos factores tienen su peso a la hora de elegir una técnica. No hay reglas fijas que permitan elegir rápidamente una, ya que la técnica correctora se practica como un arte y en su elección adecuada intervienen tanto el firme conocimiento de la mecánica de la articulación como las observaciones prácticas, un examen completo y el aprendizaje constante debido a la experiencia que dan todos los casos que el terapeuta ha podido tratar. No hay nada que sustituya la experiencia clínica pues, dejando a un lado las reglas generales, no puede haber ninguna manera rígida o impuesta de llevar a cabo las manipulaciones articulares.

CAPACIDADES TÉCNICAS

Desde luego, no se recomienda a nadie que intente usar las técnicas psicomotoras descritas en este libro si no tiene muchos años de experiencia como quiropráctico, ya que deben ponerse en práctica con conocimiento, habilidad y seguridad. "La manipulación es un arte que requiere mucho practicar para adquirir la capacidad y la competencia necesarias. Sólo unos pocos ... tienen el tiempo o la facultad que hacen falta para conocerla a fondo" (Cassidy y otros, 1983). Además, tan importante es tener el conocimiento y la experiencia que permiten saber cuándo interrumpir la terapia o cuándo no debe aplicarse, como saber cómo y cuándo aplicarla.

El propósito de este libro no es describir todos los aspectos y factores que constituyen conjuntamente las técnicas de manipulación: los métodos de aprendizaje, las técnicas posturales, la propia postura del quiropráctico, los métodos para ejercer la presión o la fuerza, los tiempos de reacción y la tensión de precarga de la articulación. Cuando se ponen en práctica como sola única unidad, todos estos factores producen una acción fluida coordinada y sincronizada; pero como se ha indicado antes, para conseguirlo es necesario pasar por un proceso de aprendizaje de largos años de práctica regular. Estos temas se han descrito con gran detalle en otros textos (Schafer y Faye, 1990; Vernon y Grice, 1992; Byfield, 1996) y aconsejamos al lector que los consulte.

Las limitaciones técnicas y las muchas posibilidades que ofrecen las propias técnicas sólo pueden afrontarse positivamente mediante una práctica diligente, acompañada a menudo por las instrucciones o los consejos de un experto. "No existe un sustituto real, o en cualquier caso aceptable, que pueda suplantar el trabajo intenso y la práctica regular para asimilar el caudal de destreza práctica que se necesita para hacer una buena manipulación" (Byfield, 1996).

De los muchos métodos correctores que se pueden llevar a cabo con las técnicas para tratar las articulaciones periféricas, hay cinco que, en función de los resultados que se han obtenido con ellos, de sus grandes posibilidades de aplicación y de su extendido uso en la profesión, se consideran los principales.

Para la mayoría de las correcciones articulares que aparecen en este libro hemos usado los métodos quiroprácticos estándar de palanca corta, mientras que sólo en algunas correcciones hemos utilizado métodos de palanca larga.

Los cinco tipos de técnicas son los siguientes:

1. Técnica de empuje directo
2. Técnica de retroceso   } Palanca corta
3. Técnica de tirón con palanca corta
4. Técnica de apretar
5. Técnica de palanqueo de tracción   } Palanca larga

1(a) TÉCNICA DE EMPUJE DIRECTO

La técnica de empuje directo es quizá el método quiropráctico de manipulación que más se ha usado en el tratamiento manual de la columna vertebral, y también se usa muy a menudo para los problemas biomecánicos de las articulaciones. Es significativo que Byfield (1996) cite a Bourdillon y Day (1987), Greenman (1989) y Bergman (1992), que han dejado constancia de que la técnica de empuje de palanca corta basada en una velocidad alta, poca amplitud y un solo impulso es uno de los métodos de manipulación más antiguos y más usados en el campo de la medicina manual. Copland-Griffiths está de

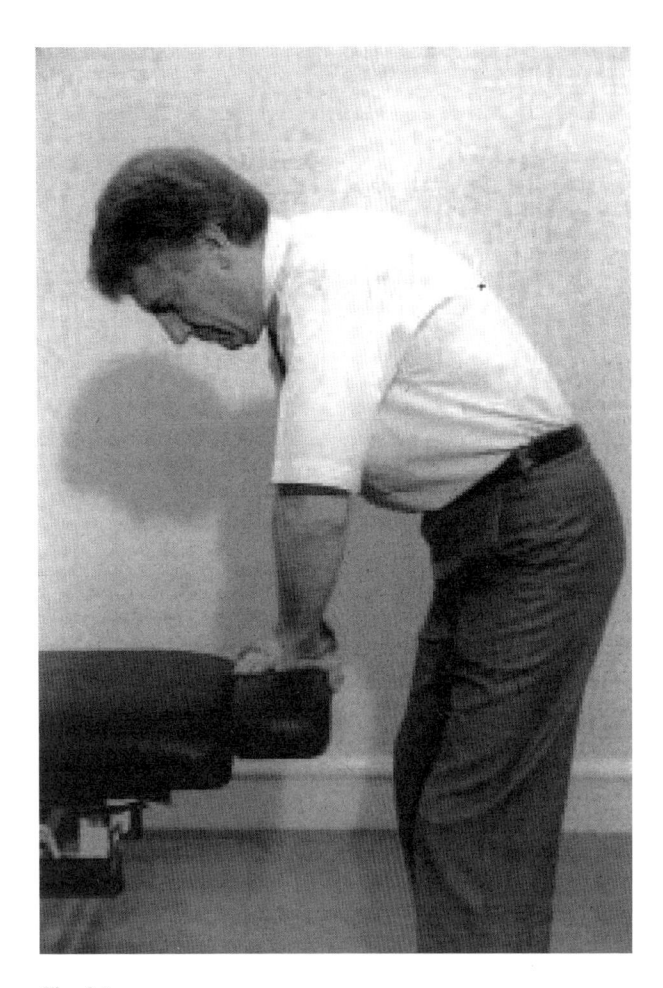

Fig. 2.1

Técnica de empuje directo

acuerdo con esta afirmación y define la técnica como "la esencia de la quiropráctica y ... como un empuje tradicionalmente de gran rapidez aplicado con una fuerza cuidadosamente calibrada. El movimiento real de las articulaciones es mínimo y cualquier carencia en la actividad de la articulación debe subsanarse durante la preparación (precarga de la tensión articular) del reajuste. El movimiento debe ser suficiente para llevar a la articulación más allá de su recorrido voluntario, pero siempre dentro de la amplitud que le permita su naturaleza" (Copland-Griffiths, 1991).

Cuando se aplica un empuje a las articulaciones periféricas, la postura que se adopta para ejecutarlo debe estar lo más cerca posible de la articulación que se esté tratando y, normalmente, el tronco debe estar semiflexionado hacia delante, de modo que la escotadura clavicular quede directamente sobre el lugar de contacto (ver Fig. 2.1). A veces, el tronco debe permanecer erguido (ver en el Capítulo 8 la sección de la articulación acromioclavicular, técnica 2.4). Las manos pueden estar unidas o separadas. El empuje puede ser unilateral o bilateral; puede que una mano deba usarse para empujar y la otra para tirar (ver el Capítulo 8, sección de la articulación acromioclavicular, técnica

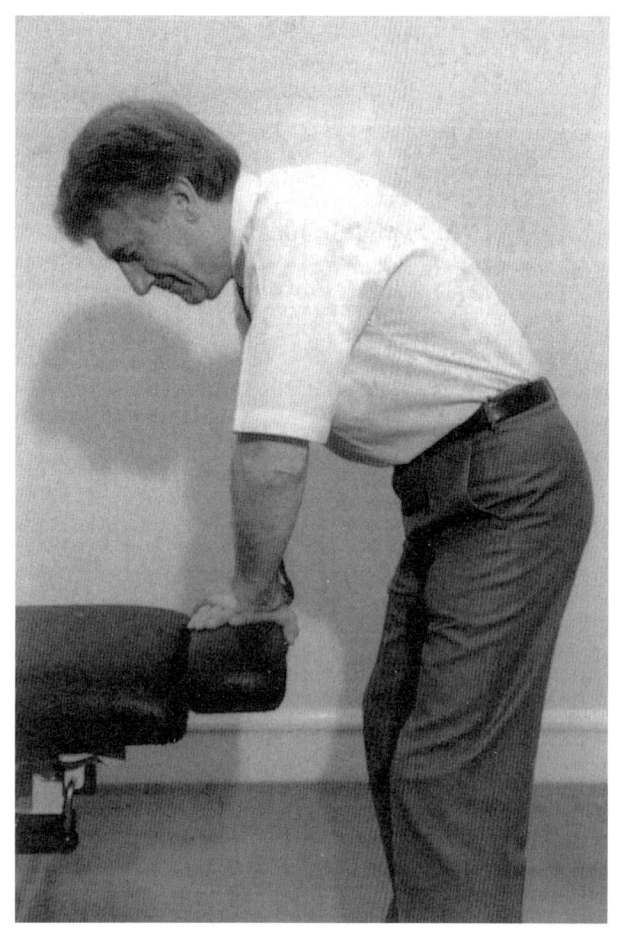

Fig. 2.2
El quiropráctico adopta una postura semiflexionada hacia delante con el cuello flexionado. La escotadura yugular está justo encima del contacto y el equilibrio debe mantenerse sobre o justo delante del contacto

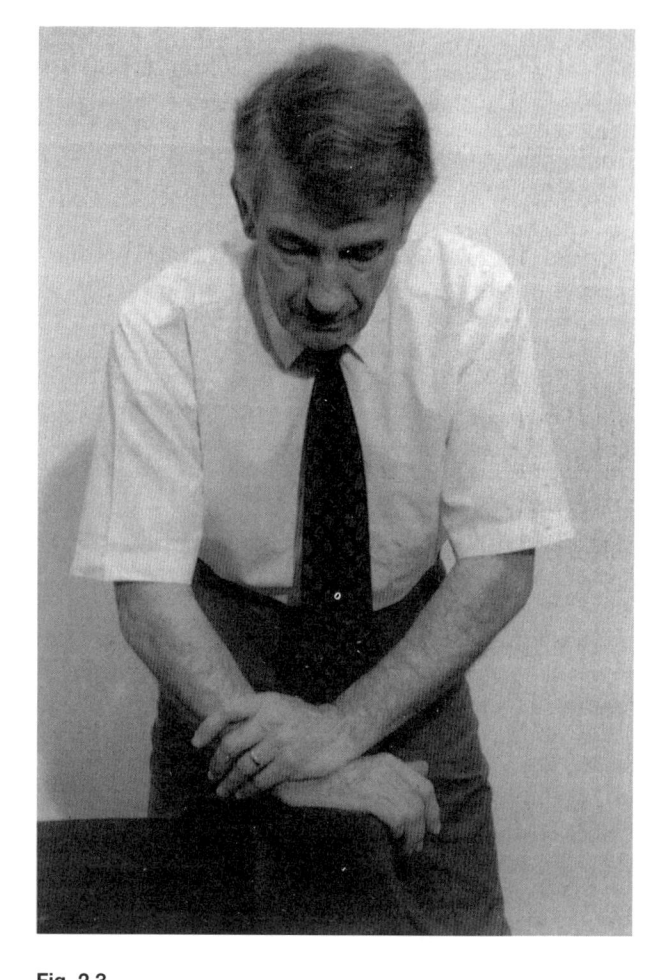

Fig. 2.3
El pisiforme de la mano inferior se usa como punto de contacto, mientras que la muñeca se flexiona dorsalmente hasta conseguir una posición de 'arco alto' o 'bajo'. La mano de arriba se coloca sobre la inferior como en la imagen, con los dedos sujetando la parte inferior del antebrazo

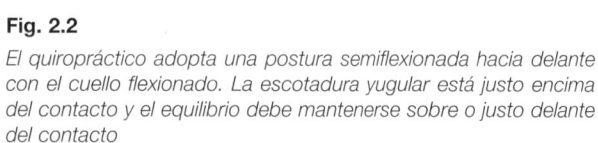

1.2). La presión puede consistir en un solo impulso o en una serie de empujes rápidos y seguidos, cada uno con una profundidad distinta y predeterminada (ver en el Capítulo 8 la sección de la articulación de la cadera, técnica 7.6).

Desde luego, lo más importante sigue siendo tener un alto grado de precisión, equilibrio, coordinación, destreza y capacidad técnica, además de un conocimiento claro y perfecto de la biomecánica y de los objetivos a alcanzar.

1(b) Técnica de caída corporal

La técnica de caída del cuerpo es una variante de la técnica de empuje directo, y es un método en que se añade una fuerza al impulso. Debe adoptarse la clásica postura del cuerpo semiflexionada hacia delante que se usa para el empuje directo, y la escotadura yugular debe estar también sobre el lugar de contacto, es decir, en el punto más adecuado para mantener un equilibrio perfecto del cuerpo.

La presión se inicia con un movimiento rápido y ligero del cuerpo hacia abajo y en dirección al lugar de contacto, mientras se mantienen firmes los hombros, los codos y las muñecas.

2 Técnica de retroceso

Al describir la técnica de retroceso quedará claro lo diferente que es de la técnica de empuje directo, a pesar de que la posición inicial sea parecida. Es una técnica que se usa muy a menudo en la profesión quiropráctica.

La técnica de retroceso fue desarrollada y perfeccionada por B.J. Palmer (Dye, 1939). La postura que se adopta para hacer el empuje consiste en una semiflexión hacia delante del tronco con el esternón situado justo encima de la articulación que se quiera tratar (ver la Fig. 2.2). No se hace ningún otro movimiento del tronco durante la ejecución del empuje rápido. Los hombros se mantienen a la misma altura y el cuello está flexionado. Las manos se ponen una encima de la otra y el pisiforme de la inferior sirve de punto de contacto; la muñeca de esta mano se sujeta de forma distinta (ver la Fig. 2.3), según los diferentes ángulos

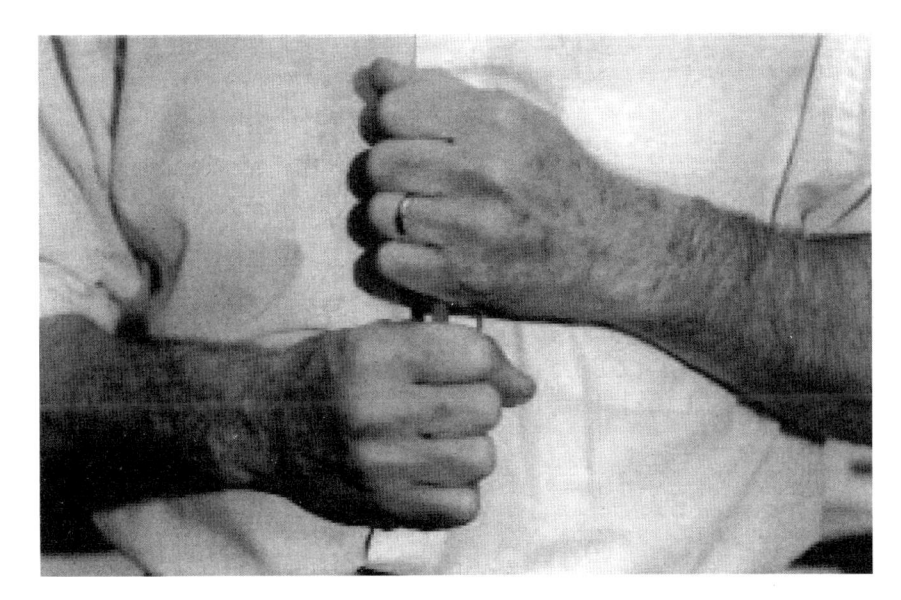

Fig. 2.4
El tronco se mantiene erguido con los codos relajados y pegados al cuerpo. Las manos deben estar cerradas, juntas y una opuesta a la otra (en la imagen sujetan un lápiz)

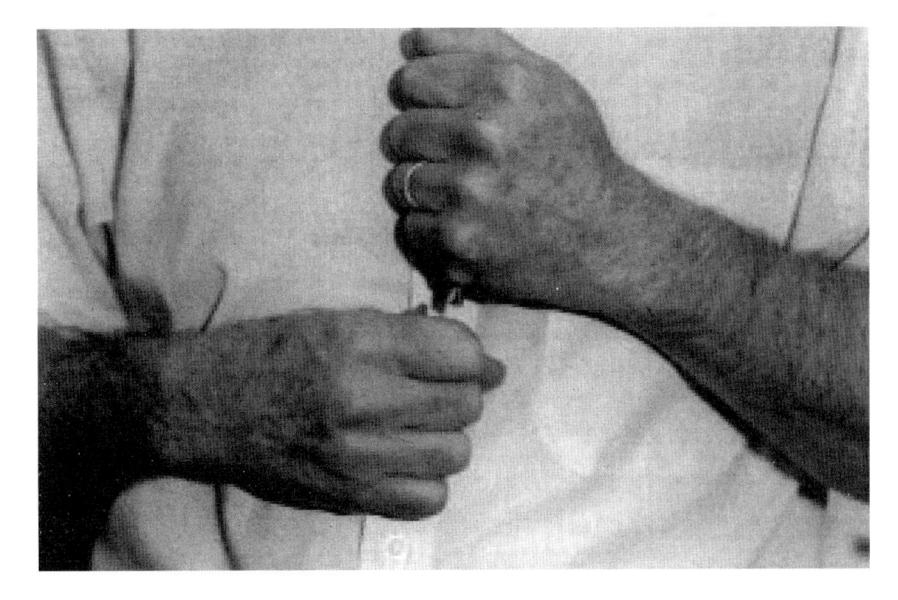

Fig. 2.5
La tensión de precarga de la articulación se consigue extendiendo un poco los hombros y echando los codos hacia atrás. Los músculos romboides se contraen rápidamente y, mientras se acercan a las escápulas, producen una fuerza poderosa y cortante entre los contactos, es decir entre las dos manos. El terapeuta debe graduar la intensidad de la fuerza (como se aprecia en la imagen, el lápiz se partió fácilmente en dos)

de presión que se requiera y/o la anatomía local del contacto.

Palmer (1920) describe la realización del empuje como algo que se hace moviendo los codos al mismo tiempo mediante una contracción rápida y enérgica de los músculos extensores del brazo; también mediante una contracción vigorosa de los pectorales, que sirve para tirar de la parte superior del brazo hacia el pecho. Esta acción combinada desplaza repentinamente el punto de clavada (ver el Glosario, pág. 307) hacia abajo; mientras se desarrolla esta acción deben mantenerse los hombros siempre a la misma altura. En otras palabras, "los hombros siempre deben ... mantenerse a una determinada distancia del suelo y no se deben levantar cuando se hace el movimiento de ajuste" (Palmer, 1920). Es especialmente importante relajar el brazo antes de iniciar el empuje, para luego hacer todo el proceso con gran rapidez. Para llegar a ser un experto se necesita un largo aprendizaje y mucha práctica.

En el campo de la técnica para las articulaciones periféricas, el uso de la misma se limita a la rodilla, el pie, el hombro, la muñeca y la mano. Es una técnica manipulativa segura y eficaz, tal vez por la razón que da Byfield (1996) al recordar las palabras de McCarthy (1993) en una conversación entre ambos; en concreto, sugiere que un empuje más rápido de lo normal no comprime los tejidos mucho tiempo y por tanto apenas causa daño ni una respuesta nociceptiva.

La articulación del paciente que se trate con este método se puede situar sobre un cojín o una almohada de densidad media puesto en la parte superior de la camilla de tratamiento, ya que así se ayuda a absorber parte del empuje. En la mayoría de los casos, esta técnica de ajuste se usa junto con un mecanismo de caída (ver el apartado 6, Técnica de caída, pág. 25).

Como alternativa, o en los casos en que por cualquier razón sea imprudente ejercer un empuje manual estándar en una articulación periférica, se puede usar un instrumento con un resorte mecánico central, llamado "Activador" (Fuhr y otros,

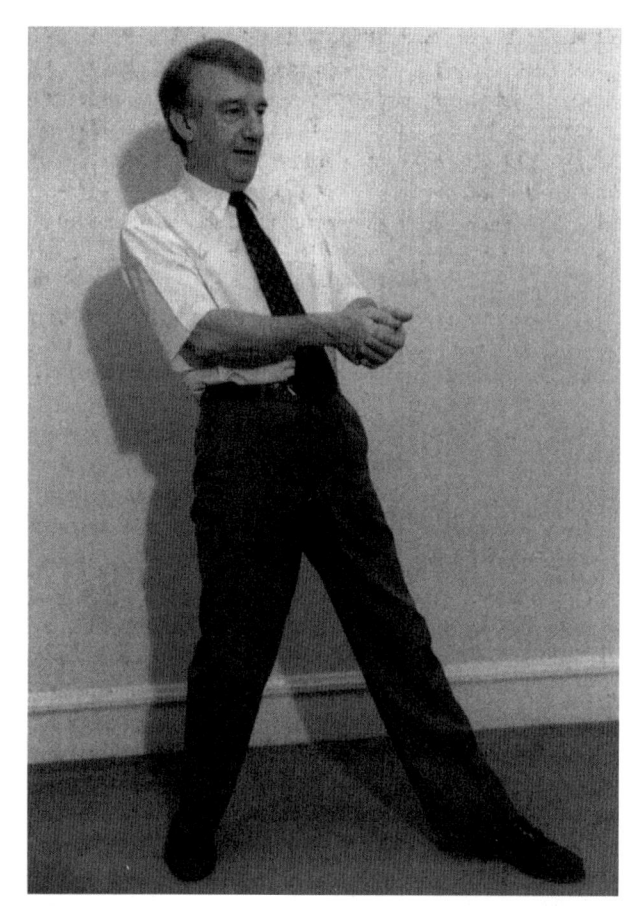

Fig. 2.6
La posición típica para aplicar la TTPC es mantener el tronco erguido o semiflexionado hacia delante. Lo que se ve en la imagen es una variante en la que el quiropráctico se ve obligado a inclinarse hacia atrás manteniéndose recto y con la pierna de delante firme y recta. La otra pierna se flexiona para mantener el equilibrio. Esta postura tiene la ventaja de que la articulación en la que trabaja sufre una tracción (ver la técnica de palanca corta para la articulación talocrural en el apartado 8.10.50) y un traumatismo mínimo

1996), que se sujeta con las manos y proporciona un empuje de gran velocidad y poca amplitud en la línea de plano de la articulación afectada.

3 Técnica de tirón con palanca corta

La técnica de tirón con palanca corta (TTPC) es una adaptación del método descrito por Schultz (1958) y se parece un poco a la técnica de rotura del bloqueo (Janse y otros, 1947). Es muy versátil y, aunque hay opiniones distintas sobre la facilidad de su aplicación, las claras ventajas que ofrece la TTPC cuando se alcanza un alto nivel de pericia la convierten en el método que generalmente se elige en primer lugar para tratar una articulación periférica.

La técnica de tirón con palanca corta se puede aplicar a ciertas fijaciones de cualquier articulación periférica y la fuerza mínima de ajuste necesaria en cada caso puede ser graduada por el terapeuta para controlar la profundidad del empuje y la velocidad de la ejecución; como medida de seguridad, la fuerza debe restringirse a la articulación que se trate. No se necesita ningún tipo de equipo especializado y, a excepción de los tratamientos para la cadera y la rodilla, el paciente puede estar sentado, de pie o tendido, y el quiropráctico puede estar sentado o de pie durante el procedimiento. Si debido a la cronicidad o a la presencia de una degeneración la articulación está extremadamente rígida, puede que sea imposible usar la TTPC como primer método para iniciar la curación. Puede que al principio sea necesaria la movilización y, en algunas ocasiones, usar una técnica de palanqueo más largo. Puesto que el quiropráctico puede estar tanto de pie como sentado, su cansancio cuando utiliza la TTPC se reduce muchísimo.

Forma de aplicar la técnica

Inicialmente, el tronco está erguido, los codos relajados, pegados al cuerpo y flexionados aproximadamente en ángulo recto, y las manos situadas a la altura de la zona central del esternón (ver la Fig. 2.4). Se establece contacto con los huesos contiguos situados a cada lado de la articulación que se va a corregir, manteniendo las manos juntas y lo más cerca posible de la articulación. Normalmente, los puntos de contacto son la parte anterior de las articulaciones situadas entre la primera y la segunda falange de los dedos corazones. Los pulgares se mantienen encima mientras las manos estén en los puntos de contacto. Al extender los hombros y tirar de los codos un poco hacia atrás, se produce la tensión de precarga articular. Este efecto se intensifica algo más flexionando un poco el tronco hacia delante y haciéndolo rotar ligeramente en dirección opuesta al punto de contacto; así será necesario aplicar un impulso mucho menos vigoroso en la articulación que se esté tratando.

Nota: Las quiroprácticas pueden optar por usar una protección esternal de forma oval, que se colocará entre el miembro del paciente y la zona central del esternón para proteger el pecho o para evitar un contacto que pueda incomodar al paciente. Como alternativa, también se puede usar como punto de contacto la región inferior del esternón que, aunque resulte algo menos efectiva, también es una posición viable para iniciar el ajuste.

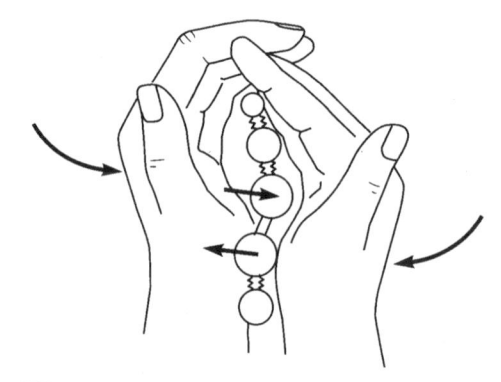

Fig. 2.7
El impacto en diagonal sobre los metacarpianos o metatarsianos se utiliza para estirar los ligamentos interóseos. La posición de las manos debe invertirse cuando se pretende aplicar la movilización en la dirección opuesta. La acción de producir un impacto se puede y debe repetir tantas veces como sea necesario

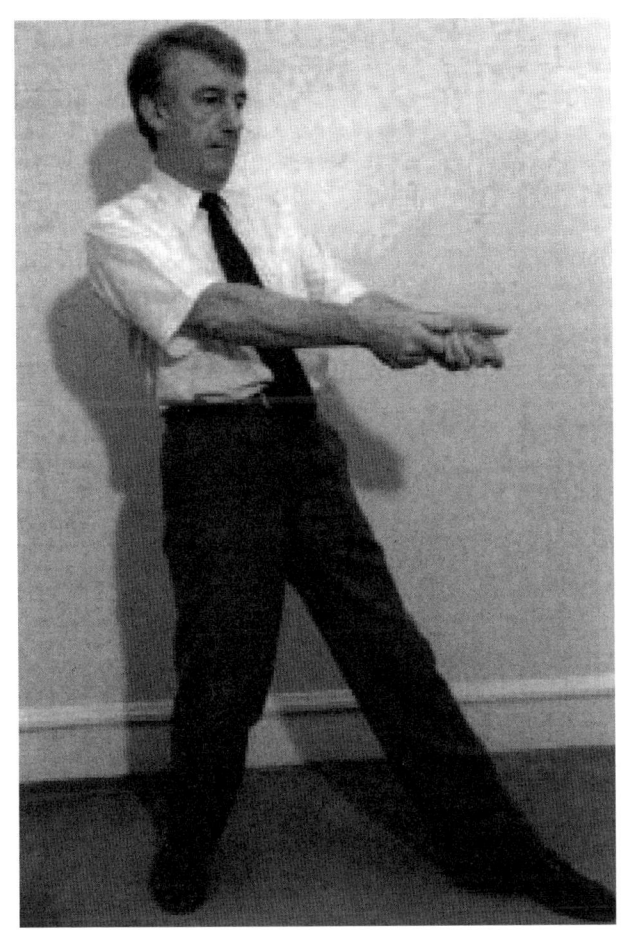

Fig. 2.8
Postura típica para llevar a cabo la técnica de tracción. La pierna que está delante y el tronco se mantienen rectos y el quiropráctico se reclina hacia atrás con los brazos casi totalmente extendidos

Cómo generar el impulso con la TTPC

Para comenzar el ajuste, es esencial corregir primero la tensión de precarga articular. Cuando se sienta esta tensión se contraen con rapidez los músculos romboides, se aproximan a las escápulas y se genera una fuerza poderosa y cortante entre los dos contactos, de los que se tira por igual en direcciones opuestas a lo largo de la línea de plano de la articulación implicada (ver las Figs. 2.4 y 2.5). Como sucede con todas las técnicas o habilidades psicomotoras, para alcanzar un buen nivel se requiere mucha práctica.

4 TÉCNICA DE APRETAR

La invención de la técnica de apretar, método de manipulación/movilización poco conocido hasta ahora, se atribuye a Pharoah (1963). En su ejecución se desarrolla una fuerza cortante y, aunque su aplicación en el tratamiento de las articulaciones periféricas sea limitada, es un medio poderoso para ajustar las articulaciones intercarpianas e intermetacarpianas y para movilizar y estirar los ligamentos entre las intermetacarpianas y las intermetatarsianas.

Forma de aplicar la técnica

Las manos se ponen con las palmas una frente a la otra y con los dedos entrelazados. Además, la eminencia tenar proximal (talón de la mano) debe quedar junto a la palma de la otra (ver la Fig. 2.7). La posición de las manos puede intercambiarse cuando sea oportuno. Los dos carpianos, intermetacarpianos o intermetatarsianos que vaya a tratarse se ponen en posición de reposo y entre las manos. La palma de una mano se apoya en uno de los huesos y el 'talón' de la otra en el hueso adyacente, mientras los dedos permanecen entrelazados. Las muñecas están separadas y, luego, se juntan con un movimiento muy rápido; de este modo se produce una percusión en diagonal y una fuerza cortante en la articulación elegida, o un estiramiento de los ligamentos interóseos si el impacto tiene lugar a medio camino a lo largo de los metacarpianos o de los intermetacarpianos.

5 TÉCNICA DE TRACCIÓN

En las técnicas con palanca larga se utiliza una fuerza de gran velocidad y poca amplitud, que se aplica al menos en dos articulaciones para producir el efecto manipulativo en la articulación que se quiere corregir.

El punto de contacto puede ser adyacente a la articulación que se va a tratar y entonces la fuerza aplicada se extenderá a bastantes articulaciones próximas a ella antes de disiparse (Reinert, 1992). Sin embargo, en algunos casos el punto de contacto puede estar en una articulación bastante alejada de la que se quiere tratar, como sucede en la técnica de imbricación de facetas para la articulación sacrolumbar (Walther, 1976 citando a Holmes).

Forma de aplicación de la técnica

La postura típica consiste en que el terapeuta recline el tronco hacia atrás manteniendo la columna vertebral recta y rígida. Una pierna se sitúa delante de la otra; la rodilla de la que está delante tiene que mantenerse completamente extendida, mientras la de la otra pierna debe estar semiflexionada. Los brazos estarán casi rectos y se sostendrán rígidamente por delante del tronco (véase Fig. 2.8). Al reclinarse un poco más hacia atrás, se tensionará el miembro en el que se está trabajando. Sin relajar la tensión, el impulso se efectúa poniendo en tensión las piernas y tirando con rapidez el tronco rígido hacia atrás; de este modo, se ejercerá una fuerza tirante en el punto de contacto.

Cuando se utiliza la técnica de fuerza de tracción hay que tener mucho cuidado. Hasta cierto punto se protegerá al paciente si se aplica una presión o fuerza muy rápida y con la mínima intensidad posible. También es importante la selección del paciente, ya que esta técnica no podrá aplicarse a los individuos que sufran osteoporosis, los que hayan sufrido recientemente una operación quirúrgica, los que tengan un físico débil y los de avanzada edad.

6 TÉCNICA DE CAÍDA

Para acabar, vamos a analizar la técnica de caída, un método manipulativo que se ha usado con bastante frecuencia en la práctica quiropráctica. Desarrollada como sistema de tratamiento quiropráctico por J. Clay Thompson (de Davenport, Iowa), quien la llamó 'Técnica del punto terminal', al aplicarla se usan métodos correctores de empuje directo o de retroceso, y se usa siempre una camilla terapéutica especializada (Pharoah, 1963).

En general, este tipo de camillas terapéuticas tienen hasta tres secciones diferentes, diseñadas para que cada una, individualmente, pueda elevarse varios milímetros y amartillarse, sea hasta un tope o en su integridad. Cuando se amartillan, pueden amartillarse y ajustarse en función de la tensión tanto para adaptar la fuerza del empuje aplicada como para adecuarse al peso del paciente tumbado. La articulación que se va a tratar debe ponerse sobre el mecanismo, ya que así el empuje vectoriado hacia abajo, junto con la caída, producirá una fuerza cortante a través de la articulación.

Desde luego, para los quiroprácticos en activo no será fácil aprender este tipo de técnicas manuales, que requieren bastante destreza, con la sola ayuda de material visual como el que se presenta en este libro; ni siquiera sería fácil si se explicasen en las clases de un curso. La máxima tradicional de que 'la práctica lleva a la perfección' no es enteramente aplicable al aprendizaje de las técnicas psicomotoras. Sin alguien que nos enseñe o nos corrija, practicar una y mil veces simplemente no bastará, ya que al hacerlo se pueden estar repitiendo una y otra vez los mismos errores técnicos. Sin duda es más fácil aprender nuevos hábitos o costumbres que erradicar los malos adquiridos tiempo atrás. Con una buena enseñanza y un buen aprendizaje se podría sustituir la máxima antes mencionada por otra nueva y más precisa: 'la práctica perfecta lleva a la perfección'.

BIBLIOGRAFÍA

Byefield, D. (1996) *Chiropractic Manipulative Skills*. Oxford, Butterworth-Heinemann.

Cassidy, J.D., Kirkaldy-Willis, W.H. y Thiel, H. (1983) *Manipulation*. En: *Managing Low Back Pain*, 3ª ed. (W.H. Kirkaldy-Willis, ed.) Edimburgo, Churchill Livingstone.

Copland-Griffiths, M. (1991) *Dynamic Chiropractic Today*. Wellingborough, Thorsons Publishing Group.

Droz, J.M. (1971) Indications and contra-indications of vertebral manipulations. *Ann. Swiss Chiro. Assoc.* **V**, 81.

Dye, A.A. (1939) *The Evolution of Chiropractic*. Nueva York, Richmond Hall.

Fuhr, A., Green, J.R., Colloca, C.J. y Keller, T.S. (1996) *Activator Methods. Chiropractic Technique*. Londres, Mosby Year Book Inc.

Janse, J., Houser, R.H. y Wells, B.F. (1947) *Chiropractic Principles and Technique*, 2ª ed., Lombard, IL, National College of Chiropractice.

Logan, A.L. (1995) *The Foot and Ankle. Clinical Applications*. Gaithersburg, MD, Aspen Publishers.

Palmer, B.J. (1920) *A Textbook on the Palmer Technique of Chiropractic*, 1ª ed., Davenport, IA, Palmer School of Chiropractic.

Pharoah, D. (1963) Personal communication. Davenport, IA, Palmer School of Chiropractic.

Reinert, O.C. (1972) *Chiropractic Procedure and Practice*. Florissant, MO, Marion Press.

Schafer, R.C. y Faye, L.J. (1990) *Motion Palpation and Chiropractic Technique. Principles of Dynamic Chiropractic*, 2ª ed., Huntington Beach, CA, Motion Palpation Institute.

Schultz, A.L. (1958) *Athletic and Industrial Injuries of the Foot and Ankle*. Stickney, SD, Argos Printers.

Vernon, H. y Grice, A. (1992) *Basic principles in the performance of chiropractic adjusting: historical review, classification and objectives*. En: *Principles and Practice of Chiropractic*, 2ª ed. (S. Haldeman, ed.), Norwalk, CT, Appleton y Lange.

Walther, D.S. (1976) *Applied Kinesiology*. Abriendo, CO, Systems DC.

3

Cinemática de las articulaciones periféricas

Christopher J. Good

Probablemente, la mayor parte de los médicos clínicos estarían de acuerdo en que la biomecánica de las articulaciones periféricas, en el mejor de los casos, es tediosa. En cualquier caso, más allá de este tipo de consideraciones, alcanzar un conocimiento básico de este tema, como por ejemplo de las posiciones de reposo y de bloqueo o los movimientos osteocinemáticos y artrocinemáticos, es clínicamente muy importante si se quiere aplicar al más alto nivel el arte de la quiropráctica. En este capítulo intentaremos simplificar la gran cantidad de información que se puede encontrar sobre la biomecánica normal de las articulaciones periféricas con el fin de que estudiantes y profesionales puedan mejorar su comprensión sobre este tema. Existen muchas fuentes detalladas que contienen profundos estudios y análisis de la biomecánica de las articulaciones. A quienes estén interesados, les animamos a utilizar la bibliografía en caso de que sientan la necesidad de ampliar sus conocimientos.

La **posición de reposo** de la mayoría de articulaciones periféricas es el punto en el que se produce un menor contacto con la superficie de la articulación y la mayor relajación de la cápsula de la articulación (Schafer y Faye, 1989). Las fuerzas mecánicas aplicadas a una articulación en posición de reposo tienen un poderoso efecto sobre la cápsula y los ligamentos y músculos intrínsecos. Es lo que defienden Lawrence y Bergmann (1993), quienes afirman que si se aplica una fuerza demasiado intensa a una articulación que esté en la posición de reposo, es probable que se produzca una dislocación o una distensión de los tejidos blandos. Quien esto escribe opina también que la mayor parte de aberturas articulares (separación), y la consiguiente cavitación, se produce en posiciones de reposo de la articulación.

Por el contrario, la **posición de bloqueo** es el punto en que se produce el mayor contacto con la superficie de la articulación y la mayor tensión articular (Schafer y Faye, 1989). Si a una articulación que esté en posición de bloqueo se le aplica una fuerza muy intensa es probable que se produzca una fractura o una dislocación (Lawrence y Bergmann, 1993). Si se evitan las posiciones de bloqueo durante la terapia manual se prevendrá o limitará el empeoramiento de los tejidos duros y blandos. Por tanto, para tratar los tejidos blandos sin que ello afecte a los duros (cartílago y hueso), la mayor parte de articulaciones con disfunciones deben movilizarse y/o manipularse, inicialmente, en posición de reposo, y luego en otras posiciones restrictivas que se acerquen cada vez más a la posición de bloqueo. De este modo se llevará a cabo un sistema de tratamiento 'de menor a mayor agresividad', que probablemente es el más seguro respecto al tema que nos concierne.

El conocimiento del **movimiento osteocinemático** de la articulación (la dirección y la cantidad de movimiento en una articulación) permite al examinador hacer pruebas activo y pasivo de la amplitud del movimiento. Con esta información, el examinador puede realizar un tipo de palpación pasivo del movimiento denominada **palpación del movimiento osteocinemático pasivo** (PMOP). En mi opinión éste es un método muy útil para valorar la disfunción articular antes de efectuar otros exámenes accesorios del movimiento o un tratamiento terapéutico. En el siguiente capítulo se describen los procedimientos para llevar a cabo el PMOP. Las valoraciones de los movimientos osteocinemáticos que aparecen en este capítulo y en el siguiente han sido extraídas de Hoppenfeld (1976), Kapandji (1982, 1987), Bergmann (1993) y Evans (1994). En los casos en que han aparecido significantes discrepancias, se ha optado por elegir la mejor valoración.

El movimiento artrocinemático es el tipo de movimiento que se produce en la superficie de la articulación. La mayor parte de los movimientos articulares es curvilínea (en parte rotacional y en parte traslacional), y generalmente hay uno o más movimientos artrocinemáticos reconocidos para cada movimiento osteocinemático. Éstos se describen por la manera en que los puntos de una superficie articular se mueven con relación a los puntos de una superficie articular opuesta. El movimiento de una estructura se producirá por su rotación alrededor de un eje (rotación) o su deslizamiento (traslación) a lo largo de un eje. En general, este eje del movimiento de la superficie articular es paralelo o perpendicular a la superficie articular opuesta. Los movimientos artrocinemáticos que se producen en las articulaciones periféricas son deslizantes, ondulantes y deslizantes o con algún tipo de rotación (Lawrence y Bergmann, 1993).

El deslizamiento (traslación) es el movimiento más común en las articulaciones planas (conocidas también como articulaciones deslizantes o artroesféricas), como la articulación tibioperonea proximal y las articulaciones carpiana y tarsiana (Hamill y Knutzen, 1995). Este movimiento se define como 'un punto de una superficie que contacta con varios puntos de la superficie opuesta'. En este caso, para dos superficies relativamente planas el punto de interés en una superficie articular simplemente se desliza a lo largo de múltiples puntos de la superficie opuesta, cubriendo en general una distancia muy pequeña (Fig. 3.1).

Generalmente, para que se produzca una gran cantidad de movimiento, las articulaciones tienen que presentar movimientos ondulantes y deslizantes y las superficies articulares

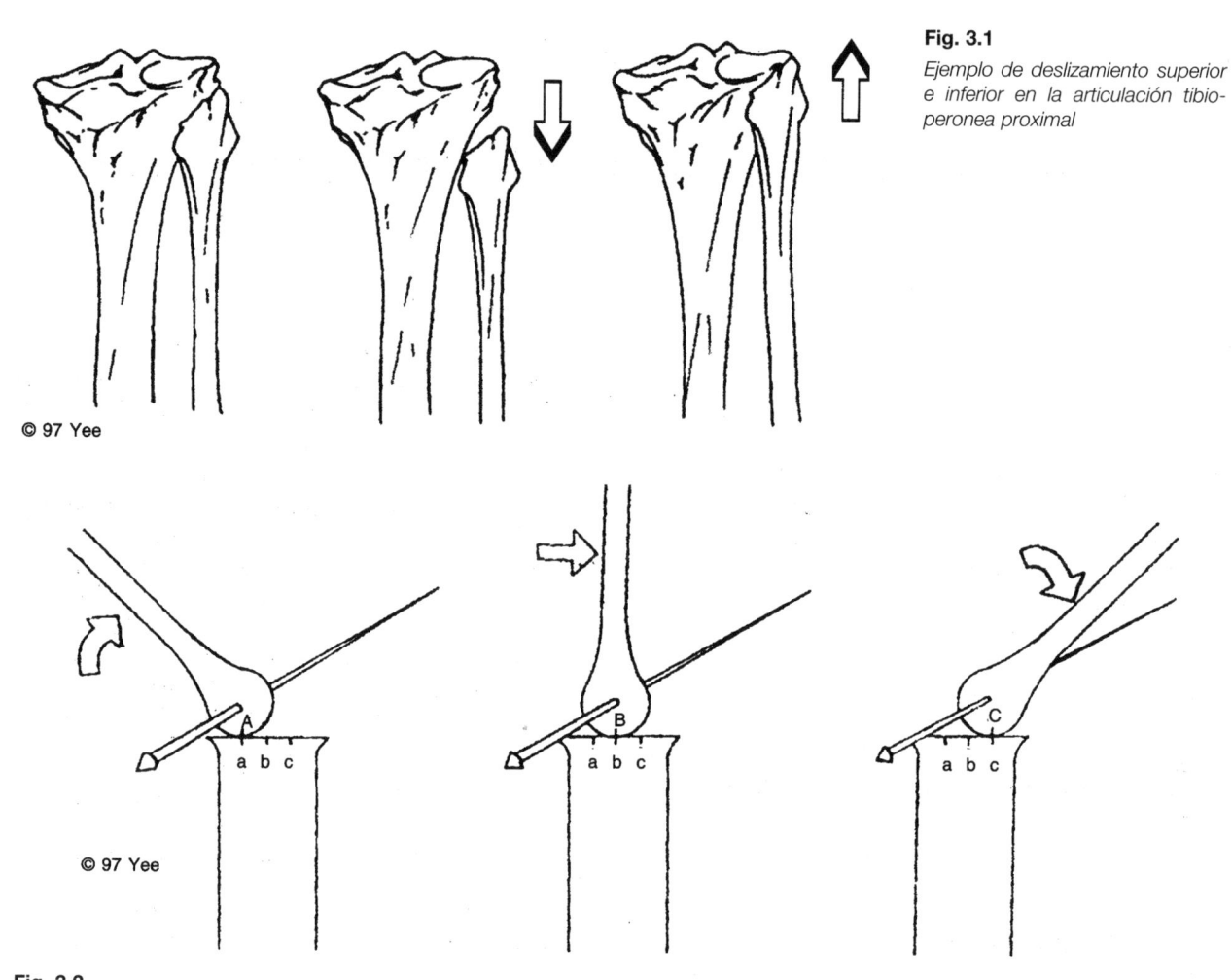

Fig. 3.1
Ejemplo de deslizamiento superior e inferior en la articulación tibio-peronea proximal

Fig. 3.2
Ejemplo de ondulación en que varios puntos de una superficie contactan con una superficie opuesta en el mismo intervalo

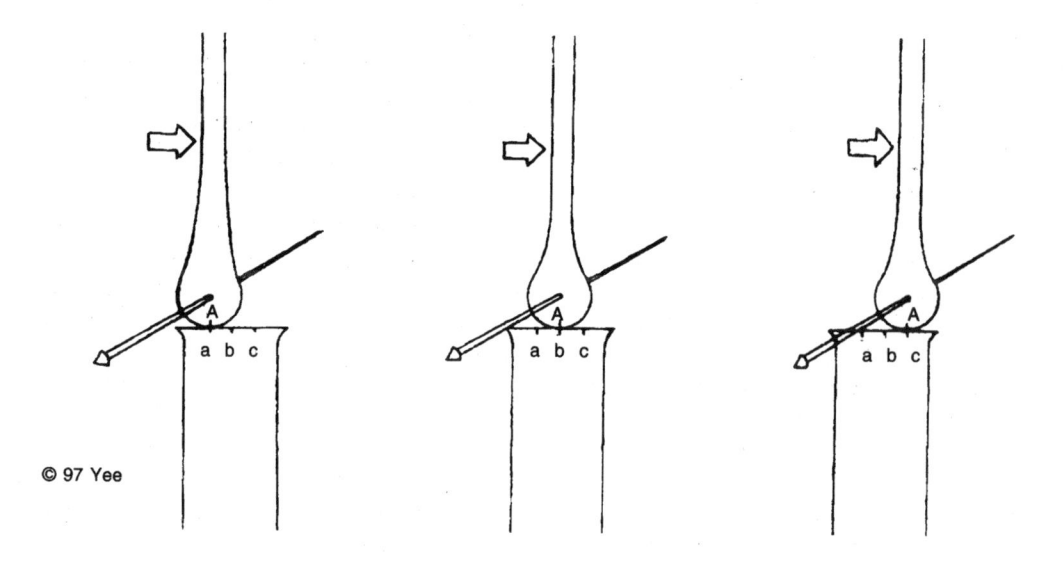

Fig. 3.3
Ejemplo de deslizamiento en el que la superficie en movimiento se desliza a lo largo de un plano o de una serie de planos paralelos a la superficie articular opuesta

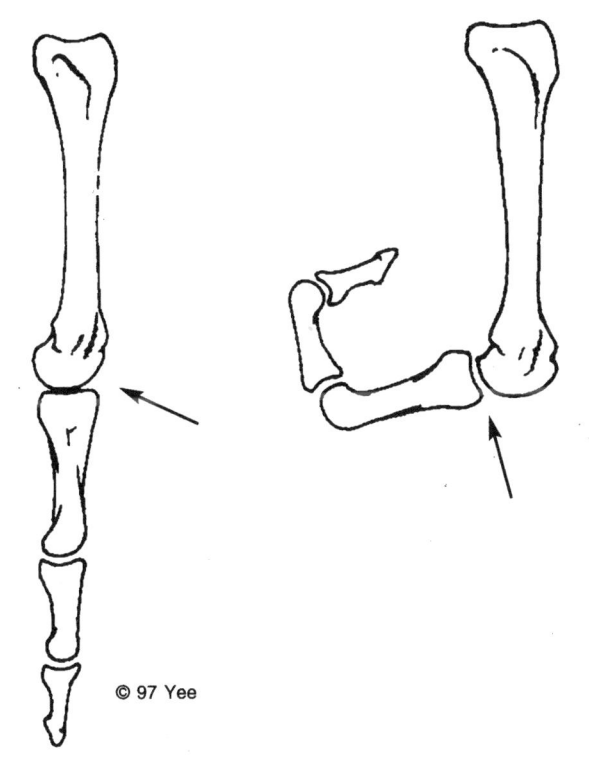

Cinemática de las articulaciones periféricas

El deslizamiento también es un componente de este movimiento articular. En este caso, la superficie en movimiento se desliza a lo largo de un plano, o de una serie de planos, que también son paralelos a su superficie articular opuesta (Fig. 3.3). El hecho de que los movimientos de ondulación y deslizamiento se produzcan en la misma dirección o en direcciones opuestas está determinado por la circunstancia de que una superficie cóncava se mueva sobre una superficie convexa o que una superficie convexa se mueva sobre una cóncava. En el primer caso, los movimientos de ondulación y de deslizamiento se desarrollan en la misma dirección y normalmente se produce un considerable desplazamiento a lo largo de las superficies articulares. Un ejemplo es la flexión/extensión metacarpiana/falángica. En la flexión metacarpiana/falángica, la superficie cóncava situada en la base de la falange se desliza sobre toda la superficie de la cabeza del metacarpiano, relativamente convexa. En su máxima extensión, la superficie articular de la falange proximal está frente a la superficie articular de la cabeza del metacarpiano, mientras que al final de la flexión se encuentra frente a la superficie anterior de ella (Fig. 3.4).

En el caso de una superficie convexa que se mueve sobre una cóncava, los movimientos de ondulación y deslizamiento se desarrollarán en direcciones opuestas. Es algo que se puede observar en la abducción articular glenohumeral (Fig. 3.5). Cuando se abduce el brazo, la cabeza esférica del húmero hace un movimiento de ondulación hacia arriba, pero también se desliza hacia abajo. Esto ayuda a mantener las superficies articulares en la misma yuxtaposición relativa en el interior de la cápsula, a menos que la cuantía del deslizamiento sea excesiva. Si esto sucede, se puede producir una dislocación articular, que desde luego es bastante común en la articulación glenohumeral.

El último movimiento artrocinemático se llama **rotación**, y es de dos tipos: giro y oscilación. En general, cuando una superficie articular rota alrededor de un eje, éste es perpendicular o paralelo a la superficie de la estructura opuesta. Al movimiento

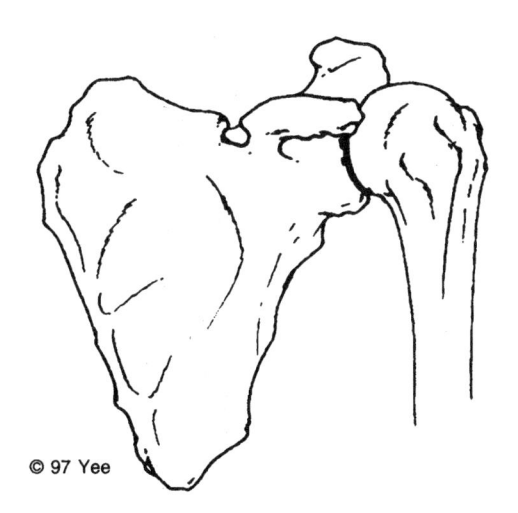

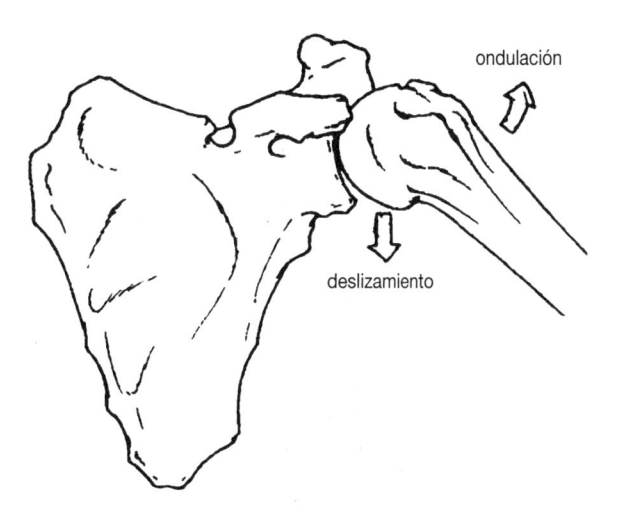

Fig. 3.4
Cuando una superficie cóncava se mueve sobre una superficie convexa, la ondulación y el deslizamiento se desarrollan en la misma dirección y se produce un considerable desplazamiento articular

tienen que ser curvas (gínglimo, bicondílea, elipsoidal, silla de montar esferoidal). El movimiento ondulante se define como 'varios puntos de una superficie que contactan con varios puntos de una superficie opuesta en el mismo intervalo'. En este caso, una superficie articular rota alrededor de un eje paralelo a su superficie articular opuesta (Fig. 3.2).

Fig. 3.5
Cuando una superficie convexa se mueve sobre una superficie cóncava, los movimientos de ondulación y deslizamiento se desarrollan en direcciones opuestas y las superficies articulares no se desplazan mucho

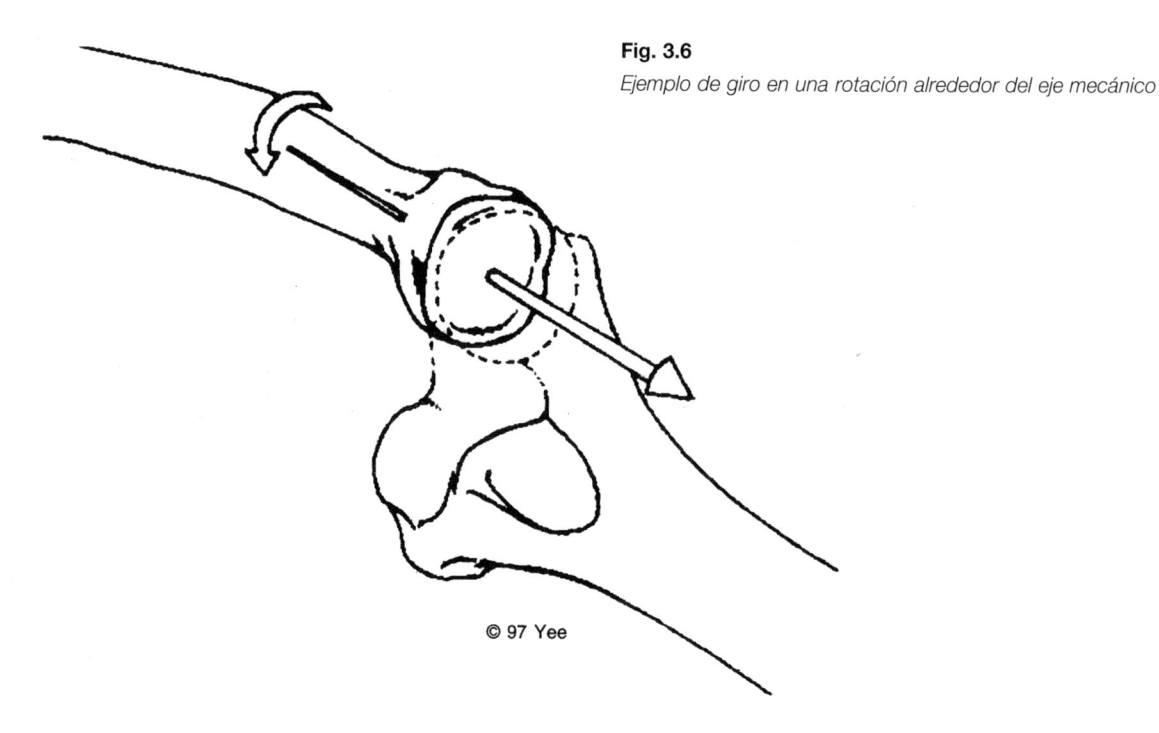

Fig. 3.6

Ejemplo de giro en una rotación alrededor del eje mecánico

artrocinemático en que el eje de rotación también es su propio eje mecánico (el verdadero centro axial del objeto que rota) se le denomina giro. Si el eje mecánico es perpendicular a la superficie articular opuesta, un punto de la superficie que rote contactará con varios puntos de la superficie opuesta y circunscribirá en ella un círculo (salvo un punto que esté en el propio eje mecánico, en cuyo caso tan sólo inscribirá un punto). Un ejemplo de este tipo de movimiento se puede observar en la articulación humerorradial, cuando la cabeza del radio gira sobre el húmero durante la pronación/supinación del antebrazo (Fig. 3.6).

Si el eje mecánico de rotación es paralelo a la superficie articular opuesta, varios puntos de la superficie en movimiento

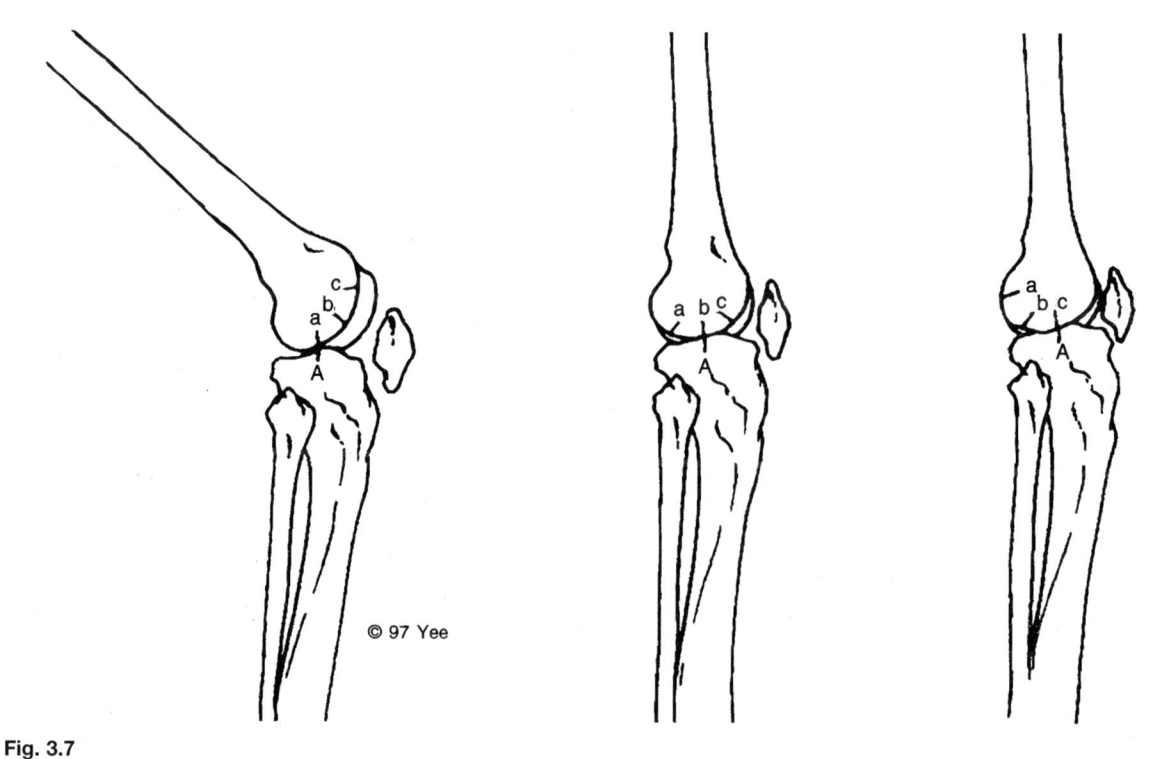

Fig. 3.7

Cuando el eje mecánico es paralelo a la superficie de la articulación opuesta, varios puntos de la superficie que se mueve contactarán con un punto de la superficie opuesta

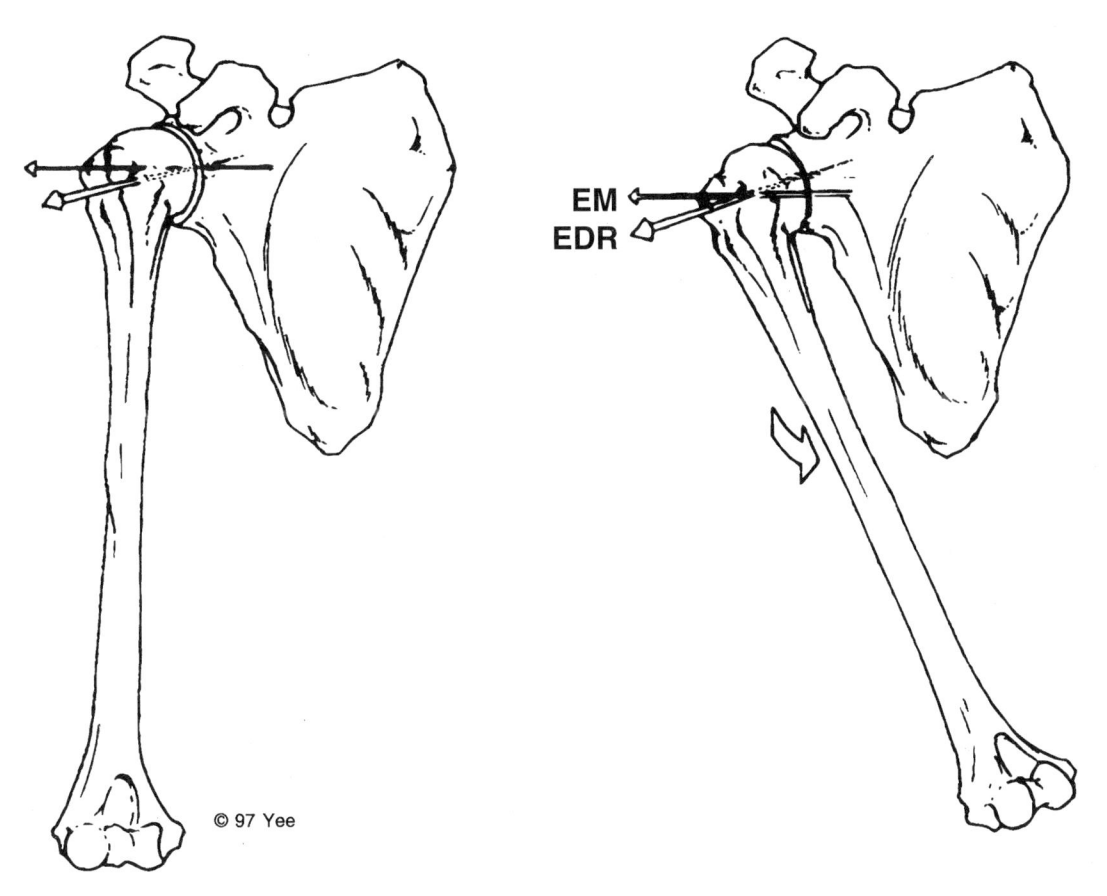

Fig. 3.8
Cuando el elemento que está en movimiento rota alrededor de un eje de rotación (EDR) perpendicular a la superficie opuesta pero que no es su verdadero eje mecánico (EM), se produce un movimiento definido como oscilación

contactarán con un punto de esa superficie opuesta. Esos varios puntos también circunscribirán un círculo, pero en este caso el círculo será perpendicular a la superficie opuesta. Éste es uno de los movimientos artrocinemáticos que se producen en la articulación femorotibial durante la flexión/extensión de la rodilla (Fig. 3.7).

Cuando el elemento que está en movimiento rota alrededor de un eje perpendicular a la superficie opuesta pero que no es su verdadero eje mecánico, se desarrolla un movimiento denominado **oscilación**. Un punto de la superficie que rota circunscribe algo distinto a un círculo con relación a la superficie opuesta (a menudo una elipsis o una figura con forma de huevo). Es lo que ocurre en la articulación glenohumeral durante la flexión/extensión del hombro (Fig. 3.8).

Conocer el movimiento artrocinemático que se puede producir en un movimiento osteocinemático concreto puede proporcionar al médico una buena indicación para elegir el tipo de tratamiento que debe aplicar a una articulación. Con esta información el médico puede evaluar esos movimientos, así como establecer un tratamiento específico para su recuperación. Por ejemplo, puesto que el movimiento artrocinemático que se desarrolla en la articulación radiocubital durante la pronación/supinación es de giro, el tratamiento más indicado para recuperar ese movimiento debe incluir un buen número de giros de la cabeza del radio. Desgraciadamente, la terapia que se aplica más habitualmente a la cabeza del radio es un tipo de corrección del deslizamiento, que de hecho no podrá hacer mucho para mejorar el giro de la articulación.

REGIÓN DEL TOBILLO

Articulación tibioperonea distal

Es una articulación fibrosa constituida por la tibia y el peroné distales, que forman un engranaje en cuyo interior está la cabeza del astrágalo. De hecho, en ese lugar hay dos articulaciones, la tibioperonea distal y la peroneoastragalina (Fig. 3.9). En cualquier caso, la articulación tibioperonea distal es mucho menos móvil que la peroneoastragalina (la primera tiene como función principal la estabilidad y no la movilidad) y para ella no se han descrito movimientos osteocinemáticos. De todos modos, es probable que ambas articulaciones puedan evaluarse con los tests de movimiento accesorio.

A pesar de la poca capacidad de movimiento de que dispone la articulación tibioperonea, la pérdida de los pequeños movimientos accesorios puede provocar cambios muy dramáticos en las funciones de toda la extremidad inferior. Hartley (1995)

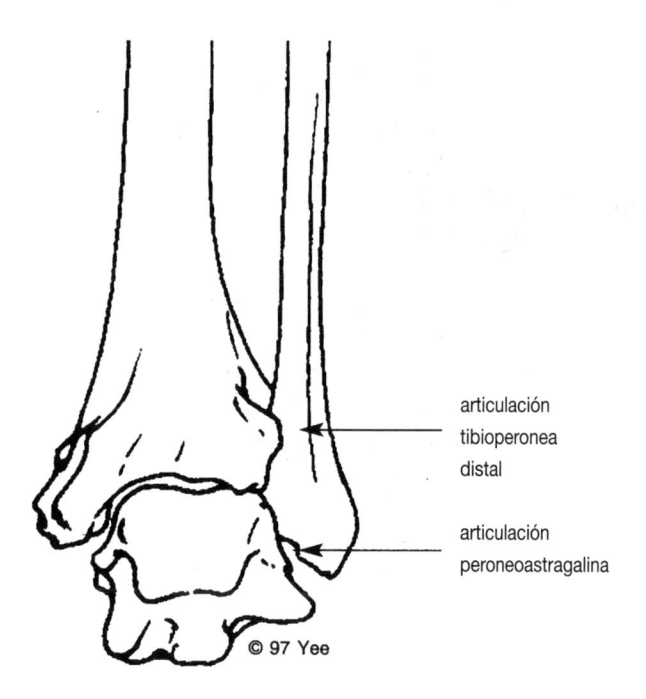

Fig. 3.9
En el maléolo lateral hay dos articulaciones, la tibioperonea distal y la peroneoastragalina

afirma que un peroné afectado por una posición incorrecta superior puede causar una sobrepronación del tobillo, mientras que un peroné afectado por una posición incorrecta inferior puede provocar una prolongada supinación del tobillo. En última instancia, ambas situaciones acabarán por afectar a la rodilla. Sin embargo, lo más habitual es que esta zona resulte dañada por un esguince (normalmente una torcedura en inversión) (Southmayd y Hoffman, 1981; Evans, 1994), que provoca daños en los ligamentos o en la cápsula, o por un traumatismo directo que causa una lesión en las membranas ligamentosa/capsular, ósea o interósea (Schafer, 1987). En función de la gravedad de la lesión y de cómo se haga la rehabilitación de la zona, el movimiento articular será normal, muy amplio, debido a la laxitud ligamentosa, o muy restringido, debido a la infiltración fibrótica.

Movimiento osteocinemático
No se ha descrito ninguno para esta articulación fibrosa.

Movimiento artrocinemático
Fundamentalmente, deslizamiento en dirección anterior/posterior o superior/inferior.

Postura de reposo
Aunque no hay una verdadera postura abierta, con la dorsiflexión del tobillo el peroné distal se mueve central, superior e inferiormente, y esto separa los maléolos (Schafer y Faye, 1989).

Posición de bloqueo
Con una flexión plantar del tobillo, el peroné distal se mueve lateral, anterior e inferiormente y ello aproxima los maléolos (Schafer y Faye, 1989).

ARTICULACIÓN DEL TOBILLO (ARTICULACIÓN TALOCRURAL: ARTICULACIONES TIBIOASTRAGALINA Y PERONEOASTRAGALINA) Y ARTICULACIÓN SUBASTRAGALINA (ARTICULACIÓN ASTRAGALOCALCÁNEA)

Estas dos zonas articulares completan la región funcional del tobillo, aunque técnicamente la articulación subastragalina

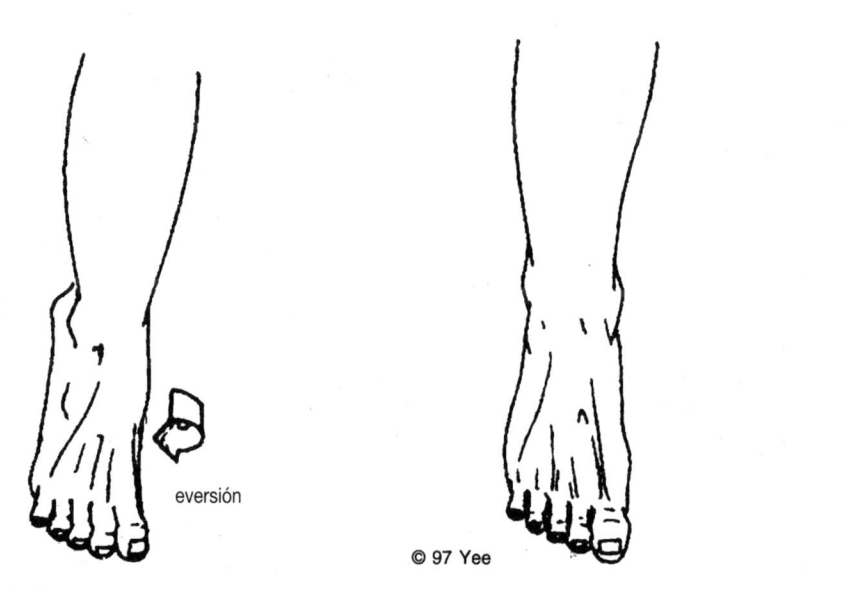

Fig. 3.10
Inversión y eversión de la región tobillo-pie

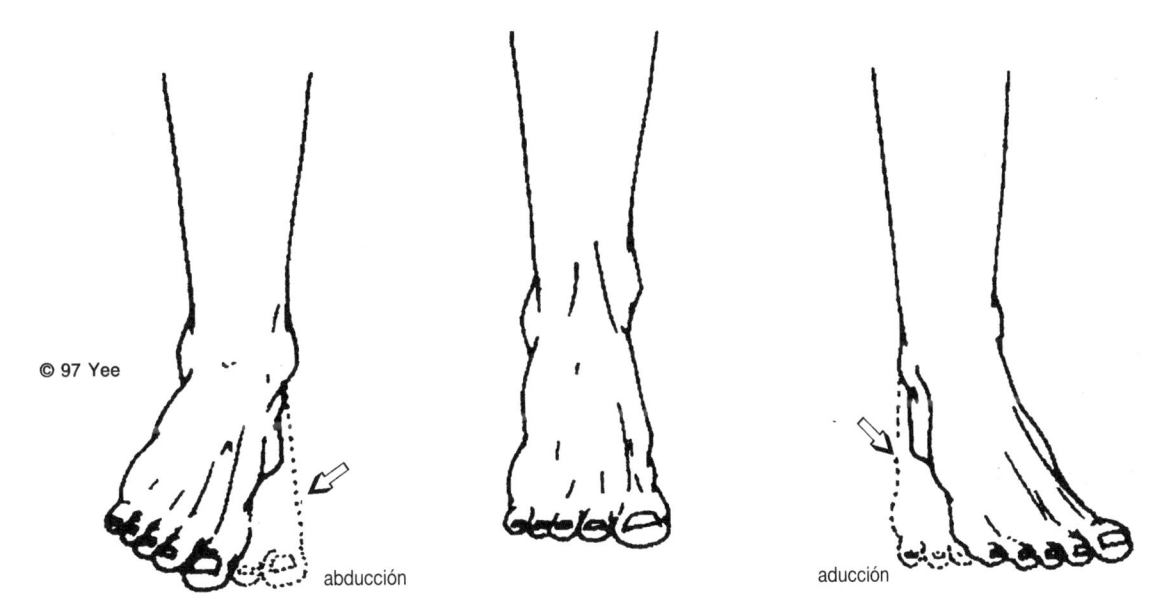

Cinemática de las articulaciones periféricas

Fig. 3.11
Abducción y aducción de la región tobillo-pie

es parte de la región del pie (Kapandji, 1987). Biomecánicamente se considera que existe un movimiento muy bien integrado entre ellas. La articulación del tobillo está catalogada como un gínglimo uniplanar, con lo que se indica que principalmente se mueve en una sola dirección. La mayor parte de autores afirma que esto sucede en el lugar en que se verifica la flexión dorso/plantar del tobillo (Kapandji, 1987; Bergmann, 1993; Thompson y Floyd, 1994; Hartley, 1995).

La articulación subastragalina se caracteriza por ser un gínglimo de múltiples planos –tiene tres superficies articulares–, pero posee una flexión dorsal/plantar muy pequeña; por el contrario, la mayor parte de la inversión/eversión de la región tobillo-pie se produce en ese lugar (Fig. 3.10) (Hammer, 1991; Evans, 1994; Thompson y Floyd, 1994). Sin mucho acierto, algunos autores llaman pronación/supinación a la inversión/eversión (Kapandji, 1987; Logan, 1955). Para una mayor comprensión, en este texto los términos pronación/supinación se utilizarán para identificar los movimientos combinados que se tratan a continuación. Los movimientos de abducción/aducción están considerados por muchos autores como una función de las partes central y anterior del pie (Schafer, 1987; Evans, 1994) (Fig. 3.11). Otros autores mantienen que los tres planos del movimiento se desarrollan en la articulación subastragalina, por lo que la abducción/aducción también se produce en ese lugar (Kapandji, 1987; Bergmann, 1993; Hartley, 1995).

En mi opinión, en cierta medida los tres tipos de movimiento se desarrollan tanto en la articulación del tobillo como en la articulación subastragalina y, de hecho, se pueden sentir fácilmente en las articulaciones normales durante la PMOP (palpación del movimiento osteocinemático pasivo). En cualquier caso, cuando la inversión/eversión y la abducción/aducción sean demasiado grandes en la articulación del tobillo debe sospecharse que hay inestabilidad. Como se ha dicho antes, la causa más común de un aumento de la inversión en la articulación ensamblante del tobillo son las torceduras en inversión simples o múltiples. Cuando se produce una lesión de este tipo,

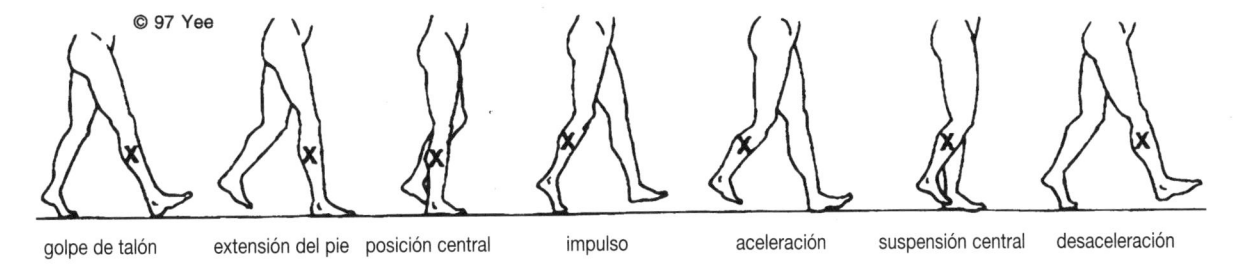

Fig. 3.12
Fases de la marcha

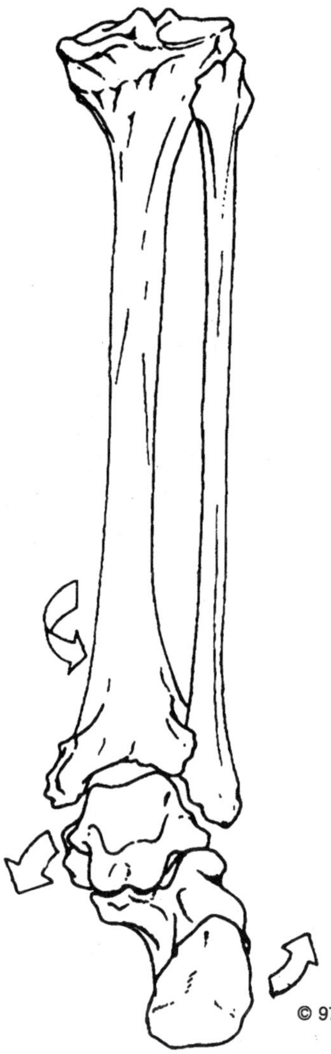

Fig. 3.13
Vista posterior de la pronación. En ella intervienen la eversión y la abducción de la articulación subastragalina (calcáneo), la flexión plantar de la articulación del tobillo y la aducción del astrágalo (rotación central), además de la rotación interna de la tibia

la articulación subastragalina se vuelve progresivamente más rígida, ya que cada vez participa menos en el movimiento de la región del tobillo, mientras que la articulación del tobillo se hace mucho más móvil para este movimiento.

La causa más común de un incremento de la eversión y de la abducción de la articulación del tobillo es la aparición de una pronación crónica en la región tobillo-pie. El motivo de esta anomalía es el deterioro del tejido blando que sostiene los componentes durante las fases de la marcha. La Figura 3.12 describe las fases de la andadura tanto durante la **fase de posición**, en la que se carga el peso, como durante la **fase de suspensión**, en la que no se carga el peso. Durante la fase inicial de la andadura (golpe de talón), la región tobillo-pie se convierte en parte de una **cadena cinética cerrada** (una serie de articulaciones estabilizada en sus dos extremos). La pronación es inducida por la acción de las fuerzas de reacción del suelo contra el calcáneo, momento en que la extremidad inferior pasa a cargar el peso. En este punto, en la pronación intervienen la eversión y la abducción de la articulación subastragalina (calcáneo), la flexión plantar de la articulación del tobillo y la aducción del astrágalo (rotación central), además de la rotación interna de la tibia (Fig. 3.13) (Hartley, 1995). Durante las fases de extensión del pie y de posición central de la marcha, el arco longitudinal central se aplana un poco y el peso del cuerpo se transfiere a la parte central del pie (Logan, 1995).

Al final de la fase de la posición central de la marcha se produce una supinación debida a la dorsoflexión de la articulación del tobillo, la inversión del calcáneo y la abducción del astrágalo (rotación lateral). En ese momento es cuando las articulaciones de la región tobillo-pie se acercan a sus posiciones de bloqueo y se crea una palanca rígida que propiciará una propulsión (impulso). Durante la aceleración (inicio de la fase de suspensión de la marcha) se produce una supinación en la que no se carga el peso del cuerpo y durante la que se desarrolla una flexión plantar, una inversión del calcáneo y una aducción. Esto continúa hasta la posición de suspensión central, momento en que las articulaciones asumen una posición más neutra; después comienza la pronación. Durante el final de la fase de suspensión de la marcha, la región del tobillo forma parte de una **cadena cinética abierta** (una serie de articulaciones estabilizadas en uno de sus extremos y relativamente libre en el otro) y funciona de una manera mucho más predecible: los grandes movimientos que se observan son la eversión, la abducción y la dorsiflexión del calcáneo (Harley, 1995). Este movimiento está considerado una pronación durante la que no se carga el peso corporal.

Una pronación intensa o prolongada durante la fase de posición simplemente provocaría una rotación y una aducción medial del astrágalo mayores y una eversión y una abducción del subastrágalo también mayores (Austin, 1994). Este hecho podría tener el efecto de estirar demasiado toda la extremidad inferior y la zona lumbopélvica y podría causar dolencias en la rodilla, problemas en la rótula, síndromes miofasciales de los músculos pélvicos, una compresión del nervio ciático, disfunciones en las articulaciones de la cadera y en las sacroilíaca y/o lumbosacra o una posible irritación del gánglio impar (Innes, 1993; Hamill y Knutzen, 1995).

La ausencia de pronación (es decir, si se mantiene la supinación) durante la parte inicial de la fase de posición puede deberse a la rigidez de las articulaciones de la zona tobillo-pie e inevitablemente provocará una pérdida de la absorción de las fuerzas de reacción del suelo. Esto hará que aumenten las ondas de choque a lo largo del pie y de otras partes de la extremidad inferior (Hamill y Knutzen, 1995).

Los movimientos osteocinemáticos que se describen a continuación son valores mixtos para ambas articulaciones. Debe entenderse que la mayoría de flexiones dorsales y plantares se producen en la articulación del tobillo, mientras que, en

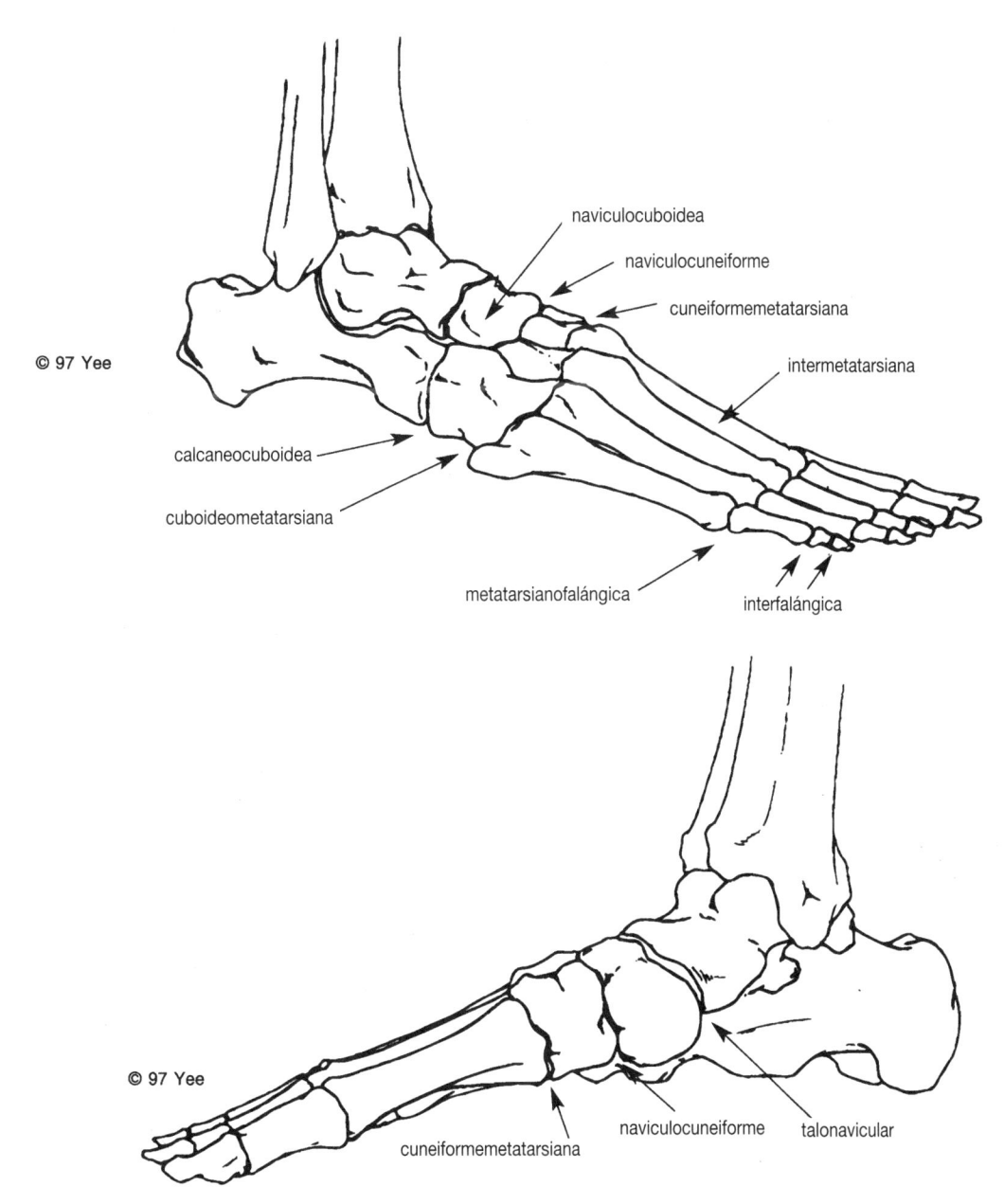

Cinemática de las articulaciones periféricas

Fig. 3.14
Articulaciones de las regiones central y anterior del pie

mi opinión, en las articulaciones del tobillo y subastragalina se produce una cantidad casi igual de inversión/eversión y de abducción/aducción.

Movimiento osteocinemático
Articulaciones del tobillo y subastragalina combinadas:
  Dorsoflexión: 20°
  Flexión plantar: 50°
  Inversión: 30°
  Eversión: 20°
  Abducción: 10°
  Aducción: 20°

Movimiento artrocinemático
Articulación del tobillo: ondulación y deslizamiento; articulación subastragalina: ondulación y deslizamiento.

Posición de reposo
Articulación del tobillo: ligera flexión plantar; articulación subastragalina: pronación completa (eversión y abducción).

Posición de bloqueo
Articulación ensamblante del tobillo: dorsiflexión; articulación subastragalina: supinación (inversión y aducción).

REGIÓN DEL PIE

El pie está formado por una parte posterior (astrágalo y calcáneo), una central (cuboides, navicular y cuneiformes medial, central y lateral) y una anterior (metatarsianos y falanges). La articulación subastragalina está localizada en la parte posterior del pie y ya se ha analizado al hablar de la articulación del tobillo. La parte central del pie contiene las articulaciones tarsianas centrales, que incluyen las articulaciones calcaneocuboidea, talonavicular, naviculocuneiforme y naviculocuboidea. La parte anterior del pie contiene las articulaciones cuneiformemetatarsiana, cuboideometatarsiana, metatarsianofalángicas e interfalángicas. A esta región también pertenecen las llamadas articulaciones intermetatarsianas (Fig. 3.14). A pesar de no ser verdaderas articulaciones, cuando se desarrolla la función normal del pie entre las líneas de separación de los huesos metatarsianos se produce una significativa cantidad de movimiento.

Las articulaciones tarsianas centrales son una serie de articulaciones planas que proporcionan una pequeña cantidad de movimiento de ondulación y de deslizamiento cuando se camina y se corre. Estas articulaciones también se bloquean para permitir que el pie se convierta en una palanca rígida durante la fase de impulso de la marcha. Clínicamente, la zona más importante es el área formada por el astrágalo, el calcáneo y el navicular, que comprende las facetas central y anterior del astrágalo y del calcáneo, la articulación del ligamento del astrágalo y la cabeza de la articulación talonavicular (Hartley, 1995). El movimiento normal en estos lugares es importante para que se desarrollen una pronación y una supinación correctas. En general, las distintas posiciones que adoptan las articulaciones del pie durante las fases de la marcha son importantes para que se desarrolle la mecánica correcta de la marcha y, en este sentido, los pequeños movimientos que se producen en esta zona no deben pasarse por alto.

Las articulaciones metatarsianofalángicas (MTF) son articulaciones móviles y elipsoidales que pueden desarrollar la flexión/extensión y pequeñas cantidades de abducción/aducción. A diferencia de lo que sucede en la mano, la extensión de las articulaciones MTF es de 50-60°, mientras que la flexión es de 30-40° (Kapandji, 1987). Las articulaciones interfalángicas proximal y distal son gínglimos que sólo pueden desarrollar los movimientos de flexión y extensión (Grabiner, 1989). Aunque los movimientos de las articulaciones de la región del pie sean importantes, no se ha medido ningún movimiento osteocinemático a excepción de la flexión y la extensión del dedo gordo del pie.

Movimiento osteocinemático
No se ha descrito ninguno específicamente para el pie, salvo para el dedo gordo:
Flexión metatarsofalangiana: 45°
Extensión metatarsofalangiana: 70-90°

Cada articulación del dedo puede desarrollar un movimiento de flexión y extensión. El grado de intensidad varía mucho, pero en general el movimiento aumenta en las articulaciones metacarpianofalángicas y decrece en las interfalángicas proximal y distal, donde el dedo se hace más pequeño.

Movimiento artrocinemático
Todas las articulaciones del pie: ondulación y deslizamiento.

Posición de reposo
Articulaciones tarsianas centrales: pronación; articulaciones de la parte anterior del pie: media flexión.

Posición de bloqueo
Articulaciones tarsianas centrales: supinación; articulaciones de la parte anterior del pie: extensión.

REGIÓN DE LA RODILLA

La región de la rodilla está formada por las articulaciones tibioperonea proximal, femorotibial y femororrotuliana (Fig. 3.15). Es una región articular sometida a un gran esfuerzo, principalmente porque las dos palancas más largas del cuerpo se unen en

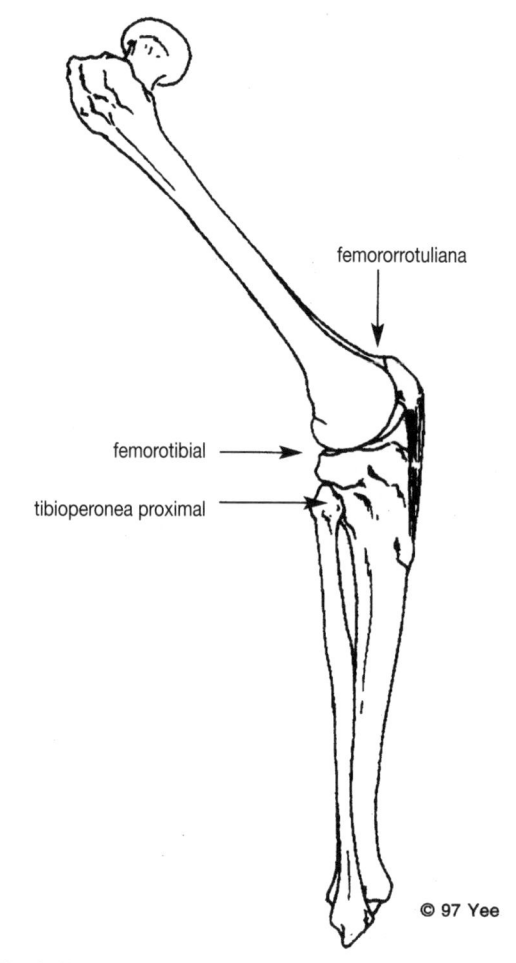

Fig. 3.15
Articulaciones de la región de la rodilla

una articulación condiloidea que, a veces, se entrelaza para formar una palanca aún más larga (Harley, 1995). La cápsula y los ligamentos que sostienen la articulación deben soportar enormes fuerzas compresivas, abruptas y de torsión que muy a menudo causan alguna lesión.

Articulación tibioperonea proximal

Al igual que la articulación tibioperonea distal, esta articulación no soporta el peso corporal y sólo tiene una pequeña capacidad de movimiento. Es una articulación diartrodial plana y normalmente tiene más movilidad que su distal complementaria. Clínicamente es muy significativa por los tejidos blandos que están enganchados a su cápsula (ligamento lateral paralelo y tendón del bíceps femoral). Las lesiones tanto de la estructura global como de la propia articulación pueden causar pérdida o inestabilidad del movimiento articular (Harley, 1995).

Movimiento osteocinemático
No se ha descrito ninguno.

Movimiento artrocinemático
Principalmente deslizamientos superior-inferior y anterior-posterior. También se desarrolla alguna rotación (oscilación) a lo largo de un eje paralelo a la diáfisis de la tibia.

Posición de reposo
No se ha descrito.

Posición de bloqueo
No se ha descrito.

Articulación femorotibial

La articulación femorotibial es una articulación condiloidea que muchas veces se evidencia clínicamente después de un traumatismo. Aunque el movimiento predominante es la flexión/extensión, a menudo son los movimientos rotacionales (interno y externo) los que se deterioran o sufren una disfunción (Schafer, 1987). El pequeño grado de rotación que se manifiesta en esta articulación es importante para la marcha normal (la tibia rota internamente para liberarla de la extensión que se realiza cuando se efectúa el golpe de talón) (Hartley, 1995). La rotación de esta articulación también permite que se desarrolle una considerable torsión sin que la propia articulación sufra daño en los tejidos. La parte lateral de la articulación es la más móvil y ello se debe principalmente a que hay un menisco muy móvil y a la relativa desconexión de las superficies articulares de esta zona (Wallace y otros, 1985). Esto es especialmente importante cuando el pie está fijado en el suelo y la persona cambia de dirección mientras anda o corre, ya que si se realiza de forma brusca puede provocar una lesión en la parte central de la articulación.

Debido a la capacidad que tiene esta articulación para rotar interna y externamente, así como para efectuar un movimiento de traslación bastante amplio, es frecuente que se produzcan subluxaciones con desplazamiento (Logan, 1994). En caso de que se produzca una de éstas, puede que cause problemas en el recorrido de la rótula, así como dolor localizado en la articulación femorotibial.

Movimiento osteocinemático
Flexión: 130°
Extensión: 0-5°
Rotación interna: 10°
Rotación externa: 10°

Movimiento artrocinemático
De la flexión a la extensión: ondulación, deslizamiento, giro y rotación externa; rotación externa e interna: rotación (giro).

Posición de reposo
Articulación femorotibial, 25° de flexión.

Posición de bloqueo
Articulación femorotibial, extensión completa con rotación externa.

Articulación femororrotuliana

La acción de la rótula implica principalmente un simple movimiento de deslizamiento sobre los cóndilos femorales. Pocas veces se hace hipomóvil; por el contrario, la mayoría de los problemas clínicos son resultado de un deficiente recorrido de la rótula o de la hipermovilidad. Debido a que la distancia desde la tuberosidad de la tibia hasta la rótula la mantiene fija el tendón infrarrotuliano, este hueso es arrastrado a través de los cóndilos de un modo muy fácil de predecir cuando la tibia realiza un movimiento de flexión/extensión o de rotación externa/interna. Las molestias en esta zona articular aparecen cuando se desarrolla una posición incorrecta de la tibia y/o del fémur significativa como consecuencia de un desalineamiento local (Schafer, 1987), el cual puede deberse a un desalineamiento tobillo-pie (Rothbart y Estabrook, 1988) o a una función anómala de los músculos cuádriceps (Grabiner, 1989). Estas situaciones clínicas cambian el recorrido de la rótula, algo que puede provocar que aumenten el uso y el desgaste de la superficie inferior de la rótula o que se irriten la parte central o los bordes laterales de ésta. Esto es lo que sucede bastante a menudo en los casos de genu valgum (rodillas juntas) consecuencia de una pronación tobillo-pie. En este ejemplo, la acción del cuádriceps y del tendón infrarrotuliano crea lateralmente un efecto parecido a un estrangulamiento y causa una fricción en la cara inferior de la rótula (Grabiner, 1989).

Los desalineamientos que acabamos de mencionar se suelen medir con el ángulo C (ángulo del cuádriceps). Este ángulo se crea con las líneas imaginarias de la dirección de las acciones del grupo muscular cuádriceps y del tendón inferior de la rótula (Schafer, 1987; Grabiner, 1989; Bergmann, 1993). Es especialmente importante el papel del vasto medial, que mantiene la rótula en su lugar adecuado.

Movimiento osteocinemático
No se ha descrito ninguno, pero la rótula tiene que poder deslizarse a lo largo de toda la superficie anterior e inferior de los cóndilos femorales durante la flexión de la rodilla, así como deslizarse central y lateralmente durante las rotaciones externa e interna de la rodilla.

Movimiento artrocinemático
Cuando se realiza una flexión femorotibial, la rótula se desliza inferior, posterior y centralmente.

Posición de reposo
No se ha descrito, pero de todos modos esta articulación está más relajada cuando el paciente está en posición supina y la articulación femorotibial se halla extendida.

Posición de bloqueo
No se ha descrito, pero de todos modos esta articulación está más tensa cuando la rodilla está doblada y el paciente sostiene el peso corporal.

REGIÓN DE LA CADERA

La articulación femoroacetabular es una articulación esferoidal y multiaxial que tiene una enorme libertad de movimiento (Fig. 3.16).

De todos modos, la constante tendencia del tendón de la corva, del músculo piriforme y el psoasilíaco a acortarse y estrecharse (Chaitow, 1985; Janda, 1985), así como la inactividad general de la mayoría de los pacientes, hacen que esta articulación se haga menos móvil de lo que debería ser (Hooper y Faye, 1994). La pérdida de la amplitud normal del movimiento de la articulación femoroacetabular se aprecia muy claramente durante la PMOP. Otros cambios biomecánicos, como la pierna corta anatómica o funcional (Friberg, 1983; Lawrence, 1985), la anteversión o la retroversión de la cabeza y del cuello del fémur (Hammer, 1991; Bergmann, 1993), la pronación/supinación crónica del tobillo-pie (Rothbart y Estabrook, 1988; Lening, 1991) y las posiciones incorrectas o disfunciones de la pelvis (Schafer y Faye, 1989) también pueden afectar a la movilidad de esta articulación y provocar que aparezca en ella alguna disfunción.

Movimiento osteocinemático
 Flexión: 120°
 Extensión: 30°
 Abducción: 45°
 Aducción: 25°
 Rotación interna: 40°
 Rotación externa: 45°

Movimiento artrocinemático
Flexión/extensión: rotación (oscilación); abducción/aducción y rotación externa/interna: ondulación y deslizamiento.

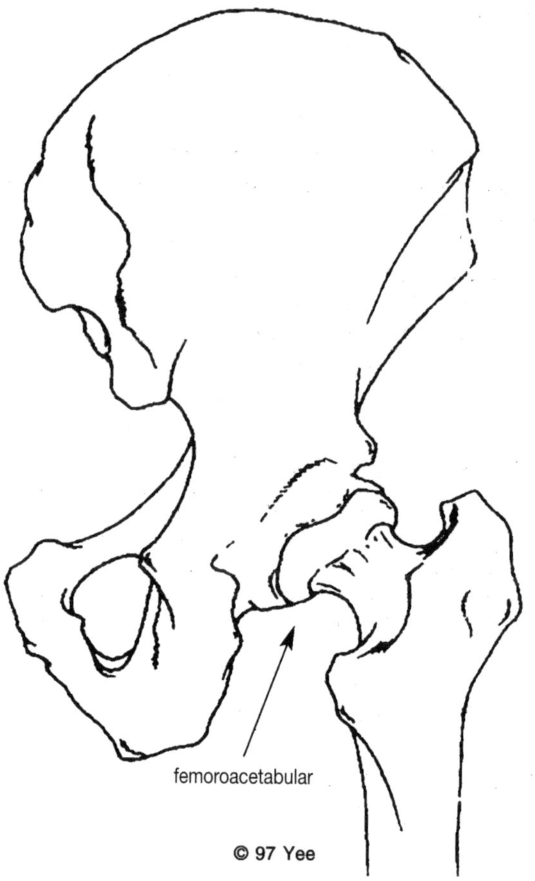

Fig. 3.16
Articulación de la región de la cadera

Posición de reposo
Ligera flexión, abducción y rotación externa.

Posición de bloqueo
Extensión completa, abducción y rotación interna.

REGIÓN DE LA MANO

Las articulaciones de esta región son las carpometacarpianas (CMC), las metacarpofalángicas (MCF), las interfalángicas proximales (IFP), las interfalángicas distales (IFD) y la interfalángica del pulgar (IF) (Fig. 3.17). Con la excepción de la primera y la quinta articulaciones CMC, la parte distal de la mano es similar a la parte anterior del pie: el extremo proximal de los metacarpianos y todas las falanges son totalmente cóncavos y están unidos con articulaciones a las superficies distales convexas de los huesos que los preceden.

Las articulaciones CMC del segundo, tercer y cuarto dedos son articulaciones planas que tienen un ligero movimiento de flexión/extensión. La primera y la quinta articulación CMC (articulaciones trapeciometacarpiana y ganchosometacarpiana) son 'soportes' biplanos y tienen un movimiento de flexión/extensión y abducción/aducción (Kapandji, 1982).

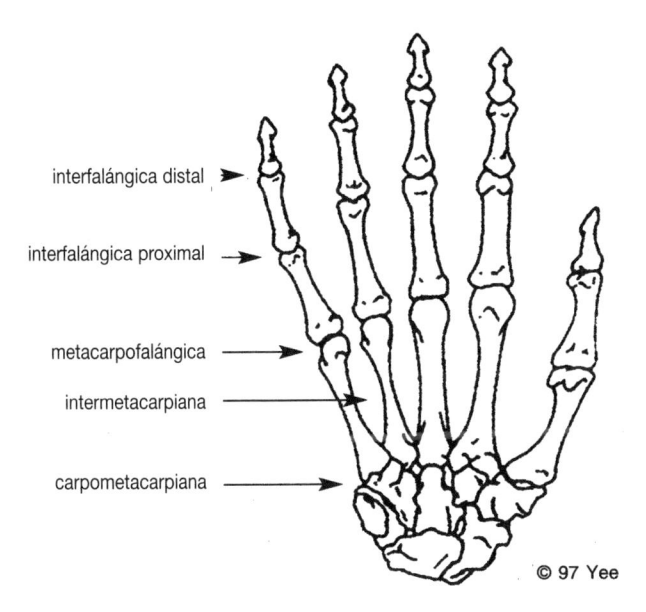

Fig. 3.17
Articulaciones de la región de la mano

Las articulaciones MCF de los dedos son pequeñas articulaciones elipsoidales que pueden flexionarse y extenderse, así como efectuar los movimientos de abducción y aducción. La MCF del pulgar es una articulación condiloidea con mucha movilidad. Puede efectuar los movimientos de flexión/extensión y de abducción/aducción y también tiene un cierto grado de pronación/supinación (Kapandji, 1982). Las articulaciones IFP e IFD de los dedos, así como la IF del pulgar, pueden, fundamentalmente, doblarse y extenderse. La extensión/flexión de las articulaciones CMC, MCF, IFP e IFD de la mano presenta movimientos de ondulación y de deslizamiento en la misma dirección e incluye un gran desplazamiento a lo largo de las superficies articulares (mucho más que en el pie). Este desarrollo anatómico, en combinación con la posición opuesta del pulgar, permite que los seres humanos puedan coger cualquier objeto con facilidad.

Entre las articulaciones de esta región también se suele incluir a las denominadas articulaciones intermetacarpianas. Aunque no sean verdaderas articulaciones, entre las líneas de separación de los huesos metacarpianos tiene que producirse una significativa cantidad de movimiento cuando la mano desarrolla su función normal (Shafer y Faye, 1989).

Movimiento osteocinemático
Dedos:
  MCF: flexión de 90°, extensión de 30-45°, abducción/aducción de 40° en total
  IFP: flexión de 100°, extensión de 0°
  IFD: flexión de 90°, extensión de 20°

Pulgar:
  Trapeciometacarpiano: abducción/aducción de 50° en total; flexión/extensión de 50° en total
  MCF: flexión de 60°, extensión de 0°; abducción/aducción de 20° en total; pronación/supinación de 25° en total
  Interfalángica: flexión de 90°, extensión de 20°

Movimiento artrocinemático para las articulaciones MCF, IFP e IFD
Ondulación y deslizamiento.

Posición de reposo
Articulaciones MCF, IFP e IFD: flexión con ligera desviación cubital; articulaciones intermetacarpianas: los dedos se separan.

Posición de bloqueo
Articulaciones MCF, IFP e IFD: máxima extensión articular; articulaciones intermetacarpianas: los dedos se juntan.

REGIÓN DE LA MUÑECA

La región de la muñeca está formada por los huesos carpianos y la articulación radiocubital distal. Cada hueso carpiano está unido a otros huesos de la región a través de pequeñas articulaciones planas que permiten pequeños movimientos de extensión/flexión y abducción/aducción (desviación radial/cubital). La articulación radiocubital distal no es una verdadera articulación, pero tiene que realizar adecuados movimientos de ondulación y deslizamiento para que se pueda hacer la pronación/supinación del antebrazo (Shafer y Faye, 1989).

Los huesos carpianos están alineados en dos filas y trabajan como una unidad, aunque cada uno de ellos pueda, individualmente, sufrir una subluxación. Las superficies articulares proximales de la fila proximal (escafoides, semilunar y piramidal) tienen forma convexa, mientras que las distales son cóncavas. El escafoides y el semilunar están unidos proximalmente con el extremo distal del radio a través de una articulación de tipo elipsoidal (Hamill y Knutzen, 1995). En general, tanto las superficies proximales como las distales de los huesos de la fila distal (trapecio, trapezoide y ganchoso) son convexas. Se articulan proximalmente en la zona de la articulación mediocarpiana, por lo que técnicamente se consideran articulaciones planas (Bergmann, 1993). En la superficie palmar del hueso piramidal está el pisiforme, que no interviene en el movimiento articular de la muñeca (Fig. 3.18).

La configuración articular de la muñeca que se acaba de describir permite un limitado pero significativo movimiento de flexión/extensión y de abducción/aducción en las articulaciones radiocarpiana y mediocarpiana. Aunque hay controversias a la hora de establecer en cuál de las dos zonas articulares se produce una mayor cantidad de flexión o de extensión, de lo que no hay duda es de que en las dos zonas en conjunto se produce una significativa cantidad de movimiento flexión/extensión (Shafer y Faye, 1989; Bergmann, 1993; Hamill y Knutzen, 1995). Durante los movimientos de abducción y aducción se desarrolla un movimiento recíproco entre las filas. La fila distal se mueve como una unidad en la misma dirección que el movimiento,

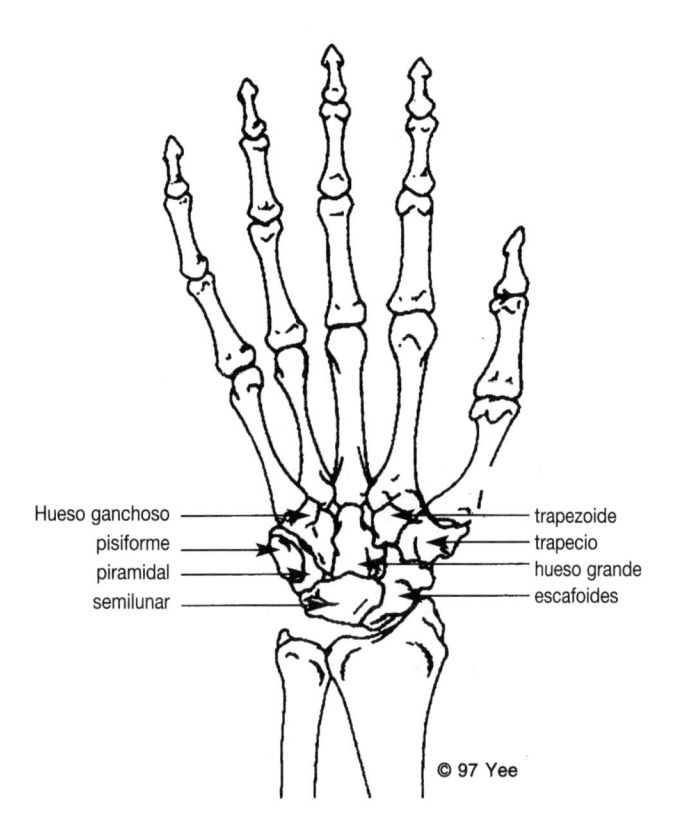

Fig. 3.18
Articulaciones de la región de la muñeca

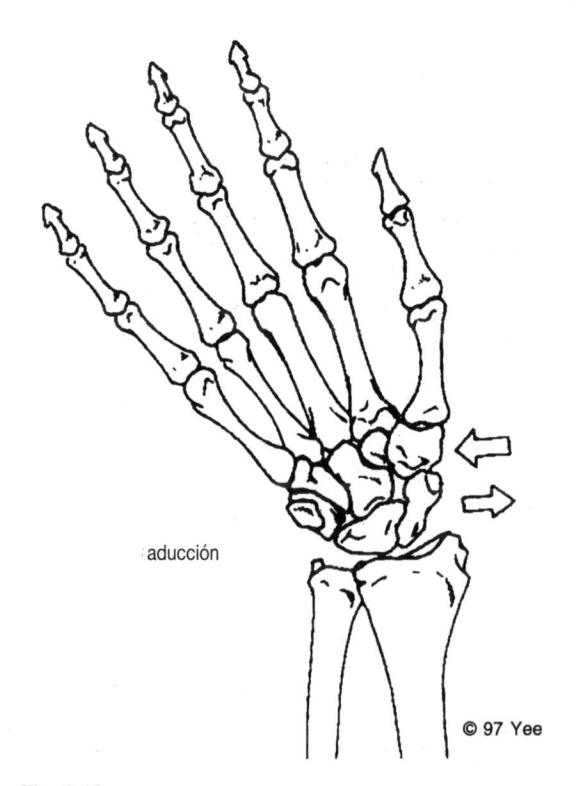

Fig. 3.19
Movimiento de las filas carpianas durante la aducción

mientras que la fila proximal se mueve en la dirección opuesta (Nordin y Frankel, 1989) (Fig. 3.19).

Movimiento osteocinemático
   Flexión: 90°
   Extensión: 70°
   Aducción (desviación cubital): 55°
   Abducción (desviación radial): 20°.

Movimiento artrocinemático para las articulaciones carpianas
Ondulación y deslizamiento.

Movimiento artrocinemático para las articulaciones radiocarpianas distales
Ondulación y deslizamiento.

Posición de reposo
Flexión con ligera desviación cubital.

Posición de bloqueo
Extensión (y desviación radial para la articulación mediocarpiana).

REGIÓN DEL CODO

La región del codo se considera un gínglimo diartrodial, pero en realidad está formada por tres articulaciones: la humerorradial, la humerocubital y la radiocubital proximal (Fig. 3.20). Cada una de estas articulaciones tiene diferentes capacidades fisiológicas y todas sirven para permitir que la mano adopte varias posiciones funcionales durante el trabajo o el ocio.

Las articulaciones humerorradial y humerocubital participan activamente en la flexión/extensión de la región, mientras que la radiocubital interviene en la pronación/supinación del antebrazo. Durante la flexión/extensión es la tróclea humeral, que tiene forma de cuña y está situada en la articulación humerocubital, la que lleva al codo a una posición valgus cuando se realiza la extensión (creando el 'ángulo transportador' de 15°) y a una posición varus cuando se efectúa la flexión (Hamill y Knutzen, 1995). La variación observada en los pacientes en cuanto al alcance de la extensión se debe a la longitud del olécranon o a la laxitud de la cápsula articular. Además, durante la flexión/extensión la depresión cóncava del menisco situada en la superficie articulada superior del radio efectúa un suave movimiento de ondulación y deslizamiento sobre el capitellum. Durante la pronación, la cabeza proximal del radio es mantenida en su sitio por el ligamento anular mientras gira alrededor de su eje mecánico (Fig. 3.21). La diáfisis central, al estar algo curvada, permite que el extremo distal del radio haga un movimiento de ondulación sobre el cúbito y, por tanto, que la mano gire.

En conjunto, la región se considera una de las zonas más estables de la extremidad (Grabiner, 1989). Sin embargo, puesto que las tensiones varus y valgus que se desarrollan en la zona no son movimientos normales para esta región articular, se pueden

Cinemática de las articulaciones periféricas

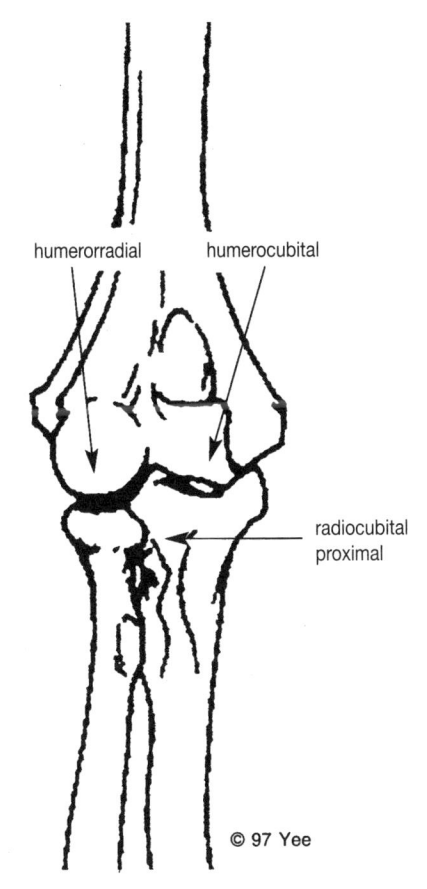

Fig. 3.20
Articulaciones de la región del codo

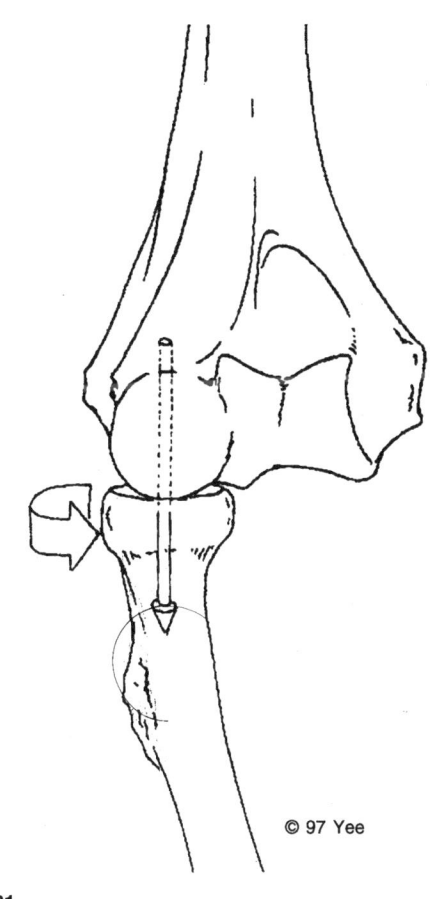

Fig. 3.21
Giro de la cabeza del radio alrededor de su eje mecánico durante la pronación

producir lesiones en las partes lateral y central de la región del codo. Las tensiones que se aprecian con más frecuencia son las valgus que afectan a la región articular cuando se practican actividades deportivas como aquellas en las que se gira la raqueta o en los lanzamientos atléticos (Southmayd y Hoffman, 1981). Durante una tensión valgus, la articulación humerorradial soporta la mayor parte de las fuerzas compresivas cuando la cabeza del radio impacta con el menisco y luego con la prominencia de la parte inferior del húmero; al mismo tiempo, el ligamento central soporta fuerzas tensoras muy grandes (Hamill y Knutzen, 1995).

Es interesante resaltar que las posiciones abierta y cerrada de las articulaciones humerorradial y humerocubital son prácticamente opuestas (Bowling y Rockar, 1985). Para evaluar y tratar estas articulaciones es necesario poner el codo en posiciones muy distintas, de modo que la especificidad durante su examen es decisiva.

Movimiento osteocinemático
   Flexión: 160°
   Extensión: 0-5°
   Supinación: 90°
   Pronación: 90°

Movimiento artrocinemático
Articulación humerorradial:
   flexión/extensión: *ondulación y deslizamiento*
   pronación/supinación: *giro*
Articulación humerocubital: *ondulación y deslizamiento*
Articulación radiocubital: *ondulación y deslizamiento y rotación*

Posición de reposo
Articulación humerorradial: extensión y supinación completas; articulación humerocubital: flexión de 70°, semi-prono; articulación radiocubital proximal: flexión de 70°, ligeramente semi-prono.

Posición de bloqueo
Articulación humerorradial: flexión de 90°, semi-prono; articulación humerocubital: extensión y supinación completas; articulación radiocubital proximal: semi-prono.

REGIÓN DEL HOMBRO

En realidad, la región del hombro está formada por cuatro articulaciones, tres de las cuales son verdaderas articulaciones diartrodiales (esternoclavicular, acromioclavicular y glenohumeral), mientras que la cuarta es fisiológica (articulación escapulotorácica) (Fig. 3.22). Para que se pueda efectuar el movimiento normal de esta región articular, las cuatro articulaciones tienen que funcionar adecuadamente y, por tanto, hay que evaluarlas todas.

La articulación glenohumeral es la que tiene el papel principal en esta región articular, mientras que las otras tres forman la cintura escapular y funcionan como un sistema muy móvil que sirve de apoyo para la articulación glenohumeral (Grabiner, 1989). La articulación glenohumeral es la más móvil de todo el cuerpo y ello se debe principalmente a tres razones: la configuración esférica de la articulación, el área relativamente pequeña de la superficie articular de la cavidad glenoidea y la gran laxitud de la cápsula articular (Schafer, 1987). Funcionalmente, la cápsula está dividida en dos mitades, la superior más estrecha y fuerte y la inferior más laxa, aunque más propensa a la formación de adherencias si no se hace ningún movimiento en la zona. Lo que causa el dolor y la limitación de movimiento cuando se sufre una capsulitis por adherencias es la incapacidad de la cabeza del húmero para instalarse en la cápsula articular inferior durante la flexión o la abducción.

La articulación escapulotorácica también es extremadamente móvil y es responsable de más del 33% de la flexión o abducción del hombro (Hamill y Knutzen, 1995). Sin embargo sólo puede moverse bien si todos los músculos que están unidos a ella son elásticos y funcionan de forma bien integrada. Las articulaciones esternoclavicular y acromioclavicular tienen que ser también lo suficientemente móviles como para permitir que la clavícula se eleve, baje, se estire, se contraiga o rote posteriormente durante los movimientos de las articulaciones glenohumeral y escapulotorácica (Grabiner, 1989).

Para que una persona pueda utilizar el hombro con normalidad las cuatro articulaciones deben moverse de manera sincrónica. A continuación describiremos únicamente la abducción del hombro, pero hay que indicar que para que la flexión pueda llevarse a cabo adecuadamente deben producirse movimientos similares. Inicialmente, la articulación glenohumeral se mueve por sí misma durante los primeros 15-30° de la abducción del húmero. Después de este movimiento inicial, la escápula empieza a rotar lateralmente a razón de 4° por cada 5° de la abducción del húmero (Poppen y Walker, 1976; Soderberg, 1986). La contracción muscular que causa el movimiento escapular obliga a la clavícula a elevarse a razón de 4° por cada 10° de la abducción del húmero (Kapandji, 1987). La clavícula se transforma en una especie de gínglimo de tres ejes en la articulación esternoclavicular. En este punto el movimiento es aproximadamente el doble que el que se desarrolla en ese mismo momento en la articulación acromioclavicular (Grabiner, 1989). Cuando el húmero alcanza los 90°, la clavícula rota hacia atrás y se estira ligeramente para permitir un nuevo movimiento en la articulación acromioclavicular, mientras la escápula continúa su rotación lateral. Todas las articulaciones siguen con los movimientos que se han descrito hasta llegar, aproximadamente, a los 145°, punto en que el húmero tiene que rotar externamente para salvar la gran tuberosidad de la cara inferior del acromion. Si

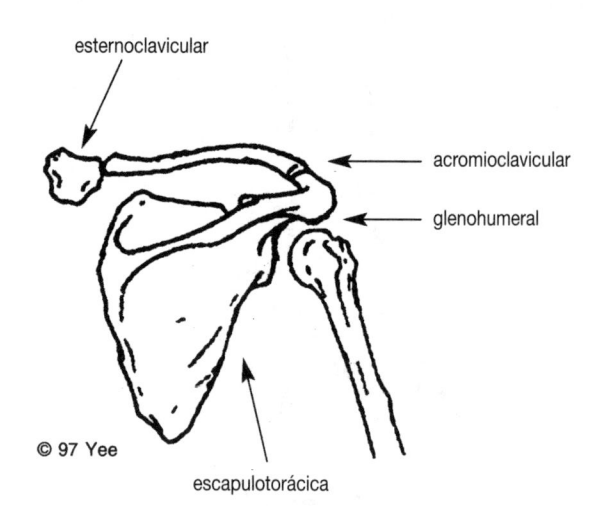

Fig. 3.22
Articulaciones de la región del hombro

esto se consigue, todas las articulaciones continuarán sus movimientos hasta el final del recorrido, es decir, hasta que la abducción de la región del hombro haya llegado a 180°. Si no hay rotación externa del húmero, el movimiento de la articulación glenohumeral se detiene, pero las otras tres articulaciones siguen moviéndose hasta llegar al final de su recorrido, es decir, hasta el punto en que la abducción de la región del hombro alcance aproximadamente los 170° (Hamill y Knutzen, 1995) (Fig. 3.23).

La extensión y la aducción de la región del hombro también requieren que las cuatro articulaciones del hombro se muevan de forma sincrónica, pero la rotación interna y externa que se efectúa con el brazo pegado al costado es principalmente una rotación de la cabeza del húmero alrededor de un eje paralelo a la diáfisis del húmero. Mientras se realiza este movimiento la cabeza del húmero se halla en la sección superior de la articulación. Si la rotación interna y externa se efectúa con el hombro en una posición de 90° de abducción, se obliga la cabeza del húmero a situarse en la cápsula inferior de la articulación, que es más abombada, y de este modo, en una articulación normal, se puede desarrollar una mayor amplitud de movimiento. Evans (1994) afirma que, en esta posición de abducción, tanto la rotación interna como la externa alcanzan los 90° (180° en total), aunque este dato no concuerda con la opinión de Halback y Tank (1985), quienes sostienen que sólo se produce una rotación interna/externa global de 90° en el hombro cuando este está en una posición de 90° de abducción.

Movimiento osteocinemático
Articulación glenohumeral:
  Flexión: 120° (como parte de los 180° de la flexión
   de la región del hombro)
  Abducción: 120° (como parte de los 180° de la abducción
   de la región del hombro)
  Aducción: 50°
  Rotación interna: 90°
  Rotación externa: 90°

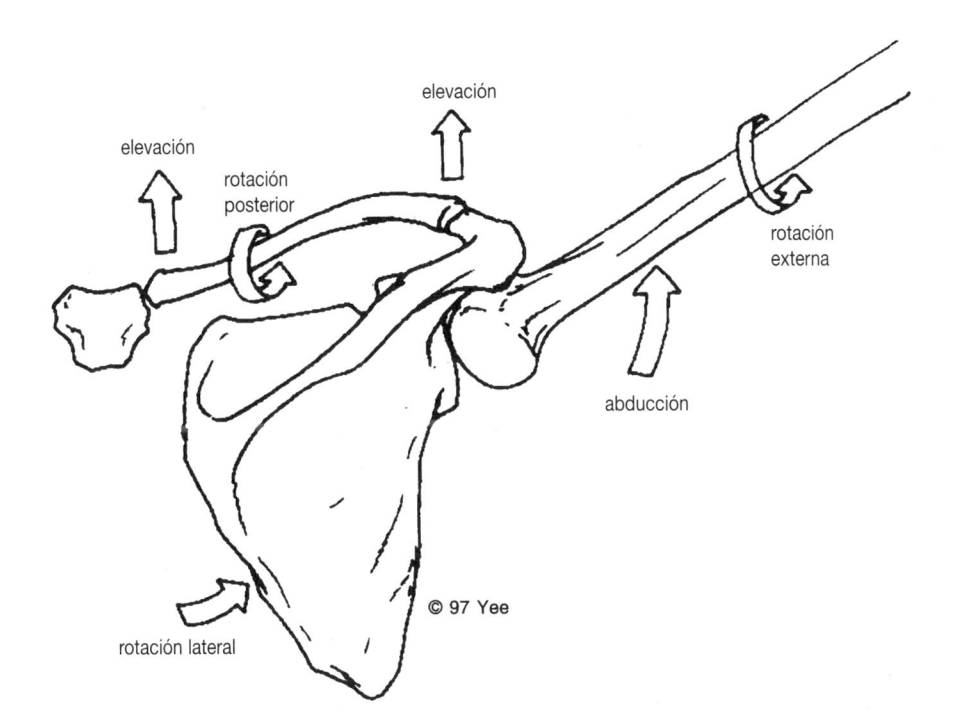

Fig. 3.23
Movimientos de cada articulación durante la abducción de la región del hombro

Articulación esternoclavicular:
  Elevación/descenso: recorrido total de 40°
  Protracción/retracción: recorrido total de 40°
  Rotación hacia atrás a lo largo del eje largo de la clavícula con abducción glenohumeral: 10°
Articulación acromioclavicular:
  Elevación/descenso: recorrido total de 20°
  Protracción/retracción: recorrido total de 20°
  Rotación hacia atrás a lo largo del eje largo de la clavícula con abducción glenohumeral: 10°
Articulación escapulotorácica:
  Elevación/descenso: recorrido total de 20°
  Protracción/retracción: recorrido total de 40°
  Rotación medial/lateral: recorrido total de 60°

Movimiento artrocinemático
Articulación glenohumeral:
  Flexión/extensión: rotación (oscilación) y deslizamiento (inferior)
  Abducción/aducción: ondulación y deslizamiento
  Rotación interna/externa: ondulación y deslizamiento
Articulación esternoclavicular:
  Elevación/descenso: ondulación y deslizamiento
  Protracción/retracción: ondulación y deslizamiento
  Rotación hacia atrás: giro
Articulación acromioclavicular:
  Elevación/descenso: ondulación y deslizamiento
  Protracción/retracción: ondulación y deslizamiento
  Rotación hacia atrás: giro
Articulación escapulotorácica:
  Elevación/descenso: ondulación y deslizamiento
  Protracción/retracción: ondulación y deslizamiento
  Rotación medial/lateral: rotación (giro) y deslizamiento

Posición de reposo
Glenohumeral: 55° de abducción, 30° de aducción horizontal
Esternoclavicular: brazo en reposo
Acromioclavicular: brazo en reposo
Escapulotorácica: no se ha descrito ninguna (probablemente, brazo en reposo)

Posición de bloqueo
Glenohumeral: abducción completa y rotación externa
Esternoclavicular: elevación completa
Acromioclavicular: abducción de 90°
Escapulotorácica: no se ha descrito (probablemente, rotación lateral completa)

REGIÓN DE LA ARTICULACIÓN TEMPOROMANDIBULAR

La región de la articulación temporomandibular (ATM) se ha convertido cada vez más en una articulación de especial interés para los quiroprácticos debido a que es bastante común que tenga algo que ver con los síndromes disfuncionales y los dolores craneocervicales. También se ha sugerido su asociación con otras afecciones musculoesqueléticas como la pierna corta funcional o anatómica, la restricción sacroilíaca, la restricción lumbar o la deformación de la caja torácica (Lay, 1977). Los cambios posturales del cuerpo pueden afectar a la región de la cabeza y del cuello y, si esto sucede, también se verá afectada la posición de apoyo de la ATM. En última instancia, los consiguientes cambios en el tejido blando que sostiene los elementos situados alrededor de la articulación pueden causar dolores craneofaciales (Check y Curl, 1994). Consideremos, por ejemplo, que la posición de

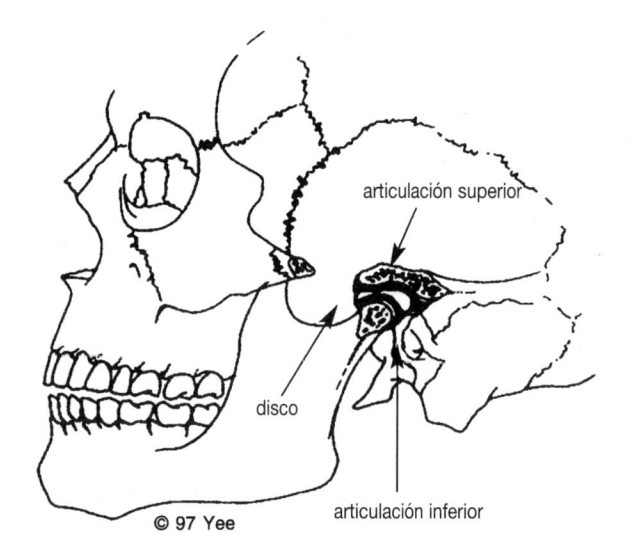

Fig. 3.24
Articulaciones de la región temporomandibular

apoyo de la ATM esté ligeramente abierta. Con una extensión cervical superior, la mandíbula se abrirá con tensión y, si se mantiene en esta posición demasiado tiempo, el tejido blando que sostiene los elementos situados alrededor de la articulación se estirarán. Del mismo modo, los dolores de cabeza y de cuello agudos y crónicos a menudo provocan que se apriete los dientes. Esto puede hacer que se reduzca la longitud del tejido blando que sostiene los elementos de la ATM.

Cuando la mandíbula se mueve hacia abajo (boca abierta) y hacia arriba (boca cerrada), la ATM realiza una compleja serie de acciones. Es compleja porque la ATM tiene dos sectores articulares (superior e inferior) que están separados por un disco intraarticular (Fig. 3.24). La primera parte del movimiento hacia abajo de la mandíbula se desarrolla en el sector articular inferior de la ATM cuando la cabeza del cóndilo gira en la zona articular. Cuando la mándibula sigue bajando, la cabeza del cóndilo se desliza hacia delante y ello se desarrolla fundamentalmente en el sector articular superior (Bergmann, 1993). Para que este segundo movimiento se pueda efectuar tiene que existir una sincronización entre el disco y el cóndilo que permita que el disco sea arrastrado hacia delante. Cualquier anomalía en el movimiento del disco afectará desfavorablemente al funcionamiento de la articulación y una consecuencia puede ser el conocido fenómeno de la 'mandíbula cerrada'.

El estiramiento y el acortamiento implican principalmente un movimiento de deslizamiento en el sector articular superior, al que está asociado un movimiento de arrastre hacia delante del disco. Sin embargo, el deslizamiento lateral es más complicado. Cuando se ejecuta un movimiento mandibular de deslizamiento hacia la izquierda, la articulación ipsolateral (izquierda) simplemente rota (gira) en su posición, mientras la articulación contralateral (izquierda) se desliza hacia abajo y hacia la izquierda (Bergmann, 1993). Es algo que el médico puede sentir o advertir fácilmente colocando un dedo sobre el espacio articular y deslizando la mandíbula lateralmente.

Movimiento osteocinemático
Descenso/elevación: recorrido total de 40–60 mm
Retracción/protracción: recorrido total de 5–10 mm
Deslizamiento lateral: recorrido total de 5–10 mm

Movimiento artrocinemático
Descenso/elevación: la articulación inferior rota (gira);
  la articulación superior se desliza
Retracción/protracción: la articulación superior se desliza
Deslizamiento lateral: la articulación ipsolateral se desliza;
  la articulación contralateral se desliza

Posición de reposo
Posición mandibular de reposo (boca ligeramente abierta).

Posición de bloqueo
Posición intercuspidal (dientes apretados).

AGRADECIMIENTOS

Quisiera dar las gracias a mi ilustrador Will Yee. Su perseverancia y su paciencia han sido enormes. Suyo es el copyright de estas ilustraciones. También quisiera agradecer el apoyo prestado por Herb Sussman, que ha hecho un excelente trabajo en este proyecto.

BIBLIOGRAFÍA

Austin, W. (1994) Orthotic control of biomechanical stress due to motion. Aca *J. Chiro.* **Jun**, 69-70.

Bergmann, T.F. (1993) Extraspinal technique. En: *Chiropractic Technique* (T.F. Bergmann, D.H. Peterson y D.J. Lawrence, eds.), Nueva York, Churchill Livingstone Inc., pp. 523-722.

Bowling, R.W. y Rockar, P. (1985) The elbow complex. En: *Orthopaedics and Sports Physical Therapy* (J. Gould y G.J. Davies, eds.), San Luis, MO, Mosby, pp. 476-496.

Chaitow, L. (1985) *Neuro-muscular Technique.* Nueva York, Thorsons Publishers Inc.

Check, P. y Curl, D.D. (1994) Posture and craniofacial pain. En: *Chiropractic Approach to Head Pain* (D.D. Curl, ed.), Baltimore, MD, Williams & Wilkins, pp. 121-162.

Evans, R.C. (1994) *Illustrated Essencials in Orthopedic Physical Assessment.* San Luis, MO, Mosby.

Friberg, O. (1983) Clinical symptoms and biomechanics of lumbar spine and hip joint in leg length inequality. *Spine* 8(6), pp.643-649.

Grabiner, M.D. (1989) The ankle and the foot. En: *Kinesiology and Applied Anatomy* (P.J. Rasch, ed.), Filadelfia, Lea & Febiger, pp. 208-244.

Halback, J.W. y Tank, R.T. (1985) The shoulder. En: *Orthopaedic and Sports Physical Therapy* (J.A. Gould y G.J. Davies, eds.), San Luis, MO, Mosby, pp. 497-517.

Hammer, W.I. (1991) *Functional Soft Tissue Examination and Treatment by Manual Methods.* Gaithersburg, MD, Aspen Publishers.

Hammill, J. y Knutzen, K.M. (1995) *Biomechanical Basis of Human Movement.* Baltimore, MD, Williams & Wilkins.

Hartley, A. (1995) *Practical Joint Assessment: Lower Quadrant,* San Luis, MO, Mosby.

Hoppenfeld, S. (1976) *Physical Examination of the Spine and Extremities.* Nueva York, Appleton-Century-Crofts.

Hooper, P.D. y Faye L.J. (1994) The hip as an overlooked cause of low back pain: a case report. *Chiro. Tech.* 6(1), 9-12.

Innes, K. (1993) The pronated foot and the lumbo-pelvic area. *Dynamic Chiropractic* 1 Septiembre, p. 22.

Janda, V. (1985) Pain in the locomotor system-a broad approach. En: *Aspects of Manipulative Therapy* (E.F. Glasgow, L.T. Twomey eds.), Melbourne, Churchill Livingstone, pp. 148-151.

Kapandji, I.A. (1982) *The Physiology of the Joints,* vol. 1. *Upper Limb.* Edimburgo, Churchill Livingstone.

Kapandji, I.A. (1987) *The Physiology of the Joints,* vol. 2. *Lower Limb.* Edimburgo, Churchill Livingstone.

Lay, E.M. (1977) The osteopathic management of temporomandibular joint dysfunction. En: *Clinical Management of Head, Neck and TMJ Pain and Dysfunction* (ed. Harold Gelb). Filadelfia, W.B. Saunders.

Lawrence, D.J. (1985) Chiropractic concepts of the short leg: a critical review. *J. Manip. Physiol. Ther.* 8, pp.157-161.

Lawrence, D.J. y Bergmann, T.F. (1993) Joint anatomy and basic biomechanics. En: *Chiropractic Technique* (T.F. Bergmann, D.H. Peterson y D.J. Lawrence, eds.), Nueva York, Churchill Livingstone Inc., pp. 11-50.

Lening, P.C. (1991) Foot dysfunction and low-back pain: are they related? ACA *J Chiro.* **Mayo**, pp. 71-74.

Logan, A.L. (1994) *The Knee: Clinical Applications.* Gaithersburg, MD, Aspen Publishers.

Logan, A.L. (1995) *The Foot and Ankle: Clinical Applications.* Gaithersburg, MD, Aspen Publishers.

Nordin, M. y Frankel, V.H. (1989) Basic Biomechanics of the Musculoskeletal System. Filadelfia, Lea & Febiger.

Poppen, N.K. y Walker, P.S. (1976) Normal and abnormal motion of the shoulder. *J. Bone Joint Surg.* 58A, 195-200.

Rothbart, B.A. y Estabrook, L. (1988) Excessive pronation: a major Biomechanical Determinant in the Development of Chondromalacia and pelvis lists. *J. Man. Phys. Ther.* 11(5), 373-379.

Schafer, R.C. (1987) *Clinical Biomechanics: Musculoskeletal Actions and Reactions.* Baltimore, MD, Williams & Wilkins.

Schafer, R.C. y Faye, L.J. (1989) *Motion Palpation and chiropractic Technique: Principles of Dynamic Chiropractic.* Huntington Beach, CA, Motion Palpation Institute.

Soderberg, G.L. (1986) *Kinesiology: Application to Pathological Motion.* Baltimore, MD, Williams & Wilkins.

Southmayd, W. y Hoffman, M. (1981) *Sports Health: the Complete Book of Athletic Injuries.* Nueva York, Quick Fox.

Thompson, C.W. y Floyd, R.T. (1994) *Manual of Structural Kinesiology.* San Luis, MO, Mosby.

Wallace, L.A., Mangine, R.E. y Malone, T. (1985) The knee. En: *Orthopaedic and Sports Physical Therapy.* (J. Gould y G.J. Davies, eds.), San Luis, MO, Mosby, pp. 342-364.

4

Palpación del movimiento osteocinemático pasivo

Christopher J. Good

INTRODUCCIÓN

La palpación del movimiento pasivo se ha convertido en uno de los procedimientos de evaluación de las articulaciones utilizados más habitualmente por los médicos quiroprácticos. La palpación del movimiento de la columna vertebral fue difundida por Gillet y Liekens (1960, 1969, 1984) y por sus discípulos L. John Faye (1981), Schafer y Faye (1989). Otras notables investigaciones sobre este tema han sido hechas por Gonstead (1980) y sus discípulos (Heschong, 1997; Cremata, Plaugher y Cox, 1991; Plaugher, 1993), así como por Stierwalt (1977) y, más recientemente, por Bergmann, Peterson y Lawrence (1993).

Fundamentalmente existen dos tipos básicos de palpación del movimiento pasivo: la palpación del movimiento pasivo osteocinemático (PMOP) y la palpación del movimiento accesorio, aunque a menudo ambas se confunden. Un médico provoca la PMOP haciendo que una región articular del paciente efectúe sus movimientos osteocinemáticos normales mientras toca un punto clave del hueso asociado y siente su movimiento. Esto se lleva a cabo desde la posición de inactividad hasta el punto de resistencia del tejido, que habitualmente se denomina barrera elástica.

Los movimientos accesorios son los llamados sensación final y juego articular y, generalmente, se efectúan en otras direcciones distintas a las de los movimientos osteocinemáticos normales (de ahí el uso del término 'accesorio'). El movimiento denominado sensación final consiste en doblar o mover una articulación en el punto de la barrera elástica, generalmente en una dirección traslacional pero a veces también realizando una rotación. En cambio, el juego articular consiste en sentir el 'punto muerto de la articulación' cuando las superficies articulares están separadas en la posición de reposo de la articulación o cerca de dicha posición (Bergmann y otros, 1993).

La palpación del movimiento de las articulaciones periféricas se ha basado principalmente en el trabajo de Mennel y en su desarrollo de la palpación de la 'sensación final' (1964). A partir de entonces, los autores que han tratado el tema de la palpación de las articulaciones periféricas (Schafer y Faye, 1989; Bergmann y otros, 1993; Logan, 1994, 1995) confiaron mucho en ese trabajo y no han aplicado los mismos conceptos de la técnica de la palpación pasiva del movimiento ostecinemático usados habitualmente en la evaluación del movimiento de la columna vertebral. Ésta es la razón por la que se desarrolló la PMOP para las articulaciones periféricas.

La PMOP de las articulaciones periféricas es un método sistemático para evaluar la calidad y la cantidad del movimiento articular. Se efectúa en las direcciones osteocinemáticas normales y en todo el movimiento que se haya detectado en el recorrido pasivo del test del movimiento. El espacio articular también se palpa *siempre* durante este procedimiento. Además de calentar la articulación para posteriores exámenes y tratamientos, este procedimiento es una forma de palpación del movimiento relativamente poco agresiva que puede ser bien tolerada por aquellos pacientes a los que la palpación del movimiento accesorio (sensación final/juego articular) resulte demasiado dolorosa.

Entre la información que se obtiene con estos tests se incluye lo siguiente:

- *Se puede determinar la calidad del movimiento, es decir, se puede responder esta pregunta: ¿El movimiento es fluido y continuo o es titubeante y escalonado, con chasquidos y crujidos de la articulación?*
- *Se puede determinar la cantidad del movimiento, es decir que se puede responder esta pregunta: En relación a una articulación que se halla en una cadena cinemática, ¿participan todas las demás articulaciones en los movimientos según la función que se espera de ellas?*

Para poder efectuar la PMOP es importante conocer los movimientos osteocinemáticos normales (dirección y cantidad de movimiento) de cada región articular. Debido a que existen grandes diferencias entre los valores del recorrido normal del movimiento de las articulaciones periféricas proporcionados por los distintos autores, en este capítulo usaremos los recopilados por Hoppenfeld (1976), Kapandji (1982, 1987), Bergmann (1993) y Evans (1994). Estos valores se reproducen en los lugares apropiados para facilitar el proceso de aprendizaje. También es importante indicar que todas las descripciones y explicaciones se refieren siempre a los contactos y 'operaciones' que se realizan en el lado derecho del paciente.

Palpación del movimiento osteocinemático pasivo

REGIÓN DEL TOBILLO

Articulación tibioperonea distal

Para esta articulación fibrosa en la literatura no se describe ningún movimiento osteocinemático. Por consiguiente no se lleva a cabo la palpación pasiva del movimiento osteocinemático, sino únicamente la de los movimientos accesorios.

Articulación del tobillo (articulaciones talotibial y peroneoastragalina) y articulación subastragalina (articulación astragalocalcánea)

Estas articulaciones se evalúan conjuntamente porque efectúan juntas sus movimientos. Es importante distinguir la dirección y la cantidad de movimiento de cada una de ellas. Para más explicación sobre el tema, véase el Capítulo 3, que trata de la cinemática de las articulaciones periféricas.

Articulación del tobillo

Postura del paciente	Supina, rodilla recta, pie con ligera flexión plantar y separado del borde de la superficie de apoyo del pie y de la pierna.
Posición del quiropráctico	Pata de la mesa, a un lado del pie.
Mano izquierda	Mano izquierda (hacia la cabeza) con la membrana del pulgar sobre la articulación tibioperonea distal anterior, en el espacio articular y bajo el maléolo.
Mano derecha	Con el dorso de las manos frente a frente, la mano derecha (caudal) debe coger la zona del astrágalo distal desde la superficie dorsal del pie utilizando la membrana del pulgar como agarre.

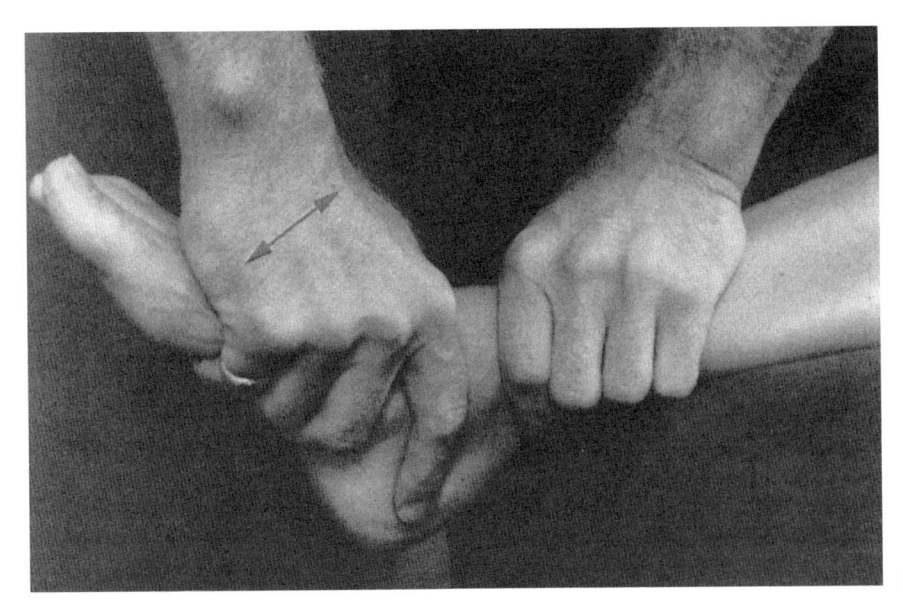

Fig. 4.1
(a) Flexiones plantar y dorsal de la articulación del tobillo
(b) Inversión/eversión y abducción/aducción de la articulación del tobillo

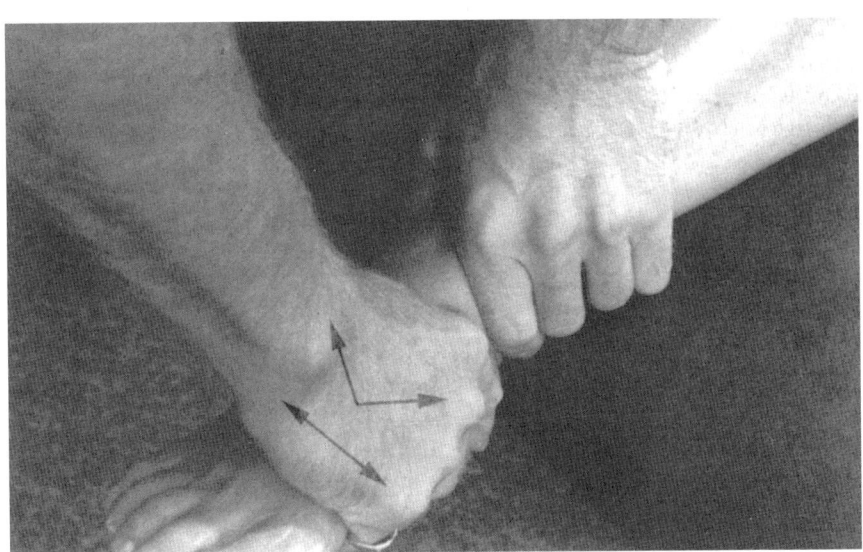

(a)

(b)

Procedimiento	La mano derecha efectúa una flexión dorsal (20°), una flexión plantar (50°), una inversión (inclinación varus) (30°), una eversión (inclinación valgus) (20°), una aducción (20°) y una abducción (10°). Se debe palpar el espacio articular con la membrana del pulgar de la mano izquierda mientras se efectúan los movimientos (Figs. 4.1a y 4.1b).

Articulación subastragalina

Postura del paciente	Supina, rodilla recta, pie con ligera flexión dorsal, con eversión y con abducción y separado del borde de la superficie de apoyo del pie y de la pierna.
Posición del quiropráctico	Pata de la mesa, a un lado del pie.
Mano izquierda	Mano izquierda (hacia la cabeza) con la membrana del pulgar sobre la articulación del tobillo, justo debajo del maléolo y alrededor de la cabeza del astrágalo, sujetándolo firmemente. Los dedos pulgar e índice deben estar sobre el espacio de separación de la articulación astragalocalcánea.
Mano derecha	La mano derecha (caudal) coge el calcáneo desde la superficie plantar con el pulgar dirigido hacia atrás y el antebrazo situado a lo largo de la superficie plantar para ayudar a mover el pie.
Procedimiento	La mano derecha efectúa una flexión dorsal subastragalina (5°), una flexión plantar (5°), una inversión (inclinación varus) (15°), una eversión (inclinación valgus) (10°), una aducción (10°) y una abducción (5°). Se debe palpar el espacio articular subastragalino con los dedos pulgar e índice de la mano izquierda mientras se efectúan los movimientos (Fig. 4.2).

REGIÓN DEL PIE

No se han descrito movimientos osteocinemáticos específicos para el pie, salvo de la articulación MCF del dedo gordo. Toda articulación de este dedo puede efectuar movimientos de flexión y extensión. La cantidad de movimiento varía ostensiblemente, pero en general el movimiento aumenta en las articulaciones metacarpofalángicas y decrece en las articulaciones interfalángicas proximales y distales, a medida que el dedo se hace más pequeño. Para las articulaciones tarsianas no se ha definido ningún movimiento osteocinemático y, por tanto, no se puede efectuar la PMOP. En cualquier caso, el pequeño deslizamiento que se desarrolla en las articulaciones tarsianas es muy importante y se evalúa durante el test del movimiento accesorio.

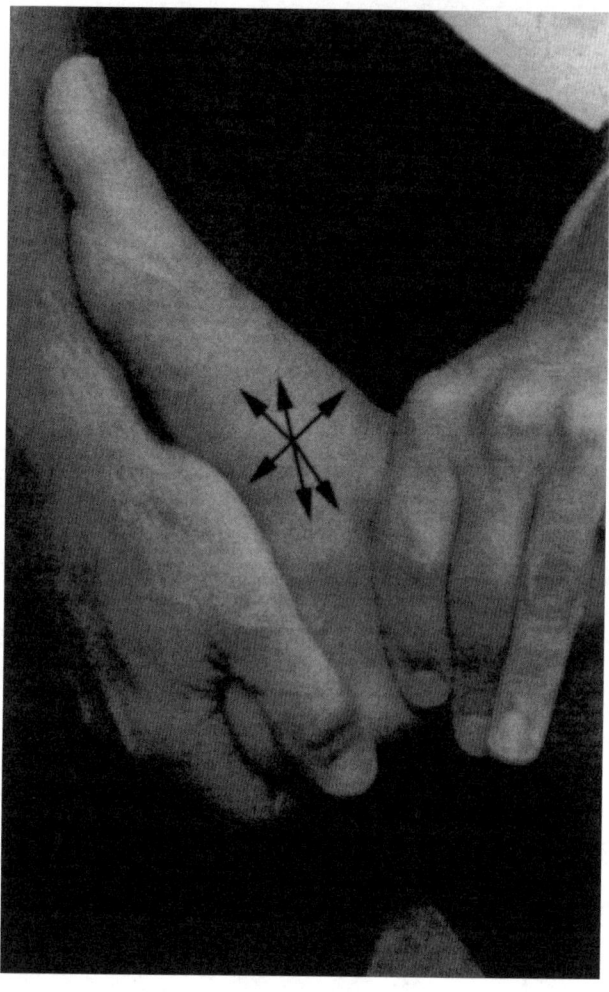

Fig. 4.2
Flexión dorsal/plantar, inversión/eversión y abducción/aducción de la articulación subastragalina

Articulaciones metatarsofalángicas (MTF), interfalángicas proximales (IFP) e interfalángicas distales (IFD)

Postura del paciente	Supina, extremidad inferior recta.
Posición del quiropráctico	A un lado del pie.
Mano izquierda	El pulgar y el índice de la mano izquierda (hacia la cabeza) se colocan como una pinza sobre el espacio articular, sujetándolo por las superficies dorsal y plantar.

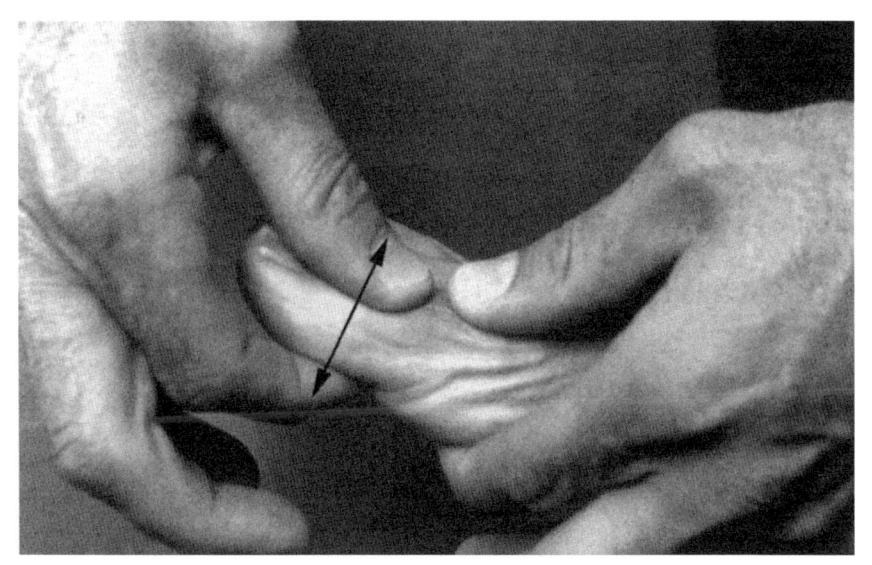

Fig. 4.3
Flexión/extensión de la articulación IFD del primer (a) y segundo (b) dedo del pie

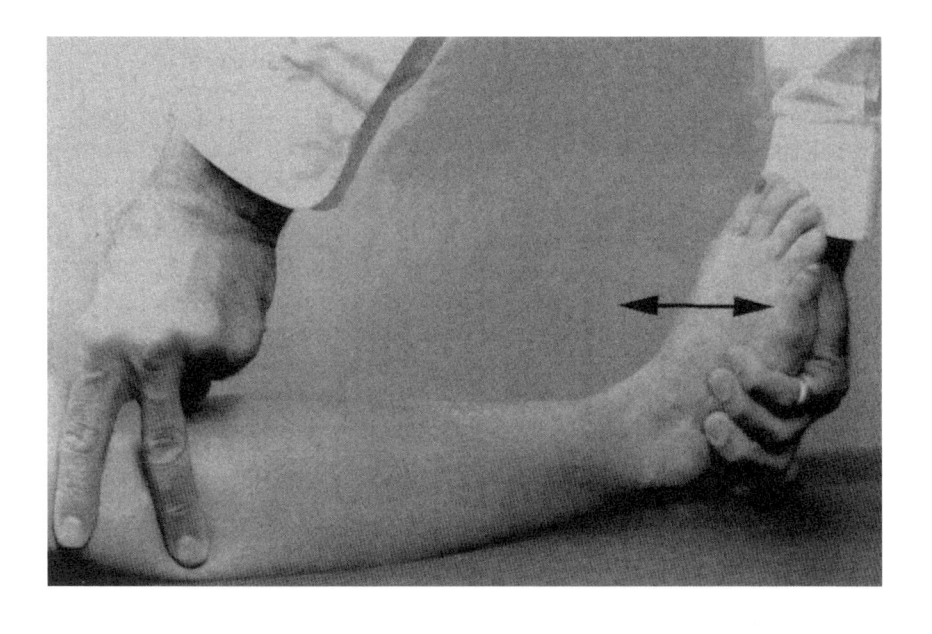

(a)

(b)

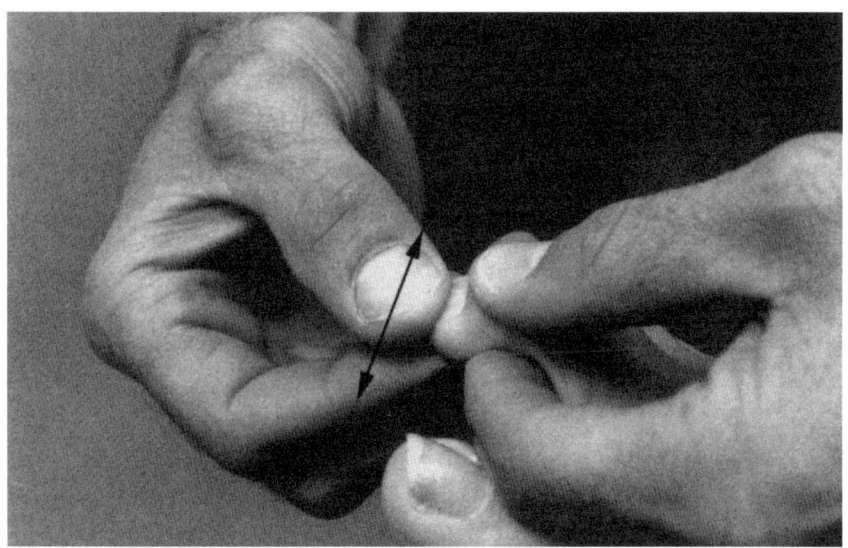

Fig. 4.4
Deslizamiento superior de la articulación tibioperonea proximal

Mano derecha	El pulgar y el índice de la mano derecha (caudal) se colocan como una pinza justo delante de la articulación, uno en la superficie dorsal y otro en la plantar.
Procedimiento	Flexionar y extender el dedo del pie con la mano derecha y palpar el espacio articular con la izquierda. La flexión metatarsofalángica del primer dedo es de 45°, mientras que su extensión metatarsofalángica es de 70-90°. Los otros dedos se pueden flexionar (hasta 50° en total) y extender (en grado variable) en cada una de sus articulaciones (Fig. 4.3).

REGIÓN DE LA RODILLA

ARTICULACIÓN TIBIOPERONEA PROXIMAL

A pesar de que no se ha reconocido ningún movimiento osteocinemático para esta articulación, el siguiente test de palpación del movimiento proporciona una buena información sobre su capacidad para moverse libremente.

Postura del paciente	Supina, rodilla recta.
Posición del quiropráctico	Pata de la mesa, a un lado de ésta.
Mano izquierda	La mano izquierda (hacia la cabeza) palpa sobre la cabeza del peroné con el dedo índice y sobre el cuello con el dedo medio.
Mano derecha	La mano derecha (caudal) sujeta el pie desde la superficie plantar con el antebrazo del médico situado a lo largo de la superficie plantar.
Procedimiento	La mano derecha (caudal) efectúa una flexión dorsal y una eversión del pie. La tensión sobre los tendones peroneos en la parte inferior del peroné hará que ésta se deslice hacia arriba. Este movimiento de deslizamiento se puede palpar en la parte superior del peroné con la mano izquierda (Fig. 4.4).

ARTICULACIÓN FEMOROTIBIAL

Postura del paciente	Supina, muslo ligeramente abducido.
Posición del quiropráctico	A un lado de la mesa.
Mano derecha	La mano derecha debe coger el tobillo (el médico también puede sujetar la zona del tobillo con la axila y coger la pantorrilla con la mano derecha).
Mano izquierda	El pulgar y los dedos de la mano izquierda (hacia la cabeza) deben situarse en el espacio articular de la rodilla.
Procedimiento	Palpar el espacio articular mientras se flexiona (130°), extiende (0-5°) y se rota interna (10°) y externamente (10°) la rodilla con la mano derecha (Fig. 4.5).

ARTICULACIÓN FEMORORROTULIANA

En la literatura no se han descrito movimientos osteocinemáticos para esta articulación, pero la rótula tiene que poder deslizarse a lo largo de toda la superficie anterior y posterior del cóndilo femoral durante la flexión de la rodilla, y deslizarse central y lateralmente durante la rotación interna y externa de la misma.

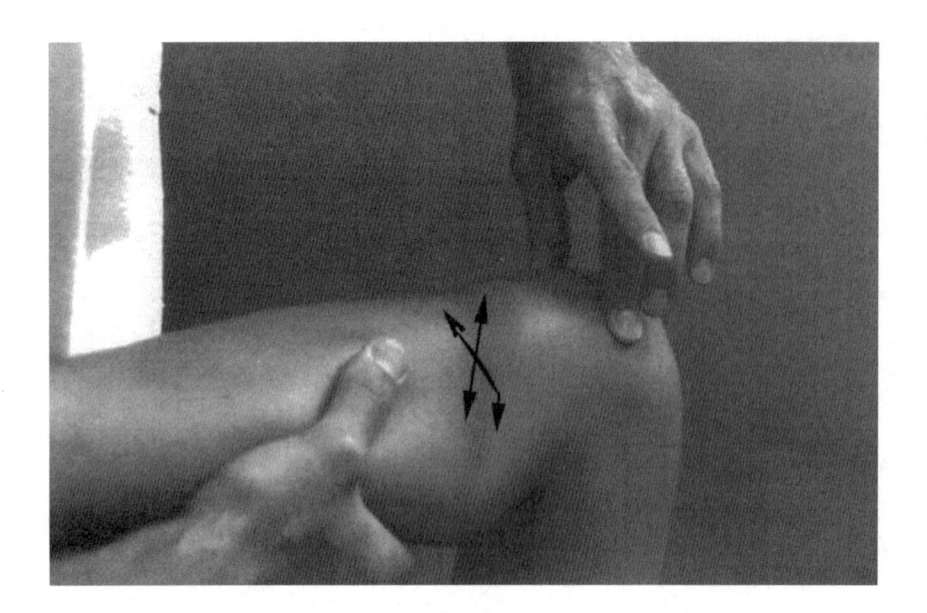

Fig. 4.5

Flexión/extensión y rotación interna/externa de la articulación femorotibial

Palpación del movimiento osteocinemático pasivo

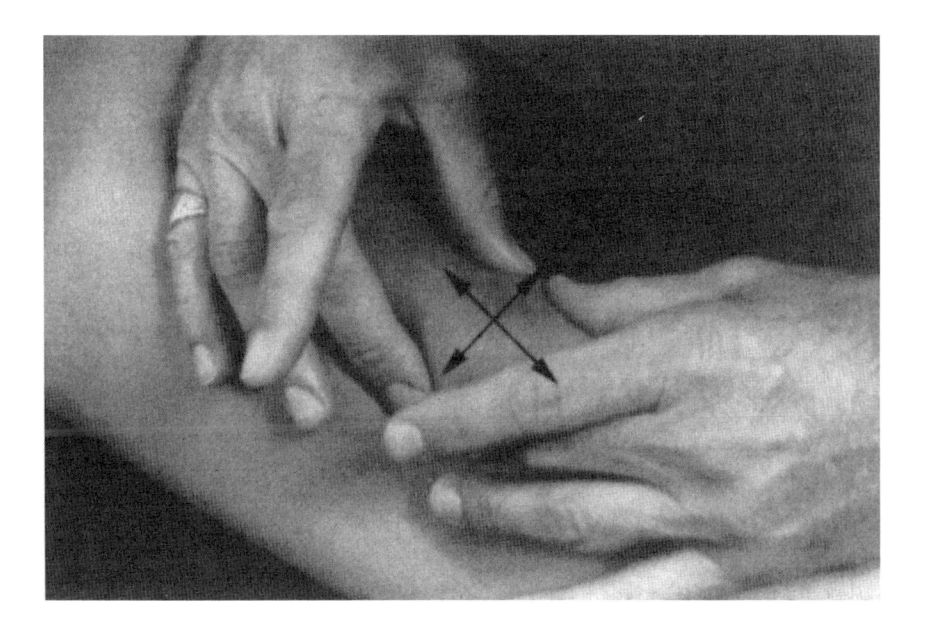

Fig. 4.6
Deslizamiento hacia arriba y hacia abajo y central/lateral de la articulación femororrotuliana

Postura del paciente	Supina, muslo recto sobre la mesa.	Postura del paciente	Estirado de lado, el muslo ligeramente abducido.
Posición del quiropráctico	Junto a la rodilla.	Posición del quiropráctico	Detrás del paciente.
Manos derecha e izquierda	Una mano a cada lado de la rótula, sujetándola con el pulgar y otro dedo como si fuesen una pinza.	Mano derecha	El brazo caudal debe coger la pierna alrededor de la rodilla curvada.
Procedimiento	Deslizar la rótula en las direcciones superior/inferior y central/lateral (Fig. 4.6).	Mano izquierda	Los dedos de esta mano deben colocarse en la zona de la articulación, justo delante del trocánter mayor.
		Procedimiento	Efectuar una flexión de la cadera (120°), una extensión (30°), una abducción (45°), una aducción (25°), una rotación interna (40°) y otra externa (45°) con la mano derecha mientras con la izquierda se palpa la zona de la articulación (Fig. 4.7).

REGIÓN DE LA CADERA

La articulación coxofemoral no es fácil de palpar manteniendo al paciente en una sola posición, pero la que parece más adecuada para poder efectuar todos los movimientos es aquella en la que el paciente está estirado de lado.

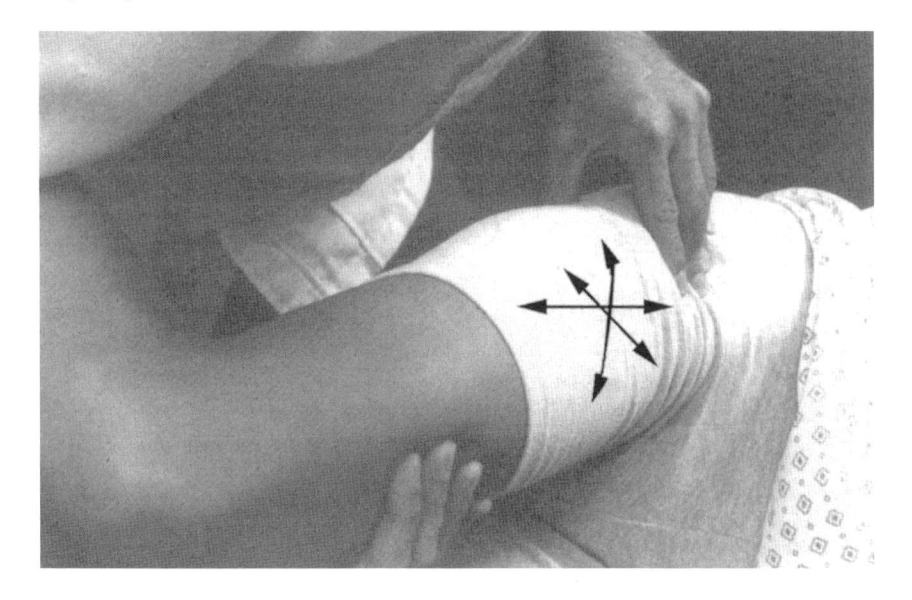

Fig. 4.7
Articulación coxofemoral (de la cadera) flexión/extensión abducción/aducción y rotación interna/externa

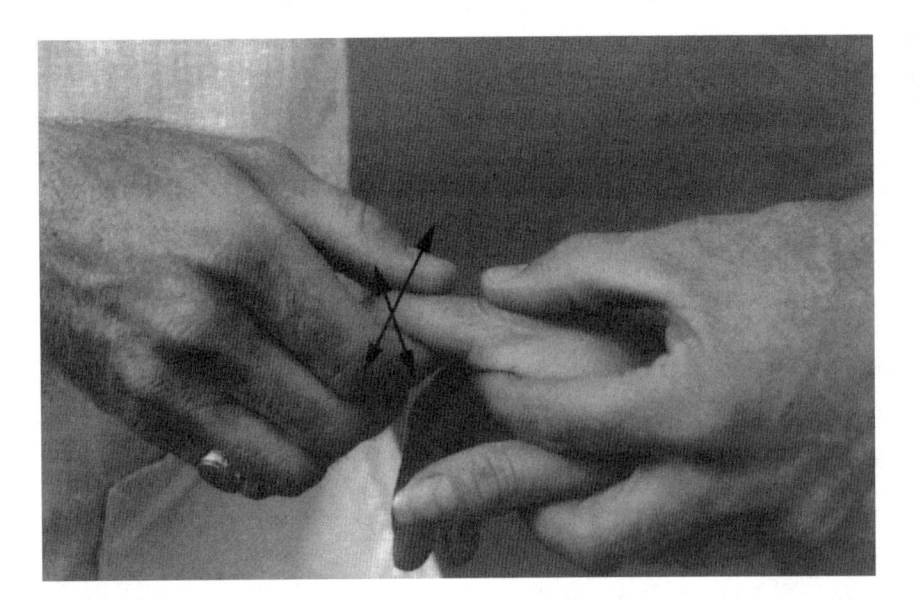

Fig. 4.8
Flexión/extensión y abducción/aducción de la articulación MCF del dedo índice

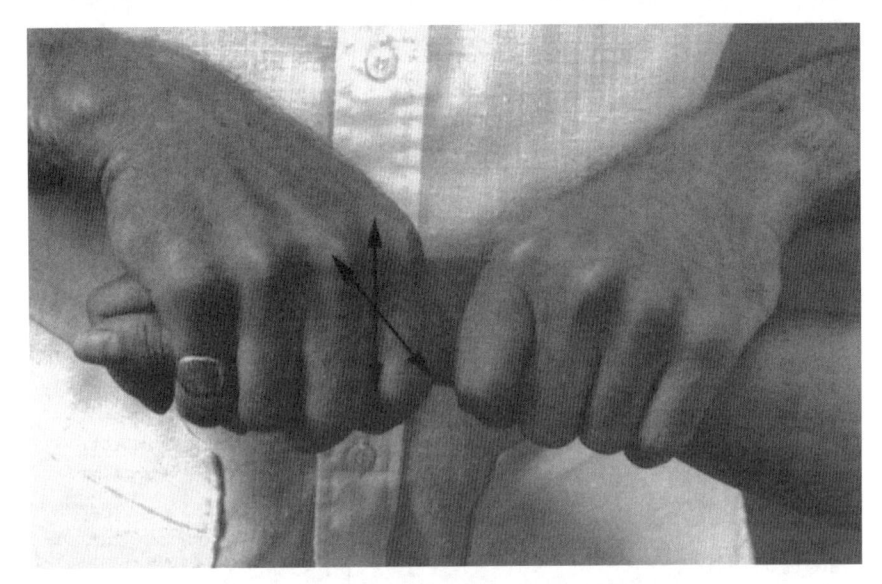

Fig. 4.9
Flexión/extensión y abducción/aducción de las articulaciones de la muñeca

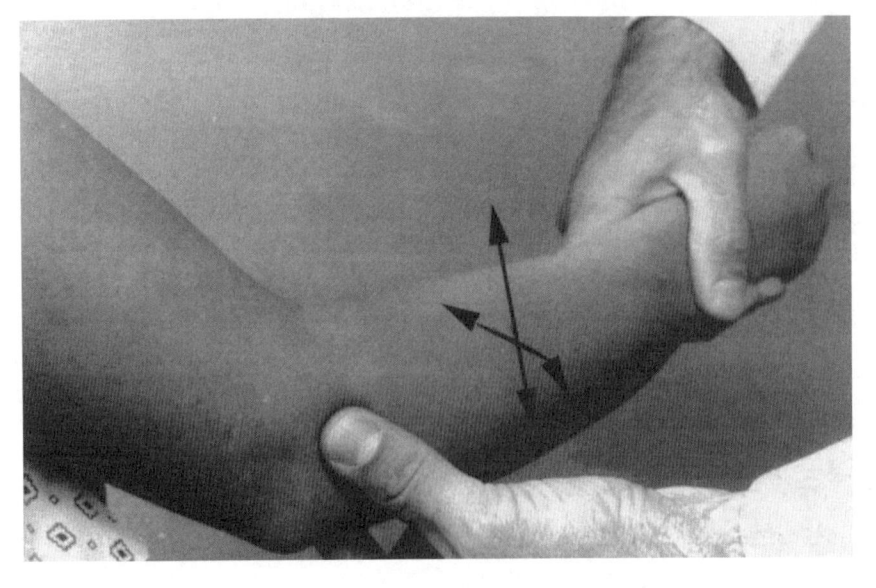

Fig. 4.10
Flexión/extensión y pronación/supinación de la región articular del codo

REGIÓN DE LA MANO

Los movimientos osteocinemáticos de las articulaciones de los dedos son los siguientes:

Metacarpofalángica (MCF): flexión 90°, extensión 30-45°, abducción/aducción 20°
Interfalángica proximal (IFP): flexión 100°, extensión 0°
Interfalángica distal (IFD): flexión 90°, extensión 20°.

Los movimientos osteocinemáticos de las articulaciones del pulgar son estos:

Trapeciometacarpiana (TMC): abducción/aducción 50° en total, flexión/extensión 50° en total
MCF: flexión 60°, extensión 0°; abducción/aducción 20° en total, pronación/supinación 25° en total
Interfalángica (IF): flexión 90°, extensión 20°

Para las articulaciones (MCF, IFP, IFD, IF, TMC) de cada dedo se puede efectuar la siguiente palpación:

Postura del paciente	Sentado, con la mano en pronación y colocada delante del cuerpo.
Posición del quiropráctico	De pie frente al paciente.
Mano izquierda	El pulgar y otro dedo de la mano se colocan como una pinza sobre el espacio articular, uno por debajo y otro por arriba.
Mano derecha	El pulgar y otro dedo de la mano sujetan como una pinza el dedo del paciente, justo delante de la articulación.
Procedimiento	Con la mano derecha, mover el hueso distal según los grados de movimiento que se han descrito antes y, al mismo tiempo, palpar el espacio articular con la mano izquierda (Fig. 4.8).

REGIÓN DE LA MUÑECA

Postura del paciente	Sentado, el codo flexionado y la mano en pronación.
Posición del quiropráctico	A un lado del brazo.
Mano izquierda	Coge el brazo alrededor del radio y del cúbito, junto a la muñeca.
Mano derecha	Coge la mano alrededor de las filas proximal y distal de los huesos carpianos.
Procedimiento	Flexionar (90°), extender (70°), abducir (20°) y aducir (55°) la muñeca con la mano derecha, mientras se palpa el movimiento de los huesos carpianos (Fig. 4.9).

REGIÓN DEL CODO

Para la flexión y la extensión, las articulaciones humerorradial y humerocubital se palpan a la vez. La misma forma de sujetar el brazo se utiliza luego para la pronación/supinación de la articulación radiocubital.

Postura del paciente	Sentado, con el codo flexionado 90° para que llegue a la barrera elástica.
Posición del quiropráctico	A un lado del brazo.
Mano derecha	La membrana del pulgar se coloca sobre la zona estiloidea radial del paciente como cuando se da la mano (de hecho, a esta forma de agarre se le llama 'apretón de muñeca').
Mano izquierda	Los dedos pulgar y medio del quiropráctico se sitúan en los espacios articulares de las articulaciones humerorradial y humerocubital.
Procedimiento	El quiropráctico flexiona (160°) y extiende (0-5°) el codo del paciente con el 'apretón de manos' (mano derecha) y, mientras efectúa estos movimientos, palpa el espacio articular con la mano izquierda. Luego, con el codo del paciente a 90°, el quiropráctico sitúa su pulgar izquierdo sobre la cabeza del radio y hace una pronación (90°) y una supinación (90°) del antebrazo del paciente (Fig. 4.10).

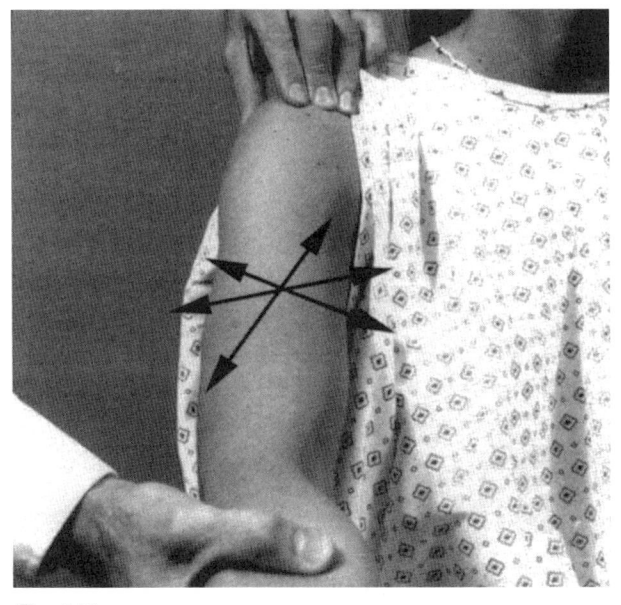

Fig. 4.11
Flexión/extensión, abducción/aducción/ y rotación interna/externa de la articulación glenohumeral

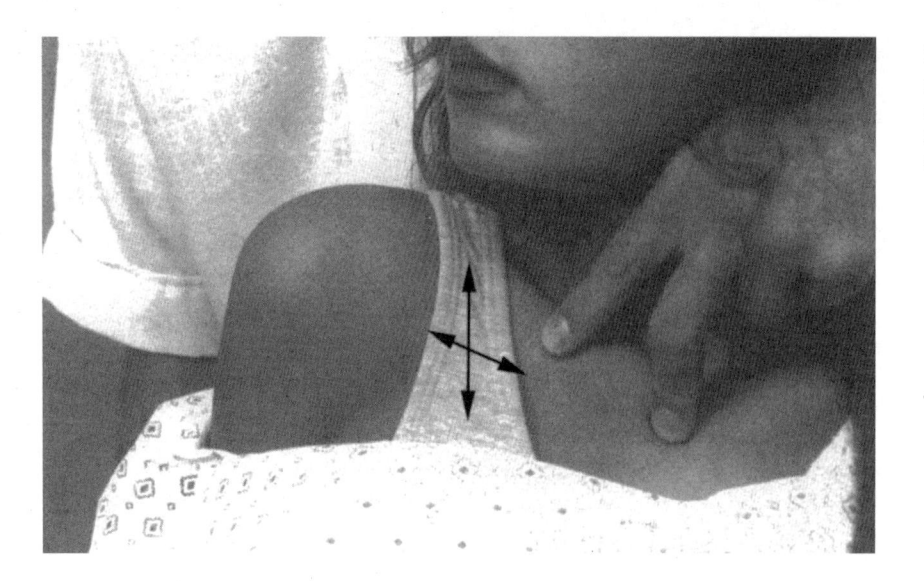

Fig. 4.12
Elevación/descenso, protracción/retracción y rotación hacia atrás (no aparece en la imagen) de la articulación esternoclavicular

REGIÓN DEL HOMBRO

Articulación glenohumeral

Postura del paciente	Sentado y con el brazo ligeramente abducido.
Posición del quiropráctico	A un lado y detrás del paciente.
Mano izquierda	Los dedos se colocan bajo el acromion en la cabeza del húmero.
Mano derecha	Justo debajo del codo para poder efectuar todos los movimientos.
Procedimiento	El quiropráctico utiliza su mano de estabilización (la derecha) para efectuar una flexión (120°), una extensión (50°), una abducción (120°), una aducción (50°) (llegando hasta la parte de delante del cuerpo del paciente), una rotación interna (90°) y una rotación externa (90°). Para la rotación interna/externa, el codo del paciente debe estar flexionado 90° (el húmero puede permanecer en el lado del paciente o abducirse 90°). En el segundo caso, la cabeza del húmero se desplaza al sector inferior de la articulación, donde tiene mayor libertad de movimiento, especialmente durante la rotación externa (Fig. 4.11).

Articulación esternoclavicular

Postura del paciente	Sentado y con el brazo ligeramente abducido.
Posición del quiropráctico	Detrás del paciente.
Mano izquierda	El centro de la mano alrededor del cuello del paciente, un dedo en el esternón y otro en la clavícula (a unos 5 cm de la articulación).
Mano derecha	En el centro del húmero.
Procedimiento	La mano lateral (la derecha) mueve el húmero del paciente efectuando

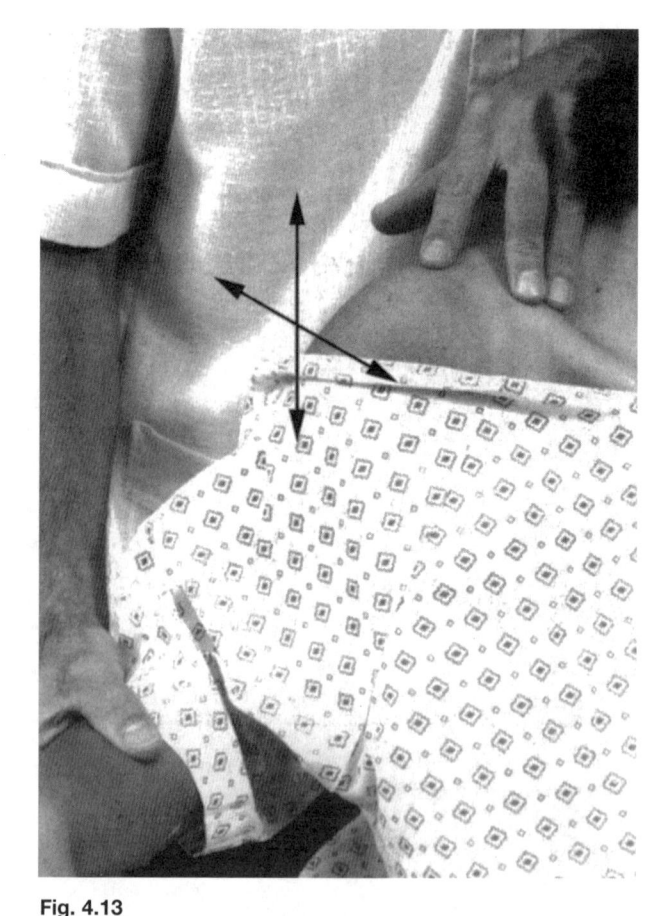

Fig. 4.13
Elevación/descenso, protracción/retracción y rotación hacia atrás (no sale en la imagen) de la articulación acromioclavicular

Palpación del movimiento osteocinemático pasivo 55

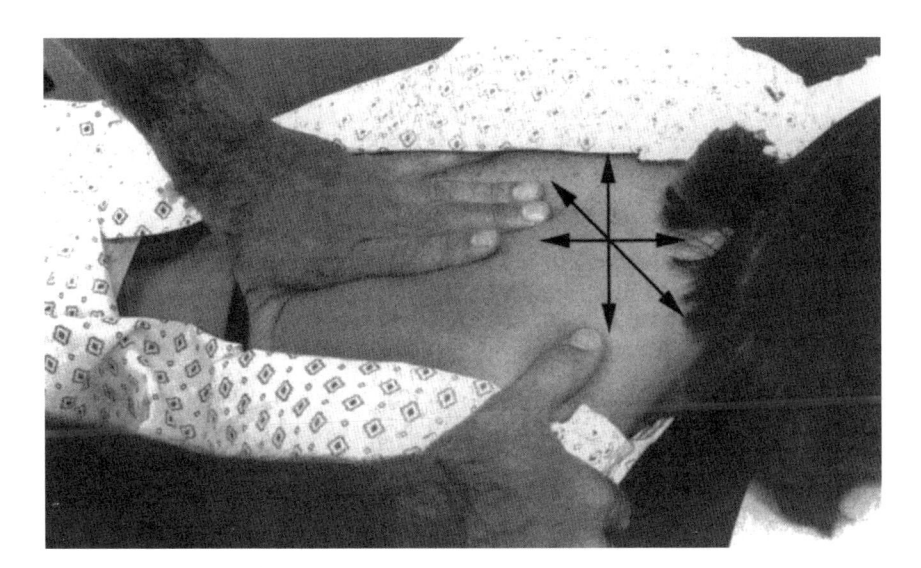

Fig. 4.14
Elevación/descenso, protracción/retracción y rotación central y lateral de la articulación escapulotorácica

una elevación/descenso (40°), una protracción/retracción (40°) y una abducción glenohumeral que provoca una rotación hacia atrás de la clavícula (10°) (Fig. 4.12).

ARTICULACIÓN ACROMIOCLAVICULAR

Postura del paciente	Sentado y con el brazo ligeramente abducido.
Posición del quiropráctico	Detrás del paciente.
Mano izquierda	La mano izquierda se sitúa en la articulación acromioclavicular, con un dedo sobre el acromio y otro en la clavícula (a unos 2 cm de la articulación).
Mano derecha	Es la mano lateral y se coloca en medio del húmero.

Procedimiento: La mano lateral mueve el húmero del paciente efectuando una elevación/descenso (20°), una protracción/retracción (20°) y una abducción glenohumeral que provoca una rotación hacia atrás de la clavícula (10°) (Fig. 4.13).

ARTICULACIÓN ESCAPULOTORÁCICA

Postura del paciente	Prona y con el brazo bajo sus EIAS ipsolaterales.
Posición del quiropráctico	En el mismo lado que la articulación afectada.
Mano izquierda	Es la mano caudal y la membrana del pulgar debe situarse en el ángulo inferior de la escápula.

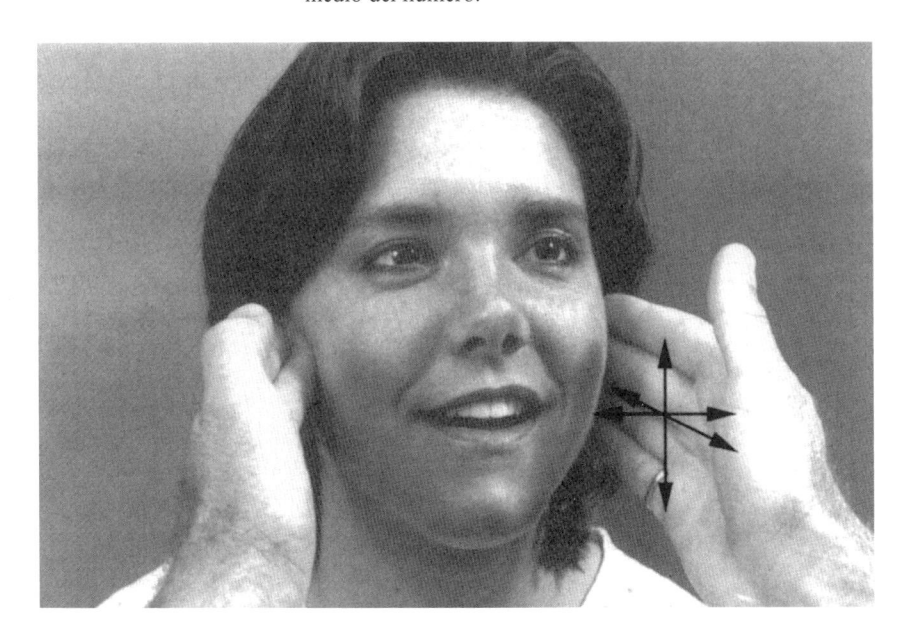

Fig. 4.15
Elevación/descenso, movimiento lateral y protracción/retracción de la articulación temporomandibular

Mano derecha	Es la mano más cercana a la cabeza y debe situarse alrededor del hombro del paciente.
Procedimiento	Ambas manos ayudan a efectuar los siguientes movimientos de la escápula: elevación/descenso (20°), protracción/retracción (40°), rotación central/lateral (abducción/aducción) (60°). La mano izquierda debe moverse alrededor del ángulo inferior de la escápula con el objeto de conseguir el mejor aprovechamiento mecánico a la hora de mover la escápula (Fig. 4.14).

REGIÓN TEMPOROMANDIBULAR

Ésta es la única ocasión en que el paciente mueve activamente la articulación que se está palpando y, por tanto, esta palpación es en realidad una forma de palpación del movimiento cinemático activo.

Postura del paciente	Sentado.
Posición del quiropráctico	Delante del paciente.
Manos izquierda y derecha	El quiropráctico coloca uno o dos dedos sobre el espacio articular que está delante y debajo del meato auditivo.
Procedimiento	Hay que pedirle al paciente que suba y baje (40-60 mm) la boca, que la mueva lateralmente (5-10 mm) y que la protraiga y retraiga (5-10 mm); mientras el paciente efectúa estos movimientos, el quiropráctico debe palpar el espacio articular (Fig. 4.15).

AGRADECIMIENTOS

Quiero agradecer el trabajo de mis modelos, Emyln Munger, Kristin Jacobsen y Lisa Francey, así como a mi representante Herb Sussman.

BIBLIOGRAFÍA

Bergmann, T.F. (1993) Extraspinal technique. En: *Chiropractic Technique* (T.F. Bergmann, D.H. Peterson y D.J. Lawrence, eds.). Nueva York, Churchill Livingstone Inc., pp. 523-722.

Bergmann, T.F., Peterson, D.H. y Lawrence, D.J. (1993) *Chiropractic Technique*. Nueva York, Churchill Livingstone Inc.

Cremata, E.E., Plaugher, G. y Cox, W.A. (1991) Technique system application: the Gonstead approach. *Chiro. Tech.* 3(1), 19-25.

Evans, R.C. (1994) *Illustrated Essentials in Orthopedic Physical Assessment*. San Luis, MO, Mosby.

Faye, L.J. (1981) Motion palpation of the spine. *Motion Palpation Institute Notes*. Huntington Beach, CA, Motion Palpation Institute.

Gillet, H. (1960) Vertebral fixations, an introduction to movement palpation. *Ann. Swiss Chiro. Assoc.* 1, 30-33.

Gillet, H. y Liekens, M. (1969) A further study of spinal fixations. *Ann. Swiss Chiro. Assoc.* 4, 41-46.

Gillet, H. y Liekens, M. (1984) *Belgian Chiropractic Research Notes*. Huntington Beach, CA, Motion Palpation Institute.

Gonstead, C.S. (1980) *Gonstead Chiropractic Science and Art*. Mt Hareb, WI, SCI-CHI Publications.

Heschong, R.S. (1997) The Gonstead System. *Chiro. Prod.* Octubre, pp. 36-37.

Hoppenfeld, S. (1976) *Physical Examination of the Spine and Extremities*. Nueva York, Appleton-Century-Crofts.

Kapandji, I.A. (1982) *The Physiology of the Joints*, vol. 1. Up-per Limb. Edimburgo, Churchill Livingstone.

Kapandji, I.A. (1987) *The Physiology of the Joints*, vol. 2. *Upper Limb*. Edimburgo, Churchill Livingstone.

Logan, A.L. (1994) *The Knee: Clinical Applications*. Gaithersburg, MD, Aspen Publishers.

Logan, A.L. (1995) *The Foot and Ankle: Clinical Applications*. Gaithersburg, MD, Aspen Publishers.

Mennel, J. McM. (1964) *Joint Pain: Diagnosis and Treatment Using Manipulative Techniques*. Boston, MA, Little, Brown & Co.

Plaugher, G. (1993) *Textbook of Clinical Chiropractic: a Specific Biomechanical Approach*. Baltimore, MD, Williams & Wilkins.

Schafer, R.C. y Faye, L.J. (1989) *Motion Palpation and Chiropractic Technique: Principles of Dynamic Chiropractic*. Huntington Beach, CA, Motion Palpation Institute.

Stierwalt, D.D. (1977) *Fundamentals of Motion Palpation*. Edición privada.

Consecuencias neurológicas de los trastornos biomecánicos de las articulaciones periféricas

Peter McCarthy y Susan Hill

En primer lugar examinaremos los tipos de nervios presentes para luego hacer un rápido resumen de la articulación en sí. A continuación, se analizará el concepto de reflejo en sus distintos aspectos, así como el confuso término de neuroplasticidad. Los temas que más preocupan a los médicos –sobre todo los trastornos y dolencias y sus curaciones, sin olvidar la rehabilitación del paciente– constituirán el argumento principal de este capítulo.

INERVACIÓN PERIFÉRICA

Generación

Empezar desde el principio, es decir, desde la embriología del sistema nervioso, nos adentra en un asunto complejo. Por esta razón bastará decir que, desde esta perspectiva, hay que considerar dos elementos del sistema nervioso periférico: los nervios con cuerpos celulares (somáticos) exteriores al sistema nervioso central (SNC) y los que tienen sus cuerpos celulares dentro del mismo. Las neuronas cuyos cuerpos celulares están fuera del SNC derivan de las células de la cresta neural y entre ellas están tanto las células del ganglio de la raíz dorsal como las de la cadena autónoma, mientras que las celulas de la médula espinal y otros cuerpos celulares que están dentro del SNC derivan del tubo neural tras el cierre y la separación de la cresta neural.

Crecimiento y factores de crecimiento

Parece que el crecimiento de las fibras nerviosas periféricas hasta convertirse en brotes de otras ramas depende de la presencia de agentes químicos que las fibras nerviosas atraen. A estos agentes se les llama factores de crecimiento. Para mantener la actividad del sistema nervioso es necesario que la secreción del factor de crecimiento sea continua: ¡incluso después de que se haya terminado el crecimiento! Si en una zona hay pocos factores de crecimiento los nervios se encogen o mueren; en cambio, si hay demasiados factores de crecimiento los nervios se desarrollarán aún más en esa zona o se ramificarán.

Según parece, el crecimiento de estos dos componentes de la cresta neural del sistema nervioso periférico (el motor autónomo y las neuronas aferentes primarias) se lleva a cabo en los miembros en competición. Las fibras nerviosas que se están desarrollando compiten por los mismos factores de crecimiento. La carencia de uno de los dos componentes, del aferente primario o del eferente simpático, podría tener por consecuencia un mayor grado de inervación del otro (Hill y otros, 1988; Anand y otros, 1996; Apfel y Kessler, 1996).

Las fibras que componen el motor somático también necesitan un factor de crecimiento, pero parece que este grupo deriva de las fibras de músculos esqueléticos. Inicialmente hay más fibras nerviosas y sinapsis de las necesarias. Esto es evidente en un músculo esquelético, en que las fibras musculares están inervadas polineuronalmente. Más tarde se pierde ese excesode neuronas, debido aparentemente a que no han sido capaces de conseguir la cantidad de 'factor de crecimiento' necesaria para sobrevivir. De nuevo, esto es más evidente en los músculos esqueléticos, ya que en ellos el resultado final es una fibra muscular inervada mononeuronalmente. Esta pérdida de células es consecuencia de la activación de un sistema estándar de muerte programada de células (apoptosis) que se desarrolla a causa de un desequilibrio general, es decir, de una relativa falta de 'factores de desarrollo' para todos los nervios (Henderson y otros, 1994).

En principio, la inervación excesiva de tejido es una medida de protección. En efecto, asegura que todas las estructuras que necesitan inervación la obtengan. Al mismo tiempo, este sistema tiene como resultado que se equilibren las proporciones de las tres principales poblaciones de neuronas en la periferia. Someramente, estos tres tipos de neuronas pueden clasificarse así:

1 *Motoneuronas somáticas*
2 *Motoneuronas autónomas*
3 *Neuronas sensitivas aferentes primarias*

Los tres grupos neuronales están representados en los tejidos articular y muscular, aunque sus funciones pueden no estar del todo claras. Se está investigando la intervención de los agentes del crecimiento de los nervios en las disfunciones nerviosas degenerativas, como las afecciones de las motoneuronas o la neuropatía diabética (Riaz y Tomlinson, 1996).

Como se está evidenciando, esta área temática no se podrá

analizar adecuadamente hasta que se examinen los nervios y sus subgrupos. Con este propósito, consideramos que en este momento resulta apropiado presentar y estudiar con detalle los componentes importantes de este sistema.

Nomenclatura

A lo largo de los años, el estudio del funcionamiento del sistema nervioso ha tenido como consecuencia la elaboración de una gran cantidad de métodos capaces de determinar los componentes neuronales. En cualquier caso, el resultado ha sido la obtención de una serie de nombres que potencialmente pueden llevar a la confusión, nombres que a menudo se utilizan también para diferenciar las fibras nerviosas. Con el objeto de aclarar un poco esta confusión, el siguiente texto se propone resumir y comparar las distintas nomenclaturas que podemos encontrar con más frecuencia.

La división más obvia es la de fibras sensitivas y motoras, pero no siempre es posible diferenciarlas así (sí se puede cuando se aisla el nervio *in vitro*). Por tanto, estas fibras nerviosas deben diferenciarse y clasificarse sobre la base de su velocidad de conducción, y la característica básica para esta clasificación es si tienen mielina o no. Otras maneras de agruparlas se basan en la velocidad de conducción de los grupos congénitos de fibras presentes en los fascículos del nervio. Respecto a los nervios mielínicos, el vago tiene una gran población autónoma de fibras preganglionares, cuya estimulación tiene por resultado una particular forma de onda que no se encuentra en ningún otro nervio largo, la llamada onda-B.

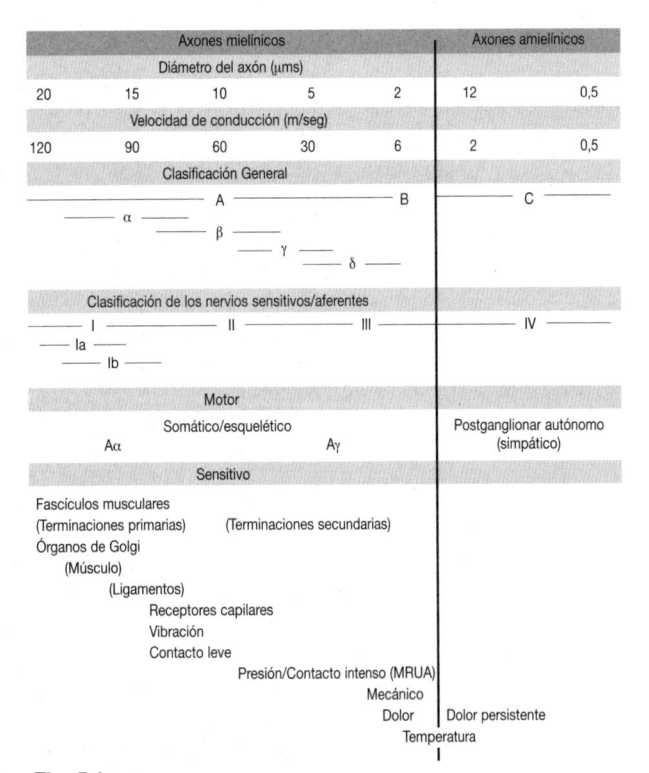

La clasificación en fibras A, B y C se basa en la velocidad de conducción de los axones de los nervios largos, como el ciático y el vago. Esta clasificación **no está** relacionada directamente con la naturaleza sensitiva o motora de las fibras.

Clasificación básica:

- *Fibras A: son motoras somáticas y sensitivas.*
- *Fibras B: son preganglionares autónomas.*
- *Fibras C: son motoras postganglionares autónomas y sensitivas amielínicas.*

El grupo de fibras A se ha dividido en subgrupos, indicado cada uno con un sufijo griego:

- *Fibras Aα: representan las motoneuronas-α del músculo esquelético y algunas fibras sensitivas más rápidas.*
- *Fibras Aβ: representan las fibras sensitivas de conducción rápida.*
- *Fibras Aγ: representan las motoneuronas-γ de las fibras musculares que están dentro de un haz.*
- *Fibras Aδ: son las fibras sensitivas mielínicas de conducción lenta.*

El otro método habitual de clasificar las fibras se basa en los estudios de las fibras intrafusales aferentes. Por tanto, este sistema está relacionado con la velocidad de conducción y las propiedades receptoras de las neuronas sensitivas.

- *Grupo I: son fibras de conducción rápida, asociadas con las fibras (receptores elásticos) del huso neuromuscular y los órganos de Golgi (OG). Este grupo se subdivide en grupo Ia (receptores elásticos) y grupo Ib (OG).*
- *Grupo II: son fibras cuya conducción es ligeramente más lenta que las del grupo I y se asocian con las terminaciones de las ramas de las fibras intrafusales.*
- *Grupo III: están emparentadas con las fibras Aδ sensitivas, tienen terminaciones nerviosas libres y tienden a necesitar un umbral alto de estimulación mecánica.*
- *Grupo IV: estas fibras son el componente amielínico y están asociadas con la recepción de estímulos nocivos. Muchas de ellas son nociceptoras.*

En la figura 5.1 se muestra cómo se relacionan estos sistemas de nomenclatura. Ya se ha dicho antes que estas descripciones y clasificaciones están muy simplificadas.

Los nervios sensitivos aferentes primarios

La clasificación de los aferentes primarios se puede hacer sobre la base de los tipos de receptores y de la velocidad de conducción del axón periférico. Más sencillamente, los aferentes primarios también se pueden dividir en relación con el tamaño del estímulo que requieren. Los que requieren un gran número de estímulos mecánicos se denominan Mecanorreceptores de

Fig. 5.1
Nomenclatura del nervio periférico

Umbral Alto (MRUA), mientras que los que requieren poca cantidad de estímulos se denominan Mecanorreceptores de Umbral Bajo (MRUB). Los MRUB tienden a ser receptores encerrados en una cápsula, mientras que, en general, los MRUA no están encerrados en cápsulas o tienen terminaciones nerviosas libres.

Tipos de receptores

Los receptores pueden detectar estímulos fundamentados en propiedades mecánicas, químicas y/o electromagnéticas. Entre las propiedades electromagnéticas se incluyen el calor (infrarrojo), o la falta de él (frío) y la radiación de longitud de onda más corta, como los rayos UVA. Los tipos de receptores que se encuentran en los tejidos periféricos están relacionados con el movimiento y, principalmente, responden a distorsiones mecánicas; por ello, tienen nombres como mecanorreceptores, propioceptores o cinesioceptores. Estos receptores pueden dar información sobre la clase de movimiento, el grado del movimiento y otros tipos de distorsión, como la vibración. Sus nombres tienden a relacionarse más con su función y su posición que con sus características morfológicas y eléctricas.

Debe indicarse también que, aunque los receptores puedan ser específicos de una determinada forma de estímulo (o estímulos), esto no es una verdad absoluta. Los potenciales de los receptores se clasifican en función de su clase de sensibilidad y no se propagan a lo largo de la fibra. Los estímulos intensos y potencialmente dañinos también pueden estimular receptores de forma 'no específica'. En cualquier caso, la sensación percibida conscientemente reflejará igualmente las características específicas de los receptores. Un sencillo ejemplo de lo que se acaba de exponer es la 'luz brillante' que se percibe al apretar con un dedo un ojo cerrado.

Propiocepción

El término fue usado por primera vez por Sherrington a principios del siglo XX (1906). Hacía referencia a la sensación consciente o inconsciente de la posición y el movimiento de un miembro. Al receptor responsable de transducir esta información se llamó propioceptor. Desde aquellos tiempos, el término se ha utilizado para referirse al conocimiento consciente de la posición (de miembros, etc.), así como para describir los reflejos automáticos o inconscientes. Actualmente, parece que su uso se relaciona cada vez más con los mecanismos conscientes de control.

Otro método para definir un receptor se basa en su velocidad de adaptación a un estímulo aplicado constantemente. Genéricamente existen dos categorías, los receptores de adaptación rápida y los de adaptación lenta, aunque este segundo grupo se puede dividir en dos subgrupos. La adaptación de los receptores se puede demostrar fácilmente colocando un dedo sobre una superficie completamente lisa y dejándolo ahí apoyado. El contacto inicial es patente debido a que se produce una ráfaga de información conducida con rapidez. Este tipo de actividad se genera en los receptores dinámicos de la población de MRUB, que se adaptan con gran rapidez. Por ello, la sensación tiene una duración breve, en algunos casos solamente de uno o dos potenciales de acción. En consecuencia, el contacto con la superficie se hace pronto casi imperceptible. Los receptores que se adaptan con rapidez (probablemente los de Pacini, Merkel y Meissner) indican el cambio en la deformación de la piel. Al igual que la velocidad de adaptación, la velocidad de conducción también es alta y por ello la información llega rápido al cerebro. Esta información se conserva perfectamente a lo largo de su camino hacia el cerebro y por tanto se puede usar para producir una 'imagen' de alta resolución. Los receptores dejan de enviar señales una vez el cambio haya finalizado, aunque todavía se mantenga el contacto. La siguiente ráfaga informativa de actividad proporcionada por estos receptores se producirá cuando se aparte el dedo de la superficie.

Los receptores de las articulaciones y los receptores más profundos de la piel, que probablemente son mecanorreceptores del grupo II o III (Ruffini y terminaciones nerviosas libres), tienden a registrar el contacto más tiempo. Estos receptores proporcionan las sensaciones propioceptivas requeridas para 'sentir' la posición del cuerpo y, por tanto, deben proporcionar una información 'constante' sobre el grado de distorsión. Desde luego esto es relativo, ya que los receptores se adaptarán si el estímulo dura lo suficiente.

Ambos tipos de receptores son necesarios para que el cerebro 'sepa' qué está pasando con el cuerpo y para que pueda reaccionar con una respuesta motora apropiada. Una persona que tenga la desgracia de perder la población de MRUB tendrá que volver a aprender a utilizar el sistema musculoesquelético basándose en gran medida en la información visual.

Ahora utilizaremos la información que aparece en la Tabla 5.1 para describir la inervación funcional de las articulaciones periféricas. Hay que recordar que un nombre asociado a un determinado receptor no siempre se relaciona con su estímulo: ¡normalmente se refiere a su aspecto o apariencia! El tipo y el tamaño del estímulo requerido dependerán de numerosos factores, por ejemplo las propiedades del tejido en el que esté encerrado, las proteínas presentes en el receptor y la bioquímica local, ¡así como las estructuras accesorias que haya!

Inervación de las estructuras especializadas: articulaciones y tejidos asociados

En las extremidades hay varias articulaciones cuyo uso y/o estructura son complejos, por ejemplo las de la rodilla, la muñeca y el hombro. La mayoría de los estudios sobre la inervación de estas articulaciones periféricas especializadas se han hecho con animales. En lo que se refiere a la rodilla, la información sobre este tema se ha obtenido a través de trabajos efectuados principalmente con gatos, mientras que en seres humanos sólo se ha realizado un pequeño estudio confirmatorio. Estos estudios han revelado que la rótula, como otras estructuras cartilaginosas densas, esencialmente no tiene inervación, y ésta es la razón de que esa estructura carezca de sensación. La capa superficial de la cápsula articular y las superficies interna y externa del ligamento rotuliano y del ligamento colateral medial sí son estructuras inervadas. Aproximadamente, la

Tabla 5.1   Receptores de las articulaciones, de los ligamentos y de los músculos

Nombre	Localización	Adaptabilidad	Estímulo	Grupo
Ruffini	Cápsulas articulares fibrosas	Lenta; estática o dinámica en función de la localización	Amplitud y velocidad del movimiento; sensación de la posición de la articulación, presión intraarticular	I o II dependiendo del origen
Del tipo del órgano de Golgi	Ligamentos intrínsecos de la cápsula articular	Lenta	Posición de la articulación	I o II
Golgi-Mazzoni	Tejido pericapsular blando	Rápida	Aceleración rápida, movimiento	I
Terminaciones nerviosas libres	Cápsulas articulares fibrosas	Lenta	Nocicepción	III-IV
De Pacini	Cerca de tendones y articulaciones	Rápida	Aceleración, movimiento y vibración	II
Pacini	Ligamentos	Rápida	Aceleración, movimiento y vibración	II
Saco nuclear	Fibras intrafusales	Rápida	Aceleración rápida, movimiento	Ia
Cadena	Fibras intrafusales	Rápida	Aceleración rápida, movimiento	II
Cadena	Fibras intrafusales	Lenta	Estiramiento, tensión y extensión	II
Órgano de Golgi (OG)	Tendón	Lenta	Tensión 'Trabajo muscular'	Ib
Ergoceptor	Entre las fibras musculares	Lenta	Nocicepción	III/IV

inervación tiene un 50% de fibras nerviosas autónomas y otro 50% de fibras sensitivas, y esta equilibrada proporción puede resultar ilustrativa de la competencia entre ambas para conseguir factores de crecimiento similares. Las fibras nerviosas sensitivas son principalmente del grupo IV (aprox. el 65%), pero hay representación de fibras de todos los demás grupos (III, aprox. el 18%; II, aprox. el 15%; I, aprox. el 2%) (Schaible y Schmidt, 1996). Se han localizado muchos neuropéptidos distintos inmunohistoquímicamente en fibras nerviosas asociadas con estas estructuras. Entre ellos, la sustancia P (SP), el péptido relacionado con el gen de la calcitonina (PRGC), la neuroquinina A y una gran variedad de los neuropéptidos menos conocidos, la lista de los cuales aún sigue creciendo.

Interpretación funcional de una inervación
Muchos estudios de la inervación articular sinovial han dado como resultado una imagen similar en lo que se refiere a los dos tipos de aferentes presentes y a sus proporciones relativas. Para interpretar los datos es necesario considerar cuál ha sido el enfoque de un determinado estudio, ya que a veces ese enfoque puede llevar a sesgar el análisis o la información. También ha de tenerse en cuenta todos los tipos de receptores presentes, así como con qué frecuencia se espera que se use cada uno de ellos.

Al parecer hay una proporción mayor de fibras de los grupos II y IV que de las de los grupos I y II. En cualquier caso, su importancia relativa depende de las funciones que realice y por tanto puede que no tenga que ver con la cantidad. En este sentido, las fibras relativamente escasas de los grupos I y II tienen un papel más importante que las de los grupos III y IV en el control motor. Estas últimas tienden a utilizarse (a hacerse activas) hacia el final de la amplitud del movimiento de una articulación.

Las fibras de los grupos III y IV también pueden tener un papel trófico periférico en el mantenimiento y en la producción de los componentes de la matriz articular. La proporción relativamente grande de fibras de los grupos III y IV puede ser una compensación tanto por el pequeño tamaño de cada una de estas fibras como por la amplia zona que deben cubrir para desarrollar su función.

Los ligamentos cruzados parecen estar inervados tanto por nervios sensitivos encapsulados (principalmente de los grupos I y II) como por no encapsulados (es decir, terminaciones nerviosas libres: grupos III y IV). La presencia de encapsulación sugiere que la terminación nerviosa es un MRUB. En esta categoría, las clases de receptores que se han encontrado han sido los Ruffini, Pacini y del tipo OG. Esta variedad de receptores sugiere que los aferentes de los ligamentos pueden ser capaces de transmitir información tanto sobre el estiramiento dinámico como sobre el estático. Aunque la posición y la composición de la estructura en la que esté encajado el receptor es importante para determinar las propiedades de éste, también se puede proponer una relación entre la estructura del receptor y la modalidad del estímulo. Con este propósito, más abajo hemos incluido un breve resumen de cada tipo de receptor para los ligamentos cruzados de la rodilla.

ESTRUCTURA DE UNA ARTICULACIÓN SINOVIAL: CON ESPECIAL ÉNFASIS EN LA INERVACIÓN

La mayor parte de las articulaciones de las extremidades son sinoviales (a excepción de una o dos estructuras como la articulación tibioperonea inferior). La Figura 5.2 muestra la represen-

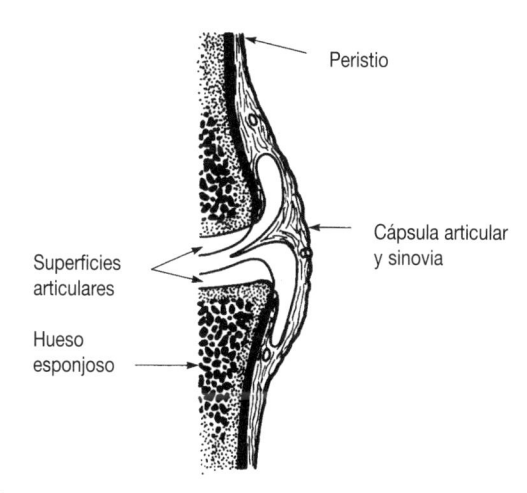

Fig. 5.2
Representación esquemática de una articulación sinovial

tación esquemática de una articulación sinovial. Las articulaciones sinoviales son puntos de articulación entre dos (articulación diartrodial) o más huesos. La zona situada entre dos huesos es suave y, relativamente, tiene muy poca fricción. Esto se debe principalmente a la presencia de una capa de cartílago hialino sobre la superficie articular de cada hueso. Las articulaciones sinoviales tienen un espacio entre las superficies articuladas, denominado espacio articular, que está ocupado por una capa lubricante de fluido sinovial. Además, estas articulaciones están rodeadas por una membrana sinovial, que es una membrana vascular especializada altamente secretora y que, además, es la única parte de esta zona situada entre dos huesos que tiene una inervación significativa. La nutrición de la capa de cartílago hialino proviene del fluido sinovial –por tanto, indirectamente de los vasos sanguíneos de la membrana sinovial–, así como de la sangre destinada al hueso subyacente. Las estructuras vasculares más profundas, situadas bajo el cartílago hialino, son otro punto de inervación motora sensitiva y autónoma.

A estas articulaciones las rodea también una serie de ligamentos, cuya función parece ser actuar como estabilizadores intrínsecos. Para el SNC, estos ligamentos son también una importante fuente de información sensorial. Esta función todavía no se ha utilizado o aprovechado adecuadamente, sobre todo en las curaciones y las rehabilitaciones, y por ello esta zona hay que analizarla con mayor detenimiento. De todos modos, para que estos nuevos análisis puedan llevarse a cabo es necesario reconocer y entender completa y perfectamente la complejidad de la articulación.

ESPECIALIZACIONES DE LOS TENDONES Y LOS LIGAMENTOS CERCANOS A LAS ARTICULACIONES

Debido a todo lo que exigen los movimientos y la mecánica articular, el 'tendón muscular' y la 'articulación sinovial', términos aparentemente sencillos, tienen diversas especializaciones. Puesto que muchas de estas estructuras tienen otras funciones además de la de servir de simple soporte estructural, a continuación hablaremos brevemente de ellas. Probablemente, la mayoría de estas estructuras tienen alguna función neurológica, relacionada con el funcionamiento normal o 'patológico' de los miembros.

Donde un tendón se inserta en o sobre una cápsula articular es necesario que haya algún tipo de protección para él. En general, esta protección consiste en una forma de vaina o recubrimiento que previene el contacto directo y la consiguiente abrasión. En general, estas estructuras se denominan bolsas, y están inervadas tanto en la cápsula como en el tendón. Parece que la inervación de esta zona está formada por neuronas sensitivas de conducción lenta (de los llamados grupos III y IV) con terminaciones nerviosas libres. La inervación de estos aferentes se vuelve más relevante cuando, debido a un desgaste anormal o a una lesión, se produce una inflamación (bursitis). Desde la perspectiva del paciente, el principal problema es la hinchazón y el dolor pero, sin embargo, neurológicamente esta afección puede generar un movimiento anómalo (discinesia). Si no se trata la inflamación, puede generar una fibrosis entre la vaina y el tendón, afección que puede requerir una intervención quirúrgica. Es muy probable que la inflamación sea fomentada, si no iniciada, por la presencia de fibras de los grupos III y IV y por los neuropéptidos que contienen.

Los ligamentos son estructuras fibrosas y a veces elásticas que tienen funciones de restricción y de refuerzo. Pero también es muy importante, aunque a veces se ignore, el hecho de que los ligamentos actúan como ayudantes de los sistemas receptores sensitivos a la hora de controlar la información de la posición, el movimiento y la fuerza articulares. La importancia de estas estructuras en relación con la información propioceptiva se puede apreciar en cualquier deportista que haya sufrido una rotura del ligamento cruzado o que haya necesitado reemplazarlo con una prótesis. La estabilidad de la rodilla de estas personas ya no es la apropiada y ello les lleva a sufrir repetidas lesiones en la rodilla. La única manera de prevenirlas es dejar la actividad deportiva o reeducar el uso de la pierna (en relación con la utilización de los músculos, es decir, una rehabilitación comprensiva), además de usar un apoyo en los momentos en que se someta la pierna a un esfuerzo más intenso.

RECEPTORES ARTICULARES Y SUS PROPIEDADES (V.G. LA RODILLA)

Se ha descrito la presencia de bastantes tipos de receptores sensitivos básicos en o alrededor de la cápsula articular sinovial, del menisco y de las estructuras ligamentosas asociadas. A continuación describiremos los tipos de receptores predominantes. Aunque ocasionalmente se haya indicado la presencia de otros tipos, para simplificar la explicación no los incluiremos.

- *Ruffini: son MRUB de adaptación lenta con componentes tanto dinámicos como estáticos. Tienen la capacidad de señalar la presión intraarticular y la posición articular estática, así como la amplitud y la velocidad del movimiento articular.*
- *Pacini: estos corpúsculos son MRUB de adaptación rápida y*

tienen un umbral bajo de esfuerzo mecánico. Están inactivos en una articulación inmóvil o cuando la articulación se mueve a una velocidad constante; se vuelven activos cuando se produce una aceleración o una desaceleración.
- ***Receptores tipo OG:*** *los asociados con los ligamentos de la rodilla son receptores de adaptación lenta que tienen un elevado umbral de esfuerzo mecánico. Están completamente inactivos en una posición de reposo y en una articulación inmóvil. Se ha sugerido que estos órganos miden mejor la tensión del ligamento en, o hacia, al final de su extensión; por ejemplo, al final de la amplitud del movimiento de una articulación.*
- ***Terminaciones nerviosas libres:*** *incluyen la población de nociceptores. Normalmente están inactivos y se vuelven activos cuando son sometidos a esfuerzos/deformaciones mecánicos anormales o después de que aparezcan agentes químicos como los presentes en una reacción inflamatoria, por ejemplo los bradiquinina, prostaglandinas o ciertos neuropéptidos.*
- ***NB: Todos estos receptores están presentes en el cruzado anterior*** *(Johansson y otros, 1991).*

La mayoría de estos receptores se encuentran cerca de la zona de unión ligamento-hueso, raramente en el tejido conectivo interior del ligamento y más frecuentemente en la zona subsinovial y en la capa fibrosa más superficial.

FUNCIÓN DE LOS DISTINTOS AFERENTES

Los aferentes articulares de los grupos I y II (fibras de conducción rápida) no suelen tener descargas latentes y por ello no están implicados en el envío de señales sobre el ángulo o la posición de la articulación. Pueden ser activados por cambios mecánicos de umbral bajo, como por ejemplo cuando se mueve o se toca la articulación durante su recorrido de trabajo. La información que se obtiene de estos receptores está más relacionada con la dirección del movimiento que con la intensidad del mismo. Codifican la intensidad hasta que se llega a un límite nocivo, pero de por sí no son 'nociceptores'. En cambio, pueden definirse como propioceptivos –ya que están relacionados con la sensación de presión profunda– y cinestésicos (ya que están relacionados con el movimiento).

Los aferentes musculares del grupo Ia no suelen tener descargas latentes, pero sí los del grupo Ib y algunos del grupo II. Los receptores del grupo Ia comunican el cambio dinámico en cuanto a su extensión, mientras que los del grupo Ib (OG) comunican la tensión, y los aferentes musculares del grupo II, la longitud (y por tanto, la posición). Estos últimos también tienen un componente dinámico, que puede interpretarse como el encargado de comunicar la longitud del cambio (y por tanto también la velocidad del cambio).

Alrededor de un tercio de los aferentes de los grupos III y IV (fibras de conducción lenta) tienen descargas latentes, que en general están por debajo de los 0,5 Hz. Según su sensibilidad mecánica se pueden dividir en cuatro grupos:

1. *Fácilmente activables por estímulos mecánicos no nocivos*
2. *Ocasionalmente activados por estímulos mecánicos no nocivos*
3. y 4. *No activados por estímulos mecánicos no nocivos (dos grupos)*

Los últimos pueden ser activados o no activados por los estímulos nocivos.

- *Sólo los activados únicamente por estímulos nocivos pueden definirse exactamente como* ***verdaderos nociceptores.***
- *El grupo de aferentes que muestra una insensibilidad mecánica están incluidos en la categoría de nociceptores '****silenciosos****' o '****dormidos****'. Tienen gran importancia en las afecciones inflamatorias, ya que en esas circunstancias se activan debido a la presencia de productos químicos en la periferia.*
- *Se cree que participan en el restablecimiento del estado inflamatorio (Schaible y Grubb, 1993).*

Para la articulación del tobillo se ha descrito un cuadro similar de aferentes, lo que indica la existencia de una similitud potencial entre los mecanismos de control para la comunicación de la información propioceptiva, cinestésica y nociceptiva. Esto sugiere también que hay una similitud general en el control de las distintas articulaciones periféricas complejas.

Llegados a este punto, sólo se puede decir que saber que existen los receptores no significa mucho si no se tiene en cuenta los resultados y las consecuencias de su activación. Por ello, en la siguiente sección trataremos de describir cómo puede la información sensitiva influir en el control motor.

LA RESPUESTA MOTORA

En esta parte del análisis habrá que referirse a la motoneurona y a sus conexiones a nivel espinal. Una forma básica de interacción entre los sistemas sensitivo y motor es el reflejo. El reflejo más corto es el llamado 'reflejo monosináptico' (Fig. 5.3).

Un receptor elástico dinámico del grupo Ia es parte del sistema de fibras intrafusales que hay en todos los músculos esqueléticos. Estos receptores Ia pueden ser activados por una ligera sobrecarga del músculo durante la contracción, por un estiramiento intenso del músculo cuando éste está en reposo –por ejemplo, dando un pequeño golpe al tendón– o por el acortamiento del elemento contráctil de la fibra intrafusal (durante un movimiento preprogramado). Los impulsos generados por los receptores elásticos Ia son conducidos con rapidez a lo largo de sus fibras aferentes Ia hasta la médula espinal, donde provocan que los neurotransmisores se liberen de sus terminales. En relación a este reflejo, las sinapsis importantes están alrededor de las dendritas de las motoneuronas homónimas que se desarrollan en el engrosamiento abdominal de la médula espinal. Entonces, estas motoneuronas descargan sus potenciales de acción, que viajan a lo largo de su axón Aα hasta las fibras extrafusales del músculo homónimo. En los

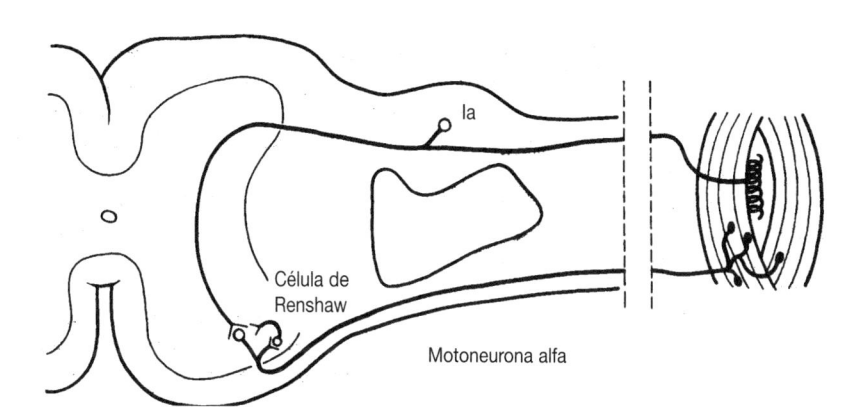

Fig. 5.3
El reflejo de estiramiento

terminales de la motoneurona el potencial de acción libera una sustancia llamada acetilcolina, que cruza la juntura neuromuscular e inicia la producción de un potencial de acción en la membrana celular de la fibra muscular, que acabará en una contracción.

Esta explicación de un reflejo es ideal y muy simplista, ya que cualquier estímulo afecta a muchos receptores elásticos y ¡un único aferente de un receptor elástico puede afectar a muchas motoneuronas! Cada neurona, en el momento en que esté activada, estimulará a más de una fibra extrafusal. De hecho, el número de estas fibras estimuladas puede variar mucho: desde las cuatro fibras extrafusales que estimulan una motoneurona α en algunos músculos proximales (movimiento de los dedos) hasta las 4.000 que se estimulan en músculos posturales como el sóleo. El número de motoneuronas excitadas por el impulso del aferente Ia y el número estimulado 'lo bastante' como para producir un potencial de acción no son el mismo. Éste depende de la **inhibición**.

Motoneuronas

El componente celular de la materia gris espinal está perfectamente organizado en columnas, organización establecida por la canalización genética y embriológica de las cadenas de células nerviosas, aun cuando esto es algo que puede no ser muy evidente. Esta organización permite que se procese la información y se pueda poner en práctica de manera eficiente y segura. En cuanto a las motoneuronas de la cadena de células ganglionares, hay bastantes aspectos interesantes:

- *Las agrupaciones adyacentes tienden a desarrollar funciones similares.*
- *De manera sencilla se puede decir que su disposición es ésta: agrupaciones flexoras en el centro de la cadena de células ganglionares y agrupaciones extensoras en el lateral de esa misma cadena celular.*
- *Disposición fusiforme de motoneuronas en cada agrupación de motoneuronas (Burke y otros, 1977).*

Cada motoneurona inerva un número diferente de fibras musculoesqueléticas, y este número varía notablemente en los seres humanos: desde las aproximadamente 300 en el músculo interóseo dorsal hasta las 2.000 de los músculos gemelos (gastrocnemios).

Estos aspectos pueden ser funcionalmente importantes respecto a la entrada de neuronas segmentariamente relacionadas y de motoneuronas de los centros superiores. Una pequeña proporción de aferentes Ia inerva las agrupaciones de motoneuronas heterónimas, pero al parecer las motoneuronas superiores también inervan a las motoneuronas de agrupaciones de músculos con función similar. Estas inervaciones suelen ser pequeñas y probablemente sólo se vuelven más significativas cuando existe una demanda de mucha fuerza. En cualquier caso, este sistema permitirá un reclutamiento fluido de los músculos adyacentes cuando surja la necesidad, como por ejemplo cuando se requiera fuerza extra. La aplicación de este sistema se puede apreciar cuando una persona intenta levantar un peso cercano a su capacidad máxima.

Proporciones de α y γ

Al igual que la proporción entre motoneuronas y fibras musculares, esta proporción está muy relacionada con el grado de refinamiento del control requerido del músculo. Los músculos de las manos reciben un mayor aprovisionamiento de neuronas que los de brazos y piernas. El siguiente ejemplo servirá para hacerse una idea del nivel de inervación: el sóleo (de un gato) contiene unas 25.000 fibras musculares y únicamente 50 fascículos musculares; aun así sólo hay 100 motoneuronas α por cada 50 motoneuronas γ (Matthews, 1972).

Inhibición y motoneuronas

Las motoneuronas son grandes neuronas de conducción rápida y muy excitables, y además tienden a descargar 'ráfagas' de alta frecuencia de potenciales de acción. A primera vista la motoneurona no parece una célula ideal para controlar el sistema motor. Sin embargo, estas características son un requisito previo esencial, ya que hay una obvia necesidad de una gran influencia reguladora. Por tanto, está claro que es necesario que las motoneuronas estén bajo una 'firme mano que las controle'. Ésta es la función de las interneuronas inhibitorias que están junto a las agrupaciones de motoneuronas en la cadena de células ganglionares (ver el esquema de la Fig. 5.4).

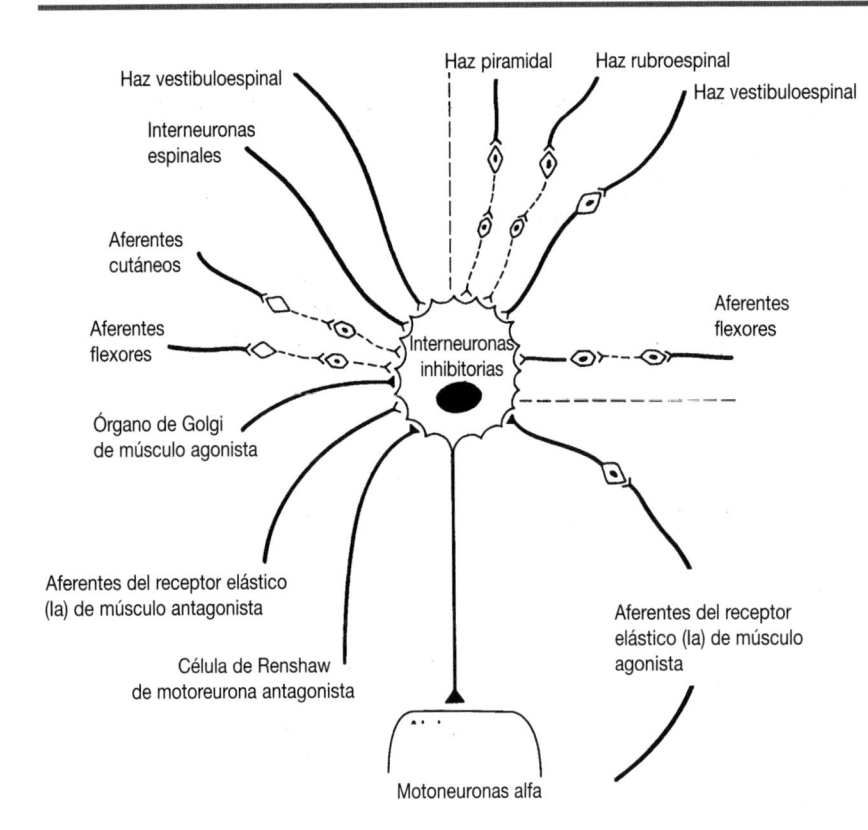

Fig. 5.4
Influencias en la interneurona inhibitoria

Se ha estimado que aproximadamente el 90% de las neuronas del SNC tienen una función inhibitoria. Lo cierto es que existe un buen número de neuronas inhibitorias que, fundamentalmente, están relacionadas con la función de las motoneuronas.

Los dos ejemplos principales son:

1 *La célula de Renshaw: ayuda a controlar la frecuencia de la información de salida de la motoneurona.*
2 *Las interneuronas Ia inhibitorias: ayudan a coordinar las informaciones de entrada que suprimen la actividad de la motoneurona (normalmente las motoneuronas están en inhibición tónica).*

La información que proviene directamente de las motoneuronas superiores o de los receptores de los fascículos musculares puede producir la excitación de las motoneuronas requeridas y la consiguiente contracción muscular. La información indirecta que proviene de las motoneuronas superiores, de los órganos de Golgi, de los receptores articulares, de los receptores cutáneos, de los receptores elásticos de los músculos antagonistas, etc., puede producir un aumento del tono inhibitorio y una supresión de la actividad muscular. La interneurona inhibitoria actúa como punto focal de esas informaciones de entrada. El cese de la actividad muscular debido a la falta de 'interés' o al aumento de la información negativa también puede transmitirse a través de esta ruta. De hecho, la interneurona inhibitoria es un punto en el que puede residir el mecanismo central de fatiga.

El flujo entre agrupaciones de motoneuronas

Lo más probable es que estos efectos se produzcan como consecuencia de cambios en la actividad de la interneurona inhibitoria o de la estimulación directa de la motoneurona. El flujo entre las agrupaciones se puede demostrar enlazando las manos y luego intentando separarlas. A medida que, lentamente, se aumenta la fuerza aplicada, se puede advertir el reclutamiento secuencial de esos músculos que inicialmente no estaban implicados. La secuencia del reclutamiento se produce de la zona distal a la proximal. Si realmente se hace un esfuerzo total, la musculatura de las piernas y del cuello también llegará a intervenir. Una parte de esta acción es el resultado de la liberación del tono inhibitorio 'descendente'. Este efecto se puede utilizar clínicamente cuando los pacientes tienen reflejos débiles, llevando a cabo la denominada maniobra de Jendrassik (apretar los dedos para facilitar los reflejos en los miembros), que puede reforzar los reflejos para permitir una evaluación más apropiada e informativa del paciente.

Hasta ahora sólo hemos considerado los reflejos unilaterales. En el mundo real de los movimientos es fácil demostrar que los reflejos no son unilaterales. En cierto sentido, la activación muscular sigue la tercera ley de la mecánica, es decir que cada acción tiene una reacción igual y opuesta. Para cada contracción de un músculo agonista habrá un grado de inhibición espinal de otras motoneuronas, inervando así los músculos antagonistas ipsolaterales. Además, al parecer también se produce un efecto colateral: las motoneuronas de los músculos agonistas equivalentes se inhibirán, mientras que las motoneuronas de sus músculos antagonistas se excitarán. Esta especie de 'imagen refleja' se puede apreciar cuando se aparta la mano o el pie a causa de un estímulo desagradable. Al mismo tiempo que se aparta el miembro, se produce una extensión del miembro contralateral (reflejo de extensión cruzada). Cuando hay una disfunción de un miembro, es probable que estas formas de reflejo intervengan en la modificación del uso normal del miembro contralateral.

Reflejo artrocinético (o mediación del receptor de la articulación o del ligamento)

El texto anterior se ha centrado en el papel de los receptores de estiramiento, de los órganos del tendón y de los aferentes cutáneos en la modulación de la actividad muscular. Pero esto no es todo. Para entender mejor el control motor y la estabilidad articular también es necesario considerar los receptores ligamentosos (el reflejo artrocinético) y el sistema nervioso autónomo.

De cuanto se ha dicho antes, resulta obvio que los ligamentos asociados a la rodilla (y muy probablemente a otras articulaciones sinoviales) tienen una importante inervación y que probablemente poseen una gran importancia funcional respecto a la actividad muscular. De sus clásicos experimentos en las articulaciones del tobillo y de la rodilla de los gatos Freeman y Wyke (1966, 1967 a, b) concluyeron que los receptores articulares proporcionaban una considerable contribución para la coordinación normal de la actividad muscular, tanto en una posición fija como durante el movimiento. Un buen ejemplo es el ligamento cruzado anterior, que tiene un claro efecto sobre la actividad de los tendones de la corva. Estudios recientes han demostrado que la tensión del cruzado anterior causa un aumento de la tensión del tendón de la corva. Se ha sugerido que este hecho tiene una función protectora, ya que previene la traslación tibial anterior (Sjolander y Johansson, 1997). En el ser humano, el ligamento cruzado anterior también es esencial en la precisión de la propiocepción de la zona de la articulación de la rodilla. Se comprobó que había un aumento de aproximadamente 4° de imprecisión en las personas con los ligamentos cruzados anteriores intactos, mientras que en los individuos sin un ligamento cruzado anterior era de 10° (Barrett, 1991). De todos modos, estos receptores ligamentosos no son omnipotentes. En la actualidad se acepta que, al menos con respecto al ligamento cruzado anterior, la estimulación del receptor ligamentoso normalmente no afecta directamente a la motoneurona α (esqueleto-motoneurona). Sin embargo, parece ser que bajo un gran estiramiento sí que hay un efecto directo. **En cambio, parece que los receptores ligamentosos ejercen sus efectos a través de cambios en la actividad de los eferentes γ.** Estos eferentes alteran el grado de contracción de los componentes del músculo intrafusal y en consecuencia también la tensión del receptor elástico. Si se aplica tensión a los receptores elásticos, se produce un aumento de su sensibilidad a nuevos estiramientos. También se produce un aumento de la descarga latente de los receptores elásticos sobre la agrupación de motoneuronas de ese músculo. Esto puede manifestarse como un incremento de la actividad motora, es decir, de la tensión muscular. Recientemente, se demostró indirectamente la importancia de estos relativamente escasos aferentes ligamentosos para la propiocepción consciente y, potencialmente, también para el control motor. La estimulación del centro del ligamento cruzado anterior durante una intervención en la rodilla tuvo como resultado un consistente potencial somatosensitivo en el córtex (Pitman y otros, 1992). Esto refuerza la afirmación hecha con anterioridad sobre el número relativo de tipos de aferentes y su aparente importancia.

Número de receptores en relación a su función

Hay muy pocos MRUB en el ligamento cruzado anterior, pero su información es capaz de llegar al córtex. De esto se podría deducir que la información que transportan es importante respecto a los aspectos conscientes de la propiocepción. También se puede pensar que no es el número de receptores, sino el tipo de información que transportan, lo que determina el grado de activación cortical. Así mismo, se puede razonar que si hay más receptores de los necesarios para llevar a cabo la tarea, entonces los receptores podrían tener otra función 'más local' de la que aún no tenemos conocimiento.

Otro indicio de la relativa importancia de estos ligamentos y de sus receptores deriva de las observaciones de los efectos de una lesión. Las lesiones crónicas de la rodilla se relacionan con la atrofia y la debilitación especialmente de los extensores de la rodilla, aunque también estén afectados los flexores. Se ha sugerido que la atrofia muscular y la consiguiente reducción del diámetro del músculo son, fundamentalmente, resultado de una reducción del volumen o del número de las fibras musculoesqueléticas de tipo 2 (que son de contracción rápida, fatigables y generan fuerza). Esto todavía tiene que demostrarse, pero sin embargo parece que la capacidad de los músculos para producir fuerza cuando hay una lesión en los ligamentos es menor de lo normal. Este cambio en la emisión de fuerza no se debe simplemente a la reducción de la masa muscular, ya que durante las observaciones que se hicieron se vio que, cuando se tomó en cuenta la masa muscular y la rodilla lesionada se comparó con la otra, la 'no lesionada', seguía habiendo una desigualdad en la fuerza mínima que producían los músculos de la pierna lesionada (Sjolander y Johansson, 1997).

Función de los reflejos artrocinéticos: conclusión

Los receptores de los ligamentos que tienen la misma estructura que los de los músculos (los llamados receptores de tipo OG del ligamento cruzado anterior) producen una respuesta distinta a la de los que se asocian con la musculatura. La estimulación del cruzado anterior causa indirectamente (a través del circuito γ) un aumento de la tensión producida por los músculos, que estabiliza o refuerza la articulación de la rodilla. Según parece, para la articulación del tobillo existe un mecanismo similar. Por tanto, parece que, en lugar de inhibir la actividad de las motoneuronas, los receptores del ligamento la fomentan. Además, los receptores de los ligamentos no distinguen los músculos 'agonistas' y 'antagonistas' sobre la base de la flexión y la extensión. Por el contrario, provocan un incremento del tono de ambas y, de este modo, originan una mayor rigidez en la estructura que sirve de protección contra los desplazamientos anómalos de la articulación.

LESIÓN Y REHABILITACIÓN

La mejor manera de recuperar los ligamentos tras una lesión no consiste simplemente en intentar fortalecer el músculo, ya que este sistema tenderá a fracasar al llegar a las cargas submaximales. Antes bien, la **mejor rehabilitación parece ser fortalecer el sistema de realimentación propioceptiva** y el uso (coordinación) de los músculos implicados en las pautas normales de movimiento.

De nuevo utilizaremos el ligamento cruzado anterior como ejemplo: en el caso de un ligamento intacto, el tratamiento debería intentar fortalecer las estructuras y desarrollar un aumento de la propiocepción en esa zona. Si el ligamento está dañado, fortalecer únicamente las estructuras sería inapropiado; por el contrario, el esfuerzo debe aplicarse a desarrollar la propiocepción de los músculos y los ligamentos adyacentes que estén intactos. Sólo después de hacer esto de manera óptima, habrá que concentrarse en el ulterior fortalecimiento de los músculos.

Este fortalecimiento nunca debe basarse en la repetición de ejercicios para un único músculo, sino que la base de los ejercicios de fortalecimiento tiene que ser la coordinación del músculo en relación al movimiento normal.

Problema autónomo

Es importante analizar este flujo motor por distintas razones, entre ellas su papel en la regulación vascular periférica, en el sistema digestivo (aporte nutritivo) y en la regulación de la temperatura. La mayoría de estas acciones tienen efectos relativamente poco concentrados, extendidos y, sin embargo, si el trastorno es distal con respecto al ganglio (sistema nervioso simpático) se puede producir un cambio centralizado. Hay un buen número de trastornos relacionados con la hiper o hipoactividad del sistema nervioso simpático, trastornos que pueden tener componentes vasculares, sudoríficos y dolorosos (por ejemplo, la distrofia simpática de reflejo). Además de los trastornos asociados con el sistema nervioso autónomo periférico, los estudios histológicos han descubierto posibles fibras nerviosas autónomas dentro y alrededor de las fibras intrafusales cercanas a los receptores sensitivos (Desaki, 1990). En consecuencia, también se debe considerar la posibilidad de que el sistema nervioso autónomo tenga un determinado papel en la modulación de la actividad de los usos y de la función muscular. Esta actividad es un efecto potencialmente más sutil que podría pasar inadvertido al médico.

El sistema nervioso autónomo puede afectar directamente a la función muscular de dos formas:

1 *Alteración (vasoconstricción) del flujo sanguíneo del músculo.*
2 *Alteración de la actividad nerviosa del músculo: depresión de los receptores de los husos, excitación de los receptores del grupo III.*

En el ser humano, el principal efecto vascular del sistema nervioso autónomo es la vasoconstricción. Por ello, el comienzo del ejercicio llevará a una posible reducción del flujo sanguíneo. Obviamente, cualquier vasoconstricción afectará al funcionamiento, posiblemente provocando hipoxia, calambres y dolor: se ha comprobado que la hipoxia altera la sensibilidad de los MRUB y de los MRUA. En cualquier caso, la reacción normal se compensaría con un aumento del flujo sanguíneo, resultado de la acumulación de producto residual. Otros vasodilatadores potenciales podrían ser liberados por los nervios sensitivos sensibles a los productos residuales (incluido el calor) y al aumento de la actividad muscular. Estos nervios sensitivos parecen ser aferentes del grupo III que contienen PRGC (péptido relacionado con el gen de la calcitonina). Se ha afirmado que la liberación de PRGC, como consecuencia del aumento de la actividad de dichos nervios, es una posible causa de la actividad vasodilatadora dentro del músculo.

La literatura sobre acupuntura ha empezado a referirse a estos aferentes para explicar los mecanismos que sirven de fundamento a algunos aspectos de su tratamiento.

Los efectos directos de los compuestos adrenérgicos en la actividad del receptor sensitivo intrafusal también ha sido objeto de estudio. Se descubrió que la adrenalina **disminuía** la actividad de los receptores de los grupos I y II de los husos neuromusculares. En cambio, los receptores de los grupos III y IV se **excitaban** en presencia de catecolaminas y de hipoxia. Este último efecto se desarrollaba cuando a esos receptores los irritaba un estímulo mecánico constante a una intensidad nociva (Kieschke y otros, 1988). Este fenómeno no sólo puede tener consecuencias con respecto al dolor, sino que también puede afectar al control de la información. La disminución de la actividad de las fibras de los grupos I y II puede permitir al músculo un mayor grado de estiramiento durante los ejercicios. ¡La excitación de las fibras del grupo III puede potenciar el espasmo en un músculo dañado! Así mismo, la excitación de este tipo de fibras puede facilitar la vasodilatación del músculo en los momentos en que se aumente la actividad, aunque el aumento concomitante del tono vascular simpático podría anular este efecto.

Inflamación y receptor aferente primario

Cuando hay una inflamación, la actividad de los aferentes cambia. También sobre esta cuestión la rodilla ha sido objeto de amplios estudios por lo que, como apoyo al texto, usaremos sus datos; en cualquier caso, probablemente los cambios que se han observado también se manifiestan en otras estructuras.

El uso anómalo o excesivo de la rodilla causa la irritación, y por tanto la estimulación, de algunos receptores con terminaciones nerviosas libres (de los grupos III y IV). Aparte de indicar la existencia de molestias, que pueden derivar en alteraciones de la forma de andar, etc., esta irritación puede provocar una liberación periférica de los neuropéptidos contenidos en los aferentes. Dos de los neuropéptidos más estudiados son el SP y el PRGC.

En los mamíferos, los neuropéptidos como el SP y el PRGC desarrollan varias acciones. En un tejido normal la liberación es mínima, pero suficiente para que los neuropéptidos participen en el mantenimiento trófico de los componentes de la matriz del tejido. Cuando se produce una irritación de estos nervios, los neuropéptidos se liberan en grandes cantidades. Este fenómeno se ha asociado al comienzo y a la producción efectiva de una reacción inflamatoria. Más concretamente, los PRGC pueden provocar una vasodilatación local, mientras que los SP pueden provocar una extravasación de proteínas del plasma (del sistema vascular) que causaría un edema. A ambos neuropéptidos se les han atribuido acciones como la atracción neutrófila, la activación de macrófagos y de monocitos y muchos efectos estimulatorios de los tejidos. La acción combinada de ambos da por resultado la formación de una inflamación neurogénica.

Aparte del edema y de otros cambios vasculares, un aspecto relevante de una reacción inflamatoria es el cambio en el tráfico neuronal latente de la zona. De algún modo, debería pensarse que esto se debe a la dolencia, pero sin embargo, el registro microneurográfico revela que el aumento del tráfico neuronal no es específicamente nociceptivo, por cuanto que:

- *La actividad latente (medida como la actividad total en los nervios) aumentó seis veces.*
- *Aparentemente se dobló el número de los MRUB (más nervios excitados por estímulos mecánicos débiles).*
- *El número de potenciales de acción por unidad de tiempo en respuesta al movimiento articular de la rodilla aumentó siete veces (Schaible y Schmidt, 1996).*

En conjunto, estos cambios, como respuesta a una aguda reacción inflamatoria, producen el enorme aumento de las señales de los aferentes que llegan al SNC. Estos cambios se atribuyeron fundamentalmente a la **activación periférica** de los nociceptores (o a los MRUA, los verdaderos nociceptores, o a su 'variedad silenciosa'). Se ha comprobado que fármacos como la aspirina (fármacos antiinflamatorios no esteroideos; los AINE) reducen el aumento tanto de la actividad espontánea como de la actividad inducida mecánicamente.

Otras fases del desarrollo nociceptivo, y por tanto de la alteración funcional, llegan con la **activación central**. Además, también se producen cambios neuroplásticos asociados con el uso de las vías aferentes. Algunos de estos cambios se asocian con la señal genética alterada de las neuronas en las vías. Tanto si la activación se produce central como periféricamente, el resultado será una amplificación de los estímulos sensitivos procedentes de la zona afectada. Desde luego, estos cambios afectarán a la información de salida de ambos sistemas (autónomo y somático). En un paciente que sufra dolor en la manos, puede desarrollarse un estado de flexión parcial (respuesta de prevención) para proteger la mano de ulteriores daños, además de signos de un aumento de la actividad autónoma. Este último efecto no se localizará necesariamente en el miembro, a menos que haya un acomodo periférico para el componente autónomo del haz nervioso.

La alteración de la función motora debería remitir cuando el dolor vaya remitiendo. Sin embargo, si la disfunción altera la actividad articular, todos los músculos que pasan por la articulación también serán afectados. La zona de influencia de estos cambios de la actividad será bastante extensa y, probablemente, los cambios afectarán también a otros grupos musculares del miembro, así como, a través de una acción refleja, a la actividad muscular de otros miembros y de las estructuras más proximales. La programación para el reclutamiento de los músculos reside en la médula espinal y en los centros superiores del SNC, centros que intentarán adaptarse al debilitamiento muscular y al gran aumento de actividad aferente procedente de la región dañada. Al principio la adaptación en el SNC será mínima, ya que simplemente se redirigirán las señales y se adaptarán otras vías motoras menos usadas. Sin embargo, con el tiempo, estos sistemas utilizados para ayudar a la zona dañada acabarán por suplantar a los originales y se convertirán en las vías predominantes. Su uso continuado las consolidará como sistema principal para ese movimiento y los programas se concebirán en función del cambio de prioridades. Estos cambios dependen de la capacidad del sistema nervioso para adaptarse; esta capacidad se llama neuroflexibilidad. El hecho de que estos cambios desaparezcan y se vuelva a la situación original dependerá de que se restablezca el patrón original de funcionamiento. Este deberá ensayarse como cualquier otro 'nuevo' patrón de movimiento.

Consecuencias de una lesión

Tal como se ha mencionado arriba, las señales aferentes que proceden de los MRUB del tejido periarticular afectan a la actividad eferente (tono muscular). Los impulsos aferentes inapropiados pueden causar una activación anormal de los músculos. Es algo que puede manifestarse en un cambio inapropiado de tono en los músculos 'posturales' proximales respecto a la columna vertebral. Esta anomalía puede detectarse utilizando métodos de palpación manual. En la musculatura más distal y 'fásica', esta anomalía se puede manifestar en forma de una mayor dificultad para controlar el movimiento correcto y la generación de fuerza.

La activación y el uso normal del sistema muscular dependen de que el envío de señales e información desde los MRUB sea continuo y correcto. El porcentaje de descarga de los MRUB es afectado tanto por una lesión en el tejido periarticular (por ejemplo una inflamación, una distensión muscular o tendinosa, un esguince en el ligamento) como por el deterioro del tejido articular. Una lesión o un deterioro de este tipo dañará el funcionamiento de la articulación y, por tanto, afectará también a las señales o la información posturales y cinestésicas.

Una de las consecuencias de todo esto será una alteración del funcionamiento, que puede ser el origen de nuevos patrones o pautas motores. Estos nuevos patrones afectarán a las propiedades de activación, resistencia y generación de fuerza muscular de los músculos afectados. En compensación, todas las estructuras implicadas experimentarán una cierta remodelación estructural. Poner en marcha estos cambios resulta fácil, especialmente cuando se impone una exigencia alta a un organismo joven y todavía flexible en exceso: por ejemplo, al de los atletas jóvenes (Cosgarea y Schatzke, 1997).

Desarrollo y mantenimiento de las vías neuronales centrales (neuroplasticidad)

La flexibilidad, o plasticidad, no es una capacidad exclusiva de las superficies musculares, ligamentosas y articulares, ya que también la puede poseer el sistema nervioso. Se cree que la extensión de conexiones y la facilidad de activación de cualquier vía neuronal dependen del uso; es decir, que tiene un elemento selectivo. La estimulación de una neurona puede causar un cambio en el aspecto del gen. La producción de nuevas proteínas mantiene la viabilidad de la célula y, con un aporte nutritivo y un metabolismo adecuados, permite que aumenten las sinapsis. Todo esto significa que, con la práctica, los sistemas neuronales pueden desarrollar su funcionalidad con más facilidad y consistencia. Parece que en el interior de los vías neuronales funcionales se crea y se 'fortalece' la sinapsis.

Desde luego, todo tiene su 'lado malo'. Los sistemas neuronales que no se usen con regularidad se degradarán, y sus sinapsis y sus vías se reducirán al mínimo. Por tanto, si hay alguna lesión en el nervio periférico o en el sistema motor se puede producir una alteración de prioridades, hecho que modificará el criterio con respecto al cual las sinapsis se fortalecen o se debilitan, o incluso se pierden. Para reorganizar el sistema hará falta tiempo, ya que los cambios hay que 'desaprenderlos' para que el sistema pueda volver a funcionar totalmente (y apropiadamente, es decir, 'con normalidad'). Por ello, en el proceso de rehabilitación, después de que el daño o la lesión se haya curado -o mejor, al mismo tiempo que se desarrolla el proceso de curación- se deberá tener en cuenta el 'reaprendizaje' de los patrones motores originales. Este proceso puede prolongarse tanto tiempo como el que haya durado la lesión. En realidad, en lugar de dirigir la rehabilitación simplemente hacia la región lesionada, se debe también considerar la rehabilitación de la musculatura adyacente y de otras musculaturas asociadas (¡recuérdese la cadena cinemática!).

El envejecimiento y el uso de los sistemas motores son sólo dos de los factores que afectan a la plasticidad. También es importante la frecuencia con la que se ha requerido a la persona lesionada que aprenda nuevos patrones motores. La capacidad de cualquier organismo para reaccionar ante un cambio impuesto parece depender hasta cierto punto del uso y de las presiones externas que provocan una necesidad de adaptarse al cambio. Estos son elementos que los médicos encargados de la rehabilitación no siempre evalúan y que pueden permitir a algunos pacientes avanzar más rápidamente en su programa de rehabilitación.

Cambio facilitador

La neuroplasticidad también puede relacionarse con los cambios para facilitar el funcionamiento de las vías neuronales después de un estímulo nocivo. En este caso, se producen cambios de prioridades en las neuronas de segundo orden (espinales) y en los centros superiores, cambios causados por un breve período de 'intensa' actividad en los nociceptores. Esto hace que sea más fácil activar algunas neuronas de segundo orden (especialmente las que pueden recibir una amplia variedad de modalidades sensitivas), es decir, las que tienen una amplia gama dinámica (*Wide Dynamic Range*). Una vez sensibilizadas, estas neuronas pueden excitarse fácilmente por la sola actividad de los MRUB. Esto lo interpretan los centros superiores del cerebro como algo nociceptivo (o doloroso). Un cambio de este tipo equivale a crear una zona secundaria de gran sensibilidad al contacto, que es percibido como dolor (hiperalgesia), situada alrededor del lugar principal de la lesión (zona primaria). Otras secuelas están relacionadas con el aumento de la inhibición en las motoneuronas asociadas (para prevenir un uso voluntario) y con el incremento de la sensibilidad a los estímulos, que provoca reflejos protectores hiperactivos. La idea general es proteger. A un cambio de este tipo en el procesamiento central de la información aferente primaria se le denomina fenómeno de *"wind up"* (subir o cargar). Es una forma de aprendizaje semejante a la que se puede observar en muchas otras áreas del cerebro y puede ser puesto en marcha por un estallido repentino, de breve duración y de alta frecuencia, de la actividad nociceptora. El *"wind up"* puede ser un fenómeno de facilitación a breve plazo (horas o días), pero puede llevar a esas vías cuyo uso se está haciendo predominante.

El *"wind up"* puede alterar los patrones del movimiento, ya que cambia la forma de valorar las señales que entran y salen a través de la médula espinal. Si se fortalece, puede llevar a un cambio más permanente pues, como se ha mencionado antes, el desarrollo de la sinapsis depende del uso: parece que las terminales de las fibras nerviosas emigran de las sinapsis inactivas y permanecen en las sinapsis funcionales. Por tanto, la tendencia es siempre conseguir la formación de conexiones funcionales.

El factor plástico permite construir y reconstruir fácilmente los patrones y las pautas de reclutamiento con el fin de utilizarlos en tareas ligeramente distintas. La importancia de que el reclutamiento muscular dependa del uso sólo se ha reconocido recientemente, pero ahora ya se utiliza tanto en los regímenes de entrenamiento como en los de rehabilitación. Ya han pasado los días en que se desarrollaba un único músculo aislando la tarea que debía llevar a cabo. Tanto como levantar una carga repetidamente, o incluso en lugar de ello, el entrenamiento y la rehabilitación requieren probar y ensayar el uso de los músculos.

GRADOS SUPERIORES DE UNA LESIÓN NERVIOSA PERIFÉRICA

Factores y causas que contribuyen a una lesión

Los cambios en la descarga neuronal periférica pueden ser resultado de una lesión de los axones, independientemente de la situación del receptor. Esto puede ser consecuencia de muchos tipos de desarreglo, que afectarán al nervio tanto directa como indirectamente. Algunos de estos desarreglos son:

- *Lesión directa en otro tejido adyacente.*
- *Mal uso o uso excesivo de músculos y/o ligamentos.*
- *Flujo sanguíneo alterado en el nervio.*
- *Trastornos inflamatorios.*
- *Lesiones que ocupan un cierto espacio.*
- *Reacciones autoinmunes.*
- *Desarreglos hormonales.*
- *Alteración de la bioquímica o de la nutrición.*
- *Alteración o deficiencia de la nutrición.*

Los desarreglos más frecuentes son los que se producen por lesión directa o por compresión/tracción cuando la raíz nerviosa pasa sobre, por debajo, alrededor o a través de los ligamentos, los músculos o los huesos. Pueden aparecer zonas de desmielinización focal -este fenómeno que hay que ver más como una avería en la vaina mielínica que como una modificación total- que sin embargo no dañarán al axón. El resultado será una zona en la que el potencial de acción sólo puede ser conducido a lo largo de un axón sin mielina. Este proceso es más lento que la conducción normal 'a saltos' que se puede desarrollar a lo largo de los axones con mielina y, de este modo, en esa zona se reduce la velocidad de conducción. A menudo, estas reducciones de la velocidad de conducción sirven para confirmar los diagnósticos de las neuropatías localizadas; también pueden utilizarse para situar el lugar exacto de la neuropatía o para determinar si está implicada más de una articulación, es decir si hay zonas con varias lesiones (lesión doble o triple).

Obviamente, las secuelas de este tipo de afecciones dependen del grado de la compresión, o lesión, así como del tiempo que haya pasado desde que se produjo la lesión. Existe una relación entre la vulnerabilidad de un axón a los efectos de la compresión nerviosa y el diametro del axón, su grado de mielinización y su posición en el haz nervioso. Sin embargo, es difícil determinar estas características sin hacer una disección del paciente. Afortunadamente, hay una relación entre la velocidad de conducción y ciertos tipos de sensaciones, y esta relación se puede utilizar en situaciones de este tipo. Las fibras de conducción más rápida son las aferentes Ia y las motoneuronas a (Fig. 5.1), que son también algunas de las primeras fibras que resultan inhabilitadas a causa de una disminución de su flujo sanguíneo, disminución que se produce cuando hay una compresión nerviosa. Entre los signos más obvios de esta afección están el debilitamiento muscular y la atrofia del miotoma afectado. Las fibras sensitivas adyacentes mayores transportan información que se usa en la propiocepción, la vibración y el tacto fino: estas sensaciones son las siguientes en quedar afectadas. Para complicar aún más la cuestión, el grado de la lesión puede ir desde una pérdida total hasta una mínima afección. A veces, esta última puede resultar más molesta, ya que el nervio adquirirá características de amplificador de sensaciones como la vibración.

El nervio afectado actúa como amplificador

Cualquier zona de un nervio que sea afectada sólo alguna vez, no se 'desmielinizará' necesariamente. En cambio, puede que tenga una membrana ligeramente despolarizada debido a la falta de nutrientes/O_2 o a una inflamación local. Esto provocará que en esa zona el nervio sea más excitable, pero a éste también le costará más repolarizarse rápidamente después de que haya pasado un potencial de acción. El fenómeno resultante de este cambio se conoce como reverberación: la membrana nerviosa oscilará en respuesta al primer potencial de acción y en consecuencia producirá otros. Como en el receptor la fuerza de la señal está codificada tanto en el número de potenciales de acción como en sus frecuencias, se producirá una amplificación eficaz de la señal original.

Esta clase de fenómenos puede apreciarse fácilmente en cualquier nervio periférico obstruyendo el flujo de sangre que llega hasta él un breve espacio de tiempo [sentándose con las piernas cruzadas sobre una superficie dura o poniendo un brazo sobre el respaldo de una silla (oprimiendo el nervio radial del húmero) unos 10 o 20 minutos]. La inducción es lenta y normalmente no se advierte hasta que sea necesaria la propiocepción. En ese momento, si la persona intenta mover el miembro, se manifestarán muchos de los signos de un déficit sensitivomotor del nervio periférico. El miembro se mantendrá inmóvil y aparecerán sensaciones espontáneas de cambio de temperatura y de hormigueo que pueden ser desagradables. Si no se permite que la situación se restablezca, se amplificará la sensación vibracional y las contracciones musculares se harán incontrolables. Esto último se deberá a una realimentación pobre o a que no se disponga de suficientes motoneuronas para activar el músculo. En general, la señal de entrada de los aferentes delgados (de diámetro pequeño: MRUA) está menos afectada que la de las fibras grandes (MRUB) por una disminución del flujo sanguíneo debido a una lesión vascular, a una compresión nerviosa o a una inflamación. La presencia de una sensación normal de dolor (nocicepción) sin ninguna sensación buena podría sugerir la existencia de este tipo de neuropatía. Durante el restablecimiento, los grupos de fibras afectados y la secuencia de sus acciones se invierten y el cambio se **aprecia mejor**. Por tanto, este puede ser el método de demostración más efectivo.

Alivio del dolor, fibras grandes y teoría de la puerta

Con frecuencia, los terapeutas que usan las manos utilizan este mecanismo para explicar alguno de los efectos de sus curaciones manuales. Además del déficit sensitivo, otra consecuencia de la pérdida de sensación sutil es que disminuye la llegada de señales de entrada a la médula espinal. En general, se considera que las sensaciones dinámicas que proceden de los MRUB tienen gran importancia porque proporcionan información sobre los cambios. La necesidad de impedir que los cambios lleguen hasta los centros superiores ha hecho que se dé prioridad a esta información de entrada. Esto significa que la señal de entrada que procede del MRUB, que es más dinámica, impide que la señal de entrada procedente del MRUA, que es más estática, excite su neurona de segundo orden. De este modo se evita que la información de los MRUA, como la nocicepción, llegue a los centros superiores y, en consecuencia, al conocimiento consciente.

Degeneración de los axones

Si la lesión del nervio es mayor (oclusión vascular, trauma físico o degeneración de la mielina), el área del nervio afectada empezará a degenerarse. La parte del axón cercana al lugar de la lesión tiende a quedar indemne (al menos durante un tiempo). Sin embargo, después de poco tiempo la sección distal dejará de recibir nutrientes y proteínas de repuesto procedentes del soma celular, y ello hará que se produzca una degeneración. A este tipo de degeneración se le denomina **degeneración de Waller** y sigue un proceso específico. El lugar de la lesión será el primero en que se manifieste el cambio, que incluye la fragmentación del axón y de la vaina mielínica y la formación de gotitas de lípido (son fenómenos que se pueden desarrollar muy poco después de la lesión, en concreto en las primeras 24 horas). Poco después aparecen los fagocitos (en función del grado de inflamación) y se pone en marcha la fagocitosis de los fragmentos del axón (antes de una semana).

Puede que cerca del lugar de la lesión no haya ninguna indicación inicial del cambio. Sin embargo a veces algunos axones muestran signos de cromatólisis reductiva (reducción de la coloración debida a la disminución de la substancia de Nissl, la dilatación del cuerpo celular con excentricidad del núcleo y una disminución de las mitocondrias). Es muy posible que estas células no sobrevivan a la lesión. La curación de una lesión de este tipo es más difícil si el axón y la vaina mielínica están dañadas (rotas y desplazadas: axonotmesis). Aunque la degeneración de Waller puede desarrollarse distalmente, en este caso siempre es posible que se cure la lesión si la lámina basal permanece intacta. Sin embargo, si se produce un corte transversal completo de los componentes del tejido conectivo de la lámina basal que está alrededor del nervio y de las fibras nerviosas (neuronotmesis), entonces las posibilidades de que se cure la lesión disminuyen mucho.

Regeneración y curación

El grado de regeneración del nervio periférico depende de muchos factores, pero en general es razonable hablar de un crecimiento axonal de aproximadamente 1-2 mm al día. Uno de los principales factores es la edad: cuanto mayor sea una persona, más lenta será la regeneración de los nervios.

Se ha comprobado que la regeneración de los axones a través de la vaina mielínica –si está intacta– es sensible a los anticuerpos que seleccionan los marcadores de la superficie celular representados por las celulas de Schwann (concretamente por las moléculas de adhesión celular, MAC). Estas MAC actúan como marcadores para el axón regenerador, de modo que éste sabe qué camino tiene que recorrer. También hay evidencias que indican que los factores de desarrollo, liberados desde las zonas no inervadas y desde las células de Schwann, atraen a los axones durante la regeneración. Uno de los principales factores que limita la regeneración es la formación de colágeno (tejido cicatrizado); sin embargo, los nervios intentarán seguir regenerándose a pesar de la presencia de esas formaciones. Los axones que no se regeneren correctamente o que, aunque estén intactos, estén en una irritación constante, pueden producir una bola local de neuritas enredadas que pueden hacerse excitables (un ejemplo es el neuroma de Morton). Este tipo de estructura creará una región sensitiva capaz de transmitir dolor, o alguna otra sensación, al dermatoma.

Los cambios en la producción de proteínas necesarios para la regeneración o la restauración tras alguna lesión no tienen como objetivo sustituir específicamente las que se hayan perdido o las que se deban reemplazar: el aumento de esta producción también puede incluir muchas otras proteínas relativamente innecesarias. Entre estas también puede haber receptores que, si llegan a la membrana, pueden alterar tanto el estímulo normal del nervio como su sensibilidad. Además, cualquier cambio que se produzca no afectará específicamente a la zona dañada, sino que ese nuevo complemento de proteínas llegará a todas las demás regiones del nervio. Esto puede tener como consecuencia la estimulación del nervio aferente primario, de modo que éste se regenere tanto en la médula espinal como en la zona periférica dañada. Es más probable que este fenómeno se desarrolle si paralelamente se produce la pérdida de los aferentes como resultado de la lesión en el nervio. Este último cambio provocará que las neuronas de segundo orden produzcan factores de crecimiento 'no reclamados', los cuales atraerán a cualquier terminal sensitiva. Este tipo de cambios puede hacer que un receptor táctil sensible se conecte a aferentes de segundo orden de los nociceptores.

Para que durante la regeneración se desarrolle este tipo de cambios no hace falta que se haya producido una ruptura completa del nervio. En algunos pacientes, la reacción a una irritación duradera, o a una lesión mal curada en que la raíz del nervio quede limitada en su actividad, puede ser grave e incluso llegar a debilitar a un nervio intacto, posiblemente debido a una alteración genética de los nervios que han reducido su contacto con las zonas periféricas. La alteración de la sensibilidad y la excitabilidad de los nervios afectados, tanto del motor simpático como del aferente primario, puede resultar en una atrofia **Sudeck** o en una distrofia simpática refleja. Aunque todavía no se ha podido comprender perfectamente, parece que la excesiva actividad nerviosa simpática promueve la hipersensibilidad de los aferentes finos. Se cree que éstos pueden desarrollar nuevos receptores, que son estimulados directa o indirectamente por los compuestos catecolaminérgicos o peptidérgicos liberados por los eferentes simpáticos. Por su parte, las fibras simpáticas tienden a hacerse hiperactivas y, en el lugar de la lesión, provocan una vasoconstricción y una hiperhidrosis distal, dos fenómenos muy útiles para el diagnóstico. Este aumento de las actividades aferente y eferente se hace cada vez mayor mientras la lesión nerviosa siga en curso (si es que no es ella su causa).

Apunte clínico
En casos de distrofia simpática refleja, el tratamiento manipulativo puede ayudar a curar zonas con daños nerviosos fruto de la lesión original. Esto es importante porque, cuando en un haz nervioso hay múltiples y variados daños, el efecto global de la lesión tiende a ser mayor que el que resultaría de la simple suma de los efectos individuales de cada daño. Los pacientes con este tipo de dolencia no querrán mover el miembro afectado y, por ello, lo más apropiado parece trabajar inicialmente con el otro miembro, para ganarse su confianza, y corregir las señales de entrada procedentes de los receptores contralaterales.

CONSIDERACIONES DIAGNÓSTICAS Y TERAPÉUTICAS

Cuando se examina el SNP, debe hacerse un diagnóstico diferencial basado en la observación y en el examen de las funciones nerviosas específicas, así como en un cuidadoso análisis de su historia médica (Morgenlander, 1997). Este análisis es necesario para averiguar el tipo y el grado de la lesión, su causa probable y su duración, así como el lugar en el que se halla. Es esencial recordar que cuanto más grande sea el diámetro de un nervio, más vulnerable será éste a la compresión, a los descensos de temperatura y, desde luego, como cualquier órgano periférico de las fibras nerviosas, a sufrir las consecuencias de una reducción del suministro vascular. Teniendo esto en cuenta, el diagnóstico de una lesión periférica ha de dirigirse a descubrir si hay alguna evidencia de que los axones motores y los axones sensitivos de gran diámetro no estén desarrollando sus funciones con normalidad. El examen del sistema sensitivo está lleno de problemas, especialmente cuando hay que realizar en el paciente una comparación de la percepción de distintos estímulos sensitivos que se le deberán aplicar cutáneamente. Algunos de estos problemas son la superposición o coincidencia de distintos estímulos sensitivos en una región determinada (especialmente en las extremidades superiores) y la 'vigilancia' y la comprensión del paciente en la respuesta a esos estímulos. La comparación es una herramienta necesaria, ya que a menudo ayuda al paciente y al médico a determinar los valores 'normales' y los 'anormales'. Con respecto al dolor, asociado normalmente a los 'anormales', hay un buen número de definiciones que pueden ayudar a comparar y aclarar la situación, así como a mejorar la evaluación del médico.

- *Dolor espontáneo*
  Ardor, punzadas, pinchazos.
- *Parestesia*
  Sensación espontánea o provocada, no dolorosa pero 'anormal' (por ejemplo, hormigueo).
- *Disestesia*
  Sensación espontánea o provocada dolorosa que es 'anormal'.
- *Hiperalgesia*
  Respuesta dolorosa exagerada a un estímulo doloroso normal.
- *Hiperpatía*
  Respuesta dolorosa exagerada generada por estímulos dolorosos o no dolorosos.
- *Alodinia*
  Respuesta dolorosa a un estímulo que normalmente no es doloroso (Elliott, 1994).

El examen de las extremidades debe ser capaz de determinar la causa de un problema. El análisis básico debe resolver la cuestión de si el problema es consecuencia de:

- *una lesión directa*
- *un mecanismo compensatorio*
- *una neuropatía periférica o central o*
- *un efecto sistémico (por ejemplo, inflamatorio u hormonal)*

Una vez aquí, se deben hacer algunas consideraciones sobre el cuadro neurológico que puede haber permitido que se desarrolle la enfermedad y cualquier ramificación derivada de sus efectos en el neuroeje.

Observar las diferencias de las respuestas motoras inducidas puede ayudar a evaluar la lesión. A la hora de llevar a cabo el examen motor, se puede considerar que hay dos aspectos, el somatomotor y el visceromotor. En cualquier caso, no hay que olvidar que estas funciones están vinculadas entre sí y se ayudan mutuamente. Los axones de diámetro mayor son los de las motoneuronas a, por lo que el examen cuidadoso de la función muscular tiene una importancia fundamental; se hará mediante la evaluación y la comparación de la fuerza y la fatigabilidad motoras, la palpación, la observación y la averiguación de si hay fasciculaciones o fibrilaciones en el músculo o músculos. Los signos de actividad eléctrica en una miofibrilla o en el fascículo de un músculo son, como mínimo, un indicio de que existe una axonopatía periférica, que normalmente se desarrollará unos siete días después de la lesión. Sin embargo, un cuadro similar también puede sugerir un trastorno en alguna cadena celular o una lesión en la conexión neuromuscular. Es posible que para realizar el diagnóstico definitivo se tenga que recurrir a exámenes electrodiagnósticos (electromiografía) de la función nerviosa periférica. En cualquier caso, la disposición de los músculos afectados será la clave para efectuar un diagnóstico apropiado. Por ello, siempre hay que preguntarse: ¿hay un solo músculo implicado? Si en la lesión están implicados bastantes músculos, la pregunta debe incluir en qué lugar está cada uno de ellos; ¿son todos distales respecto a una única ramificación nerviosa? Si se sospecha que puede haber una lesión en la raíz, ¿están implicados a ese nivel todos los sectores (anterior, posterior y postural)?

Terapéuticamente, la elección del tratamiento debería plantearse dirigiendo la curación de manera que fomente la estabilidad y no se perjudique la función de otras partes del cuerpo. La manipulación quiropráctica de cualquier articulación se hace con la intención de restablecer los patrones de movimiento 'normales'. Es importante comprender que una intervención de este tipo puede tener efectos locales y segmentarios, así como supra e infrasegmentarios. Los cambios relativos a la angulación articular que se consiguen después de una manipulación quiropráctica pueden tener un profundo efecto sobre las señales aferentes de entrada. El resultado será un cambio de sensibilidad de los fascículos musculares y las alteraciones, descritas antes, de los receptores de las cápsulas ligamentosa y articular.

Si se sabe la existencia de estos efectos, como base terapéutica se puede decidir reducir el impacto del tratamiento en el resto del cuerpo. Esto se puede hacer modificando el tratamiento para facilitar o incrementar la acción de un mecanismo cruzado o de una agrupación motoneuronal ipsolateral para, respectivamente, reforzar o debilitar la actividad funcional del músculo. También hay que tener en cuenta que estos mecanismos pueden haber intervenido en el origen de una dolencia. Este principio también puede ser útil si hubiera que inmovilizar una zona debido a alguna inestabilidad cuando todavía se quiere seguir aumentando el tono muscular y el aporte vascular normal. Dos ejemplos de este tipo de acciones serían:

1 *Hacer algunos ejercicios con la mano y la muñeca con el codo inmovilizado.*

2 *Flexionar el codo contralateral para facilitar el tratamiento de un codo, cuando éste tenga una dolencia que limite su movimiento de flexión.*

También hay que considerar siempre la posible implicación del cerebelo, ya que cualquier disminución de la señal de entrada del aferente de éste tendrá consecuencias tanto en las señales de salida vestibuloespinales como en los circuitos ganglionar basal y talamocortical. Concretamente, la pérdida de las señales de tipo I procedentes de los aferentes articulares dinámicos reducirá la regulación del cerebelo; además hay que recordar que las señales vestibuloespinales que llegan a la musculatura intrínseca espinal son esenciales para la estabilidad de la columna vertebral, y que tener una columna estable es fundamental para estabilizar todos los movimientos de las extremidades y para la dinámica de los espacios intervertebrales.

Tampoco debe olvidarse que un tratamiento quiropráctico tiene la capacidad de proporcionar un importante influjo al control motor a través de complejos circuitos de realimentación (en los que intervienen el tálamo, el córtex, los núcleos neoestriado y subtalámico, etc.). Las lesiones en cualquier zona de control pueden provocar una gran variedad de trastornos evidentes del movimiento, como por ejemplo atetosis, parkinson, tics, rigidez y temblores. Sin embargo, hay que indicar que los trastornos menos graves también pueden ser consecuencia de una alteración de menor importancia en los circuitos aferente o eferente.

BIBLIOGRAFÍA

Anand, P., Terenghi, G., Warner, G., Kopelman, P., Williams-Chestnut, R.E. y Sinicropi, D.V. (1996) The role of endogenous nerve growth factor in human diabetic neuropathy. *Nat. Med.* **2**, 703-707.

Apfel, S.C. y Kessler, J.A. (1996) Neurotrophic factors in the treatment of peripheral neuropathy. *Ciba Found. Symp.* **196**, 98-108; exposición, 108-112.

Barrett, D.S. (1991) Proprioception and function after anterior cruciate reconstruction. *J. Bone Joint Surg.* **73B**, 53-56.

Burke, R.E. y otros (1977) Anatomy of medial gastrocnemius and soleus motor nuclei in cat spinal cord. *J. Neurophysiol.* **40**, 667-673.

Cosgarea, A.J. y Schatzke, M.D. (1997) Knee problems in the young athlete: a clinical overview. *J. Musculoskeletal Med.* **14**, 96-109.

Desaki, J. (1990) A reexamination of multiaxonal nerve endings innervating intrafusal muscle fibers of the Chinese Hamster. *Arch. Histol. Cytol.* **53**, 449-454.

Elliott (1994) Taxonomy and mechanisms of neuropathic pain. *Sem. Neurol.* **14**, 195-205.

Freeman, M.A.R. y Wyke, B. (1966) Articular contributions to limb muscle reflexes. The effects of partial neurectomy of the knee joint on postural reflexes. *Br. J. Surg.* **53**, 61-69.

Freeman, M.A.R. y Wyke, B. (1967) Articular reflexes at the ankle joint: an electromyographic study of normal and abnormal influences of the ankle joint mechanoreceptors upon reflex activity in the leg muscles. *Br. J. Surg.* **54**, 990-1001.

Freeman, M.A.R. y Wyke, B. (1967) The innervation of the knee joint. An anatomical and histological study in the cat. *J. Anat.* **101**, 505-532.

Henderson, C.E., Phillips, H.S., Pollock, R.A. y otros (1994) GDNF: a potent survival factor for motoneurons present in peripheral nerve and muscle (see comments) [published erratum appears in *Science* 1995; **267**, 777]. *Science* **266**, 1062-1064.

Hill, C.E., Jelinek, H., Hendry, I.A., McLennan, I.S. y Rush, R.A. (1988) Destruction by anti-NGF of autonomic, sudomotor neurones and subsequent hyperinnervation of the foot pad by sensory fibres. *J. Neurosci. Res.* **19**, 474-482.

Johansson, H., Sjolander, P. y Sojka, P. (1991) A sensory role for the cruciate ligaments. *Clin. Orthop.* 161-178.

Kieschke, J., Mense, S. y Prabhakar, N.R. (1988) Influence of adrenaline and hypoxia on rat muscle receptors in vitro. En: *Progress in Brain Research* (W. Harmann y A. Iggo, eds.), Amsterdam, Elsevier Science, pp. 91-97.

Matthews, P.B.C. (1972) *Mammalian Muscle Receptors and Their Central Action*. London: Edward Arnold.

Morgenlander, J.C. (1997) Recognising peripheral neuropathy. How to read the clues to an underlying cause. *Postgrad. Med.* **102**, 71-72.

Pitman, M.I., Nainzadeh, N., Menche, D., Gasalberti, R. y Song, E.K. (1992). The intraoperative evaluation of the neurosensory function of the anterior cruciate ligament in humans using somatosensory evoked potentials. *Arthroscopy* **8**, 442-447.

Riaz, S.S. y Tomlinson, D.R. (1996) Neurotrophic factors in peripheral neuropathies: pharmacological strategies. *Progr. Neurobiol.* **49**, 125-143.

Schaible, H.G. y Grubb, B.D. (1993) Afferent and spinal mechanism of joint pain. *Pain* 55, 5-54.

Schaible, H.G. y Schmidt, R.F. (1996) Neurobiology of articular receptors. En: *Neurobiology of Nociceptors* (C. y F. Belmonte, eds.), Nueva York, Oxford University Press, pp. 202-219.

Sherrington, C.S. (1906) *The Integrative Action of the Nervous System*. London, Constable.

Sjolander, P. y Johansson, H. (1997) Sensory endings in ligaments: response properties and effects on proprioception and motor control. En: *Ligaments and Ligamentoplasties* (L.H. Yahia, ed.), Heidelberg, Springer-Verlag, pp. 39-83.

Rehabilitación: el papel de los ejercicios como terapia de apoyo en el tratamiento de las articulaciones periféricas

Daniel Lane

INTRODUCCIÓN

En su sentido más general, puede decirse que la rehabilitación está relacionada con el restablecimiento de la forma y la función normales después de una lesión o una dolencia (*Dorland's Medical Dictionary*, 24ª edición). En lo que se refiere al campo musculoesquelético del cuidado de la salud, se entiende que la rehabilitación está relacionada con el restablecimiento de la función musculoesquelética (Liebenson, 1990). Cada vez se tiende más hacia un tipo de programas de rehabilitación más profesional y especializado, y se pone una atención especial en encontrar y mantener técnicas específicas.

En lo que respecta a la rehabilitación vertebral, hoy en día se acepta que el tratamiento efectivo ya no tiene que consistir en terapias pasivas y de reposo, sino que tiene que basarse por el contrario en algunos ejercicios y en el restablecimiento funcional. Como resultado de este cambio, se ha producido una explosión de nuevas posibilidades y facilidades para la rehabilitación vertebral. Los centros de 'alta tecnología' pueden desarrollar un papel importante en lo que se refiere a algunas personas con lesiones crónicas, pero en general son caros y se consideran como inapropiados para muchos pacientes (Liebenson, 1990), entre los que se incluyen los que padecen problemas en las articulaciones periféricas. En cambio, todos reconocen que los tratamientos de 'baja tecnología' son la alternativa actual más efectiva y asequible para la gran mayoría de las dolencias y afecciones neuromusculoesqueléticas. Los médicos que trabajan en pequeños centros privados están perfectamente adaptados y preparados para proporcionar este tipo de atención sanitaria y es previsible que dentro de cierto tiempo sean ellos los que controlen y se ocupen mayoritariamente de los tratamientos de los trastornos neuromusculoesqueléticos.

El ejercicio terapéutico tiene un papel fundamental en la rehabilitación. De hecho, Liebenson (1990) escribe que la manipulación y el ejercicio son los dos métodos que se han convertido en el 'estandarte' del desarrollo de la atención sanitaria neuromusculoesquelética de alta calidad. Este autor defiende un concepto de rehabilitación que incluye aspectos biopsicosociales y que consiste en unos primeros cuidados moderados y prudentes, efectuar luego el restablecimiento funcional y, por último, el restablecimiento funcional multidisciplinar para quienes padezcan lesiones crónicas. En la actualidad se acepta que la mejora de la flexibilidad, la coordinación, la fuerza y la resistencia muscular, el refuerzo de los tejidos blandos y la reeducación propiosensitiva son una parte fundamental del restablecimiento funcional. Tales son las funciones del ejercicio terapéutico.

Efectos del ejercicio terapéutico

Fundamentalmente, el ejercicio terapéutico está relacionado con la prevención de disfunciones y con el desarrollo y el mantenimiento de la fuerza, de la movilidad y la flexibilidad, de la estabilidad, de la coordinación y el equilibrio y de las capacidades funcionales (Kisner y Colby, 1996). También sirve para estimular la dinámica vascular local, incluidos la producción y el movimiento del fluido sinovial, necesario para la nutrición y el mantenimiento del cartílago y, por tanto, de la función articular.

Tipos de ejercicios terapéuticos: una visión general

Ejercicios para las cadenas cinéticas de reposo y de bloqueo
La cadena cinética está asociada con la relación anatomicofuncional de las extremidades superiores e inferiores. Las cadenas cinéticas de reposo se refieren a una serie de articulaciones en las que el segmento distal está libre. Una cadena cinética de bloqueo es una serie de articulaciones cuyo segmento distal es fijo o sostiene algún peso. Puesto que las extremidades, especialmente las inferiores, funcionan casi siempre como una cadena de bloqueo, se deduce que es muy probable que los ejercicios para las cadenas de bloqueo proporcionen una recuperación funcional más rápida.

Ejercicio isotónico
Se puede definir como un ejercicio de resistencia constante. Normalmente implica el uso de cargas libres, poleas o circuitos de pesas. Algunos de estos aparatos pueden ser complejos y caros. La contracción muscular isotónica no es habitual en la vida diaria y por esta razón su papel en el restablecimiento funcional es limitado.

Ejercicio isométrico (estático)
Consiste en una contracción muscular hecha sin movimiento o sin alterar la extensión del músculo. La gran mayoría de los movimientos musculares está acompañada de movimiento articular. Por esta razón, el ejercicio isométrico también tiene una aplicación limitada en el restablecimiento funcional. Sin embargo, no es raro que se utilice en las primeras fases del programa de rehabilitación, sobre todo cuando es probable que los movimientos articulares resulten molestos.

Ejercicio concéntrico
El movimiento concéntrico se produce cuando un músculo se contrae y se acorta al mismo tiempo. La actividad concéntrica es habitual y los ejercicios concéntricos se ajustan bien a los programas de rehabilitación.

Ejercicio excéntrico
Cuando un músculo se contrae pero al mismo tiempo se estira, se produce un movimiento excéntrico. Se acepta que los músculos desarrollan más tensión, requieren menos energía y son más eficientes cuando se contraen excéntricamente que cuando lo hacen concéntrica o isométricamente. La actividad excéntrica también es habitual y, por ello, los ejercicios de este tipo también se adaptan perfectamente a los programas de rehabilitación efectivos.

Ejercicio pliométrico
Esta forma de ejercicio, llamada también práctica del ciclo 'estiramiento-acortamiento', es una especie de ejercicio isotónico que combina la velocidad, la fuerza y las actividades funcionales. Se considera que sólo es apropiado en las últimas fases de la rehabilitación de personas jóvenes y activas que tienen que alcanzar un alto nivel de estado físico para desarrollar una actividad específica.

CONTRAINDICACIONES AL EJERCICIO TERAPÉUTICO
La presencia de inflamación y derrames articulares, la hipermovilidad articular, la malignidad, las afecciones óseas, las fracturas no curadas, el dolor, las prótesis, un tejido conectivo debilitado (por ejemplo, después de una lesión, de una intervención quirúrgica, de tomar ciertos medicamentos como los corticosteroides), así como los daños en el tejido conectivo sistémico se consideran contraindicaciones relativas, y en algunos casos totales, para hacer ejercicios terapéuticos. Si hay alguna duda, siempre se debe actuar con mucha precaución.

APLICACIÓN DEL EJERCICIO TERAPÉUTICO
En general, se considera que para conseguir los mejores resultados los pacientes deben seguir un plan de ejercicios gradual y que no provoque dolor; se debe pasar de un ejercicio a otro cuando se haya conseguido el progreso deseado, es decir, que se debe seguir haciendo un ejercicio hasta que se haya logrado una recuperación funcional óptima. Se recomienda usar las evaluaciones subjetivas y objetivas para controlar el estado y la evolución del paciente. Así mismo, se debe animar a los pacientes para que realicen los ejercicios con frecuencia, especialmente en las primeras fases de la rehabilitación. Por supuesto, el número exacto de repeticiones y de series, así como las cargas que se deben usar, dependen de la dolencia concreta del paciente, de la fase de la recuperación, de su condición física y de su estado de salud. Los médicos no deben dudar en modificar la manera de proceder cuando haga falta.

PROCEDIMIENTOS ESPECÍFICOS PARA LA REHABILITACIÓN

A continuación ofrecemos un extenso programa, aunque no exhaustivo, para la rehabilitación de las articulaciones periféricas. No debe entenderse como una guía que haya que seguir paso a paso, sino como una referencia de la que el médico puede seleccionar y modificar los métodos de rehabilitación más apropiados. Siempre que ha sido posible se ha optado por un tratamiento de 'baja tecnología' de los ejercicios y se ha procurado usar el mínimo número de aparatos. Muchos de los ejercicios incluidos se pueden realizar en el agua, con la lógica ventaja de que en tal caso no se emplean cargas de peso.

ARTICULACIÓN TEMPOROMANDIBULAR

RELAJACIÓN

Técnicas para la relajación general de todo el cuerpo
Suelen ser muy beneficiosas para los pacientes con problemas en la articulación temporomandibular (Kessler y Hertling, 1983). Se recomienda que los médicos estudien los textos dedicados a estas técnicas, entre las que deben incluirse las relativas al control del 'biofeedback' y de la tensión.

Técnicas de relajación local
Se hace cerrar al paciente firme y correctamente la mandíbula unos segundos para que luego la relaje dejando que se abra. El paciente debe intentar concentrarse en la sensación de tensión en las sienes, así como en la propia mandíbula.

AMPLITUD PASIVA DEL MOVIMIENTO

Estiramiento con los dedos
Con la boca abierta y los dedos en los incisivos superiores e inferiores, el paciente puede conseguir aumentar pasivamente la amplitud del movimiento estirando con suavidad la boca.

Técnicas de estiramiento neuromuscular propioceptivo
Son especialmente útiles como ayuda para la rehabilitación cuando la articulación temporomandibular tiene problemas de hipermovilidad y/o inestabilidad. El paciente debe colocar una serie de espátulas (u otros objetos separadores similares) justo dentro de la boca, entre los dientes. Entonces el paciente debe

morderlas con suavidad unos segundos y luego soltarlas y relajarse. El ejercicio se repetirá varias veces. También se puede aumentar el número de objetos separadores para conseguir que la amplitud del movimiento aumente poco a poco.

Una variante
Existe una variante de este ejercicio en la que no se usan objetos separadores. El paciente debe poner la lengua en la parte posterior del paladar duro y mantener la boca abierta. Luego hará una suave contracción isométrica para bajar el paladar duro contra la resistencia de la lengua. También se puede utilizar una resistencia adicional ejerciendo una suave presión en la barbilla.

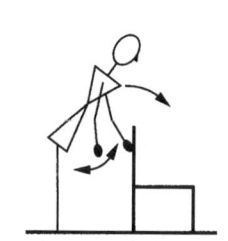

Amplitud activa del movimiento/estiramiento

Presión digital correctora
Mientras se mira en un espejo, el paciente debe abrir y cerrar la mandíbula con los dedos colocados sobre las articulaciones temporomandibulares. El paciente debe intentar corregir suavemente cualquier movimiento anómalo usando la presión de los dedos. De este modo, se llevará a cabo un '*biofeedback*' corrector visual y táctil.

Presión molar correctiva
A medida que aumente la estabilidad, el paciente podrá efectuar ejercicios adicionales para mejorar la funcionalidad. El paciente debe poner la punta de la lengua en las muelas palatinas contralaterales del maxilar superior y luego abrir y cerrar lentamente la boca mientras aprieta la lengua contra las muelas.

Nota
La rotación del cuello facilita el movimiento de la articulación temporomandibular ipsolateral. El médico puede tenerlo en cuenta cuando prescriba y/o adapte los ejercicios que se acaba nde explicar.

Ejercicios propioceptivos
Tanto los ejercicios de amplitud pasiva del movimiento como los de amplitud activa deberían proporcionar una excelente ejercitación propioceptiva.

Restablecimiento funcional
Incluye actividades de la vida diaria (AVD) como masticar, y técnicas funcionales específicas como sea preciso.

ARTICULACIÓN GLENOHUMERAL

Amplitud pasiva del movimiento

Ejercicios pendulares de Codman
El paciente puede estar sentado o de pie y tiene que doblarse hacia delante por la cintura de modo que la parte superior del cuerpo quede flexionada con un ángulo de unos 45°. El miembro superior afectado se dejará que 'cuelgue suelto'. El paciente puede utilizar un punto de sujeción apoyándose con la otra mano en una silla o en una mesa. A continuación se indicará al paciente que haga oscilar suavemente la parte superior del cuerpo de modo que la articulación glenohumeral afectada haga un movimiento pasivo. Variando los movimientos de la parte superior del cuerpo se logrará que esta articulación efectúe movimientos de flexión, extensión, abducción y aducción y de rotación. Si hace falta, estos ejercicios deben repetirse con pesas pequeñas para aumentar la tracción articular.

Amplitud activa del movimiento/estiramiento

Movimiento de los dedos en posición supina
El paciente debe estar tendido en posición supina, con los brazos estirados y pegados al cuerpo. El brazo afectado debe estar vuelto hacia dentro de modo que la palma de la mano esté hacia abajo. El paciente debe abducir lentamente el brazo, 'andar' los dedos por el suelo.

Movimiento de los dedos, de pie
El paciente debe ponerse de pie a unos 25–30 centímetros de una pared y apoyar en ella la mano del miembro afectado. Luego, debe flexionar lentamente el brazo hacia delante haciendolo 'andar' con el movimiento de los dedos, dentro de la amplitud activa de movimiento sin dolor. Si al realizar el ejercicio el paciente se aparta de la pared, se puede modificar la amplitud del movimiento variando los ángulos de abducción para conseguir gradualmente que el hombro se abduzca correctamente.

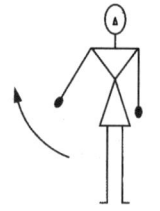

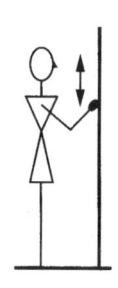

Movimiento de los dedos, sentado
El paciente debe sentarse ante una mesa que le llegue aproximadamente a la altura del codo. Deberá apoyar la mano del miembro afectado en la superficie de la mesa con la palma hacia abajo. A continuación, el paciente hará avanzar lentamente los dedos a lo largo de la superficie de la mesa para provocar que el hombro flexione. Este ejercicio se puede modificar introduciendo varios ángulos de abducción para que el hombro se abduzca gradualmente.

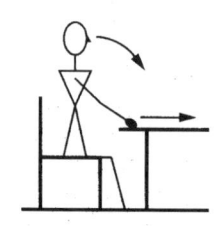

Amplitud activa del movimiento
El paciente, que puede estar sentado o de pie, debe mover suavemente el brazo afectado a lo largo de la amplitud activa del movi-

miento que no le duela. Puede 'dibujar' distintas figuras en el aire como ayuda para mantener el interés del ejercicio. Éste se puede modificar utilizando pesas, lo que aumentará la resistencia, o apretando un objeto (por ejemplo una pelota de tenis), con lo que se conseguirá estimular la musculatura rotatoria de la muñeca.

Estiramiento capsular /del tejido blando

Autotracción
El paciente, que puede estar de pie o sentado, debe agarrarse suavemente a un objeto fijo adecuado (por ejemplo, la manilla de una puerta). Luego tiene que desplazarse lentamente hacia un lado aplicando una suave tracción a la articulación glenohumeral. Este ejercicio se puede hacer manteniendo distintas posturas de la parte superior del cuerpo (por ejemplo, con rotación sólo del tronco) para crear distintas tensiones de tracción.

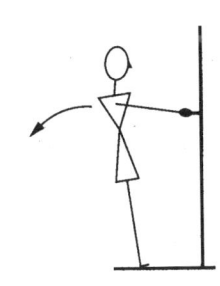

Deslizamiento, de espaldas
El paciente debe estirarse en posición supina apoyándose en los codos y en los antebrazos. A continuación debe relajarse para permitir que el peso del cuerpo estire la cápsula articular y los tejidos que la rodean.

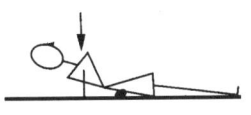

Deslizamiento, boca abajo
El paciente debe estirarse en posición prona, apoyado en los codos y los antebrazos. A continuación debe relajarse para dejar que el peso del cuerpo estire la cápsula articular y los tejidos que la rodean.

Estiramiento con aducción
El paciente flexiona el brazo hasta un ángulo de 90° y, con la mano del otro brazo, hace que el codo efectúe un movimiento de aducción. De este modo se consigue estirar la cápsula posterior.

Estiramiento por encima de la cabeza
El paciente debe mantener el brazo afectado por encima de la cabeza, con el codo flexionado. Con la mano contralateral presiona para extender ligeramente y aducir suavemente el brazo.

Estiramiento con pesas
El paciente se tiende en posición supina sobre una tabla o un banco sujetando una pesa ligera, con el codo flexionado 90° y el hombro abducido también 90°. Luego debe rotar lentamente el brazo hacia el exterior y/o hacia el interior.

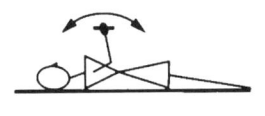

Flexiones, de pie
El paciente debe estar de pie a la distancia de la longitud de sus brazos de una pared, y con las manos a la altura de los hombros y apoyadas en ella. En esta posición hará suaves flexiones.

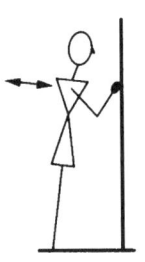

Ejercicios propioceptivos
Todos los movimientos articulares proporcionan una excelente realimentación propioceptiva; sin embargo, el médico puede recomendar otros ejercicios específicos.

Propiocepción sobre una tabla oscilante
El paciente se arrodilla con la mano del miembro afectado, o con las dos manos, apoyadas en una tabla oscilante y con los codos completamente extendidos. El objetivo de este ejercicio es mantener el equilibrio mientras se hace pequeños movimientos creados por el movimiento de la parte superior del cuerpo.

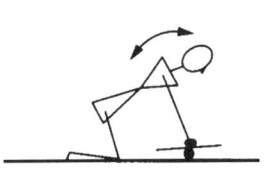

Propiocepción con una pelota muy grande
El paciente se arrodilla junto a una pelota de gran tamaño (por ejemplo, una pelota de gimnasia) con la mano del miembro afectado apoyada en su parte superior. A continuación, con suavidad, debe hacer que la pelota gire en redondo, manteniendo siempre el contacto y el equilibrio con esa mano.

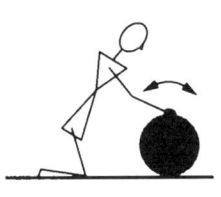

Normalización del movimiento escapulotorácico
El paciente echa hacia atrás las escápulas, flexiona el codo hasta un ángulo de 90° y, por último, abduce los brazos también 90°.

Restablecimiento funcional
Debe animarse al paciente a que realice AVD como conducir y técnicas funcionales específicas como haga falta.

ARTICULACIÓN ACROMIOCLAVICULAR

Teniendo en cuenta la cercanía entre la articulación acromioclavicular y la glenohumeral, así como su papel como parte del conjunto articular del hombro, la mayor parte de los ejercicios para la segunda también resultarán beneficiosos para la primera. Sin embargo, hay que advertir que la tracción puede tender a provocar un esfuerzo excesivo en la articulación, lo que el médico no debería olvidar cuando prescriba y/o modifique los ejercicios.

Amplitud pasiva del movimiento

Ejercicios pendulares de Codman
El paciente, que puede estar sentado o de pie, tiene que inclinarse hacia delante por la cintura de modo que la parte superior del cuerpo quede flexionada con un ángulo de unos 45°. Se dejará que el miembro superior afectado 'cuelgue suelto'. El paciente puede usar un punto de sujeción apoyándose con la otra mano en una silla o en una mesa. A continuación se indicará al paciente que haga oscilar suavemente la parte superior del cuerpo de modo que la articulación glenohumeral ipsolateral haga un movimiento pasivo; así se conseguirá también que la articulación acromioclavicular se mueva suavemente. Variando los movimientos de la parte superior del cuerpo se conseguirá que dicha articulación efectúe movimientos de flexión, extensión, abducción, aducción y rotación. Este ejercicio no debe hacerse con pesas.

Amplitud pasiva del movimiento/estiramientos
Los ejercicios que hemos ofrecido para la articulación glenohumeral también son adecuados para la acromioclavicular.

Movimiento de hombros con resistencia
El paciente debe subir y bajar suavemente los hombros con una ligera resistencia (aproximadamente 1 o 2 kg). No debe dejarse que las pesas o cargas cuelguen libremente, ya que ello provocaría un esfuerzo excesivo de la articulación acromioclavicular.

Ejercicios propioceptivos
Los ejercicios indicados para la articulación glenohumeral también son adecuados para la acromioclavicular.

Restablecimiento funcional
Lo dicho para la articulación glenohumeral también es adecuado para la acromioclavicular.

ARTICULACIÓN ESTERNOCLAVICULAR

Teniendo en cuenta la cercanía entre la articulación esternoclavicular y la glenohumeral, y su papel como parte del complejo articular del hombro, la mayoría de los ejercicios indicados para la segunda también son beneficiosos para la primera. Sin embargo, hay que advertir que la tracción puede tender a provocar un esfuerzo excesivo en la articulación, por lo que el médico no debe olvidarlo cuando prescriba y/o modifique los ejercicios.

Amplitud pasiva/activa del movimiento/estiramientos
Los ejercicios indicados para la articulación glenohumeral también son adecuados para la esternoclavicular.

Giros de los hombros
El paciente debe hacer girar suavemente los hombros hacia delante y hacia atrás. El ejercicio también se puede hacer utilizando mancuernas de poco peso.

Flexiones, de pie
El paciente se pone de pie a la distancia de sus brazos de una pared y apoya las palmas de las manos en ella; éstas deben estar a la altura de los hombros. Entonces debe inclinarse hacia delante lentamente, con lo que realiza las 'flexiones, de pie', y luego volver a la posición inicial.

Restablecimiento funcional
Los ejercicios indicados para la articulación glenohumeral también son adecuados para la esternoclavicular.

LA MUÑECA Y LA MANO

Amplitud pasiva del movimiento

'Apretón de manos'
El paciente debe coger suavemente la mano afectada con la otra mano, con la que debe dirigir todos los movimientos posibles de la muñeca y la mano afectadas.

Rodillo o pelota de tenis
El paciente debe apoyar con suavidad la mano afectada, con la palma hacia abajo, en un rodillo o una pelota de tenis y, a continuación, facilitar el movimiento pasivo de la muñeca y de la mano moviendo el codo ipsolateral, el hombro y la parte superior del cuerpo.

Dedos
El paciente debe sujetar suavemente el dedo afectado y mover la articulación afectada dentro de la amplitud pasiva del movimiento.

Amplitud activa del movimiento/estiramientos

Movimiento completo
Simplemente, el paciente debe mover la muñeca o la mano afectada en la amplitud activa del movimiento. Este ejercicio se puede repetir usando algún peso pequeño para que haya una mayor resistencia.

Pelota de tenis
El paciente aprieta suavemente una pelota de tenis o un objeto similar.

Restablecimiento funcional
Además de las actividades de la vida diaria en que se use la mano y la muñeca, se debe animar al paciente a hacer tareas más complejas, como hacer y deshacer nudos y lazos, o pasar cerillas de una caja a otra cogiéndolas con el pulgar y otro dedo.

Estiramiento capsular/del tejido blando

'Apretón de manos'
El paciente debe sujetar firmemente la mano afectada con la otra y hacer una suave tracción. Este ejercicio se puede combinar con pequeños movimientos pasivos.

Dedos
El paciente sujeta con suavidad el dedo afectado y hace una suave tracción. Este ejercicio se puede combinar con pequeños movimientos pasivos.

Ejercicios propioceptivos

Los ejercicios para las amplitudes activa y pasiva del movimiento que hemos detallado antes proporcionarán una excelente ejercitación propioceptiva.

Restablecimiento funcional

Debe animarse al paciente a que haga las AVD y técnicas funcionales específicas como sea preciso.

EL CODO

Amplitud pasiva del movimiento

Superficie de una mesa
El paciente apoya el codo y el antebrazo afectados sobre una superficie estable y estimula el movimiento articular pasivo moviendo el hombro y la parte superior del cuerpo hacia delante y hacia atrás, e inclinándose o girando el tronco de un lado a otro. Este ejercicio puede hacerse con la mano del miembro afectado tanto en posición supina como en prona.

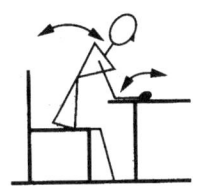

Tirador de una puerta
El paciente, de pie, coge suavemente el tirador de una puerta con la mano del miembro afectado y estimula el movimiento articular pasivo moviendo el hombro ipsolateral y la parte superior del cuerpo hacia delante y hacia atrás.

'Apretón de manos'
El paciente debe sujetar suavemente la mano del miembro afectado con la otra, y provocar la flexión, extensión, supinación y pronación del codo con movimientos controlados del miembro no afectado. Este ejercicio se puede hacer tanto manteniendo el miembro afectado suspendido en el aire como apoyándolo en una superficie estable.

Amplitud activa del movimiento/estiramientos

Movimiento completo
Simplemente, el paciente mueve el codo afectado en la amplitud activa del movimiento. El ejercicio se puede hacer con una mancuerna de poco peso para que haya mayor resistencia.

Estiramiento capsular/del tejido blando

Autotracción
Mientras hace los ejercicios para la amplitud pasiva del movimiento, el paciente debe aplicar una ligera tracción al conjunto articular del codo, por ejemplo durante el ejercicio en el que se coge del mango de una puerta o en el del 'apretón de manos'.

Ejercicios propioceptivos

Los ejercicios para las amplitudes pasiva y activa del movimiento que se han detallado arriba proporcionan una excelente ejercitación propioceptiva.

Restablecimiento funcional

Se debe animar al paciente a que haga las AVD y técnicas funcionales específicas como haga falta.

LA CADERA

Amplitud pasiva del movimiento

De pie
Estando de pie, el paciente debe apoyar la pierna no afectada en una superficie estable que esté un poco por encima del nivel del suelo (por ejemplo, en una guía de teléfonos), de modo que la pierna afectada quede suspendida en el aire. Puede que el paciente necesite un apoyo para mantener el equilibrio, por lo que podrá usar una silla o apoyar una mano en la pared. Luego, suavemente, provocará el movimiento pasivo de la cadera afectada moviendo lentamente la parte superior del cuerpo hacia delante y hacia atrás, e inclinándola y girándola de un lado a otro. Este ejercicio produce una tracción suave.

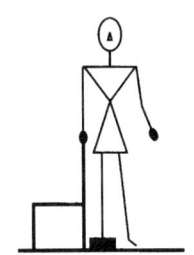

Con la rodilla flexionada
El paciente debe estar de pie con la rodilla de la pierna afectada flexionada en un ángulo de 90° y apoyada en una silla, que también servirá de apoyo adicional. Luego, suavemente, provocará el movimiento pasivo de la cadera afectada moviéndose lentamente hacia delante y hacia atrás, inclinándose a derecha e izquierda y girando el tronco de un lado a otro.

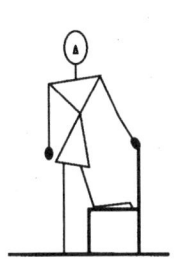

Amplitud activa del movimiento/estiramientos

De pie
Estando de pie, el paciente debe apoyar la pierna no afectada en una superficie estable que esté ligeramente por encima del nivel del suelo (por ejemplo, en una guía de teléfonos), de modo que la pierna afectada quede suspendida en el aire. Puede que el paciente necesite un apoyo para mantener el equilibrio, por lo

que podrá usar una silla o apoyar una mano en la pared. Luego hará lentamente los movimientos activos de la cadera afectada. Para que haya una mayor resistencia, se puede colocar un peso pequeño en el tobillo.

Ejercicio isométrico
El paciente puede estar sentado, o estirado en posición supina o prona sobre una superficie cómoda. En esa posición hará contracciones isométricas de los grupos musculares que haga falta.

Minisentadillas
El paciente hará 'minisentadillas' flexionando las rodillas, como mucho hasta un ángulo de 90°. El ejercicio se puede efectuar rotando y/o abduciendo la cadera. Puede que el paciente necesite apoyarse en una silla o en la pared.

ESTIRAMIENTO CAPSULAR/TEJIDO BLANDO
Posición supina
El paciente debe tenderse en posición supina, con una toalla enrollada alrededor del tobillo de la pierna afectada y que deberá fijarse a un objeto estable (por ejemplo, a un mueble grande). Así, el paciente podrá provocar una tracción en la articulación de la cadera afectada tirando suavemente de la toalla con la pierna afectada. El ejercicio se puede combinar con rotaciones internas y externas.

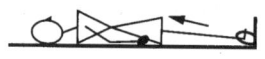

EJERCICIO PROPIOCEPTIVO
Los ejercicios para las amplitudes activa y pasiva del movimiento que se ha detallado antes proporcionan una excelente ejercitación propioceptiva.

Ejercicio sobre una tabla oscilante
El paciente debe ponerse de pie sobre una tabla oscilante y mantener el equilibrio mientras hace movimientos suaves. El ejercicio se puede variar introduciendo varios movimientos de rotación y/o flexión de la cadera y de las rodillas. Si se mueve la parte superior del cuerpo y/o los miembros se conseguirán movimientos adicionales de la cadera. Para mantener tranquilamente el equilibrio, es aconsejable que el paciente use como apoyo una silla u otro objeto.

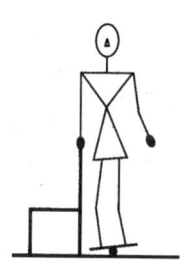

RESTABLECIMIENTO FUNCIONAL
Debe animarse al paciente a que haga las AVD (por ejemplo, caminar e ir en bicicleta) y otras acciones funcionales específicas como haga falta.

LA RODILLA

AMPLITUD PASIVA DEL MOVIMIENTO
Sentado
El paciente debe sentarse de modo que los pies no toquen el suelo. Debe 'enganchar' el pie del miembro no afectado tras el tobillo del miembro afectado, y luego flexionar y extender 'activamente' la rodilla no afectada de modo que la rodilla afectada se extienda y flexione 'pasivamente'.

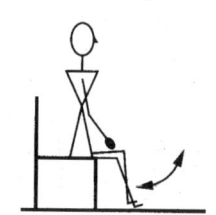

AMPLITUD ACTIVA DEL MOVIMIENTO/ESTIRAMIENTOS
Sentado
El paciente debe sentarse de manera que los pies no toquen el suelo y luego mover lentamente la rodilla afectada dentro de la amplitud activa del movimiento. Se puede añadir resistencia al ejercicio colocando algún peso en el tobillo.

Sentadillas
El paciente debe hacer sentadillas suaves.

Extensión supina
El paciente se tiene que tender en posición supina con un pequeño rodillo situado bajo la rodilla afectada, y luego hacer una extensión suave de la rodilla contra la resistencia del rodillo.

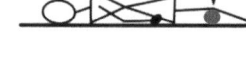

ESTIRAMIENTO CAPSULAR/DEL TEJIDO BLANDO
Sentado
El paciente debe sentarse de manera que los pies no toquen el suelo y con pequeños pesos fijados alrededor del tobillo de la rodilla afectada. De este modo, se crea una tracción y al ejercicio se le pueden añadir pequeños movimientos activos o pasivos de la rodilla.

Posición supina
El paciente debe estirarse en posición supina, con una toalla enrollada alrededor del tobillo de la pierna afectada y que deberá fijarse a un objeto estable (por ejemplo, a un mueble grande). De ese modo, el paciente podrá provocar una tracción en la articulación de la rodilla afectada tirando suavemente de la toalla con la pierna afectada. El ejercicio se puede combinar con flexiones de la rodilla.

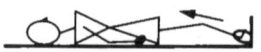

EJERCICIO PROPIOCEPTIVO
Los ejercicios para las amplitudes activas y pasivas del movimiento que hemos detallado antes proporcionan una excelente ejercitación propioceptiva.

Restablecimiento funcional

Debe animarse al paciente a que haga AVD (por ejemplo, ir en bicicleta) y otras acciones funcionales específicas como haga falta.

EL PIE Y EL TOBILLO

Amplitud pasiva del movimiento

El paciente sujeta el pie/tobillo afectado y lo mueve suavemente dentro de la amplitud pasiva de su movimiento.

Sentado

El paciente se sienta cómodamente apoyando el pie afectado sobre un rodillo o una pelota. Luego propicia el movimiento pasivo del pie y del tobillo moviendo la rodilla y la cadera ipsolaterales.

Amplitud activa del movimiento/estiramientos

Sentado o en posición supina

Sentado o en posición supina, el paciente mueve el pie/tobillo afectado dentro de la amplitud activa de su movimiento. El ejercicio se puede repetir usando algunas resistencias, por ejemplo poniéndose zapatos lastrados u otros pesos para los pies. Dibujar figuras en el aire ayuda a mantener el interés en el ejercicio.

Trabajos más exigentes

El paciente hace trabajos más exigentes, como levantar objetos (por ejemplo canicas o toallas) con los dedos del pie.

Estiramiento capsular/del tejido blando

En posición supina

El paciente, que estará estirado en posición supina, debe haber atado un extremo de una toalla a un objeto estable y el otro alrededor de su pie afectado. Así podrá producir una tracción en la articulación del pie y/o del tobillo afectado, tirando suavemente de la toalla con la pierna afectada.

Ejercicio propioceptivo

Los ejercicios para las amplitudes activa y pasiva del movimiento que se han detallado antes proporcionan una excelente ejercitación propioceptiva.

De pie

Estando de pie, el paciente debe mantener el equilibrio mientras hace suaves movimientos generales del cuerpo. Para conseguir otros movimientos distintos del pie y del tobillo deberá mover los brazos y la parte superior del cuerpo. El ejercicio también se puede hacer con los ojos cerrados o apoyándose sólo en el pie/tobillo afectado.

Ejercicio sobre una tabla oscilante

El paciente se pondrá de pie sobre una tabla oscilante y deberá mantener el equilibrio mientras efectúa movimientos suaves. Si mueve los brazos y la parte superior del cuerpo se conseguirá que el pie y el tobillo hagan otros movimientos. El ejercicio también se puede realizar con los ojos cerrados o apoyándose sólo en el pie/tobillo afectado.

Restablecimiento funcional

Debe animarse al paciente a que haga las AVD (por ejemplo, andar) y técnicas funcionales específicas como haga falta.

CONCLUSIÓN

Está claro que los ejercicios que hemos descrito, que pueden modificarse cuando sea preciso, deberán ser parte de un tratamiento completo y de un programa de rehabilitación dirigidos a conseguir un restablecimiento funcional seguro y rápido.

BIBLIOGRAFÍA BÁSICA

Kisner, C. y Colby, L. (2005) *Ejercicio terapéutico*, Barcelona, Paidotribo.

Liebenson, C. (ed.) (1990) *Rehabilitation of the Spine – a Practitioner's Manual*. Baltimore, MD, Williams & Wilkins.

LECTURAS COMPLEMENTARIAS

Cailliet, R. (1991) *Shoulder Pain*. Filadelfia, F.A. Davis.

Codman, E.A. (1934) *The Shoulder*. Boston, MA, Thomas Todd Co.

Cookson, J.C. y Kent, B.E. (1979) Orthopaedic manual therapy: an overview. Part I: The extremities. *Phys. Ther.* **59**, 136.

Cyriax, J. (1982) *Textbook of Orthopaedic Medicine*, vol. I: *The Diagnosis of Soft Tissue Lesions*, 8ª ed. Londres, Baillière Tindall.

Deusinger, R. (1984) Biomechanics in clinical practice. *Phys. Ther.* **64**, 1860-1868.

Dontigny, R. (1970) Passive shoulder exercises. *Phys. Ther.* **50**, 1707.

Gray, G.W. (1993) Understanding closed chain exercise. *Rehab. Ther. Prod. Rev.* Nov/Dic, pp. 16-17.

Hawkins, R.J. y Mohtadi, G.H. (1991) Controversy in anterior shoulder instability. *Clin. Orthop. Rel. Res.* **272**, 152-161.

Jobe, F.W. y Pink, M. (1993) Classification and treatment of shoulder dysfunction in the overhead athlete. *J. Orthop. Sports Phys. Ther.* **18**(2), 427-432.

Kaltenborn, F. (1989) *Manual Mobilisation of the Extremity Joints: Basic Examination and Treatment Techniques*, 4ª ed. Oslo, Odas Norlis Bokhandel.

Kamm, K., Thelen, E. y Jensen J.L. (1990) A dynamical systems approach to motor development. *Phys. Ther.* **70**, 763-775.

Keshner, E.A. (1990) Controlling stability of a complex movement system. *Phys. Ther.* **70**, 844-854.

Kesseler, R. y Hertling, D. (1983) *Management of Common Musculoskeletal Disorders*. Filadelfia, Harper & Row.

Lewit, K. (1985) The muscular and articular factor in movement restriction. *Manual Med.* **1**, 83-85.

Magee, D. (1992) *Orthopaedic Physical Assessment*, 2ª ed. Filadelfia, W.B. Saunders.

Margery, M. y Jones, M. (1992) Clinical diagnosis and management of minor shoulder instability. *Aust. J. Physiother.* **38**(4), 269-280.

Mulligan, B.R. (1993) Mobilisations with movement. *J. Manual Manip. Therp.* **1**(4), 154-156.

Payton, O., Hirt, S. y Newton, R. (1977) *Scientific Basis for Neurophysiological Approaches to Therapeutic Exercise*. Filadelfia, F.A. Davis.

Wadworth, C. (1988) *Manual Examination of the Spine and Extremities*. Baltimore, MD, Williams & Wilkins.

Parte II

Manipulación articular

Examen y técnicas de la articulación temporomandibular

Daniel J. Proctor

INTRODUCCIÓN

En nuestra sociedad, los dolores de cabeza y de cuello se han convertido prácticamente en una epidemia. Es sabido que, a lo largo de su vida, el 86% de la población experimenta algún tipo de dolor en la parte baja de la espalda y que el 25% puede padecer alguna incapacidad fruto de esa afección. Un dato menos conocido es que el 40% de la población padece dolores de cabeza y de cuello que causan alguna incapacidad. El número de las personas que acuden a tratarse el dolor de cabeza incapacitador es casi tres veces mayor que el de las que buscan un tratamiento para los dolores de la parte baja de la espalda (20 millones frente a 7 millones respectivamente), y su coste es de 3 billones de dólares anuales frente a 20 billones de dólares para los tratamientos de la parte baja de la espalda (White y Gordon, 1982; Kelsey, 1982). Muchos de nuestros pacientes sufren dolores de cabeza y de cuello, pero aun así nuestra enseñanza trata muy poco este problema. El coste consiguiente para la población en lo que hace a productividad, calidad de vida y tensión psicológica nunca se ha valorado completamente (Schurr y otros, 1990).

La importancia que tienen estos datos para este capítulo se evidencia al considerar que se estima que alrededor del 30% de los dolores de cabeza los causa la articulación temporomandibular (Reik y Hale, 1981). También se ha calculado que el 85–90% de la población padece en su vida algún tipo de síndrome de disfunción dolorosa de la articulación temporomandibular (SDD de la ATM) (Saghafi y Curl, 1995).

El síndrome de disfunción dolorosa de la articulación temporomandibular (SDD de la ATM) es objeto de un caluroso debate debido a que hay distintas teorías etiológicas, así como al hecho de que en su tratamiento se han cosechado tanto éxitos como fracasos. Los informes que indican que distintos tipos de tratamiento han tenido alguna eficacia inciden en el hecho de que la lesión es multifactorial (Marotta, 1993). Tal como ilustraremos a continuación, la lesión tiene diferentes subcategorías específicas que se reúnen en un solo diagnóstico. Cada componente tiene características únicas y requiere un enfoque clínico diferente.

Los tratamientos quiroprácticos han demostrado ser una terapia efectiva para muchos aspectos de esta dolencia. Entre los pacientes que muestran por lo menos un síntoma, los estudios han demostrado que el 30-40% de ellos consiguen beneficios mediante un tratamiento de este tipo (Saghafi y Curl, 1995). El mayor mérito de este tratamiento consiste en un reconocimiento apropiado de la lesión, que permite activar rápidamente sobre los componentes del síndrome.

En ninguna disciplina médica se ha comprendido bien el SDD de la ATM, ni se ha estudiado suficientemente; además, su tratamiento ha sido casi siempre inapropiado. Para el quiropráctico es tan importante saber cuándo y cómo hay que manipular la articulación como saber cuándo no hay que manipularla. Cuando se haya puesto en marcha un tratamiento que incluya manipulación, el médico no debe suponer que las posibilidades quiroprácticas para ese caso ya se han agotado, pues sería un enfoque demasiado simplista, ya que sería como pensar que sólo tenemos una herramienta para ayudar al paciente. En cambio, es importante que el médico examine todas las posibilidades de la manera más completa y exhaustiva posible.

En la literatura hay buenos ejemplos de descripción completa del diagnóstico y de consideraciones diferenciales del SDD de la ATM, así como de sus subcategorías. En cambio, es difícil encontrar procedimientos de examen más sencillos, de 'baja tecnología' para la práctica diaria. Para acabar esta introducción, diremos que los tipos de tratamiento(s) y de pronóstico para cada subcategoría de la dolencia deben presentarse de forma conjunta. Estos son los propósitos y objetivos de este capítulo, elaborado con la idea de que lo puedan usar quiroprácticos de niveles muy distintos. También puede servir para dar información a otros grupos de profesionales, ya que todos trabajamos con el propósito de entender mejor este síndrome.

ANATOMÍA, BIOMECÁNICA Y PATOLOGÍA

El SDD de la ATM puede tratarse y controlarse con eficacia clínica y sin que el coste sea excesivo. Sin embargo, la lesión es multifactorial y por tanto requiere un enfoque multifactorial. El tratamiento quiropráctico incluye una evaluación propia y unas técnicas manuales que incluyen la movilización y la manipulación, así como fisioterapia, ejercicios y consejos clínicos auxiliares. A pesar de que el tratamiento quiropráctico es importante y completo, no es un enfoque o una pauta médica que se use mucho. Los médicos tienen que entender perfectamente el

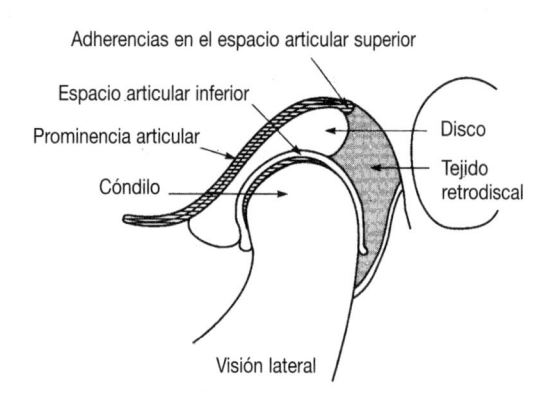

Fig. 7.1

La visión lateral de la anatomía de la ATM muestra las estructuras normales y el lugar de formación de las adherencias (adaptado de Curl, 1995)

problema concreto para poder discernir el tratamiento adecuado. Los objetivos del tratamiento son disminuir el dolor, la debilidad y la sobrecarga de la articulación, y limitar por ende la degeneración del disco. Mediante la intervención quiropráctica se debería poder restablecer la función normal de la articulación, permitir que el paciente vuelva a realizar las actividades de la vida diaria relacionadas con ella y controlar los factores etiológicos para prevenir que la lesión se repita (Saghafi y Curl, 1995). Respecto a este tipo de consideraciones, es importante presentar un breve análisis de la anatomía, la biomecánica y la patología de la articulación temporomandibular, que servirá para definir y determinar los puntos fundamentales y para poder elegir los tipos de examen y de tratamiento que deba seguirse en cada caso.

La articulación temporomandibular es una articulación sinovial ginglimoartrodial con una cápsula bien vascularizada e inervada (Fig. 7.1). La membrana sinovial recubre tanto el sector superior de la articulación como el inferior, mientras que las superficies articulares están recubiertas por un tejido conectivo fibroso en lugar del típico cartílago hialino de las articulaciones sinoviales, por lo que la ATM es menos vulnerable a los procesos degenerativos y más propensa a la regeneración. Este factor es importante debido a las repetidas fuerzas compresivas que actúan sobre la articulación (Brand e Isselhard, 1986; Curl, 1995).

El disco articular es un tejido colágeno denso y fibroso y tiene dos superficies articuladas. La superficie superior (articulación superior) se articula con el hueso temporal y permite un movimiento articular lineal (de deslizamiento o de traslación) con el cóndilo mandibular. La superficie inferior (articulación inferior) permite un movimiento giratorio del cóndilo alrededor de un eje horizontal (Helland, 1986).

Tomados conjuntamente, a la cápsula articular y al ligamento temporomandibular se les considera los auténticos ligamentos de la ATM. La sinovia recubre la cápsula y proporciona lubricación, nutrición, fagocitosis y propiedades inmunes. La cápsula está formada por un tejido conectivo areolar laxo. Es más laxo en la parte anterior, gracias a lo cual le proporciona un poco de estabilidad a la articulación cuando ésta se desplaza hacia delante. Clínicamente, esto es importante en los casos en que se produce un 'latigazo' o cuando se lleva a cabo una manipulación quiropráctica, ya que la parte anterior es la zona más débil de la cápsula. Ésta está reforzada lateralmente por el ligamento TM y está unida posteriormente al disco donde éste es más grueso. El ligamento TM es el ligamento más importante, ya que confiere estabilidad a la ATM (Helland, 1986).

El tejido retrodiscal (TRD) es una continuación posterior del disco y, a diferencia de éste, está muy vascularizado e inervado. Las funciones del TRD son producir un pseudodisco y fluido sinovial; esta última función es la más importante. El pseudodisco se crea después de un estado de disfunción crónica a consecuencia del cual el cóndilo deja de articularse sobre el disco en sí y pasa a hacerlo en su borde posterior. Una vez se ha formado, el pseudodisco es funcional e histológicamente idéntico al disco original, exceptuando su estructura matriz, que está relativamente desordenada. El pseudodisco tarda en formarse alrededor de un año (Saghafi y Curl, 1995).

Como ya se ha dicho, el tejido retrodiscal está muy vascularizado. Si sufre alguna lesión o herida se producirá una hemorragia que provocará la formación de adherencias en la articulación superior (Fig. 7.1). El tratamiento debe iniciarse lo antes posible para minimizar tanto la extensión de la hemorragia como el nivel de formación de adherencias. El hecho de que el cóndilo entre en la cavidad (en el TRD) altera la producción de

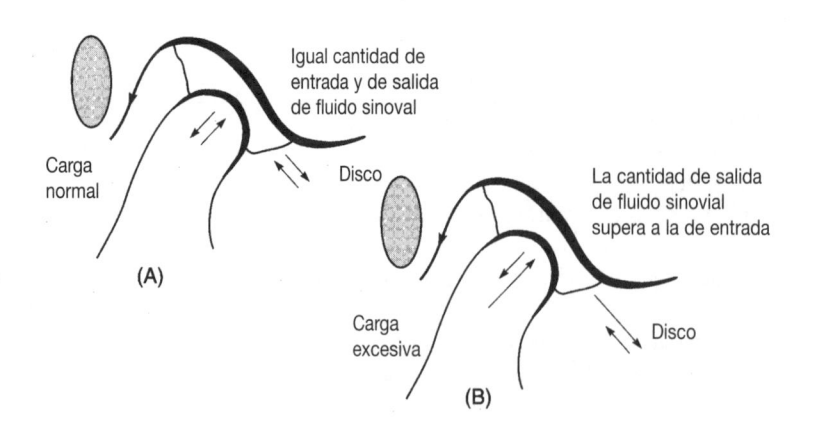

Fig. 7.2

Introducción del cóndilo en la cavidad articular en una articulación sana (a) y en una articulación que ha sufrido el impacto de una sobrecarga (b) (adaptado de Curl, 1990)

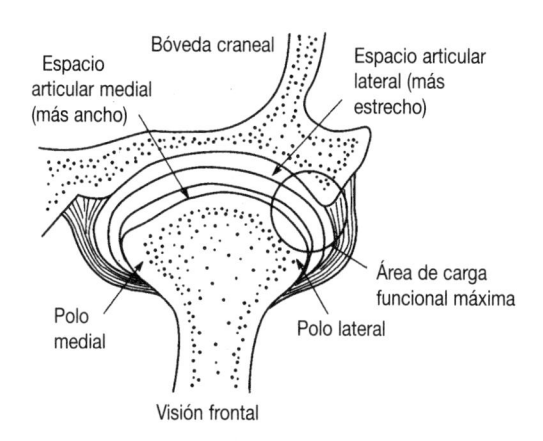

Fig. 7.3

La visión frontal de la ATM ilustra cómo los ligamentos estabilizan el disco y el lugar de la carga funcional máxima (adaptado de Curl y Saghafi, 1995)

Tabla 7.1

Función de los músculos relacionados con la ATM, con indicación de las combinaciones de músculos que se usan en los movimientos normales de la mandíbula

Músculo	A	C	P	R	DL
Masetero		+	+		
Temporal		+		+	+
Pterigoideo medial		+	+		+
Pterigoideo lateral inferior	+		+		+
Digástrico	+			+	
Pterigoideo lateral superior		+			+

(A) apertura, (C) cierre, (P) protrusión, (R) retracción, (DL) desplazamiento lateral. (+) significa que ese músculo participa en el movimiento.

líquido sinovial (Fig. 7.2) y, si ésta es escasa, disminuirán la lubricación del disco y la nutrición de la articulación. Si esto sucede cuando el disco esté en una posición incorrecta o anormal, aumentará la probabilidad de que se produzca una perforación o un cambio degenerativo. Mientras no haya una prueba sólida de la causa del trastorno articular degenerativo, debe sospecharse que es fruto de una sobrecarga más que de esfuerzos punzantes (Reik y Hale, 1981).

Los ligamentos discales colaterales unen los polos medial y lateral del cóndilo al disco articular. Estos ligamentos, que no son elásticos, están compuestos de tejido conectivo colagenoso que, si está intacto y en estado funcional, previene el desplazamiento anterior y posterior del disco (Fig. 7.3) (Saghafi y Curl, 1995).

Las dislocaciones recurrentes del disco disminuyen o alteran tanto la configuración bicóncava como la función del ligamento colateral. Por tanto, aunque el disco vuelva a su posición normal después de una dislocación, las estructuras estabilizadoras pueden haber sido dañadas o hasta eliminadas (Curl, 1995).

El desplazamiento hacia delante del disco se produce: (1) cuando los ligamentos colaterales se deterioran o se dañan; (2) cuando la parte posterior del disco sufre un desgaste importante; (3) a causa de una lesión producida por una 'sacudida'; o (4) después de una afección dental prolongada o fuerte, una intubación endotraqueal o un bostezo en que se abra mucho la boca (Curl y Saghafi, 1995).

Normalmente, el disco se disloca anteromedialmente a causa de una función anormal del músculo pterigoideo lateral, hecho que origina un aumento de la tensión del ligamento colateral lateral y, en consecuencia, una disminución de la estabilidad artcular. En la Tabla 7.1 hay una lista de otros músculos relacionados con la ATM, y las funciones de cada uno (Curl, 1995).

Entre las estructuras adyacentes se encuentran la arteria del tímpano, el nervio del tímpano y los ligamentos maleolares anteriores. Los zumbidos en el oído y la alteración de la agudeza auditiva son afecciones comunes en casos de SDD de la ATM (Guralnick y otros, 1978).

El análisis de la anatomía relacionada con la ATM no quedaría completo si no se hiciese mención a los dientes. Los más importantes son los premolares y los molares. La oclusión incorrecta cuando se mastica o ciertas costumbres perjudiciales (por ejemplo, mascar chicle demasiado a menudo) provocan cargas y presiones anómalas que se transmiten a la articulación. De este modo, también aumentarán los impactos y los microtraumas en la articulación, y se acelerarán las alteraciones degenerativas (Curl, 1991).

La posición intercuspidal (PIC), es decir, aquella en la que los dientes están en contacto, depende de la dentición. La presencia o la ausencia de dientes, la altura de los mismos, la existencia de prótesis y la alineación de los dientes también pueden hacer que aumente el movimiento del cóndilo y, por tanto, que aumente la presión intradiscal y la tensión de los ligamentos de la ATM. Por otro lado, el incremento de la presión intradiscal hace que disminuya la nutrición discal. La PIC también influye en la postura de la mandíbula, ya que afecta a la acción de los músculos que la rodean. En la evaluación del dolor

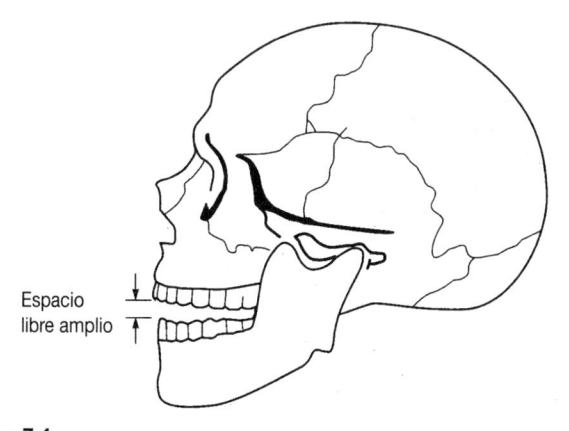

Fig. 7.4

La posición de descanso postural mandibular presenta un buen espacio libre de unos 3-5 mm (adaptado de Curl, 1995)

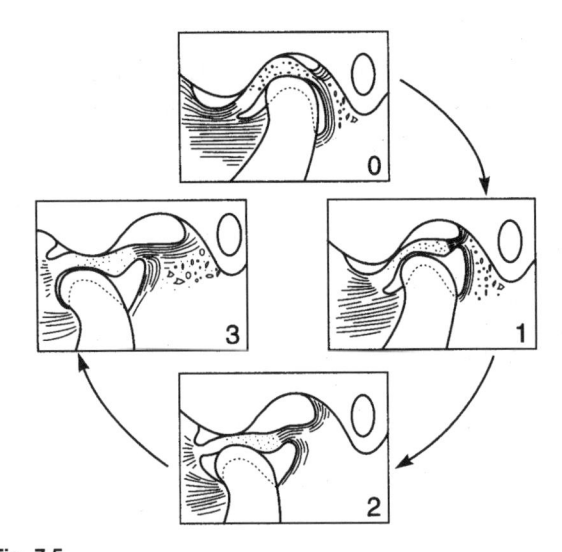

Fig. 7.5
Reproducción de un ciclo normal de apertura de la boca en el que se aprecia la relación entre los tejidos duros y los blandos desde la posición de bloqueo (0) hasta que la boca está completamente abierta (adaptado de Solberg y Blaschke, 1980)

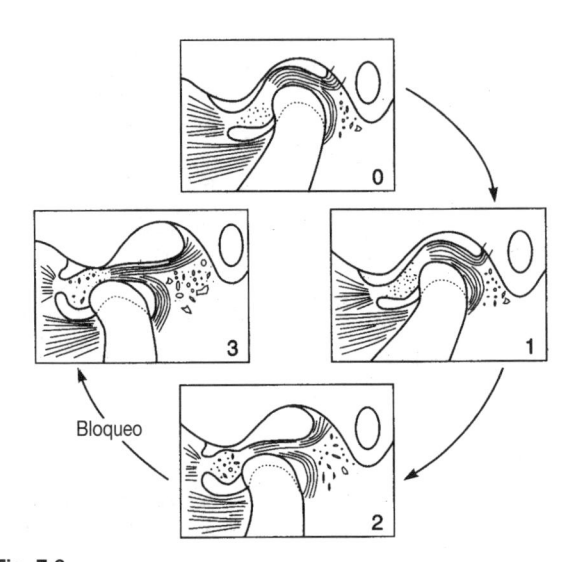

Fig. 7.6
Discordancia grave del disco en que se aprecia el bloqueo discal que limita la apertura completa de la boca (adaptado de Solberg y Blaschke, 1980)

de cuello crónico tampoco debe ignorarse el estado de la dentición (Curl, 1993).

La biomecánica de la ATM ha de analizarse en posición de reposo y en movimiento. Tanto la PIC como la posición de descanso postural mandibular (PDPM) influyen en la 'salud' de la ATM. La posición de descanso postural mandibular (Fig. 7.4) tiene que ver con el tono muscular de los músculos cervicales anterior y posterior, la postura de la cabeza y la elasticidad inherente a los músculos. Normalmente, en la PDPM no hay contacto entre los dientes, sino que queda entre ellos un espacio de unos 3-5 mm. Este espacio aumenta cuando se respira por la boca, y es más pequeño en las personas que padecen bruxismo o aprietan los dientes. La importancia de la PDPM consiste en que permite que la ATM descanse y se restablezca y que llegue hasta ella el líquido sinovial (véase Fig. 7.2). En ese momento de descanso, el cóndilo se separa de la cavidad y descomprime el TRD. Las alteraciones de la PDPM afectarán a los procesos de remodelación y de reparación y, por tanto, obstaculizarán la capacidad de adaptación de la articulación (Curl, 1991).

En cualquier persona, la posición de descanso postural mandibular cambiará durante el día y a lo largo de la vida. Las variaciones de esta posición dependen de las tensiones emocionales, de los hábitos parafuncionales, etc., así como de los cambios posturales, el porte de la cabeza, la dentición, la armonía de la oclusión, ciertos trastornos sistémicos (por ejemplo, la miastenia grave) o incluso del estado psicológico.

Puesto que la PMR influye en la salud de la ATM debe ser tenida en cuenta en la evaluación, en el tratamiento y el pronóstico de esta última. También deben considerarse los factores que influyen en la PMR, de manera específica la postura cervical (Curl, 1989).

Hay una relación recíproca entre los músculos anteriores y posteriores del cuello y los de la mandíbula. Cualquier alteración de la tensión de uno de estos tres grupos afecta a los otros dos debido a los muchos reflejos posturales que controlan la posición de la cabeza y de la mandíbula. Además, hay una clara interdependencia entre la función de la ATM y de los segmentos cervicales superiores que van del occipucio a la tercera vértebra cervical, que puede observarse en los exámenes clínicos de ambas zonas. La retracción mandibular y una alteración de la trayectoria de cierre de la mandíbula se asocian con un porte de la cabeza inclinado hacia delante y con una lordosis cervical acusada. Esta asociación puede observarse en cualquier paciente que muestre dichas alteraciones posturales. Una mandíbula relajada se mueve espontáneamente hacia arriba y hacia atrás. La postura de la cabeza es probablemente el factor más importante de control de la PDPM (Rocabado, 1983; Curl, 1995).

A menudo, los pacientes con disfunción de la ATM presentan otros problemas espinales o posturales, como escoliosis, lordosis, cifosis, porte anormal de la cabeza y diferencia de longitud de las piernas. Normalmente, la lateralidad del segmento de la primera vértebra es ipsolateral respecto a una mala oclusión de la ATM, mientras que la pierna más corta es ipsolateral respecto a una mala posición de la ATM (Curl, 1989).

La oclusión defectuosa es una de las causas más comunes de disfunción de la ATM. Entre las consecuencias de una oclusión defectuosa están:

- *Falta de armonía entre la PDPM y la PIC, lo que provoca un mayor esfuerzo de la mandíbula y un cambio en las fuerzas cortantes y compresivas. Los síntomas de esta afección incluyen dolor al apretar los dientes, que se alivia al morder depresores de la lengua o usando una 'lámina dental' (para morderla) o una placa de descarga para la noche. Subjetivamente, el paciente que padece una oclusión defectuosa puede experimentar un ruido o un chasquido en la*

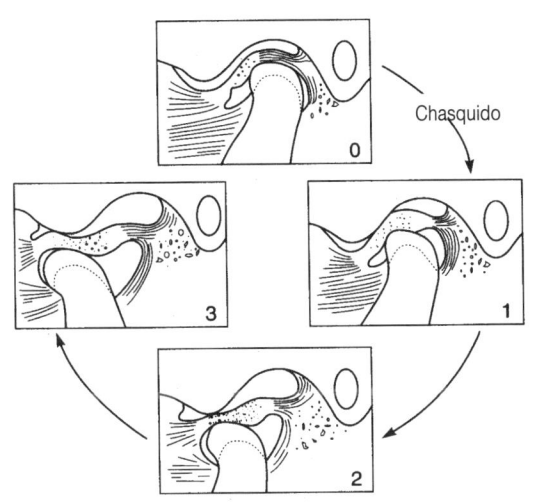

Fig. 7.7
Discordancia o dislocación del disco en que se muestra el chasquido que se produce cuando se abre la boca (adaptado de Solberg y Blaschke, 1980)

articulación o una sensación de tensión al apretar los dientes (Curl, 1989).
- *Espasmo del músculo secundario o bruxismo que causa cansancio muscular, puntos gatillo y espasmo (Solberg y Clarck, 1980).*

En la ATM se desarrollan dos movimientos básicos: rotación y traslación. En la Figura 7.5 se representan los movimientos de la articulación durante el ciclo completo de la apertura de la boca. La **rotación** es el movimiento que se observa en la articulación inferior. Las alteraciones de este movimiento tienen como consecuencia el bloqueo del movimiento condilar por parte del disco, hecho que hace imposible abrir la boca más de 15 mm. A este fenómeno se denomina 'bloqueo de la apertura' (Fig. 7.6). La **traslación** es una función de la articulación superior en la cual el disco y el cóndilo se deslizan a lo largo de la prominencia articular hacia atrás, hacia abajo y centralmente. En general, las alteraciones del movimiento de traslación provocan una limitación de la apertura de la boca (esta última generalmente llega a 25-30 mm) o una disminución del desplazamiento lateral. A menudo se produce un 'chasquido en la apertura' de la boca cuando el cóndilo pasa sobre el disco (Rocabado, 1983). Durante este movimiento, las adherencias del espacio articular superior provocan sus efectos mayores (Fig. 7.7) (Curl y Saghafi, 1995).

El desplazamiento lateral es un movimiento anormal que ayuda a aplicar las fuerzas compresivas y cortantes. El movimiento implica un ciclo unilateral de traslación: el complejo disco/cóndilo se mueve centralmente hacia la articulación opuesta, o 'no operante', que también se mueve centralmente. En el lado 'no operante', la prominencia articular desplaza al disco y al cóndilo hacia abajo. Por su parte, el disco y el cóndilo del 'lado operante' rotan hasta que el movimiento hacia delante es detenido por el ligamento temporomandibular. Este movimiento requiere un particular esfuerzo de los ligamentos y se

Tabla 7.2
Clasificación de las lesiones de la articulación temporomandibular

Anormalidades de desarrollo
Se incluyen la hipoplasia, la hiperplasia, la afección de la apófisis coronoides y los condromas

Enfermedades
Son las afecciones intracapsulares, entre las que se incluyen la artrosis degenerativa, la osteocondritis, la artritis reumatoide, la artritis psoriásica, la condromatosis, las infecciones, la necrosis, la gota y la enfermedad metastásica

Disfunciones
Por disfunciones se entiende el mal funcionamiento de las condiciones funcionales normales y/o el bruxismo resultantes de un aumento de la actividad psicomotora

cree que acelera la degeneración de la ATM (Saghafi y Curl, 1995).

La consecuencia más común de una hipertonicidad, de una contractura o de un espasmo muscular es que el cóndilo queda apoyado en la parte trasera superior del disco en vez de estar en él. De este modo, cuando la mandíbula empieza a abrirse, el cóndilo se desliza dentro del disco y se produce un chasquido (Fig. 7.7).

Si en el TRD hay alguna cicatriz o herida –con la consiguiente pérdida de elasticidad–, si el disco está desgarrado o perforado o si la musculatura, especialmente el pterigoideo lateral superior, está muy hipertónico o contracturado, el cóndilo se desplaza hacia arriba, a la parte posterior del disco, y no puede moverse sobre el borde de éste. A esta alteración se le llama bloqueo discal (Fig. 7.6) y es un problema asociado también con la formación de adherencias.

Las adherencias (o anquilosis fibrosa) empiezan a formarse menos de 24 horas después de un trauma. El hecho de que no se controle una inflamación articular también provoca la formación de adherencias. Esta fibrosis se hace clínicamente importante después de 3 días y a las 4-6 semanas entra en una fase en la que se hace cada vez más difícil tratarla. Por ello, es necesario tratarla pronto (Curl y Saghafi, 1995).

La última consideración sobre las dolencias más comunes que encuentran y tratan los quiroprácticos se refiere a la osteoartritis (OA) de la ATM. Normalmente, en esta articulación, la OA es menos sintomática de lo que cabría esperar; de hecho, los estudios revelan que es más habitual observar las características de la osteoartritis en radiografías de la ATM que recibir noticias de síntomas. En un 8% de los casos de pacientes con dolores debidos al SDD de la ATM, las radiografías muestran osteoartritis (Toller, 1974) y, por otro lado, se ha comprobado que la OA aparece en un 40 % de los cadáveres de personas de más de 40 años de edad (Evan, 1990). Además, aunque con frecuencia las características radiográficas se veían en individuos asintomáticos de menos de 40 años, a menudo faltaban en los pacientes con predisposición a esa dolencia (Guralnik y otros, 1978).

En resumen, el funcionamiento correcto de la ATM es esencial para poder vocalizar, masticar y tragar con normalidad. Su funcionamiento normal depende de que la alineación de las superficies del conjunto articular sea uniforme y simétrica, y de la congruencia del mecanismo intraarticular disco/cóndilo. Cualquier pequeña disfunción de uno de los componentes especializados puede provocar una disfunción en toda la articulación.

ETIOLOGÍA DEL SDD DE LA ATM

El análisis completo de todos los factores y teorías etiológicos supera los objetivos de este capítulo, pero, es importante resumir las teorías más relevantes, ya que incidirá en una mayor comprensión del argumento que se va a tratar.

Las dolencias o lesiones de la articulación temporomandibular (ATM) se pueden clasificar en anormalidades de desarrollo, enfermedades y disfunciones (Tabla 7.2). La disfunción es la causa que más se acepta (Royder, 1981). En este grupo, hay un gran desacuerdo a la hora de definir si el síndrome de disfunción dolorosa de la articulación temporomandibular (SDD de la ATM) es un síndrome doloroso miofascial, una disfunción articular, una oclusión dental defectuosa o un problema psíquico. La verdadera causa no se conoce aún y ningún investigador ha atribuido nunca el SDD de la ATM a un sólo factor etiológico (Marbach y otros, 1988). Sobre esta cuestión hay tres puntos de vista principales: el musculomecánico, el psicofisiológico y el oclusal. En la literatura de los últimos 15 a 20 años, se puede observar que cada especialidad tiene sus interpretaciones preferidas, pero el enfoque más generalizado es el multidisciplinario que, como intentaremos mostrar en este texto, es el más práctico para entender esta compleja lesión.

1 Teoría musculomecánica

Los desequilibrios estructurales mecánicos duraderos provocan la rigidez del aparato masticatorio. El 'ataque' del síndrome es engañoso, ya que se desarrolla a lo largo de bastantes años; de hecho, normalmente la disfunción y el desequilibrio del mecanismo de masticación aparecen muchos años antes de que el paciente sienta molestias lo bastante fuertes como para decidirse a buscar ayuda profesional (Guralnick y otros, 1978).

En la actualidad, la teoría muscular es la que goza de más aceptación, y entre las pruebas en que se apoya esta teoría están éstas:

- *La infiltración de los músculos cercanos mitiga el dolor, aunque no puede controlar o evitar los chasquidos.*
- *La electromiografía ayuda en el diagnóstico clínico de los casos de aumento de la actividad del músculo masetero en pacientes afectados por este síndrome en la ATM.*
- *Un exceso de la función masticatoria produce dolor (las personas 'normales' pueden masticar, o apretar los dientes una media hora sin sentir dolor).*
- *El bruxismo se asocia a un uso excesivo de estos músculos y es una afección habitual del síndrome. Los músculos que están afectados con más frecuencia son: el pterigoideo lateral (36%), el pterigoideo medial (17%), y el masetero y el temporal (0-3%) (Ieremia y otros, 1990).*

2 Teoría psicofisiológica

Las teorías psicofisiológicas sugieren que la conducta del paciente provoca la lesión de la ATM, ya que crea una alteración funcional que en primera instancia produce cambios musculares y mucho después, cambios en la dentición. Cuando otros factores que provocan tensiones afectan también al desequilibrio de la ATM, la intensidad de los impulsos nerviosos patológicos procedentes de la ATM, y debidos a su disfunción, pueden aumentar sustancialmente. A partir de ahí, comienzan y se desarrollan los síntomas malignos del síndrome, a los que se considera la manifestación clínica del SDD de la ATM. Si la alteración persiste, los síntomas serán cada vez mayores, hasta que el paciente llegue a experimentar un gran dolor. Además, hay que decir que en esos pacientes se ha observado angustia psicológica y depresión (Ieremia y otros, 1990; Tversky y otros, 1991).

Entre las pruebas en que se apoya la teoría psicofisiológica están las siguientes:

- *Una gran incidencia de bruxismo en los pacientes con SDD de la ATM.*
- *La actividad electromiográfica (EMG) nocturna revela un aumento del rechinamiento involuntario de los dientes, especialmente en los períodos de más tensión.*
- *Los pacientes con SDD de la ATM responden muy bien al placebo: el 44% experimenta una mejoría al usarlo; el 40% mejoró cuando se le hizo creer que se le aplicaba algún producto o tratamiento; el 64% obtuvo una mejoría simulando que se había equilibrado la articulación (Muller, 1989; Paradiso y Scott, 1989).*

3 Disfunción mecánica oclusal

Los contactos oclusales prematuros causan una falta de armonía muscular que con el tiempo provocará dolor. La disfunción mandibular producida por una enfermedad dental, un traumatismo, extracciones prematuras o alguna lesión articular puede causar tensiones secundarias (fasciales o mecánicas) (Curl, 1989).

Entre los factores dentales que hay que considerar se encuentra la extracción prematura de las muelas y el consiguiente desplazamiento de los premolares adyacentes, que provoca un cambio del ángulo de los dientes y hace que se pierda el contacto oclusal. Las caries, la periodontitis y otras enfermedades dentales, la aplicación de una fuerza excesiva en las extracciones dentales y los procesos dentales prolongados pueden tener efectos nocivos similares. Se ha indicado que el resultado es una oclusión deficiente que provoca que se desvíe la acción deslizante de la mandíbula a lo largo de su trayectoria normal y asintomática (Rocabado, 1983).

Las enfermedades inflamatorias de la ATM, entre las que se

incluyen la artritis infecciosa, la artritis degenerativa, la artritis reumatoide y las fracturas mandibulares y faciales, así como la dislocación recurrente de la mandíbula, también influirán negativamente tanto en la oclusión como en otros aspectos miofasciales (Curl, 1989).

Con respecto a la aplicación clínica, debe indicarse que la incidencia del síndrome de la ATM es mayor en pacientes que han perdido de tres a cinco dientes. La hiperfunción extraoral, como chupar o morder un bolígrafo, las uñas, la lengua o el labio, así como la hiperactividad sin contacto dental (por ejemplo, mover los labios), hacen que aumente la actividad muscular, lo que causa mayor cizallamiento e irritación de la articulación (Curl, 1989).

Entre las evidencias en las que se apoya la teoría oclusal están éstas:

- *El cincuenta por ciento de los pacientes con placa de descarga muestran una actividad EMG normal.*
- *El desplazamiento del cóndilo hacia atrás (retrusión) que puede observarse en una radiografía y que puede palparse clínicamente está asociado al SDD de la ATM.*
- *El desplazamiento del disco, tal como se aprecia en una artrografía, explica el origen de la obstrucción del movimiento (Curl, 1989; Rocabado, 1983).*

De los análisis que acabamos de exponer se deduce que existen tres componentes necesarios para el desarrollo del SDD de la ATM:

1. *Alteraciones del tejido, que incluyen fricción dental, pérdida de la oclusión posterior, causas yatrogénicas, patologías locales, artritis y enfermedades sistémicas.*
2. *Factores de predisposición, que incluyen los intrínsecos (genéticos) y los extrínsecos (traumatismo, hábitos perjudiciales y cambios nutricionales).*
3. *Factores psicológicos, que pueden predisponer a un paciente a sufrir el SDD de la ATM.*

Así pues, hemos demostrado que el SDD de la ATM es multifactorial y requiere un enfoque multidisciplinario. Las investigaciones que se han hecho para controlar el síndrome demuestran que ninguna disciplina profesional puede resolver esta lesión por sí sola. De hecho, se ha demostrado que lo más eficaz es un enfoque y un tratamiento 'en equipo' (Chase y otros, 1988; Dolwick y otros, 1984).

EXAMEN FÍSICO, JUEGO ARTICULAR Y EVALUACIÓN ARTICULAR DE LA ATM

Teniendo en cuenta que en los últimos años se ha conseguido una mayor sofisticación en la evaluación de la ATM, gracias al empleo de aparatos electrónicos para 'leer' el movimiento mandibular y de la auscultación de alto nivel tecnológico, la pregunta que surge es: ¿cuándo iniciar el tratamiento? Aunque los nuevos equipos técnicos puedan ser muy sensibles a la hora de detectar con anticipación un problema en la ATM, el hecho de poder intervenir rápidamente en el problema proporciona al paciente muy pocos beneficios (Black y Welch, 1993). De hecho, los estudios demuestran que sólo el 3-5% de los pacientes con signos y síntomas de disfunción en la ATM necesitan tratamiento (Solberg y Clark, 1980). La lógica sugiere que es más seguro y eficaz iniciar el tratamiento de la ATM cuando el deterioro funcional pueda detectarse mediante los signos y síntomas tradicionales (Curl, 1995).

Algunas clínicas o centros médicos han empezado a usar cuestionarios para identificar y diagnosticar a los pacientes con alteraciones de la ATM. Sin embargo, los cuestionarios empleados para definir y clasificar a este tipo de pacientes tienen un valor clínico cuestionable, ya que son difíciles de diseñar y de utilizar. Cuando se usan sólo pueden ser o globales o precisos, pero no pueden tener ambas características a la vez (Curl, 1995).

Otro asunto intrincado y de importancia clave es el que se refiere a la evaluación de la articulación. Sin duda, la historia médica proporciona más información que cualquier otro instrumento. Normalmente, sólo la mitad de los pacientes con afecciones de la ATM sabrá o será consciente de los resultados obtenidos a raíz del examen de la articulación.

Las cuestiones planteadas y anotadas en la historia médica deben usarse para evaluar la conducta y los factores sociales, emocionales y cognitivos del paciente. Normalmente, las historias describen la aparición del dolor como una sensación insidiosa. Es posible también que haya referencias a un chasquido anterior. El dolor se localiza unilateralmente en la zona preauricular, aunque también puede sentirse en los músculos que se usan para masticar. En general, el dolor es estable, pero también puede ser agudo o débil; si es agudo, puede indicar una patología de la articulación, mientras que si es débil puede reflejar una disfunción muscular. El dolor se puede extender a la sien, a la mandíbula, a los dientes, al cuello, al ojo y a cualquier lugar al que lleguen los nervios craneales. Entre los factores que pueden agravar la dolencia están la tensión física o emocional, el cansancio y el movimiento mandibular, mientras que se encontrará alivio si se descansa y se inmoviliza la mandíbula. Si el origen del síndrome es muscular, el calor húmedo, el hielo, los tranquilizantes, los relajantes musculares y los separadores dentales pueden ser beneficiosos (Curl, 1995).

En el Apéndice A de este capítulo se incluye un ejemploguía para el examen físico de la articulación. Entre los detalles específicos están una inspección para descubrir si hay anormalidades faciales, asimetría, hipertrofia muscular, artritis reumatoide en las manos o signos de movimientos excesivos de la boca (bruxismo o si el paciente se muerde los labios, las uñas, etc.). También debe comprobarse si hay signos de alguna lesión, como pequeños cortes, mordeduras de insectos, forunculosis, abrasiones o evidencias de que se haya producido algún traumatismo. Así mismo se inspeccionará la superficie cutánea de la ATM para comprobar si hay signos de inflamación o infección (por ejemplo, zonas rojizas, calor, hinchazón o exudación). Normalmente, cuando hay una infección aguda o una afección inflamatoria sistémica se observa una hinchazón notable. También se debe revisar toda la condición postural del paciente, especialmente la postura del cuello y de la mandíbula, así como hacer un examen estándar para detectar una posible escoliosis o cifosis y para comprobar las rigideces de las vértebras, particularmente de los tres segmentos cervicales superiores (Curl, 1989).

Después de una inspección visual, debe realizarse una palpación de la articulación lateral y de la zona que la rodea. En los casos en que se sospeche que pueda haber una lesión articular, también debe evaluarse la musculatura que está alrededor de la articulación. Para palpar la ATM y la zona que la rodea se puede utilizar un sistema de 'tres grados':

- *Grado I: el paciente siente una ligera sensación; no hay una clara reacción dolorosa.*
- *Grado II: el dolor provoca un reflejo palpebral.*
- *Grado III: el dolor provoca un reflejo de protección (Faye y Shafer, 1989).*

Si hay una capsulitis o una sinovitis de relevancia clínica, la palpación provoca una reacción de grado II o III restringida a la zona que rodea a la ATM. Por su parte, la palpación muscular se utiliza para detectar patologías, el tono muscular, puntos gatillo e hinchazones.

Normalmente, la palpación de la articulación posterior se hace colocando la yema del meñique en el meato auditivo externo (MAE) mientras el paciente abre y cierra la boca. Así se puede detectar una inflamación de la unión posterior y, además, este método se usa para detectar un posible desplazamiento posterior del cóndilo y un chasquido o crujido recíproco.

La percusión de la ATM consiste en dos pruebas, una genérica y otra específica. La percusión genérica se lleva a cabo mientras el paciente simplemente cierra la boca y aprieta los dientes con fuerza. Si se oyen sonidos inusualmente llamativos o si el paciente siente dolor significa que puede haber una oclusión defectuosa aguda, un absceso dental, una afección periodontal, etc.; en estos casos debe hacerse una revisión dental. La percusión específica consiste en golpear ligeramente cada diente con un depresor de la lengua para localizar en qué diente está el problema (Curl, 1995).

Auscultar con un estetoscopio puede ser útil para detectar los sonidos emitidos por la ATM. Sin embargo, todavía se desconoce la importancia clínica de estos sonidos detectados con el estetoscopio. Tal vez no aporte nada distinto a lo que se consigue detectando los sonidos a través del tacto (Curl, 1995).

Un buen juego de calibradores es útil para medir el desplazamiento mandibular o la amplitud activa de su movimiento. La apertura normal de la mandíbula es de 40-55 mm y debería moverse simétricamente, sin ninguna desviación o protrusión. Se considera que hay hipermovilidad cuando el movimiento de apertura supere los 55 mm, hecho que indica que la articulación puede sufrir inestabilidad o que puede dislocarse si se aplica una fuerza excesiva, con lo cual se dañaría aún más una cápsula articular ya débil.

Evaluación del juego articular

Las medidas del juego articular al final de la amplitud del movimiento son indicadores importantes del tipo de patología. Las patologías del tejido blando, como las de las estructuras musculares y extracapsulares, muestran una limitación de la apertura de la mandíbula (25-35 mm) y dan una sensación de blandura, mientras que las limitaciones capsulares dan una sensación de elasticidad. Una sensación de dureza al final del movimiento y una limitación de la apertura de la mandíbula (menos de 20 mm) indican una discordancia en el disco (Curl, 1995). Con la amplitud pasiva del movimiento se evalúa la integridad ligamentosa de la articulación y esa amplitud incluye el deslizamiento medial, la apertura de la boca hasta la sensación de no poder abrirse más y la distensión del juego articular. El deslizamiento medial se realiza tocando los dos polos laterales de la ATM y presionándolos alternativamente por el centro. Una limitación de este movimiento indica la presencia de adherencias intracapsulares (Fig. 7.8).

Para abrir la boca hasta el límite articular hay que poner el pulgar –protegido con un guante y una pequeña protección en la yema del dedo– en los incisivos mandibulares y mover la mandíbula hacia abajo y ligeramente hacia atrás hasta el final de la amplitud del movimiento de apertura de la mandíbula. Se debería sentir que se ha llegado a la cápsula o al ligamento (Fig. 7.9).

Por último, para analizar la distensión del juego articular también se usa el pulgar –también con guante y protección–, pero en este caso el médico debe presionar sobre las muelas mandibulares efectuando un movimiento hacia abajo y lateral de unos 15-20 grados. Es normal sentir que se ha llegado a la cápsula y que se produzca un pequeño bostezo (Fig. 7.10) (Curl, 1993; Faye y Shafer, 1989).

Pruebas de provocación

Entre las pruebas de provocación para la ATM se incluyen las pruebas musculares de resistencia, una prueba de reacción a una irritación y otras que consisten en tragar, cerrar y apretar la mandíbula, la compresión-distensión de la articulación y la compresión-distensión del disco. Las pruebas musculares de resistencia ya se han expuesto antes en la Tabla 7.1.

La prueba de reacción a una irritación pretende provocar un cambio en la capacidad de distensión de la articulación aplicando hielo o fluorometano sobre la propia articulación. Un aumento de la apertura mandibular indica que el problema es una afección externa y, en general, lo más probable es que esté relacionada con el músculo (Curl, 1995).

Tragar de manera anómala o mover la lengua con demasiada fuerza provoca un importante esfuerzo adicional de los músculos de la garganta y del cuello y puede ser un factor etiológico en el SDD de la ATM del paciente. Para hacer la prueba de 'tragar', el paciente debe tomar un sorbo de agua con los labios ligeramente separados mientras el médico le observa. Si se aprecia que la lengua hace fuerza entre los dientes, es recomendable consultar a un especialista dental o del habla. También se

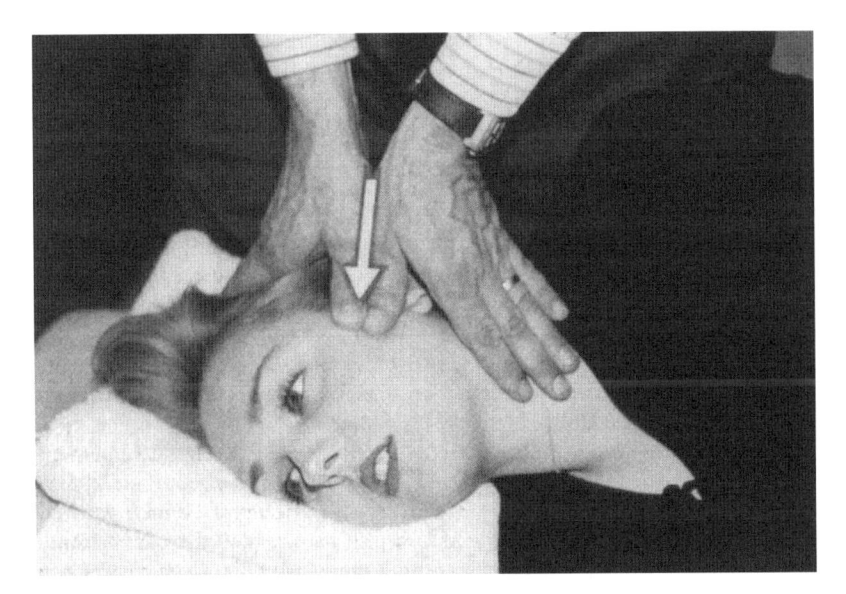

Examen y técnicas de la articulación temporomandibular

Fig. 7.8
Evaluación del juego articular, en concreto del deslizamiento medial, para detectar posibles adherencias intracapsulares

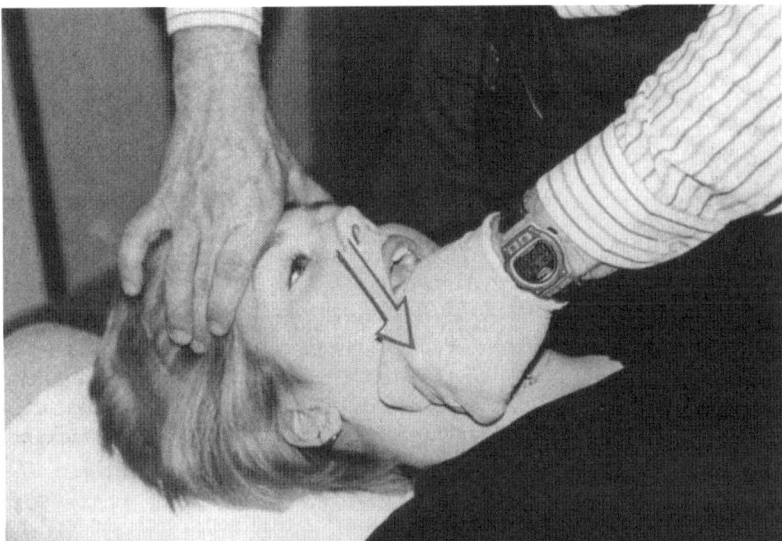

Fig. 7.9
Contacto intraoral con distensión hacia abajo y hacia atrás para percibir cómo llega la articulación al final del movimiento de apertura de la mandíbula, y así poder detectar patologías capsulares o de los ligamentos

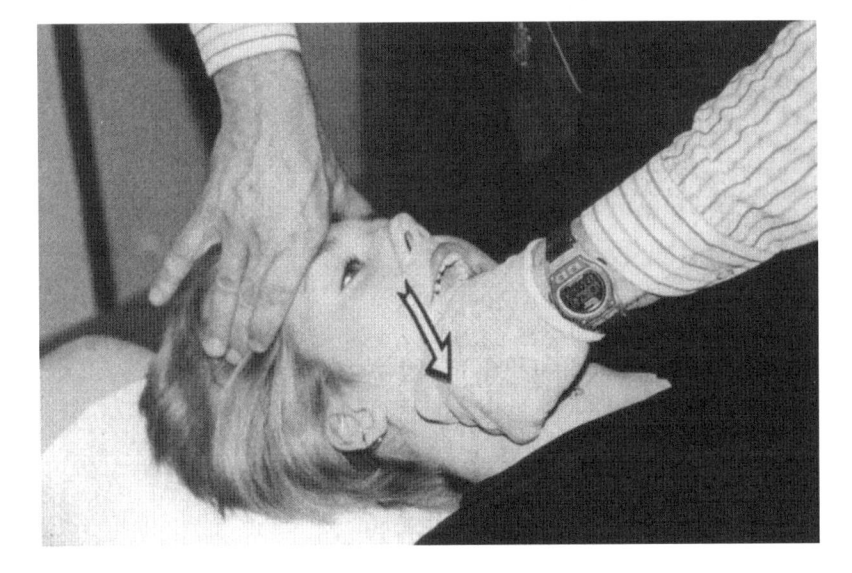

Fig. 7.10
Contacto intraoral con distensión hacia abajo y lateral para detectar posibles problemas capsulares

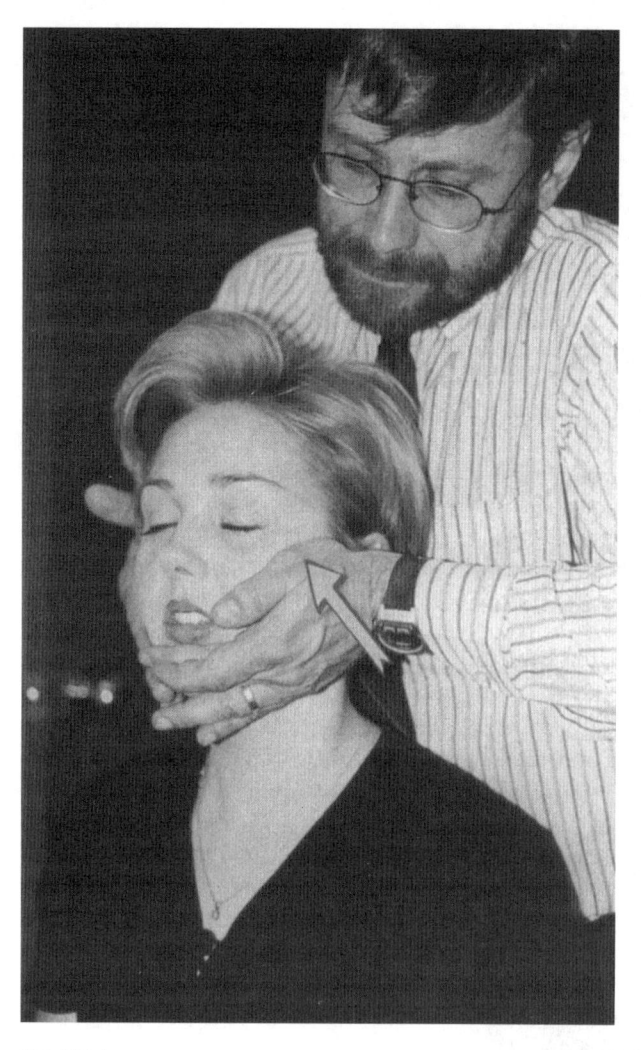

Fig. 7.11
La compresión del cóndilo (flecha) hacia la unión posterior provoca dolor si el TRD está inflamado

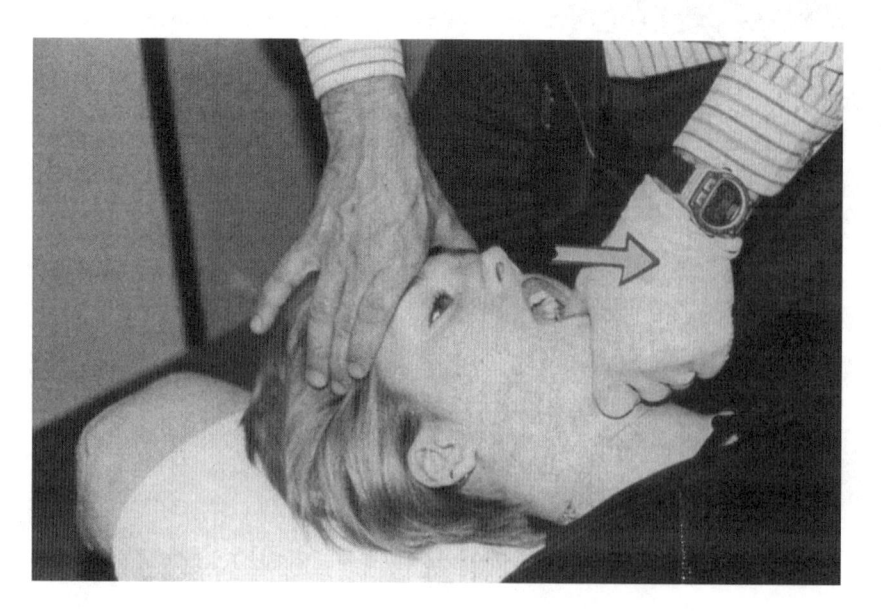

Fig. 7.12
Con la distensión (flecha) de la ATM por el eje largo se tensa la cápsula fibrosa para detectar si hay capsulitis

puede comprobar si los músculos del cuello y de la garganta están implicados en la lesión de la ATM, haciendo que el paciente intente tragar mientras presiona levemente la punta de la lengua contra la bóveda del paladar duro. Si el cuello se mueve como si estuviese tragando significa que la prueba ha sido positiva (Solberg y Clark, 1980; Curl, 1995).

Para la prueba de 'cierre' de la mandíbula el médico debe hacer que el paciente apriete los dientes con y sin un depresor de la lengua puesto entre los molares. Si en ambos casos siente dolor, lo más probable es que el problema sea muscular, ya que los músculos se activan en ambas situaciones. En cambio, si cuando muerde la placa de descarga no siente dolor, pero sí cuando se retira la placa de descarga y se aprietan los dientes, el problema es una sinovitis. Esto sucede porque el depresor de la lengua es lo bastante grueso como para separar el cóndilo del TRD, lo que provoca que la carga de impacto sea menor en la zona (Curl, 1995; Solberg y Clark, 1980).

La prueba de compresión-distensión de la articulación permite identificar los problemas internos de la misma. Para hacer la prueba, primero hay que presionar la mandíbula hacia atrás y hacia arriba (Fig. 7.11). Si en esta operación el paciente siente dolor significa que hay algún problema en el tejido retrodiscal. Por el contrario, si siente dolor cuando se efectúa una distensión de la mandíbula (Fig. 7.12) significa que el problema está en la cápsula o en los ligamentos (Curl, 1993).

Por último, la prueba de la compresión-distensión del disco se usa cuando al abrir la boca el paciente oye un chasquido. En primer lugar, el médico debe identificar el punto en que se produce el chasquido durante el ciclo de apertura. Luego, presionando la mandíbula hacia delante y hacia arriba para aumentar el contacto del cóndilo con el tubérculo articular anterior (Fig. 7.11), debe mover la mandíbula desde la posición de bloqueo hasta la abierta. Así podrá volver a medir el lugar del chasquido mientras abre la mandíbula del paciente. Si el chasquido es consistente significa que el disco no tiene movimiento y está mal colocado y que, además, tiene adherencias. Si el chasquido es inconsistente significa que si bien el disco tiene movilidad está desplazado hacia delante (Curl, 1995).

Los dos últimos aspectos del examen de la articulación que el quiropráctico debe tener en cuenta son: (a) dar una mirada superficial a la dentición para evaluar su estado y la presencia y ausencia de dientes; y (b), más importante, un examen neurológico.

En general, el objetivo principal del control y del examen de la ATM debe ser descartar la presencia de lesiones que no puedan curarse con un tratamiento quiropráctico. Luego, de las lesiones que sí puedan tratarse, diagnosticar específicamente la patología usando las pruebas que hemos descrito antes. Si hace esto, el médico conseguirá que el resultado de cualquier tratamiento sea el mejor posible. En definitiva, si hace tiempo que el paciente siente dolor, actualmente éste se localiza en la zona de la ATM y los resultados de las pruebas físicas y de laboratorio no indican la existencia de problemas sistémicos, infecciosos o tumorales, debe pensarse que el problema es local.

DIAGNÓSTICO Y DIAGNÓSTICO DIFERENCIAL

Por lo que hemos dicho hasta ahora, está claro que el término SDD de la ATM no es un diagnóstico adecuado o apropiado. Puesto que la enfermedad es un problema multifactorial, es muy posible que tenga bastantes combinaciones y permutaciones. Por tanto, es esencial que el diagnóstico sea específico y que esté muy relacionado con los resultados proporcionados por el examen de la articulación. Además, el tratamiento tiene que reflejar los síntomas y peculiaridades distintivas del caso que se esté tratando.

A la hora de establecer un diagnóstico, es recomendable que en primer lugar se excluyan las lesiones 'peores' y aquellas que no pueden someterse a tratamiento quiropráctico. Los trastornos sistémicos como los cardiovasculares, las afecciones renales, la artritis y el hipotiroidismo (como causa de síntomas musculares generalizados) también deben ser excluidos, así como las patologías locales en los oídos, en la nariz, en la garganta y en la columna cervical, incluidas la neuralgia trigémina o glosofaríngea, los dolores de cabeza vasculares, la arteritis temporal y la fractura de la apófisis estiloides (Curl, 1989; Rocabado, 1983).

Los trastornos del desarrollo de los distintos elementos, como la hipoplasia condilar, son raros y muy pocas veces dolorosos. Los neoplasmas también son raros, pero deben tenerse en cuenta. Los tipos más frecuentes son:

- *Benignos: osteoma, hemangioma, condroma, osteocondroma.*
- *Malignos: osteosarcoma, condrosarcoma, mieloma múltiple.*
- *Metástasis: adenosarcoma, carcinoma broncogénico (Guralnick y otros, 1978).*

En lo que se refiere a las artritis, lo más frecuente es que la artritis infecciosa se desarrolle entre los diez y los cuarenta años. Su aparición es hematógena y, en la mayoría de los casos, se debe a estafilococos o pneumococos estreptocócicos. El paciente tendrá fiebre y dolor articular en los movimientos pasivo y activo.

La gota aparece con muy poca frecuencia en la ATM, y lo mismo la osteocondritis. Por su parte, la necrosis aguda del cóndilo mandibular de etiología desconocida es más común en mujeres de 14 a 17 años.

La ATM es una de las últimas articulaciones que afecta la artritis reumatoide. En general, esta lesión provoca dolor de oídos o un dolor suave pero persistente que es más molesto por la mañana y más llevadero durante el día. En los pacientes con artritis reumatoide debe hacerse una revisión del estado de su enfermedad y de su influencia en la ATM cada 3-6 meses, para controlar el riesgo potencial de una progresión rápida y destructiva de la enfermedad, ya que ésta provoca una destrucción gradual de la articulación que causa una anquilosis fibrosa. Ésta, a su vez, provoca graves problemas funcionales a la hora de abrir la boca (incluso se puede llegar a no poder abrirla). Con las técnicas y los ejercicios de movilización asistida se han logrado muy buenos resultados, siempre que se haya iniciado su aplicación al principio del curso de la enfermedad. Si la destrucción ya resulta visible en una radiografía, significa que hay un gran riesgo de que se dañe el resto de las estructuras articulares –por ejemplo, que se produzca una rotura de la cápsula– y, por ello, la intervención quiropráctica está contraindicada.

La osteoartritis tiene una incidencia de entre el 8 y el 40%. Se suele presentar entre los 30 y los 50 años y hace que sea difícil abrir completamente la boca, y causa dolor cuando el cóndilo se desplaza. Los pacientes no suelen mostrar síntomas en los primeros 9-12 meses. En general, la artrosis degenerativa afecta primero a un solo lado de la ATM y luego al otro, y su síntoma principal es la pérdida de movimiento del cóndilo. Más o menos, los pacientes pueden abrir la boca unos 20 mm (en el aspecto rotacional del movimiento), pero no más, ya que el movimiento de traslación del cóndilo es demasiado doloroso.

En una articulación que sufra degeneración siempre hay el riesgo de que se dañe la cápsula. Si los cambios degenerativos se pueden observar en una radiografía, las técnicas de movilización y/o manipulación no deben aplicarse a la articulación.

También han de tenerse en cuenta otros efectos y causas mecánicas del SDD de la ATM ya que pueden tener relación con el dolor del paciente. Por ejemplo, la pérdida de dientes posteriores permite concentrar fuerzas entre el cóndilo y la cavidad o el tubérculo articular. De este modo, se puede provocar que la articulación opuesta se haga relativamente hipermóvil, lo que también puede ocasionar dolor. En un caso así, el tratamiento consiste en hacer que la articulación hipomóvil se mueva y en usar una terapia que alivie el dolor (ultrasonidos, corriente interferencial o microcorriente), y en ejercicios no dolorosos para el lado hipermóvil.

Las radiografías se usan muy poco y, normalmente, no hacen falta para el diagnóstico del SDD de la ATM (Guralnick y otros, 1978). Sin embargo, si a corto plazo los esfuerzos por reducir el problema fracasan, habrá que recurrir a las radiografías de investigación (Curl, 1989; Rocabado, 1983).

Cualquier quiropráctico tiene que analizar y considerar si trata o no a un paciente con problemas en la ATM. Examinar al paciente para comprobar si hay evidencia de una lesión preexistente o factores que lo predispongan a este tipo de dolencias es de suma importancia, ya que muy pocas de las afecciones de la ATM son causadas por un único evento traumático (Curl, 1995). Desde luego, si no se analiza e investiga adecuadamente las características de cada caso, es prácticamente seguro que se obtendrán malos resultados con el tratamiento elegido. Una vez se haya hecho el diagnóstico y se crea que las lesiones encontradas se pueden tratar, lo más importante es elegir el tratamiento más adecuado y con más posibilidades de éxito.

Tabla 7.3
Signos y síntomas que se observan con más frecuencia en las lesiones de la ATM

Ruidos, con dolor o sin dolor, provenientes de la ATM
Dolor provocado por la actividad mandibular
Desviaciones o limitaciones del movimiento de la mandíbula
Bloqueo de la mandíbula
Dolor procedente de la ATM
Cambios repentinos en la mordida
Hinchazón de la ATM
Dolor provocado por la afección principal, que aumenta cuando se palpa
Dolor provocado por la afección principal, que aumenta con las pruebas de provocación
Cambios anormales que se pueden observar en las radiografías
Rápido cansancio de los músculos de la mandíbula con una actividad normal

LESIONES HABITUALES

Afortunadamente, las lesiones de la ATM más habituales son las que se ven rutinariamente en la práctica clínica, por lo que se pueden identificar fácilmente basándose en los precedentes médicos y en un examen adecuado. Curl (1995) ofrece una lista de síntomas que proporcionan indicios directos de que el paciente tiene algún problema en la ATM (Tabla 7.3).

Entre los síntomas principales de las lesiones de la ATM están éstos:

- *Dolor preauricular.*
- *Ligeros ruidos articulares, con o sin dolor, que van aumentando poco a poco y acaban convirtiéndose en chasquidos y provocando un bloqueo.*
- *Disfunción y limitación del movimiento de la mandíbula y/o movimientos anormales de la misma.*
- *Poca fuerza de los músculos que se usan para masticar (Curl, 1989; Solberg y Clark, 1980).*

Las lesiones que afectan con más frecuencia a la ATM son seis, y pueden dividirse en tres grupos:

1 *Trastornos que afectan a la ATM:*
  (a) sinovitis
  (b) capsulitis
  (c) osteoartritis
2 *Trastornos de los músculos que se usan para masticar:*
  (a) síndrome de dolor miofascial
3 *Trastornos de la movilidad de la mandíbula:*
  (a) dislocación o bloqueo agudo del disco
  (b) adherencias discales (Curl, 1995).

Los trastornos que afectan directamente a la ATM son lesiones intraarticulares, y se cree que hay varios factores que alteran la dinámica de la articulación y contribuyen a formar una sinovitis o una capsulitis. Por ejemplo, las alteraciones de la oclusión, las interferencias oclusales, la pérdida del apoyo posterior, una mala oclusión yatrogénica, hábitos bucales perjudiciales, costumbres laborales perjudiciales (como sujetar el teléfono entre el hombro y el cuello), el bruxismo, un microtraumatismo o las dolencias que afectan al equilibrio muscular provocan un mayor esfuerzo de la ATM (Saghafi y Curl, 1995).

SINOVITIS

La sinovitis (también llamada retrodiscitis o preartritis) implica la inflamación del tejido retrodiscal (TRD). Su causa más frecuente es la 'posición excesivamente atrasada del cóndilo', que se incrusta en la cavidad, daña la membrana sinovial e invade el tejido retrodiscal muy vascularizado. La lesión extrínseca puede originarse por un impacto en la mandíbula (por ejemplo, un accidente de automóvil) o por un mal hábito como conductas repetitivas (por ejemplo, el bruxismo, mascar chicle o masticar habitualmente de forma incorrecta). La lesión sigue un desarrollo típico: la unión posterior se hace edematosa; aumenta la presión intracapsular; el cóndilo se desplaza hacia delante y causa una desviación en la línea central y una unión defectuosa de los dientes ipsolaterales al cerrar la boca; aparece un dolor en la articulación que se agrava cuando el paciente intenta apretar o juntar los dientes ipsolaterales –sobre todo cuando mastica–, ya que así fuerza al cóndilo a moverse hacia atrás y, por tanto, a impactar contra la unión posterior inflamada (Solberg y Clark, 1980; Curl, 1993).

Las características observadas en una sinovitis son una discitis local que causa dolor al palpar con los dedos, dolor al apretar los dientes, muecas faciales, dolor que aumenta por la compresión pero que normalmente desaparece cuando el paciente está distraído, e hinchazón en el lado afectado que a menudo impide el contacto entre los dientes ipsolaterales.

En general, el tratamiento es sencillo: los objetivos inmediatos son disminuir el dolor y la inflamación. Por ello se recomienda usar hielo, medicinas antiinflamatorias y una fisioterapia complementaria consistente en ultrasonidos o en estimulación eléctrica con TENS o con corriente interferencial. También se recomienda que el paciente elimine los hábitos perjudiciales, que descanse la mandíbula, no duerma boca abajo y que lleve una dieta alimenticia ligera. Es aconsejable que acuda a un dentista para que le recomiende algún aparato estabilizador (por ejemplo, una protección nocturna o una placa para morder). Es una medida útil porque se conseguirá separar el cóndilo de la unión posterior inflamada. Para prevenir que se reagrave la zona afectada, la movilización de la articulación sólo se debe hacer con técnicas que requieran poco esfuerzo pero, aún así, es útil para estimular el flujo del líquido sinovial, incrementar la nutrición de la zona, proteger los músculos asociados y prevenir la formación de adherencias. Cuando se haya superado la fase aguda, la movilización y la manipulación quiropráctica serán muy beneficiosas para acelerar el restablecimiento o la recuperación del tejido en las etapas finales de la curación. El pronóstico es que la lesión evolucione hasta un estado bueno o excelente en 2-4 semanas (Curl, 1995 y 1993).

Capsulitis

La capsulitis es una inflamación de las estructuras que forman la cápsula de la articulación, es decir, la propia cápsula fibrosa y su recubrimiento fibroso interno. Esto implica una dificultad clínica para distinguir la inflamación de cada uno de sus componentes. Históricamente, los términos capsulitis y sinovitis se usaron indistintamente con el mismo significado, pero el mejor conocimiento que tenemos ahora de la anatomía de la región nos permite diferenciar ambos términos. El dolor capsular aparece cuando la cápsula inflamada se extiende o estira con un movimiento de traslación, y se agrava cuando tiene lugar una protrusión o una excursión lateral de la mandíbula, cuando se mastica por el lado contrario al de la articulación afectada o cuando se abre mucho la boca. La capsulitis se caracteriza sobre todo por una palpable laxitud o un dolor palpable en el cóndilo y una pequeña hinchazón de la articulación.

Las características clínicas que diferencian la capsulitis de la sinovitis y de otras lesiones son la falta de dolor al apretar los dientes y la aparición del mismo cuando se estira o fuerza la mandíbula, por ejemplo al bostezar o al hacer grandes mordidas. Puede que el paciente se queje de una oclusión defectuosa o de que siente que el lado contrario al de la articulación afectada se cierra antes. En las pruebas de distracción el dolor aumenta, mientras que la compresión lo alivia.

El tratamiento de la capsulitis es similar al de la sinovitis. El primer objetivo es disminuir el dolor y la inflamación, por lo que también se recomienda descansar la mandíbula, una dieta ligera, hielo, antiinflamatorios y fisioterapia complementaria. La movilización y la manipulación deben hacerse después de haber superado la fase inflamatoria aguda (como mínimo 3-5 días). Entonces, la movilización y la manipulación pueden usarse, si el paciente las tolera, para facilitar la restauración del tejido en la última fase de la curación y para prevenir la formación de adherencias.

Entre las complicaciones están la formación de adherencias, la inflamación de la articulación y la hemartrosis. Aparecen a causa tanto de la lesión original como de un tratamiento manual hecho demasiado pronto o con demasiada agresividad. Con un programa de rehabilitación moderado pero apropiado, el pronóstico es que la articulación evolucione de manera buena y excelente en 2-4 semanas (Curl, 1993).

Osteoartritis

Los cambios degenerativos en la ATM son una desagradable consecuencia del impacto que tiene a largo plazo una sobrecarga o un sobresfuerzo constante de la articulación, pero aun así deben tenerse en cuenta al elaborar el protocolo de cualquier tratamiento. La osteoartritis tiene una progresión gradual –comparada con la de otras afecciones habituales– y probablemente en su desarrollo también aparecen ruidos y chasquidos articulares. Así mismo, la dolencia implica dolor local y dificultad para abrir la boca. En general, el paciente no puede abrir la mandíbula más de 25 mm sin sentir dolor. Normalmente, éste es unilateral y aparece tanto cuando la mandíbula está relajada como cuando está en tensión.

Como recomiendan los precedentes históricos y la experiencia clínica, el control de la osteoartritis debe comenzar con una radiografía. No hay que olvidar lo que se ha dicho antes, es decir, que aunque sólo en un 8% de las radiografías hechas a los pacientes se observan procesos degenerativos, un 40% de los cadáveres de personas de más de 40 años muestra una degeneración de la ATM sin que éstas tuvieran síntomas de esa dolencia. También hay que recordar que es necesario que se produzcan alteraciones óseas de aproximadamente un 30% para que la artritis pueda apreciarse en una radiografía normal. A los pacientes sin alteraciones degenerativas visibles se les puede aplicar luz para moderar el impacto de la movilización y la manipulación y que de ese modo puedan tolerarla. El propósito de este tratamiento es eliminar las adherencias y mejorar algo el movimiento de la articulación para que llegue hasta ésta más líquido sinovial. La fisioterapia complementaria, que incluye calor, ultrasonidos y electroterapia, es beneficiosa, y también lo son los antiinflamatorios, una dieta ligera, los ejercicios terapéuticos 'en casa', limitar los grandes bostezos y evitar dormir boca abajo. Se recomienda consultar a un dentista para que aconseje al paciente sobre el uso de un aparato estabilizador.

Síndrome de dolor miofascial

El dolor muscular, la afección más común de la ATM, suele ser resultado de un macrotrauma (por ejemplo, un traumatismo brusco y directo), de un microtrauma (por ejemplo, el bruxismo) o de una disfunción miofascial. Esta afección causa un dolor local que puede ser entre moderado y agudo, y para controlarlo bien, también es muy beneficioso un enfoque multidisciplinario.

La característica principal del dolor miofascial es que es un dolor sordo deprimente. Travell y Simons (1983) definieron este dolor como una suave sensación dolorosa local que los pacientes mencionan casi siempre. El dolor, que limita la apertura de la boca a unos 25-30 mm, está relacionado con las acciones funcionales, mientras que cuando el músculo descansa se alivia el dolor. La distensión aumenta el dolor, mientras que la compresión pasiva acorta el músculo y, por tanto, alivia las molestias. Las pruebas de resistencia muscular (ver Tabla 7.1) con las que se distingue el músculo implicado causan dolor. Por otra parte, debe hacerse una prueba de reacción a una irritación para asegurarse de que sea una dolencia muscular y no otra lesión de los tejidos blandos extracapsulares. Un aumento de la amplitud de movimiento tras aplicar hielo o fluorometano significa que la prueba es positiva y confirma que se trata de una afección miofascial.

El tratamiento adecuado incluye una terapia para los puntos o zonas con irritación refleja, terapia o leve masaje del tejido blando, hielo, ultrasonidos, electroterapia y relajantes musculares. El paciente debe intentar disminuir o eliminar los factores etiológicos perjudiciales, mantener una dieta ligera y considerar la posibilidad de acudir al dentista para que le aconseje sobre la conveniencia de utilizar una placa de descarga para relajar y estirar un poco el músculo o los músculos hipertónicos. Los cuidados 'en casa' incluyen estiramientos y ejercicios para facilitar y mejorar la amplitud del movimiento y los aspectos neuromusculares y propioceptivos. Por su parte, la manipulación es una medida eficaz para recuperar la mecánica normal y para prevenir una contractura. El pronóstico es que la evolución será buena o excelente en 2-3 semanas. Si la dolencia no responde rápidamente a la terapia debe considerarse la posibilidad de que la causa sea una infección (Curl, 1989 y 1995; Diakow, 1988).

Dislocación discal anterior aguda o bloqueo agudo

Esta afección implica un dolor local agudo e intenso que, en general, se debe a la laxitud de los ligamentos de la ATM o a un traumatismo. Normalmente, el paciente dirá que ha sufrido un traumatismo o múltiples episodios de bloqueo articular que, hasta entonces, podía controlar. El disco se disloca por el centro y hacia delante debido a la tracción del pterigoideo lateral superior y a la incapacidad de los ligamentos para estabilizar el disco y evitar su desplazamiento.

Entre las características de una dislocación discal aguda están un comienzo del dolor repentino y agudo, la ausencia de ruidos articulares como chasquidos, y la imposibilidad de abrir la boca más de 15-20 mm, es decir, un bloqueo (ver Fig. 7.6). También habrá una maloclusión ipsolateral y un contacto dental prematuro. Así mismo, puede que el paciente sufra dolor suboccipital, disfagia y tinnitus. Una presión suave puede causar tensión o algún signo de aprensión. La compresión o el acto de apretar los dientes provoca dolor, mientras que la distracción en dirección perpendicular al tubérculo articular lo alivia. La prueba de reacción a una irritación hecha con hielo o fluorometano da resultados negativos.

La movilización y, especialmente, la manipulación ofrecerán buenos resultados si se hacen rápida y correctamente. El objetivo es aumentar la movilidad, disminuir el dolor y recolocar el disco en una posición anatómica normal. Segami y otros (1988) demostraron que el índice de éxito de la manipulación manual es del 72%. La manipulación es un medio excelente para restablecer la normalidad mecánica y para prevenir la formación de adherencias. También son beneficiosos el hielo, los antiinflamatorios y la fisioterapia complementaria. Después de devolver el disco a su posición normal, se suele usar una férula para mantener la mandíbula en su posición correcta hasta que los ligamentos sanen completamente. En casa, el paciente debe utilizar hielo, descansar, hacer una dieta ligera, procurar abrir la boca lo menos posible y llevar a cabo ejercicios en que el movimiento de la mandíbula sea de amplitud pequeña (Curl, 1991).

El pronóstico es que la evolución de la dolencia será buena o excelente en pocos días, siempre que la lesión se trate a tiempo. Si el tratamiento se retrasa algunas semanas, la formación de adherencias puede llegar a ser lo bastante importante como para impedir su reducción mediante manipulación, tanto manual como quirúrgica. También la laxitud influye en el pronóstico, ya que los ligamentos discales colaterales pueden hacerse tan laxos que sean incapaces de asegurar la posición del disco sobre el cóndilo. Entre las complicaciones debidas a un control deficiente de la afección están la formación de adherencias, la inflamación de la articulación y la hemartrosis (Saghafi y Curl, 1995; Curl, 1991 y 1995; Evan, 1990).

Adherencias discales

Como pasa con todas las articulaciones sinoviales, la ATM es propensa a la formación de adherencias en el curso de un episodio inflamatorio y de su proceso de curación. En la ATM las adherencias discales pueden ser consecuencia de una hemartrosis traumática, de un trastorno del disco, de afecciones inflamatorias o de prolongadas y persistentes sobrecargas o esfuerzos estáticos de la articulación, como sucede cuando se padece bruxismo o cuando se mantiene la boca abierta mucho tiempo debido a alguna enfermedad dental u ortodóntica. Las adherencias dañan la biomecánica normal y empeoran la nutrición discal, por lo que aceleran el proceso degenerativo. Pueden aparecer en cualquier lugar del espacio articular de la ATM, pero lo más normal es que se desarrollen en el compartimento superior, o espacio articular superior, y fijen el disco al tubérculo articular anterior. En los pacientes se observa una pérdida de movimiento del cóndilo, que causa una dolorosa limitación de la apertura de la boca. Las adherencias permanentes, o anquilosis fibrosa, aparecen cuando se deja que las adherencias temporales se mantengan.

Las características de las adherencias discales son un dolor moderado o ligero, antes de cuya aparición hay un período de ruidos articulares, especialmente un 'chasquido o crujido' al llegar a un punto específico cuando se abre la boca (ver Fig. 7.7); se produce también una limitación de la apertura de la mandíbula, que presenta asimismo una desviación moderada o ligera hacia el lado afectado y una laterotrusión de la zona contralateral. En una radiografía del tejido blando –si se puede disponer de ella– podrá verse que durante el movimiento del cóndilo el disco no se mueve. Respecto a las adherencias, las pruebas de provocación son positivas; si la mandíbula se desplaza hacia arriba y hacia delante cuando el paciente abra la boca, se producirá una pérdida de movimiento, que será limitado por el dolor; así mismo, las adherencias harán que se reproduzca el chasquido (ver Fig. 7.24). Esto sucede porque el cóndilo se ha desplazado y ha bloqueado el disco contra el tubérculo articular anterior. Al hacer las distintas pruebas, el médico debe anotar si el chasquido se produce en el mismo punto de apertura de la boca. Un disco que 'cruja' en distintas posiciones será menos estable y tendrá peor pronóstico.

El tratamiento de las adherencias discales incluye la movilización y la manipulación, una dieta ligera, el uso de una férula para prevenir que se aprieten los dientes y ejercicios de movilización 'en casa'. El pronóstico es que la dolencia se curará perfectamente si se trata enseguida. Si la presencia de adherencias sigue bastantes semanas o meses, pueden no llegar a eliminarse (Curl, 1995).

TRATAMIENTO

El tratamiento de la ATM se dirige a disminuir el dolor, la tensión y las cargas o esfuerzos perjudiciales que afecten la articulación. De este modo se conseguirá mejorar el flujo de líquido sinovial y la nutrición, tanto de la articulación como del disco. Además, se disminuirá el grado de degeneración discal. La movilización, la manipulación y los ejercicios restablecerán la mecánica normal de la articulación y harán que el paciente pueda hacer de nuevo, y sin dolor, todas las actividades de la vida diaria. En casa, el paciente tiene que modificar su dieta, trabajar para corregir las malas posturas, tanto diurnas como nocturnas, y eliminar así o reducir el efecto de muchos de los factores etiológicos que causan la afección o lesión.

Es muy importante que el quiropráctico tenga la habilidad y la capacidad necesarias para disminuir el dolor, mejorar la 'salud' de la articulación, potenciar la curación, mejorar la biomecánica y prevenir las consecuencias perjudiciales fruto de la inflamación articular crónica o de la formación de adherencias. Todo esto se puede conseguir con las técnicas de movilización y manipulación, junto con el enfoque global, perfilado antes.

Lo más importante que debe considerar el clínico es el momento oportuno para hacer la movilización y la manipulación, y el grado de fuerza que debe aplicar.

Normalmente, la fase de inflamación aguda dura de 3 a 5 días. En este período, está contraindicada una intervención quiropráctica agresiva; antes bien, en esa fase la mejor terapia es el descanso y hacer los menos movimientos posibles. La inmovilización limitará el dolor, dará una ayuda o protección a los tejidos dañados y propiciará un 'ambiente' apropiado para la curación. Con el descanso y la inmovilización se logrará un objetivo fisiológico fundamental, prevenir: (a) que se exacerbe la afección; (b) una inflamación prolongada y (c) la disrupción de más vasos sanguíneos y de colágeno mientras se promueve la síntesis de sustancias básicas. En suma, la inmovilización incluye el reposo y usar hielo, antiinflamatorios y aparatos de estabilización, así como cualquier medio que pueda disminuir la tensión y la rigidez de la articulación dañada.

Aunque inicialmente sea importante, la inmovilización también tiene sus límites. Las causas de la morbilidad por inmovilización excesiva son:

- *Inhibición y atrofia musculares.*
- *Hipomovilidad articular.*
- *Acortamiento adaptativo de las cápsulas y otros tejidos conectivos que causa una falta de apoyo.*
- *Pérdida de la lubricación articular debida a la inmovilidad y la falta de alternancia entre compresión y distracción. Esto deja al cartílago sin nutrición y acelera la degeneración de la matriz del mismo.*
- *Pérdida importante de tensión en las fibras ligamentosas y tendinosas que hace que el colágeno se debilite y que disminuya la estabilidad.*

Entre el quinto y el vigesimoprimer días posteriores a la lesión, la articulación experimenta un restablecimiento y una regeneración. El restablecimiento es el proceso de proliferación fibroblástica. El tejido cicatrizado que se forma es necesario pero excesivo, y hay que limitar su creación al máximo para prevenir la debilidad y las adherencias. En esta fase es cuando debe iniciarse la movilización y la manipulación, aunque de forma suave. Los objetivos terapéuticos de la movilización y la manipulación son:

- *Restablecer la amplitud intrínseca del movimiento permitido por el juego articular.*
- *Reintroducir gradualmente la tensión en los tejidos para que recuperen la fuerza y la estabilidad.*
- *Prevenir la atrofia muscular y la articular.*

Siempre que lo tolere el paciente, usar la movilización para la amplitud pasiva del movimiento mejora la estabilidad y los eslabones de colágeno. También aumenta el tamaño de las fibrilas y su alineamiento en la dirección de la fuerza tensora; además, la movilización elimina las fibrosis inadecuadas y las adherencias excesivas.

La última fase, de remodelación, regeneración y maduración, comienza después de veinte días. En ella, se usa la movilización, la manipulación y los ejercicios, aplicando progresivamente una tensión mayor para mejorar:

- *La tolerancia a la carga o esfuerzo.*
- *La fuerza tensora y la orientación de las fibras.*
- *La velocidad del movimiento y su magnitud.*
- *La formación de eslabones de ligamentos y tendones.*
- *La propiocepción (Zachazewski y otros, 1996).*

Por tanto, curar una lesión no es exactamente un proceso simple. Es el diagnóstico inicial inmediato y cuidadoso de la naturaleza y la gravedad de la lesión. Es poner en marcha un tratamiento apropiado para moderar los efectos secundarios de la reacción inflamatoria e intensificar el proceso curativo con la movilización, la manipulación y los estiramientos en las fases de remodelación y maduración. También es la secuencia ordenada de la rehabilitación, que incluye los ejercicios de intensidad progresiva destinados a aumentar la 'salud' de los tejidos implicados en la lesión. En la curación se incluye también las activi-

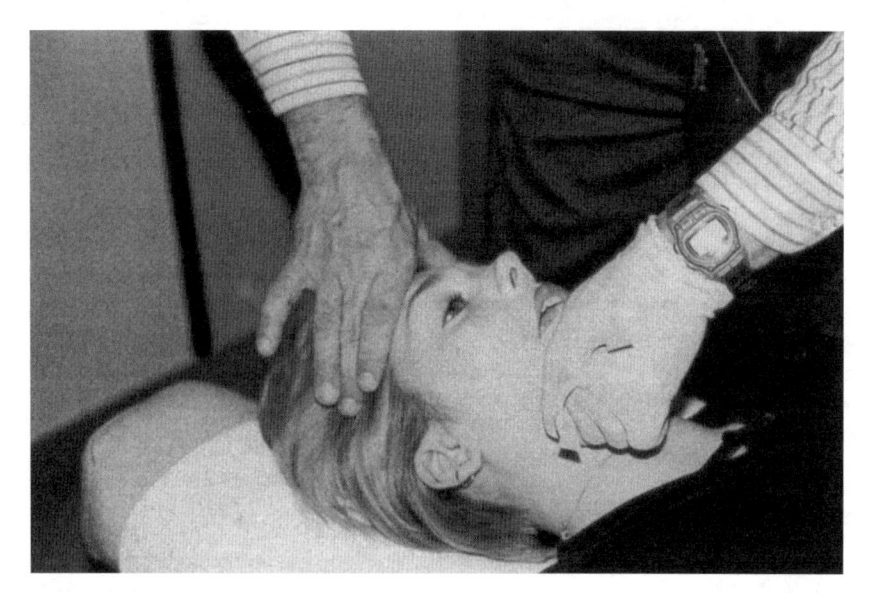

Fig. 7.13
Movilización o manipulación para hacer una distracción

dades funcionales que participan en las pautas de los movimientos coordinados y en la propiocepción. Por último, curar una lesión es poder volver a realizar las actividades de la vida diaria con confianza y control del cuerpo, aunque controlando siempre los factores etiológicos para prevenir una reaparición de la lesión.

MOVILIZACIÓN Y MANIPULACIÓN

Aunque a veces no se le preste la atención necesaria, la movilización es una fase importante del tratamiento. Una lesión de la ATM requiere paciencia para resolver las fases inflamatorias y de restablecimiento, antes de pasar a intervenciones más agresivas. En la movilización se usa poca fuerza y puede decirse que es una especie de preparación para la manipulación. Ambas son terapéuticamente beneficiosas y, en realidad, las dos técnicas son idénticas salvo por el grado de fuerza que se aplica (ver Tabla 7.4).

La revisión de la anatomía de esta región ha permitido saber que hay zonas más débiles, y otras más propensas a sufrir una lesión. Por ello, siempre hace falta, y especialmente en la ATM, aplicar gradualmente la fuerza desde la movilización hasta la manipulación. En la Tabla 7.4 (Maitland, 1979; Sandoz, 1976) se muestran la cantidad de fuerza, la forma de aplicarla, su amplitud, el lugar de aplicación y los propósitos inherentes a cada tipo de movilización o manipulación.

Usar uno u otro grado de fuerza terapéutica depende de la evaluación clínica de la tolerancia del dolor por el paciente y de la fase de curación en que estemos. La dirección concreta de la movilización y/o manipulación la dictan la evaluación del juego articular y las pruebas de provocación hechas previamente. En la Figura 7.13 se muestra un ejemplo de movilización para mejorar la apertura de la boca. Con la mano enguantada, el quiropráctico moviliza la mandíbula en la dirección de la restricción del juego articular. En la técnica ilustrada en la Figura 7.13 se combina los movimientos hacia delante/hacia abajo y hacia atrás/hacia abajo.

Tabla 7.4
Grados de esfuerzo y de fuerza en la movilización y en la manipulación

Grado	Tipo de técnica	Amplitud	Lugar de acción	Objetivos
I	movilización	pequeña	Al principio de la AM funcional o activa	Confianza en el médico, relajación del paciente, reducir el dolor articular
II	movilización	grande	Dentro de la AM pero sin llegar a su límite o la barrera elástica, es decir, a la AM pasivo fisiológica	Reducir el dolor o la rigidez articulares, o ambos
III	movilización/ manipulación	grande	Se efectúa hasta el límite de la amplitud fisiológica	Aumentar el juego articular (incrementar la AM), disminuir el dolor después del grado IV del tratamiento
IV	manipulación	pequeña	En el límite de la amplitud, o en la barrera elástica; movimiento accesorio o juego articular	Aumentar el juego articular, aumentar la AM, disminuir las adherencias y el espasmo muscular

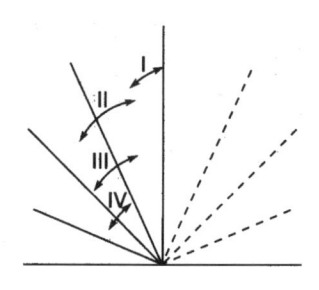

TÉCNICAS PARA LA ATM

Cada una de estas seis técnicas son métodos correctores para la ATM.

Técnica: traslación

Indicaciones
Sinovitis, resultado positivo de la prueba de compresión/ distracción articular, pérdida del juego articular anteroinferior, apertura limitada de la boca (por ejemplo, 25-35 mm), síndrome de dolor miofascial, capsulitis, adherencias discales que limitan la traslación, chasquidos que indican osteoartritis (aunque no se aprecien signos de la enfermedad en una radiografía).

Postura del paciente
Supino con la boca abierta a 1/3 de su capacidad o bien hasta el punto de restricción con el lado afectado expuesto.

Postura del quiropráctico
De pie junto a la cabeza de la mesa o camilla y frente al paciente.

Contacto principal
El hueso pisiforme está en contacto ligeramente distal con el cóndilo, pero por encima del ángulo de la mandíbula.

La mano indiferente
Sujeta la cabeza del paciente.

Línea de aplicación
Anteroinferior a lo largo de la mandíbula, a través de la protuberancia mentoniana y en paralelo a la 'falda' del tubérculo articular anterior (ver Figs. 7.14, 7.15 y 7.16).

Técnica: tracción intraoral

Indicaciones
Sinovitis, resultado positivo de la prueba de compresión/distracción de la articulación, pérdida del juego articular anteroinferior, apertura limitada de la boca (por ejemplo, 25-35 mm), síndrome de dolor miofascial, capsulitis, adherencias discales que limiten la traslación, disminución mayor de la protrusión que de la retrusión, chasquidos que indiquen osteoartritis (aunque no se aprecien signos en una radiografía).

Postura del paciente
Supino con la cabeza recta y la boca abierta hasta el punto de restricción.

Postura del quiropráctico
De pie al lado del paciente (en el lado de la articulación no afectada).

Contacto principal
El pulgar de la mano caudal, enguantada y con una protección para ese dedo, debe ponerse en las muelas de la mandíbula.

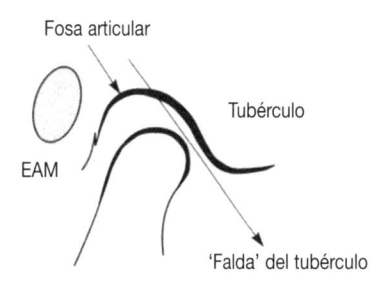

Fig. 7.14
Movilización o manipulación de la traslación en que se aprecia la línea de aplicación, paralela a la 'falda' del tubérculo articular anterior (adaptado de Saghafi y Curl, 1994)

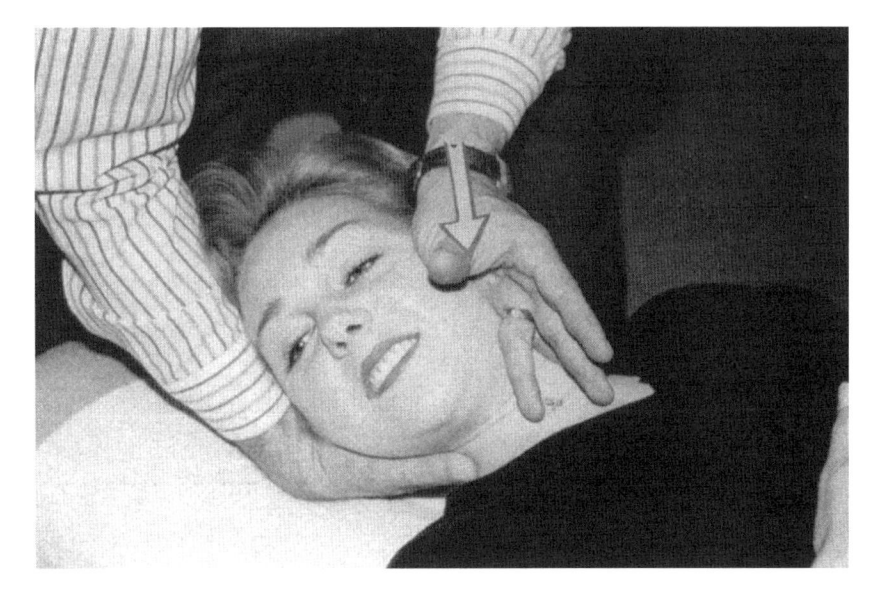

Fig. 7.15
Movilización o manipulación para efectuar una distracción

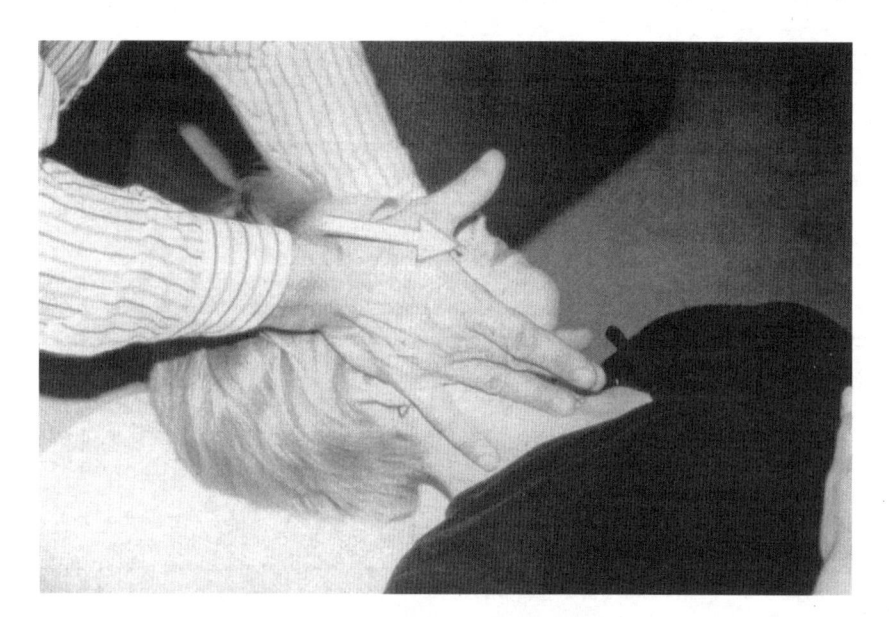

Fig. 7.16
Movilización o manipulación de traslación

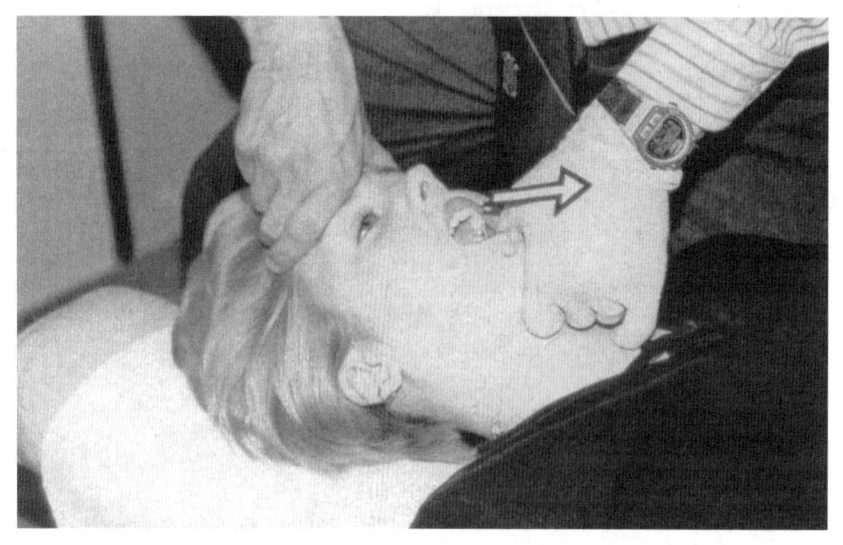

Fig. 7.17
Movilización o manipulación intraoral de traslación para sacar el cóndilo de la fosa o para eliminar adherencias

La mano indiferente
Estabiliza la frente del paciente.

Línea de aplicación
Anteroinferior a lo largo de la mandíbula, a través de la protuberancia mentoniana y en paralelo a la 'falda' del tubérculo articular anterior (ver Figs. 7.14, 7.17 y 7.18).

Opción
El paciente puede estar sentado.

TÉCNICA: MANDÍBULA LATERAL

Indicaciones
Pérdida del juego articular desde la zona lateral a la medial, apertura limitada de la boca (por ejemplo, 25-35 mm), síndrome de dolor miofascial, sinovitis, capsulitis, adherencias discales que limiten la traslación, chasquidos que sugieran una osteoar-

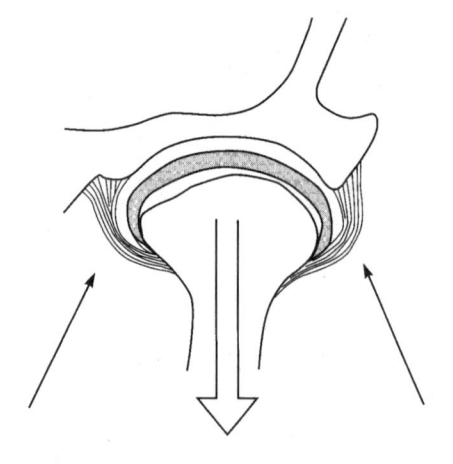

Fig. 7.18
Vista anterior de una movilización o manipulación intraoral con que se efectúa una distracción

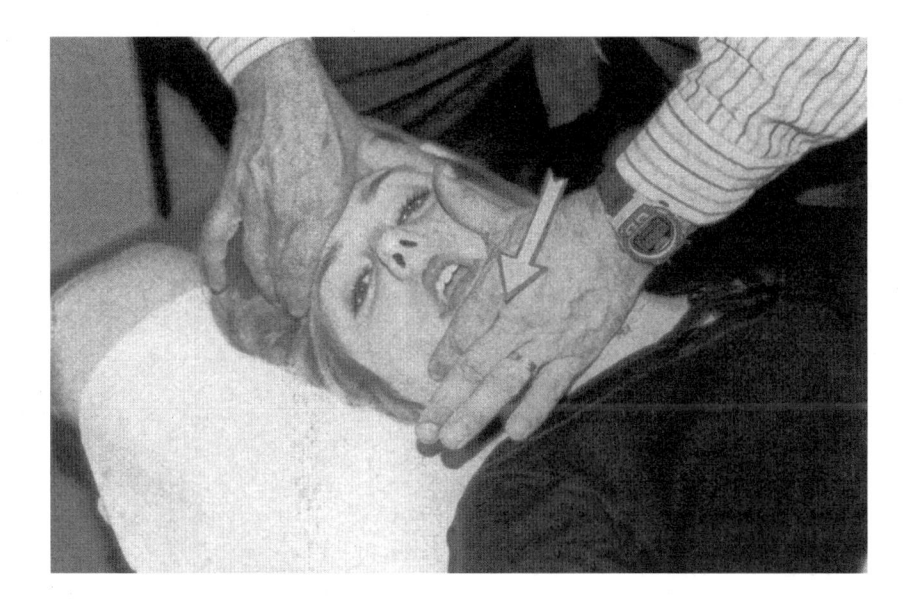

Fig. 7.19
Movilización o manipulación lateral

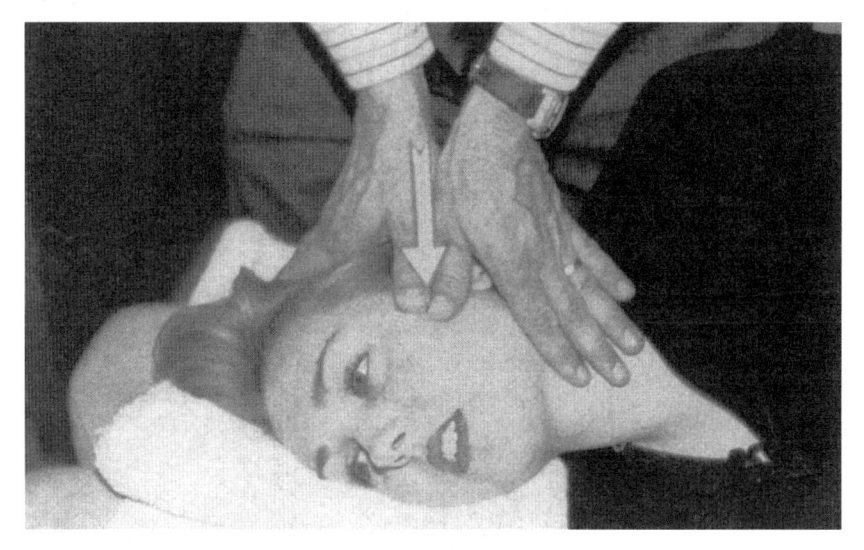

Fig. 7.20
Postura opcional para la movilización o manipulación lateral

tritis (aunque en una radiografía no haya signos de limitación del movimiento lateral).

Postura del paciente
Supina con la boca abierta a 1/3 de su capacidad (o bien hasta el punto de restricción) con el lado afectado ligeramente hacia arriba.

Postura del quiropráctico
De pie junto al extremo de la mesa o camilla y mirando al paciente.

Contacto principal
El tenar debe colocarse entre el ángulo de la mandíbula y la protuberancia mentoniana.

La mano indifernte
Se pone en la frente del paciente para estabilizar su cabeza. La fuerza debe hacerse en el lado no afectado.

Línea de aplicación
Desde el lado hacia el centro siguiendo la línea del juego articular restringido (ver Fig. 7.19).

Opción
Se puede hacer un doble contacto con ambos pulgares en el lado afectado (ver Fig. 7.20).

TÉCNICA: RETRUSIÓN

Indicaciones
Pérdida de protrusión y retrusión del juego articular, apertura de la boca limitada (por ejemplo, 25-35 mm), síndrome de dolor miofascial, adherencias articulares, mayor disminución de la retrusión que de la protrusión.

Postura del paciente
Supino con la cabeza recta y la boca abierta hasta el punto de restricción.

Fig. 7.21
Movilización o manipulación de retrusión

Postura del quiropráctico
De pie en el lado de la articulación no afectada.

Contacto principal
Sobre la barbilla con la membrana que hay entre los dedos pulgar e índice.

La mano indiferente
Estabiliza la frente del paciente.

Línea de aplicación
Posterior (ver Fig. 7.21).

TÉCNICA: REDUCCIÓN DE UN BLOQUEO DISCAL AGUDO

Indicaciones
Disminución de la rotación al abrir la boca, apertura de la boca menor de 15-20 mm, compresión positiva, dolor al apretar los dientes, desviación de la mandíbula, ausencia de pequeños ruidos, signos de aprensión.

Postura del paciente
Supino con la boca abierta 1/3, o un poco antes del punto de restricción.

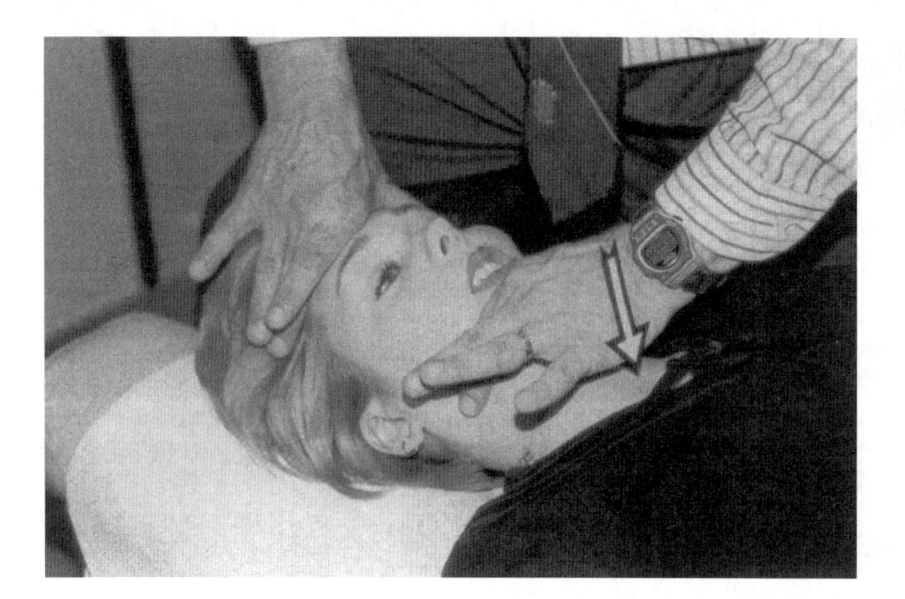

Postura del quiropráctico
De pie en el lado de la articulación no afectada.

Contacto principal
El pulgar de la mano caudal, con guante y una protección para ese dedo, se pone en las muelas de la mandíbula.

La mano indiferente
Estabiliza la frente del paciente desde el lado de la articulación no afectada.

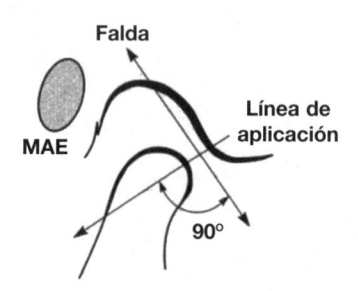

Fig. 7.22
Línea de aplicación de la movilización o manipulación para un bloqueo discal agudo (apertura de la articulación) (adaptado de Curl, 1991)

Línea de aplicación
Dirección posteroinferior y perpendicular a la 'falda' del tubérculo articular (ver Figs. 7.22 y 7.23).

TÉCNICA: DISLOCACIÓN DISCAL ANTERIOR CON ADHERENCIAS

Indicaciones
Ruidos o chasquidos al abrir la boca, disminución de la distracción del juego articular, resultado positivo en la prueba de compresión/distensión del disco, apertura de la boca limitada (por ejemplo, 20-35 mm).

Postura del paciente
Sentado con la cabeza recta y la mandíbula abierta justo después del punto en que se sienta el chasquido.

Postura del quiropráctico
De pie y detrás del paciente.

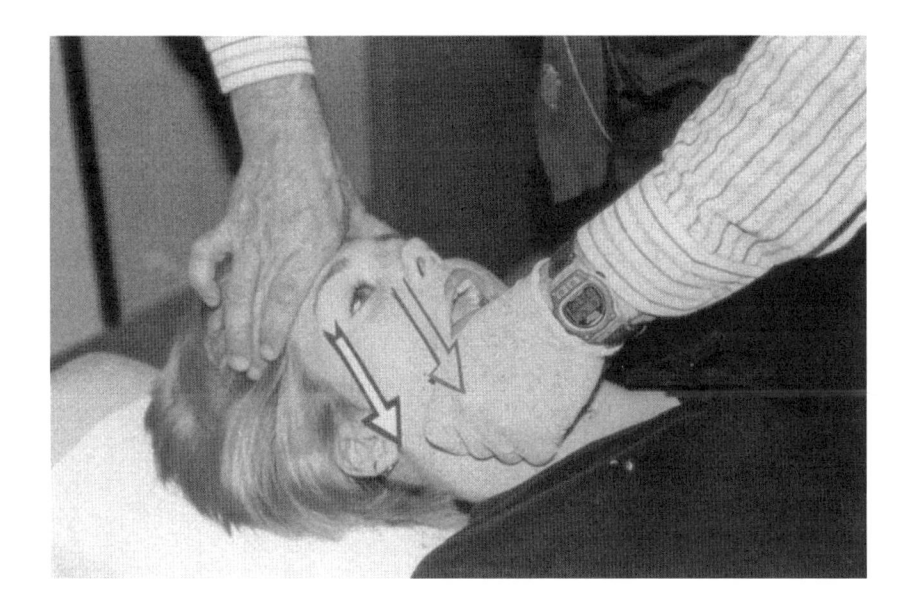

Examen y técnicas de la articulación temporomandibular

Fig. 7.23
Movilización o manipulación de un bloqueo discal agudo (apertura de la articulación)

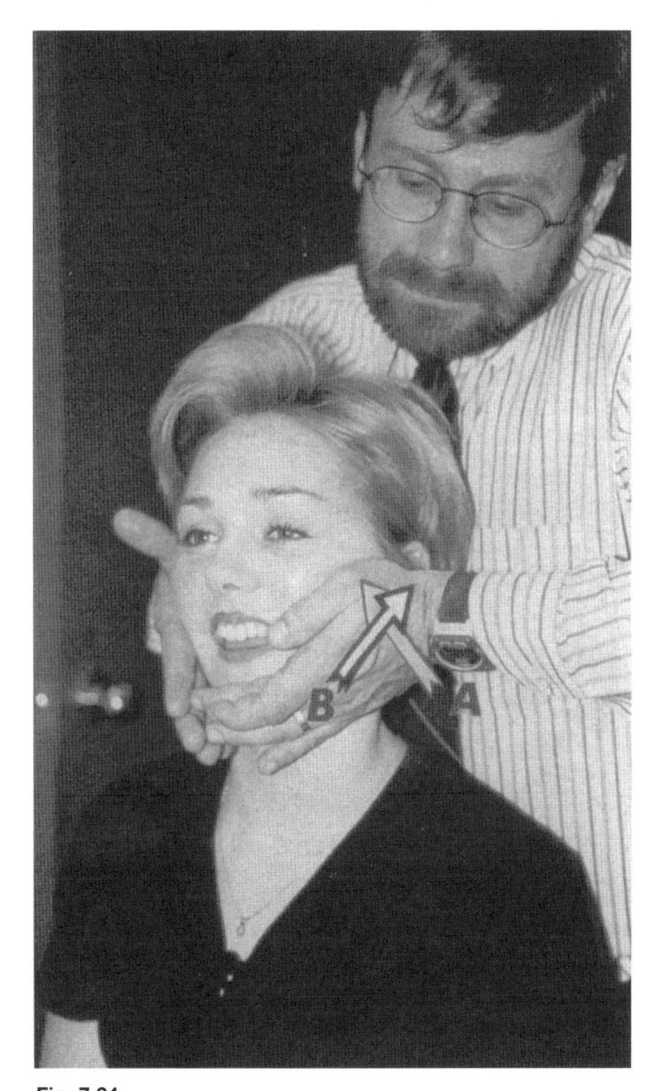

Contacto principal
El pisiforme de la mano ipsolateral del médico debe tocar suavemente la mandíbula del paciente.

La mano indiferente
Estabiliza el lado contralateral del paciente.

Línea de aplicación
Con la mano de contacto presionando superoanteriormente para que el cóndilo y el disco con adherencias se aproximen (ver 'A' en la Fig. 7.24), hay que aplicar una serie de presiones, o 'empujes', superoposteriores y en paralelo a la 'falda' del tubérculo articular (ver 'B' en la Fig. 7.24 y la 7.25).

Opción
El paciente puede estar en posición supina (ver 'A' y 'B' en la Fig. 7.26).

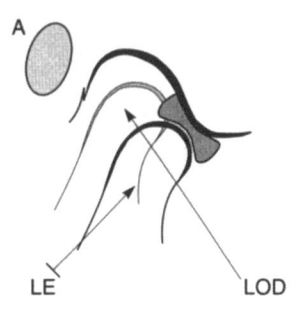

Fig. 7.24
Movilización o manipulación para una dislocación discal anterior con adherencias

Fig. 7.25
Fuerza que sujeta el disco en la posición adecuada para hacer la técnica (A), y línea de aplicación (B) para la movilización o manipulación en caso de dislocación discal anterior o adherencias (adaptado de Saghafi y Curl, 1994)

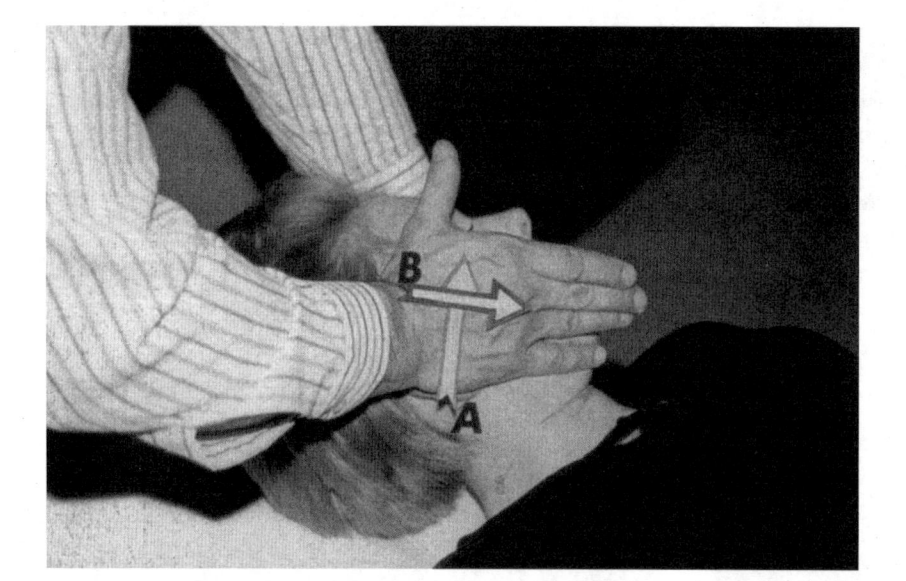

Fig. 7.26
Imagen de la opción en que el paciente se pone en posición supina en una movilización o manipulación para la dislocación discal anterior con adherencias

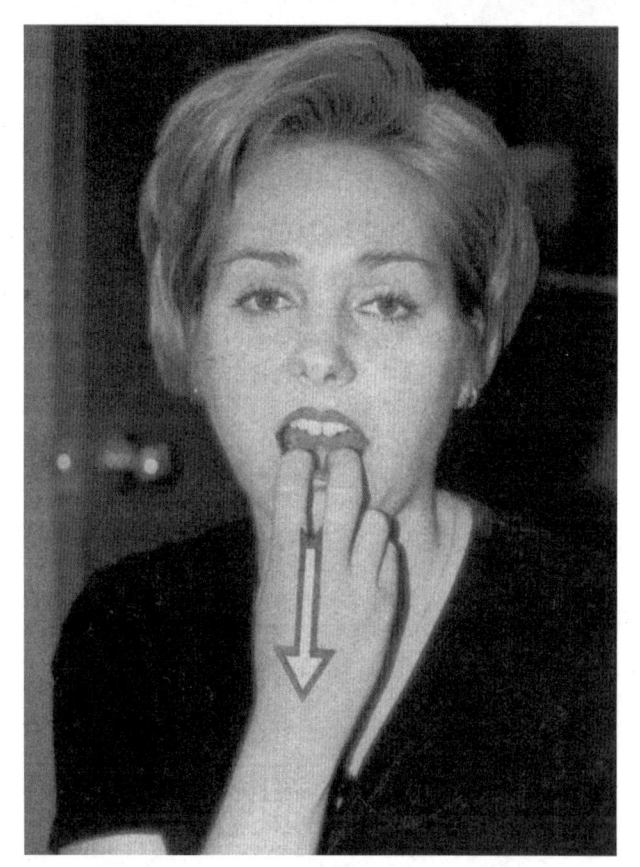

Fig. 7.27
Ejercicios terapéuticos: estiramiento pasivo para restablecer la amplitud de movimiento

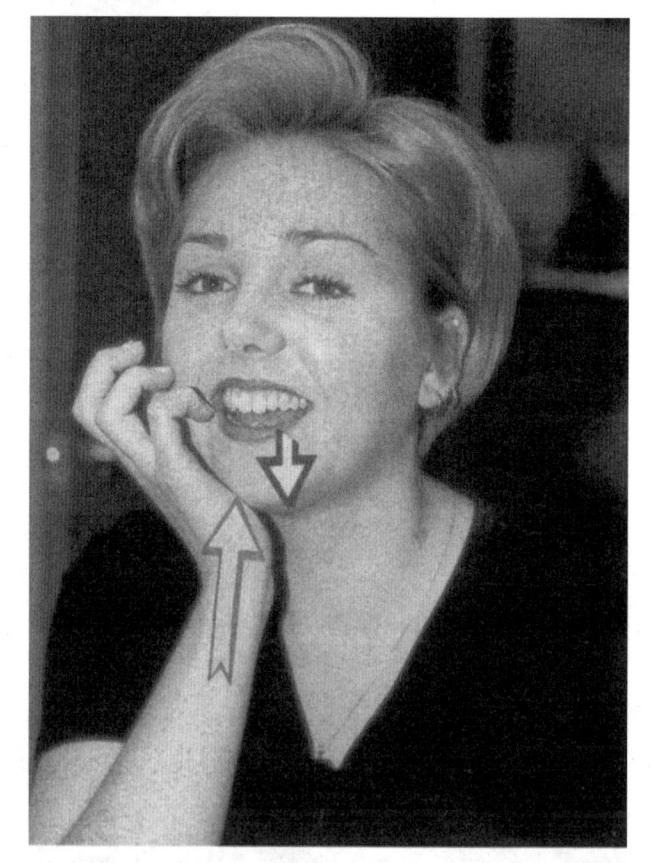

Fig. 7.28
Ejercicios terapéuticos: facilitación neuromuscular propioceptiva

Las contraindicaciones para la movilización y la manipulación de la ATM las hemos presentado antes al analizar el diagnóstico diferencial.

Las complicaciones derivadas de retrasar el inicio del tratamiento son fundamentalmente las adherencias. Una sobrecarga de impacto prolongado, una fase inflamatoria no curada o una inmovilización demasiado larga pueden afectar la 'salud' de la articulación y dejar que proliferen las adherencias, que tienen de por sí efectos perjudiciales. Además, una compresión persistente de la articulación causa una pronta degeneración del disco y de las superficies articulares.

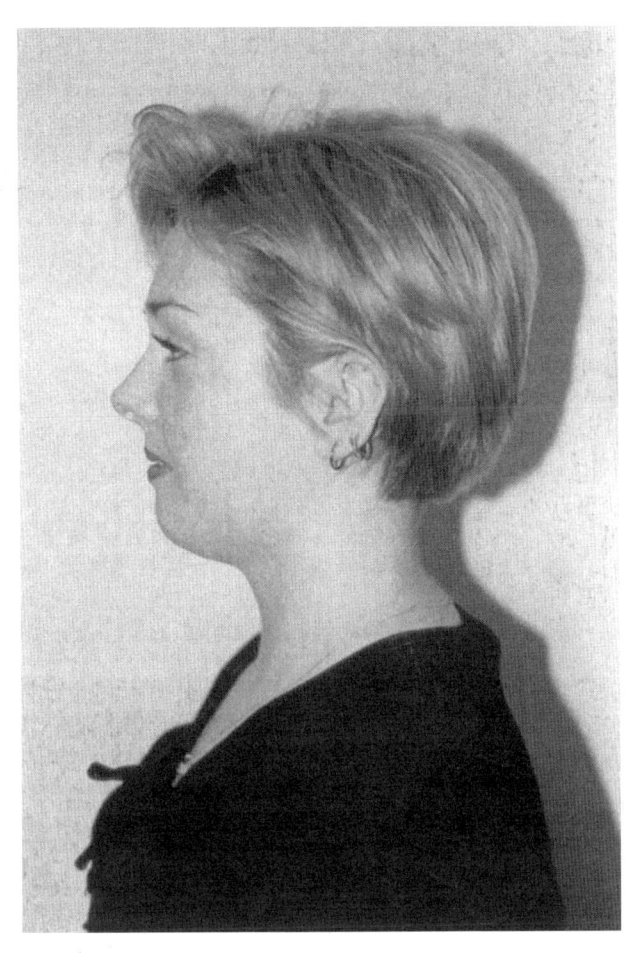

Fig. 7.29
Ejercicios posturales

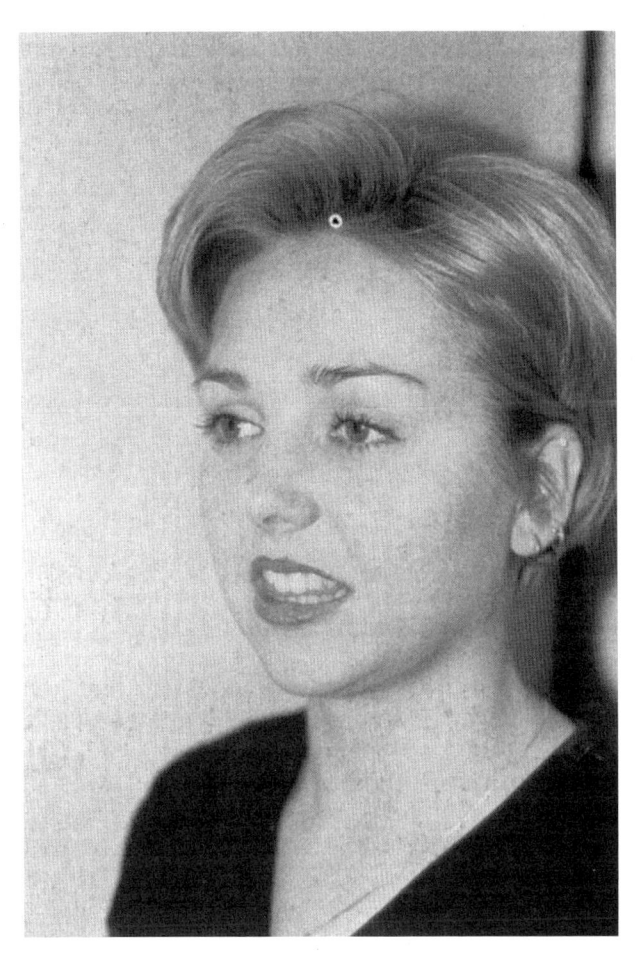

Fig. 7.30
Posición de descanso postural de la mandíbula (PDPM)

EJERCICIOS TERAPÉUTICOS

El desarrollo de un tratamiento estaría incompleto sin ejercicios. Los estudios que han analizado los resultados de los tratamientos de la ATM han demostrado abrumadoramente que la participación activa del paciente es necesaria (Reisine y Weber, 1989). Se debe enseñar al paciente una serie de ejercicios para la amplitud pasiva del movimiento (ver Fig. 7.27), luego otros isométricos y, por último, de facilitación neuromuscular propioceptiva (ver Fig. 7.28). Cuando haga los dos últimos tipos de ejercicios, el paciente no debe forzar el movimiento de modo que llegase a sentir dolor o a oír chasquidos.

Se ha demostrado que las posturas que una persona adopta son un importante factor etiológico de esta lesión y, por ello, la programación de un tratamiento debe incorporar este aspecto. De hecho, un buen tratamiento se completa con ejercicios para la postura de la columna vertebral en general, para la de las cervicales y para el porte de la cabeza (Fig. 7.29), así como con ejercicios para mantener la posición de descanso postural de la mandíbula (PDPM), que se analiza en el apartado de biomecánica (Fig. 7.30).

En casos de hipermovilidad articular, Berkman (1985) prescribe una serie de ejercicios activos para corregir la retrusión mandibular que solucionan el problema entre 4 y 12 semanas.

PRONÓSTICO

La literatura médica nos demuestra que el tratamiento quiropráctico de la ATM tiene un valor empírico y estadístico. Los estudios realizados por Curl y Saghafi (Saghafi y Curl, 1995; Curl y Saghafi, 1995) han demostrado la eficacia clínica del tratamiento manipulativo para el bloqueo discal agudo y el desplazamiento discal con adherencias. El valor terapéutico de la manipulación ha sido corroborado por Rocabado (1983) y Solberg y Clark (1980). La manipulación disminuye la formación de adherencias, la fibrosis capsular, la contractura capsular y el acortamiento muscular. Vernon y Ehrenfeld (1982) consiguieron tratar con éxito un caso de afección de la ATM manipulando las cervicales en lugar de la ATM.

En un 75% de los casos, los pacientes sienten que mejoran de su afección después de 2-4 semanas de tratamiento quiropráctico manual (Ricken y Siebert, 1989). Esta mejoría incluye una disminución del dolor, de los chasquidos y de la disfunción muscular, y un aumento de la amplitud del movimiento. Normalmente, un 15% de los demás casos requiere un tratamiento más extenso, a menudo complementado con tratamientos propios de otras disciplinas (por ejemplo, odontología, cirugía dental, reumatología, psicología, etc.). Del último 10% de los casos, un 5% puede solucionarse con una intervención quirúrgica, mientras que el otro 5% no responderá a ningún tratamiento, porcentaje que se clasifica como fracasos clínicos (Ricken y Siebert, 1989; Wilkinson, 1987).

Además de diagnosticar y preparar un tratamiento, es muy posible que el quiropráctico tenga alguna vez que evaluar el nivel de deterioro y de inhabilitación que presente un paciente con alguna afección de la ATM. "El deterioro es una afección médica que implica una pérdida de la función normal. El quiropráctico sólo puede determinar su grado de gravedad después de haber conseguido la máxima respuesta posible al tratamiento". El quiropráctico siempre tiene que tener presente que las lesiones de la ATM no causan una inhabilitación permanente que impida al paciente usarla con provecho (Curl, 1995).

El éxito en el control y el tratamiento quiropráctico de la ATM dependerá siempre de la capacidad y del nivel técnico del quiropráctico, de la naturaleza de la patología, de la duración de la lesión, del estado de la mandíbula y de los dientes y de la participación activa del paciente.

Además, en este tipo de lesiones los mejores resultados se logran con un planteamiento multidisciplinario. En la mayoría de las lesiones más frecuentes, se recomienda que el paciente visite al odontólogo para que éste revise el estado de los dientes o para que fabrique un aparato estabilizador. Los beneficios de esta visita al dentista los refrendan la mayoría de las investigaciones y estudios; el porcentaje de éxito en pacientes que combinan el tratamiento quiropráctico con el dental es superior al 80% (Ricken y Siebert, 1989).

CONCLUSIÓN

El tratamiento quiropráctico de las lesiones de la articulación temporomandibular da muy buenos resultados cuando el examen se hace de forma exhaustiva, el diagnóstico diferencial es completo y el tratamiento se desarrolla en el momento oportuno y se adecua al diagnóstico.

El propósito de este capítulo ha sido explicar y analizar las lesiones más frecuentes que afectan a esta articulación, los tipos de tejidos dañados y los mecanismos de las lesiones. Las pruebas que hemos incluido, sencillas e incompletas pero apropiadas y sensibles, permitirán al terapeuta diagnosticar específicamente las subcategorías del SDD de la ATM. El tratamiento de cada lesión se ha revisado metódicamente, con demostraciones de las técnicas quiroprácticas, y se ha trazado de forma resumida un programa de tratamiento completo.

Agradecimientos

Quisiera agradecer la ayuda y el aliento que durante la preparación de este capítulo me dieron el personal de mi consulta y especialmente mi familia, así como los esfuerzos del doctor Ray Broome, quien me dio el tiempo necesario para completar adecuadamente el trabajo. Por último, quiero agradecer el trabajo y la ayuda de mi colega, amigo y mentor el doctor Darryl Curl.

BIBLIOGRAFÍA

Berkman, E (1985) TMJ and chiropractic. *American Chiropractor*, **Nov.**

Black, W.C. y Welsh, H.G. (1993) Advances in diagnostic imaging and overestimation of disease prevalence and benefits of therapy. *N. Engl. J. Med.*, **326**, pp. 1237-1243.

Brand, R.W. e Isselhard, D.E. (1986) *Anatomy of Orofacial Structures*, 3ª ed., Toronto, Mosby.

Chase, D.C., Hendler, B.H. y Kraus, S.L. (1988) A commonsense approach to TMJ pain. *Patient Care*.

Curl, D.D. (1989) *The Chiropractic Approach to Temporomandibular Disorders, Seminars in Chiropractic*. Baltimore, MD: Williams and Wilkins.

Curl, D.D. (1991) Acute closed lock of the temporomandibular joint: manipulation paradigm and protocol. *Chiro. Technique*, **3**(1), pp. 13-18.

Curl, D.D. (1993) Chiropractic management of capsulitis and synovitis of the temporomandibular joint. *J. of Orofacial Pain*, **7**(3), pp. 383-293.

Curl, D.D. (1995) The temporomandibular joint. *Advances in Chiropractic*, Vol. 2. Toronto, Mosby.

Curl, D.D. y Saghafi, D. (1995) Manual reduction of adhesion in the temporomandibular joint. *Chiro. Technique*, **7**(1), pp. 22-29.

Diakow, P. (1988) Pseudo-temporomandibular joint pain-dysfunction syndrome. *JCCA*, 32(3).

Dolwick, M.F., Hendler, B.H., y Kraus, S.L. (1984) Commonsense management for TMJ trouble. *Patient Care*.

Evan, P. (1990) A three-year follow-up of patients with reciprocal temporomandibular joint clicking. *Oral Surg., Oral Med., Oral Pathol.*, **69**(2), pp. 167-168.

Faye, L. y Shafer, R.C. (1989) *Motion Palpation and Chiropractic Technic*. Huntington Beach, CA, Motion Palpation Institute.

Guralnick, W., Kaban, L.B. y Merrill, R.G. (1978) Temporomandibular-joint afflictions. *New Engl. J. Med.*

Helland, M.M. (1986) Anatomy and function of the TMJ. En: *Modern Manual Therapy* (G.P. Grieve, ed.), Edimburgo: Churchill Livingstone.

Ieremia, L., Podoleanu, G., Balas-Chirila, M. y Kovacs, D. (1990) Estimating some perspective of certain epidemiological, clinical and paraclinical investigations aiming at discovering the etiopathogenesis of the painful dysfunction meniscus-condyle syndrome of temporomandibular joint for prophylaxis and individualized treatment. *Stomatologie*, 37, 149-159.

Kelsey, J.L. (1982) *Epidemiology of Musculoskeletal Disorders*. Oxford: Oxford University Press.

Maitland, G.D. (1979) *Peripheral Manipulation*, 2ª ed. Oxford: Butterworth-Heinemann, pp. 28-31.

Marbach, J.J., Lennon, M.C. y Dohrenwend, B.P. (1988) Candidate risk factors for temporomandibular pain and dysfunction syndrome: psychosocial, health behaviour, physical illness and injury. *Pain*, 34, pp. 139-151.

Marotta, J.T. (1983) Chronic facial pain: a clinic approach. *Can. Fam. Physician*, 29.

Muller, F. (1989) Biofeedback as a part of the tratment of mandibular dysfunctions. *Deutsche Zahnarztliche Zeitschrift*, 44, pp. 938-941.

Paradiso, M. y Scott, R. (1989) Evaluation of the clinical effectiveness of biofeedback EMG on muscular relaxation and painful symptomatology. *Minerva Stomatologia*, 38, pp. 19-22.

Reik, L. y Hale, M. (1981) The temporomandibular joint pain-dysfunction syndrome: A Frequent Cause of Headache. *Headache*, Jul 21(4), pp. 151-156.

Reisine, S. y Weber, J. (1989) Motivations for treatment and outcomes of care. The relationships between motivation for seeking dental treatment and the evaluation of outcomes of care. *J. Am. Coll. Dentists*, 56(2), pp. 19-25.

Ricken, C. y Siebert, G. (1989) Comparative post-treatment evaluation of patients with pain-dysfunction syndrome. *Deutsche Zahnarztliche Zeitschrift*, 44(11), pp. 20-22.

Rocabado, M. (1983) Arthrokinematics of the Temporomandibular Joint. En: *Temporomandibular Joint Dysfunction and Treatment. The Dental Clinics of North America* (H. Gelb, ed.), pp. 573-594.

Royder, J.O. (1981) Structural influences in temporomandibular joint pain and dysfunction. *JAOA*, 80(7).

Saghafi, D. y Curl, D.D. (1995) Chiropractic management of anteriorly displaced temporomandibular disc with adhesions. *JMPT*, 18(2), pp. 98-104.

Sandoz, R. (1976) Some physical mechanisms and effects of spinal adjustments. *Swiss Annals VI* (Swiss Chiropractors' Association), Grounauer, pp. 91-141.

Schnurr, R.F., Brooke, R.I. y Rollman, G.B. (1990) Psychosocial correlates of temporomandibular joint pain and dysfunction. *Pain*, 42(2), 153-165.

Segami, N., Murakami, K., Matsuki, M. (1988) Clinical assessment for treatment of patients with ATM closed-lock by means of manipulation and pumping technique. *Jpn. J. Oral Maxillofac. Surg.*, 34, p. 1123-1131.

Solberg, W.K. y Clark, G.T. (1980) *Temporomandibular Joint Problems; Biologic Diagnosis and Treatment*. Chicago, IL: Quintessence Publishing Company.

Toller, P.A. (1974) Temporomandibular Capsular Rearrangement. Br. *J. Oral Surg.*, 70, pp. 461-463.

Travell, J.G. y Simons, D.G. (1983) *Myofascial Pain and Dysfunction: The Trigger Point Manual*. Baltimore, MD: Williams and Wilkins.

Tversky, J., Reade, P.C., Gerschamn, J.A., Holwill, B.J. y Wright, J. (1991) Role of depressive illness in the outcome of treatment of temporomandibular joint pain-dysfunction syndrome. *Oral Surg., Oral Med., Oral Pathol.*, 71, pp. 696-699.

Vernon, L.F. y Ehrenfeld, D.C. (1982) Treatment of temporomandibular joint syndrome for relief of cervical spine pain: case report. *JMPT*, 5(2).

White, A.A. y Gordon, S.L. (1982) *American Academy of Orthopedic Surgeons Symposium on Idiopathic Low Back Pain*. Toronto, Mosby.

Wilkinson, T.M. (1987) A multi-disciplinary approach to the treatment of craniomandibular disorders. *Aust. Prosthodontic J.*, 1, pp. 19-24.

Zachazewski, J.E., Magee, D.J. y Quillen, W.S. (1986) *Athletic Injuries and Rehabilitation*. Toronto, Saunders.

APÉNDICE A: RESUMEN DE UN EXAMEN FÍSICO DE LA ATM

- *Historia médica*
- *Inspección*
    - *asimetría facial: mastoides, labios, mejillas*
    - *hipertrofia/hipertonicidad de los músculos de la masticación, de los músculos cervicales posteriores y de los músculos accesorios de la respiración*
    - *manos: evidencias de artritis reumatoide*
    - *evaluar el habla*
    - *agudeza auditiva*
    - *deglución*

    posturas
    - *porte de la cabeza, postura de la cabeza, inclinación de la cabeza, movimiento de la cabeza*
    - *posición de descanso de la mandíbula*
    - *musculatura de la cabeza, del cuello, de la espalda, del pecho y de las piernas*
    - *¿hay sensibilidad dolorosa al tacto, algún punto gatillo o algún espasmo?*

    amplitud del movimiento: activo, pasivo y con resistencia
    - *columna cervical*
    - *hombro*
    - *columna torácica*
    - *columna lumbar*
    nota: hay que comprobar si hay signos de desniveles, de escoliosis, de cifosis o de desigualdad en la longitud de las piernas

    - *modo de mover la mandíbula*
    abrir la boca 40-60 mm, prueba de los tres nudillos
    cerrar la boca: dolor o contacto doble
    repetición con depresores de la lengua para diferenciar el dolor muscular del articular
    desviación lateral de 5-10 mm
    proporciones de apertura: desviación lateral
    1:4 normal, 1:3 extracapsular, 1:6 intracapsular
    protrusión de 5 mm
    retrusión de 3-4 mm

- *Palpación*
    - *sensibilidad dolorosa de la articulación al tacto*
    - *chasquidos, crujidos y pequeños ruidos*
    - *bruxismo*
    - *puntos gatillo: pterigoideo lateral, pterigoideo medial, masetero, temporal, ECM, digástrico*
    - *juego articular y sensación final: suave (músculo), duro (cápsula/disco)*
      1 *distracción, inferolateral a 20 grados*
         (i) en reposo   (a) extraoral
         (ii) boca abierta (b) intraoral
      2 *desviación lateral*
      3 *posterosuperior (disco, TRD)*

- *Pruebas musculares con resistencia*
  abrir la boca (A), cerrar la boca (C), protrusión (P), retrusión (R), desviación lateral (DL)

Músculo	A*	C	P	R	DL
Masetero		+	+		
Temporal		+		+	+
Pterigoideo medial		+	+		+
Pterigoideo lateral inferior	+		+		+
Digástrico	+			+	
Pterigoideo lateral superior			+		+

* Repítase la apertura con resistencia: si al abrir la boca el chasquido se produce siempre en el mismo punto, el paciente tiene un disco inmóvil; si el chasquido se produce en puntos diferentes, el paciente tiene un disco móvil.

- Percusión
    - *general: ¿se siente dolor al cerrar los dientes bruscamente?*
      → *afección periodontal*
    - *específica: golpear un diente con un instrumento romo*

- *Prueba del spray contrairritante*
- *Examen de la columna cervical*
- *Examen neurológico*

8

Evaluación del juego articular y métodos correctores para las articulaciones periféricas

Raymond T. Broome

MÉTODOS CORRECTORES

Las técnicas que presentamos en este capítulo tienen por objetivo tratar las disfunciones biomecánicas para restablecer su funcionamiento normal, usando los métodos más suaves, específicos y eficientes posibles. El capítulo se divide en dos secciones principales, una dedicada a las extremidades superiores y otra a las inferiores. Cada sección comienza describiendo las técnicas para las articulaciones más cercanas al tronco, y sigue por orden hasta las más distantes del mismo.

Siempre que ha sido posible, para regiones como las formadas por la muñeca y la mano o el pie y el tobillo, donde las partes anatómicas son relativamente pequeñas, se ha optado por incluir algunos dibujos como complemento de las fotografías. El propósito es ilustrar con mayor claridad las posiciones y posturas de la mano, los lugares de contacto y las direcciones de las presiones o fuerzas correctoras que deben aplicarse en cada técnica.

Por uniformidad, se explican todas las técnicas como si se aplicasen en el **lado derecho** del cuerpo. Obviamente, tanto el terapeuta como el estudiante tienen que ser igual de habilidosos y expertos a la hora de aplicar las técnicas en ambas partes del cuerpo y, por supuesto, es preciso que practiquen en ambos lados. Para trabajar en los miembros de la parte izquierda del cuerpo, el lector sólo tiene que invertir las descripciones, las fotografías y los dibujos que aparecen en el texto.

Para alcanzar la destreza técnica, no hay nada mejor que usar modelos anatómicos de la muñeca, la mano, el pie y el tobillo, ya que son de inestimable valor para que estudiantes y terapeutas se familiaricen con el lugar exacto de los puntos de contacto, con las distintas partes anatómicas y con la complejidad de los ángulos de las articulaciones; también son de gran ayuda para practicar la aplicación de las técnicas y la realización del diagnóstico (Logan, 1995). Se recomienda encarecidamente que los usen todos los estudiantes de las técnicas de las articulaciones periféricas.

NOMENCLATURA

Aunque el autor es consciente de las posibles diferencias emotivas y connotativas, en este texto los términos 'corrección' y 'manipulación' se pueden intercambiar sin ningún problema, ya que se han utilizado indistintamente. Por otro lado, el término 'movilización' no siempre significa lo mismo en cada país. En este capítulo, la palabra movilización se ha usado con el significado de movimiento pasivo parcial o completo de una articulación sin intención explícita de producir una cavitación.

ELECCIÓN DE LA TÉCNICA

Si la disfunción de una articulación periférica es crónica y/o el paciente es de edad avanzada, o si la articulación está rígida porque el paciente tuvo en ese lugar una fractura ya curada, el tratamiento debe iniciarse con la selección de los métodos de movilización y trabajando adecuadamente los tejidos blandos; luego podrán ponerse en práctica métodos más vigorosos.

Las técnicas se describen siguiendo también un orden relacionado con las direcciones de la fuerza: primero las que van de arriba a abajo, luego las que se aplican de delante a atrás y así sucesivamente; sin embargo, esto sólo debe considerarse una guía práctica. En la práctica, las direcciones de la fuerza deben seguir directa y exactamente las líneas de plano de las articulaciones implicadas. Al aplicar las técnicas, estas variaciones deben adaptarse a cada caso.

EVALUACIÓN DEL JUEGO ARTICULAR

El método usado en este libro para examinar el juego articular es la palpación del movimiento (Gillet, 1964, 1981; Schafer y Faye, 1990; Gillet, 1996), pero llevando el movimiento más allá de la amplitud de movimiento voluntario, es decir realizando el movimiento pasivo que la articulación aún puede hacer antes de llegar a la barrera elástica (Sandoz, 1976). La disfunción articular en la zona del movimiento pasivo se ha definido como una pérdida del juego mecánico de la articulación sinovial (Mennell, 1964; Gale, 1991). La pérdida de este juego articular causa dolor y una inhabilitación, al menos parcial, de la articulación. Los ejercicios, tanto activos como pasivos, ni la producen ni la curan (Schafer y Faye, 1990). Cuando se activan los mecanorreceptores en condiciones extremas inhiben a los músculos adyacentes (Hearon, 1991). Una función muscular dañada causa el deterioro de la función articular, y una función articular dañada provoca el deterioro de la función muscular (Schafer y Faye, 1990).

El éxito de los exámenes y de los tratamientos quiroprácticos depende de varios factores. Los principales son excluir las causas no esqueléticas de la dolencia, detectar con cuidado la localización y la dirección de la pérdida del juego articular, conocer perfectamente las líneas de plano de la articulación afectada, y un nivel técnico muy alto para hacer la corrección articular.

Faye afirma que no es normal que el juego articular se restrinja en algunos planos o direcciones y no en otros (Schafer y Faye, 1990). También se ha detectado clínicamente que movilizar una articulación en una sola dirección no siempre restablece el juego articular en todas las direcciones en las que puede moverse la articulación cuando funciona con normalidad. La consecuencia de esto es que a veces el restablecimiento del juego articular en todos los planos puede requerir distintas presiones y técnicas correctoras, que habrá que hacer en distintas direcciones y aplicar en función de la tolerancia del paciente (en una misma visita o en distintas visitas del mismo).

Los estudios que se han hecho hasta ahora sobre la fiabilidad inter e intraexaminador de la palpación del movimiento de la columna vertebral y de la pelvis son insuficientes, y aún son menos los que tratan de la palpación del movimiento de las articulaciones periféricas. Shaw y Perth (1987) demostraron en su estudio de la palpación del movimiento de los tarsianos que, cuando éstos están en una posición en la que no soportan peso, hay un alto porcentaje de fiabilidad interexaminador (88,09%) y que la fiabilidad intraexaminador es incluso mayor (90% y 93%). Estos datos todavía no se han podido comparar.

Aplicación de la evaluación del juego articular

La palpación del movimiento de las articulaciones periféricas para determinar el juego articular es distinta de la palpación del movimiento osteocinemático pasivo (PMOP) (ver Capítulo 4), ya que el examen del juego articular se refiere únicamente al movimiento realizado al final del desplazamiento en las direcciones permitidas por las líneas de plano de las articulaciones y no a la calidad de la amplitud voluntaria o intermedia del movimiento.

- *La articulación que se va a examinar debe aislarse lo mejor posible bloqueando con una mano el movimiento de la(s) articulación(es) que hay cerca de ella; la otra mano queda libre, ya que con ella se comprobará la movilidad de la articulación en cuestión.*
- *Luego debe moverse pasivamente la articulación en su amplitud de movimiento, igual que se hace en la PMOP; a partir de este punto la técnica es diferente.*
- *Debe proseguirse el movimiento de la articulación hasta que, con el pulgar o los dedos que se usen para palpar, se sienta una resistencia en el ligamento tensado al final de la amplitud del recorrido. Sin disminuir la presión, debe entonces aplicarse una fuerza compresiva aún más firme.*
- *Al final de la amplitud del movimiento, el movimiento normal de la articulación periférica se percibe como una sensación elástica, similar a la que se siente al apretar una goma de borrar o una pelota de goma dura. Esta percepción de elasticidad se ha definido como juego final (Schafer y Faye, 1990). El paciente sólo la percibe como una sensación pasiva.*
- *El médico percibe la falta de juego final como una sensación de dureza similar a la que se siente al apretar un pedazo de madera; por su parte, el paciente siente un dolor local.*
- *El juego final puede perderse en una o en más direcciones, por lo que el examen de la articulación debe hacerse en todas las direcciones permitidas por los planos de la articulación.*
- *Los métodos correctores deben aplicarse en todas las direcciones en que se haya perdido el juego final.*

Con esta información, el terapeuta está en condiciones de elegir una técnica para corregir específicamente la pérdida de movimiento.

Para mayor comodidad al usar el texto, al principio y a lo largo de cada sección hemos incluido descripciones detalladas de los métodos de evaluación del juego articular. **Todas las técnicas se han descrito respecto a la extremidad derecha.** Para aplicarlas en la extremidad izquierda, se debe invertir la postura, utilizarse la mano contraria para efectuar el contacto con el paciente, etc.

Si el quiropráctico percibe claramente los objetivos biomecánicos que se quiere alcanzar, entonces no hará falta que memorice las técnicas, ya que éstas serán una progresión lógica a partir de los resultados del examen de la articulación. Teniendo en cuenta que hay que desplazar ésta en la dirección en la que se haya perdido el movimiento, no podemos menos que recordar la pregunta retórica hecha por Henry Gillet: "¿Dónde acaba el examen y dónde empieza el tratamiento?" (Conferencia dada a la Unión de Quiroprácticos Europeos, Suiza, 1969).

En última instancia, una práctica diligente también da destreza. Con destreza, una evaluación manual de la articulación que use los análisis del juego articular y a la que siga una aplicación técnica eficaz, se hará de manera completa y rápida, como hace falta en una sesión clínica práctica. De este modo, la corrección de las articulaciones periféricas podrá incorporarse rutinariamente a los métodos prácticos que ya se usen. Al quiropráctico le será muy útil como medio eficaz para mejorar la 'salud' neurobiomecánica del paciente.

Guía para corregir las articulaciones periféricas

- *Trabajar metódicamente, especialmente al evaluar un conjunto de articulaciones.*
- *Evaluar, corregir, volver a evaluar. Repetir esta secuencia si es necesario.*
- *Al seleccionar una técnica, debe tenerse en cuenta el 'tamaño físico' del paciente y compararlo con el del quiropráctico.*
- *Si hay evidencias de cronicidad o de cambios artrósicos, debe considerarse la posibilidad de usar en primer lugar la inmovilización para luego elegir métodos más agresivos.*

- *Hay que trabajar siempre en función de la tolerancia del paciente.*
- *La dirección de la presión debe seguir la línea del plano de la articulación.*
- *Parece conveniente corregir y tratar el problema de la articulación proximal antes que el de la distal.*
- *Si el problema de articulación periférica es crónico, hay que considerar la posibilidad de usar soportes o métodos de vendaje después del tratamiento manual.*
- *Si el problema de la articulación periférica es agudo, primero hay que aplicar la crioterapia para controlar la efusión; después se usarán las técnicas manuales.*

BIBLIOGRAFÍA

Gale, P. (1991) Joint movilization. En: *Functional Soft Tissue and Treatment by Manual Methods*. (W.I. Hammer, ed.) pp. 10-197, Gaithersburg, MD, Aspen Publishers.

Gillet, H. (1964) *Belgian Chiropractic Research Notes*, 5ª ed. 5 Rue de la Limite, Bruselas, Bélgica.

Gillet, H. (1981) *Belgian Chiropractic Research Notes*, 11ª ed. Huntington Beach, CA, Motion Palpation Institute.

Gillet, J. (1996) New light on the history of motion palpation. *J. Manip. Physiol. Ther.* **19**(1).

Hearon, K.G. (1991) *What You Should Know About Extremity Adjusting*, 7ª ed. Sequim, WA, Vanity Press.

Logan, A.L. (1995) *The Foot and the Ankle: Clinical Applications*. Gaithersburg, MD, Aspen Publishers.

Mennell, J.Mc.M. (1964) *Joint Pain Diagnosis and Treatment Using Manipulative Techniques*. Londres, Little Brown and Company.

Sandoz, R. (1976) Some physical mechanisms and effects of spinal adjustments. *Ann. Swiss Chiro. Assoc.* **VI**.

Schafer, R.C. y Faye, L.J. (1990) Motion Palpation and *Chiropractic Technique – Principles of Dynamic Chiropractic*. 2ª ed. Huntington Beach, CA, Motion Palpation Institute.

Shaw, A.J. y Perth, F.R.J. (1987) *An Inter- and Intra-Examiner Reliability Study of Motion Palpation of the Tarsals in the Non-weight-bearing Position*. D.C. Thesis, Instituto Angloeuropeo de Quiropráctica.

Sección I

La extremidad superior

8.1

Articulación esternoclavicular

Clavícula

Manubrio del esternón

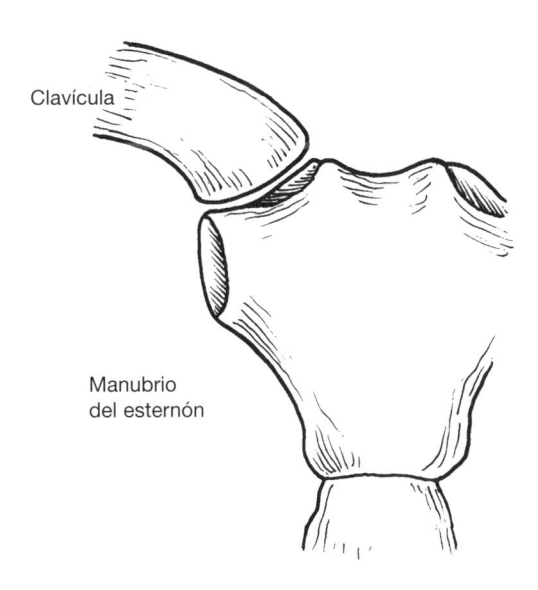

8.1.A Evaluación del juego articular de la articulación esternoclavicular en su deslizamiento mediolateral, lateromedial y anteroposterior

8.1.B Evaluación del juego articular de la articulación esternoclavicular en su deslizamiento superoinferior e inferosuperior

8.1.1 Técnica de empuje superoinferior de la articulación esternoclavicular en posición supina

8.1.2 Técnica de empuje superoinferior de la articulación esternoclavicular con el paciente sentado

8.1.3 Técnica de empuje inferosuperior de la articulación esternoclavicular en posición supina

8.1.4 Técnica de empuje mediolateral de la articulación esternoclavicular con el paciente sentado

8.1.5 Técnica de tirón unilateral o bilateral desde delante hacia atrás de la articulación esternoclavicular con el paciente sentado

8.1.6 Técnica de movilización anteroposterior y con los brazos cruzados para la articulación esternoclavicular en posición supina.

8.1.7 Técnica de retroceso para la articulación esternoclavicular en posición supina

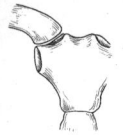

8.1.A Evaluación del juego articular de la articulación esternoclavicular en su deslizamiento mediolateral, lateromedial y anteroposterior

Procedimiento

El paciente debe colocarse en posición supina y el quiropráctico pondrá la eminencia tenar proximal en el extremo anterior medial de la clavícula. A veces, para detectar la presencia o ausencia de juego articular, puede resultar conveniente abducir el hombro hasta un ángulo de más de 90°, y mantenerlo en esta posición antes de examinar el juego articular de la articulación esternoclavicular.

a) Deslizamiento mediolateral
En primer lugar, el quiropráctico debe presionar con la mano hacia abajo en dirección anteroposterior, para comprimir la caja torácica del paciente; luego tiene que ejercer una presión corta y firme sobre el juego articular desde la parte medial hacia la lateral. Si el juego articular es normal, el quiropráctico notará elasticidad.

b) Deslizamiento lateromedial
El quiropráctico debe invertir la posición de la mano y, presionar otra vez primero hacia abajo para comprimir la caja torácica del paciente; luego ejercerá una presión corta y firme desde la parte lateral hacia la medial. También aquí, si el juego articular es normal deberá sentir elasticidad.

c) Deslizamiento anteroposterior
Se debe ejercer una presión de delante hacia atrás mientras se comprime la caja torácica. Luego debe hacerse otra presión para llevar a la articulación hasta su juego articular. Si éste es normal, deberá notarse una sensación de elasticidad.

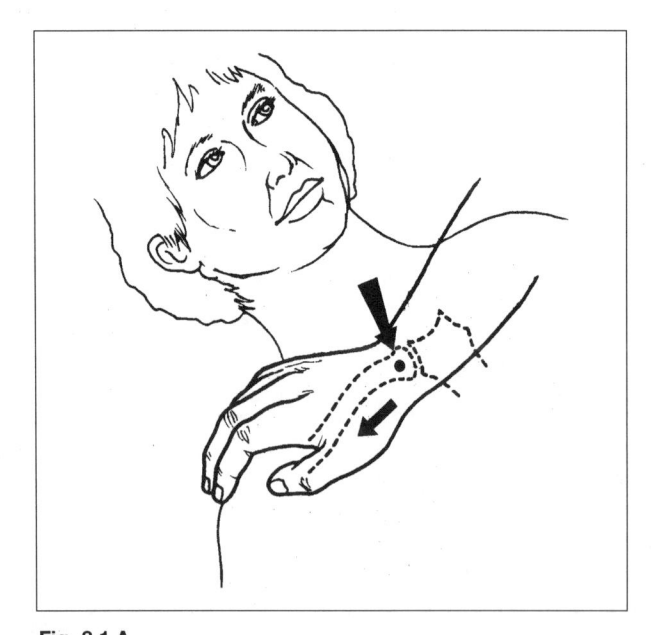

8.1.B Evaluación del juego articular de la articulación esternoclavicular en su deslizamiento superoinferior e inferosuperior

Procedimiento

El paciente debe colocarse en posición supina para que el quiropráctico ponga el 'talón de la mano' (ver el Glosario, pág. ¿......?) en el extremo anteromedial de la clavícula.

a) Deslizamiento superoinferior
El quiropráctico se pone detrás de la cabecera de la mesa o camilla terapéutica mirando en dirección caudal. La mano derecha se usa para efectuar la presión en el punto de contacto, mientras que la izquierda puede usarse para estabilizar el otro hombro, para lo que se pondrá en el extremo distal de la clavícula opuesta.

Primero debe presionarse la clavícula del paciente hacia abajo y de delante a atrás para comprimir la caja torácica; luego, hay que ejercer una presión firme y corta de arriba a abajo hasta llegar al juego articular. Si éste es normal, el quiropráctico tendrá una sensación de elasticidad.

b) Deslizamiento de abajo hacia arriba
El quiropráctico debe situarse en el mismo lado de la articulación que se está tratando, pegado al paciente y de modo que los dedos de la mano de contacto apunten hacia la cabeza. También en este caso hay que presionar la clavícula del paciente hacia abajo y desde delante hacia atrás para evitar lo máximo posible que la caja torácica se mueva. Después hay que aplicar una presión de abajo hacia arriba hasta llegar al juego articular. Si éste es normal, se sentirá una sensación elástica al final del desplazamiento.

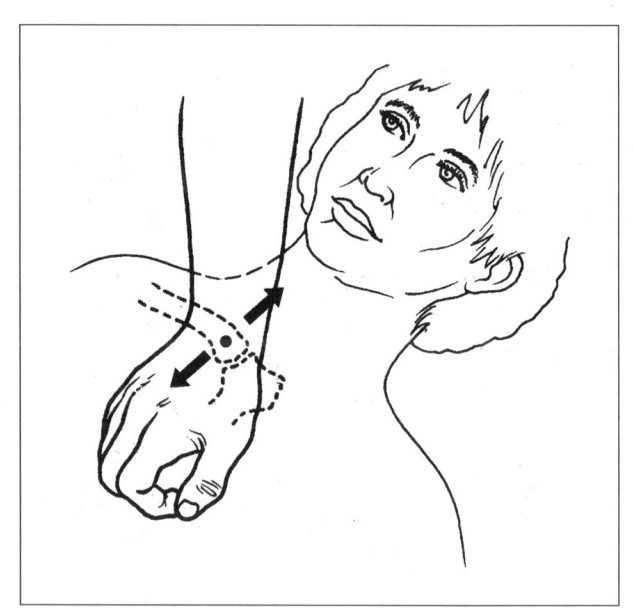

Fig. 8.1.A
Evaluación del juego articular de la articulación esternoclavicular en su deslizamiento mediolateral y anteroposterior

Fig. 8.1.B
Evaluación del juego articular de la articulación esternoclavicular en su deslizamiento superoinferior e inferosuperior

Articulación esternoclavicular

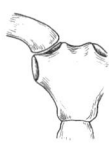

8.1.1 Técnica de empuje superoinferior de la articulación esternoclavicular en posición supina

Aplicación
Pérdida de deslizamiento del juego articular de arriba a abajo de la clavícula sobre el esternón.

Postura del paciente
El paciente se pone en posición supina con el brazo del lado afectado totalmente extendido y el hombro hiperabducido.

Postura del quiropráctico
El quiropráctico debe estar de pie detrás de la cabecera de la mesa o camilla terapéutica, mirando caudalmente y algo desplazado hacia el flanco de la articulación afectada.

Contacto
a) La mano izquierda se pone en la parte superior del extremo medial de la clavícula, utilizando el pisiforme o la eminencia tenar proximal como punto de contacto.
b) La mano derecha sujeta el antebrazo del paciente en un punto próximo a la muñeca.

Procedimiento
La tensión de precarga de la articulación se consigue estirando con la mano derecha el brazo derecho del paciente a lo largo de un eje vertical, al mismo tiempo que con la mano izquierda se presiona ligeramente la clavícula. Manteniendo la tensión, con la mano izquierda se aplica un impulso de arriba a abajo sobre la clavícula.

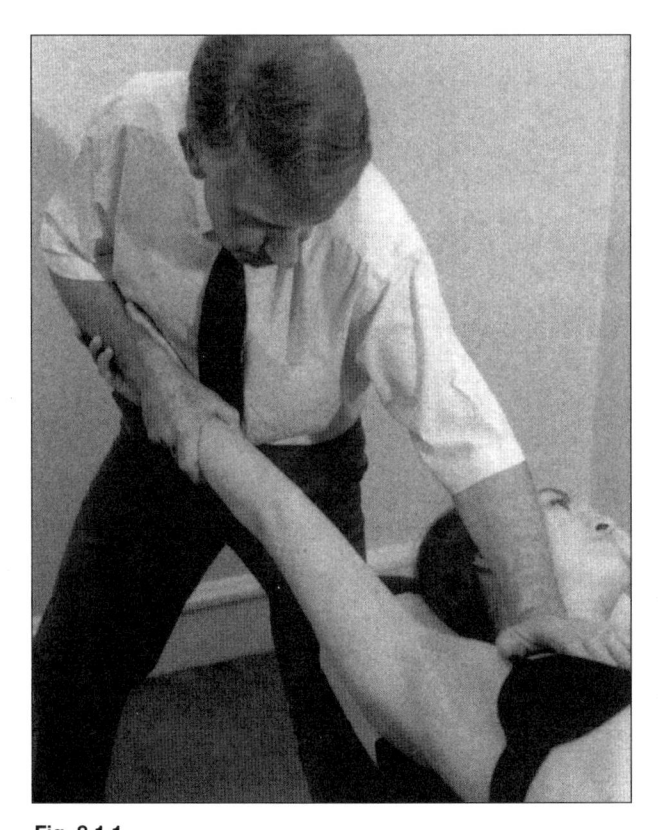

Fig. 8.1.1
El brazo del paciente se estira a lo largo de un eje vertical, y se ejerce una presión firme sobre la clavícula antes de aplicar un impulso

8.1.2 Técnica de empuje superoinferior de la articulación esternoclavicular con el paciente sentado

Aplicación
Pérdida de deslizamiento superoinferior del juego articular de la clavícula sobre el esternón.

Postura del paciente
El paciente debe sentarse en una silla con respaldo, con el hombro del lado afectado abducido y el codo en flexión. También debe flexionar la cabeza ligeramente hacia delante.

Posición del quiropráctico
El quiropráctico tiene que estar de pie detrás del paciente, desplazado hacia el lado afectado del paciente de modo que su hombro izquierdo quede sobre el lugar de contacto de la clavícula.

Contacto
a) La mano izquierda se pone en el hombro del paciente de modo que el hueso pisiforme quede sobre el extremo medial de la clavícula derecha, con los dedos apuntando abajo. Si el contacto directo del pisiforme fuera incómodo para el paciente, se puede amortiguar el contacto usando una pequeña almohadilla o una toalla de manos doblada.
b) La mano derecha, con la palma hacia arriba, se apoya en la parte inferior del húmero distal del paciente para sujetar el hombro abducido.

Procedimiento
La tensión de precarga de la articulación se consigue presionando la clavícula hacia abajo con la mano izquierda y, simultáneamente, elevando el hombro del paciente con la derecha. Sin aflojar la tensión, debe aplicarse un impulso de arriba a abajo, pero con intensidad mínima.

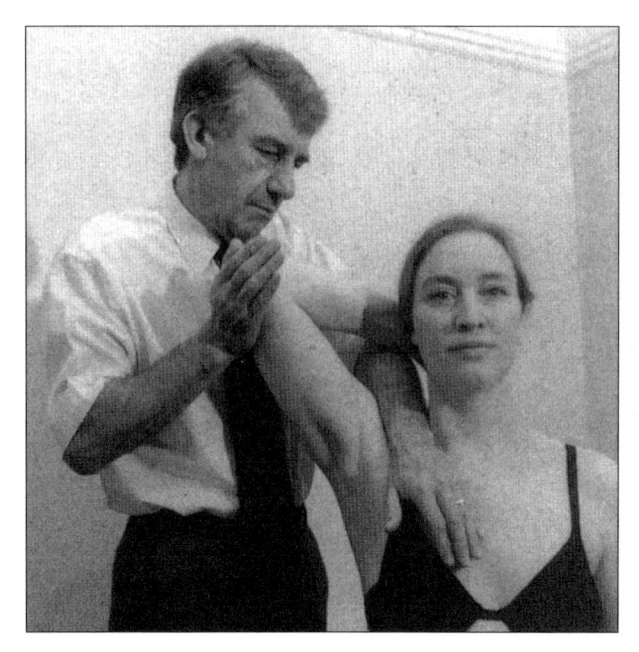

Fig. 8.1.2
Se eleva el brazo del paciente al mismo tiempo que se aplica una presión hacia abajo sobre la clavícula

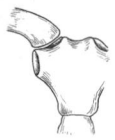

8.1.3 Técnica de empuje inferosuperior de la articulación esternoclavicular en posición supina

Aplicación
Pérdida de deslizamiento inferosuperior del juego articular de la clavícula sobre el esternón.

Postura del paciente
El paciente debe ponerse en posición supina con el hombro del lado afectado flexionado.

Posición del quiropráctico
El quiropráctico debe estar de pie en el lado contrario al de la articulación afectada y mirando al paciente; además, debe flexionar el tronco hacia delante de modo que su hombro derecho quede casi sobre la articulación esternoclavicular del paciente.

Contacto
a) La mano izquierda sujeta el antebrazo del paciente justo al lado de la muñeca.
b) La mano derecha se debe poner en la parte anterior del extremo medial de la clavícula; el punto de contacto de esta mano será el pisiforme y debe formarse un 'arco bajo' (ver el Glosario, pág. 307). Si el contacto es incómodo para el paciente, se puede usar una pequeña almohadilla para amortiguar y suavizar la presión.

Procedimiento
La tensión articular de precarga de la articulación se consigue estirando el brazo derecho del paciente hasta que la cintura escapular empiece a elevarse de la camilla terapéutica. Al mismo tiempo, con la mano derecha se debe ejercer una suave presión en el lugar de contacto en la clavícula. Sin aflojar la tensión, debe aplicarse un impulso con un vector inferosuperior.

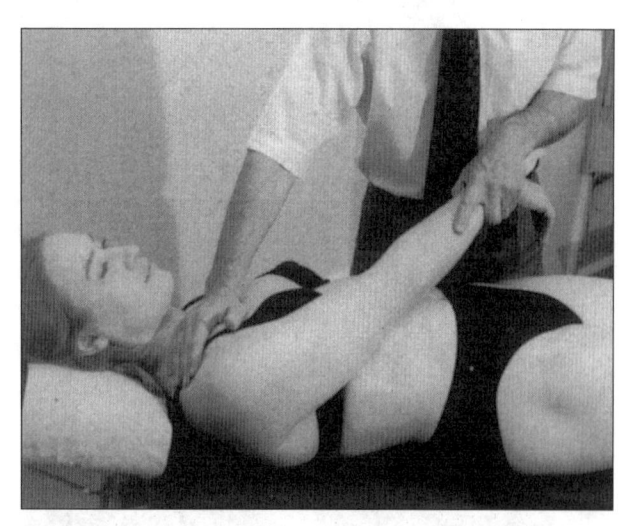

8.1.4 Técnica de empuje mediolateral de la articulación esternoclavicular con el paciente sentado

Aplicación
Pérdida de deslizamiento mediolateral del juego articular de la clavícula sobre el esternón.

Postura del paciente
El paciente debe sentarse en una silla con respaldo, con el brazo del lado afectado abducido y el codo en flexión.

Posición del quiropráctico
El quiropráctico tiene que estar de pie justo detrás del paciente.

Contacto
a) El brazo izquierdo debe rodear por la izquierda y por delante el cuello del paciente hasta que el tenar de la mano toque el extremo medial de la clavícula derecha. Los dedos deben apuntar oblicuamente hacia abajo.
b) El brazo derecho debe pasar por detrás del paciente para sujetar su brazo por debajo del extremo distal del húmero y así poder abducir y extender el hombro.

Procedimiento
La articulación se estabiliza presionando ligeramente la espalda del paciente contra la silla con la mano izquierda y extendiendo un poco el hombro derecho del paciente con la mano derecha. La tensión de precarga de la articulación se consigue elevando aún más el brazo derecho del paciente; luego, manteniendo la tensión, se debe aplicar con el brazo izquierdo un impulso desde la parte medial a la lateral.

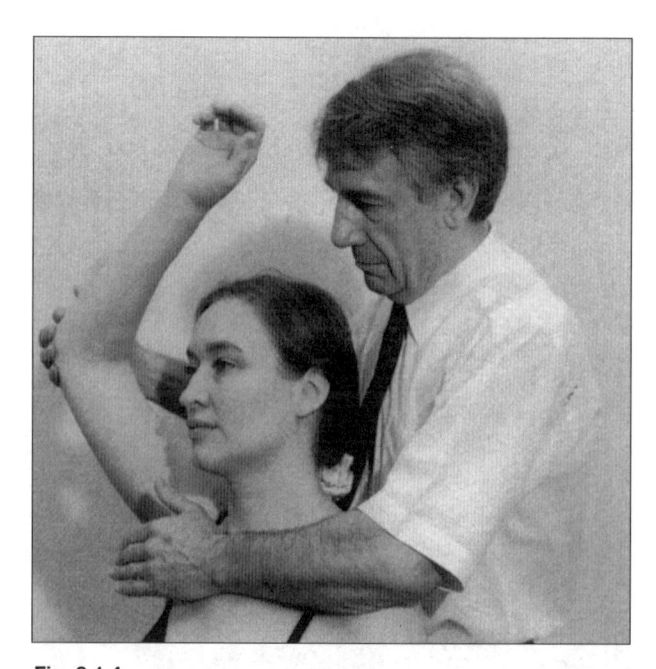

Fig. 8.1.3
Antes de efectuar el impulso, debe estirarse el brazo derecho del paciente hasta que la cintura escapular se eleve de la camilla terapéutica

Fig. 8.1.4
La tensión articular se consigue presionando suavemente al paciente contra la silla y abduciendo y extendiendo el hombro derecho

Articulación esternoclavicular

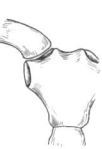

8.1.5 Técnica de tirón unilateral o bilateral desde delante hacia atrás de la articulación esternoclavicular con el paciente sentado

Aplicación
Pérdida de deslizamiento anteroposterior del juego articular de la clavícula sobre el esternón.

Postura del paciente
El paciente debe estar sentado en una silla sin respaldo.

Posición del quiropráctico
El quiropráctico tiene que estar detrás del paciente y, dependiendo de la diferencia de tamaño de ambos, podrá estar de pie o sentado. El quiropráctico tiene que estabilizar al paciente presionando su propio pecho contra las escápulas del paciente.

Contacto
El quiropráctico debe rodear los hombros del paciente con ambos brazos. Las dos muñecas deben estar estiradas y las bases anteriores de los metacarpianos puestas sobre sendas articulaciones esternoclaviculares. Los dedos pueden estar entrelazados.

Procedimiento
La tensión de precarga articular se consigue tirando suavemente con los brazos hacia los lados. Luego, sin aflojar la tensión, hay que efectuar un empuje de delante a atrás al mismo tiempo que el paciente espira.

Si la pérdida de deslizamiento del juego articular es bilateral, entonces el impulso ha de aplicarse por igual con ambos brazos. En cambio, si la pérdida de deslizamiento del juego articular es unilateral, el tirón será también unilateral y el brazo inactivo hará de estabilizador.

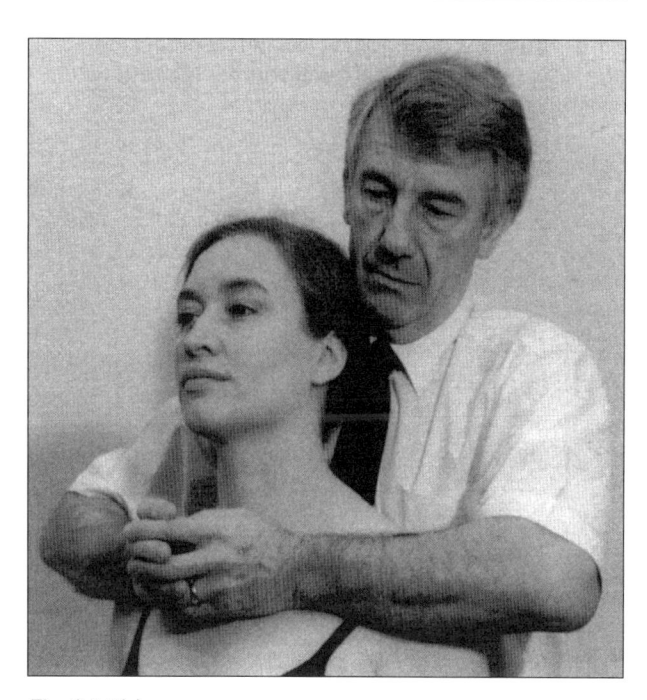

Fig. 8.1.5(a)
Las dos muñecas del quiropráctico deben estar extendidas para ayudar a que el contacto con el esternón sea firme

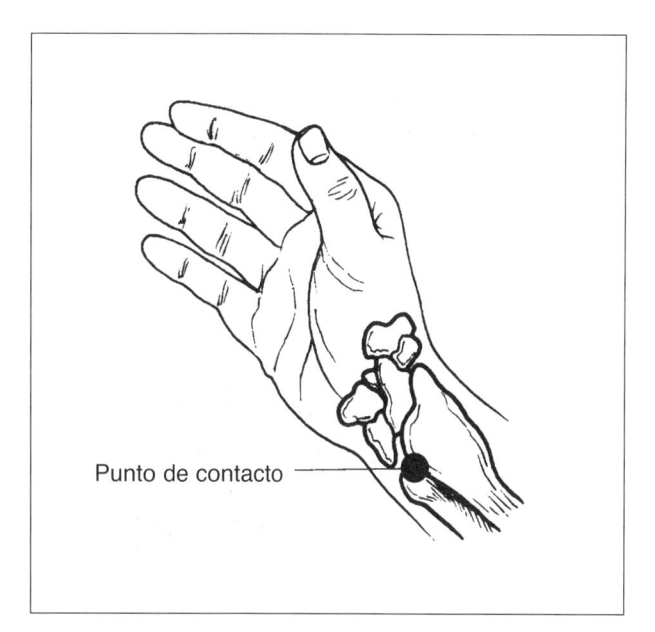

Fig. 8.1.5(b)
El punto de contacto es la parte distal anterior del radio

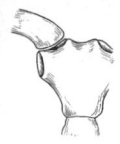

8.1.6 Técnica de movilización anteroposterior con los brazos cruzados para la articulación esternoclavicular en posición supina

Aplicación
La técnica se puede usar tanto para la rigidez articular general como para la pérdida de deslizamiento del juego articular, de delante a atrás o de la parte medial a la lateral, de la clavícula sobre el esternón.

Postura del paciente
El paciente debe estar en posición supina con una toalla de manos enrollada o una pequeña almohadilla redonda puesta longitudinalmente entre las escápulas. Los brazos estarán estirados y pegados al cuerpo durante todo el proceso.

Postura del quiropráctico
El quiropráctico debe estar de pie, a un lado cualquiera del paciente y mirando hacia su cabeza.

Contacto
El quiropráctico debe cruzar los brazos y colocar la eminencia tenar proximal en el medio de las clavículas.

Procedimiento
Según haga falta, la movilización puede aplicarse unilateral o bilateralmente. Utilizando la toalla de manos o la almohadilla puesta entre las escápulas como punto de apoyo, debe aplicarse una presión que estire hacia abajo. La presión se aplicará con ambos brazos cuando se tengan que movilizar las dos clavículas. Si la aplicación es unilateral, el brazo inactivo hará de estabilizador de su clavícula respectiva, mientras con el otro brazo se aplica el impulso. La presión se repetirá tantas veces como sea necesario.

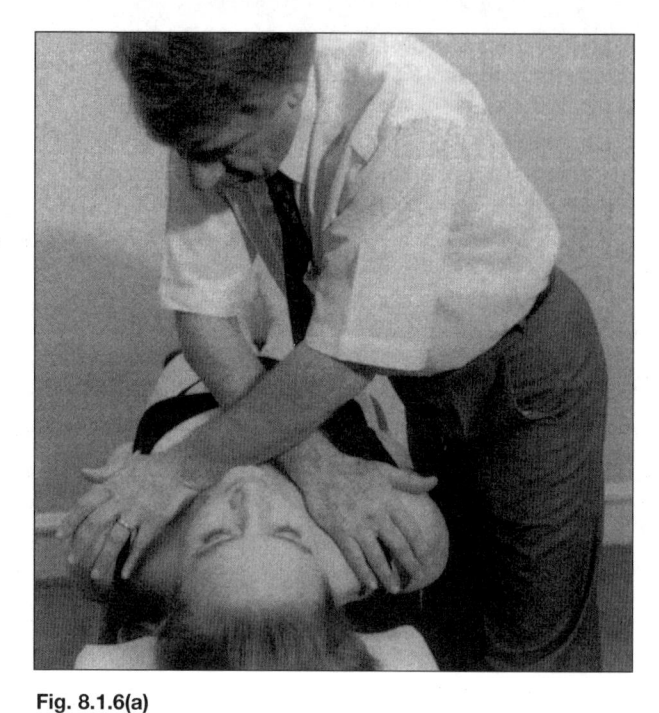

Fig. 8.1.6(a)
Los puntos de contacto están en el centro del borde anterior de las clavículas; se debe aplicar presiones de estiramiento rítmicas

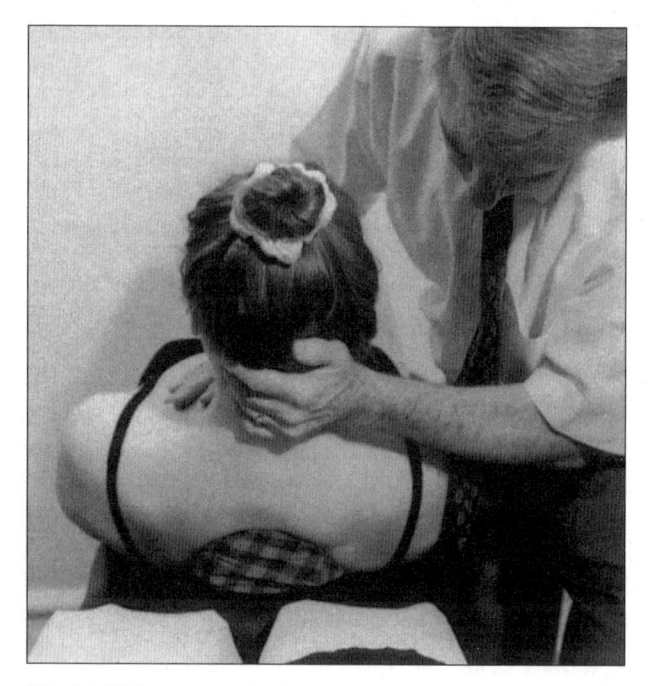

Fig. 8.1.6(b)
Entre las escápulas se coloca una toalla enrollada o una almohadilla para que haga de punto de apoyo

Articulación esternoclavicular

8.1.7 Técnica de retroceso para la articulación esternoclavicular en posición supina

Aplicación
Pérdida de deslizamiento del juego articular de delante a atrás, de arriba a abajo, de abajo a arriba, de la parte lateral a la medial o de la medial a la lateral, de la clavícula sobre el esternón.

Postura del paciente
El paciente debe estar en posición supina con los brazos pegados al cuerpo.

Posición del quiropráctico
a) En el lado contrario al de la articulación afectada y de cara al paciente cuando haya una pérdida de deslizamiento del juego articular mediolateral o anteroposterior.
b) En la cabecera de la camilla terapéutica, mirando al otro extremo de la misma y algo desplazado hacia el lado de la articulación afectada cuando haya una pérdida de deslizamiento del juego articular superoinferior o lateromedial.

Contacto
a) La mano izquierda debe ponerse sobre la parte posterior de la muñeca derecha, usando un arco grande o pequeño (ver el Glosario, pág. 307).
b) La mano derecha se pone sobre el extremo medial de la clavícula, usando el hueso pisiforme como punto de contacto.

Procedimiento
Debe aplicarse un empuje de retroceso (ver el Capítulo 2) muy rápido pero poco 'profundo' del pectoral/tríceps/ancóneo. Si la camilla terapéutica está equipada con un mecanismo de caída de la sección torácica, puede usarse en esta técnica.

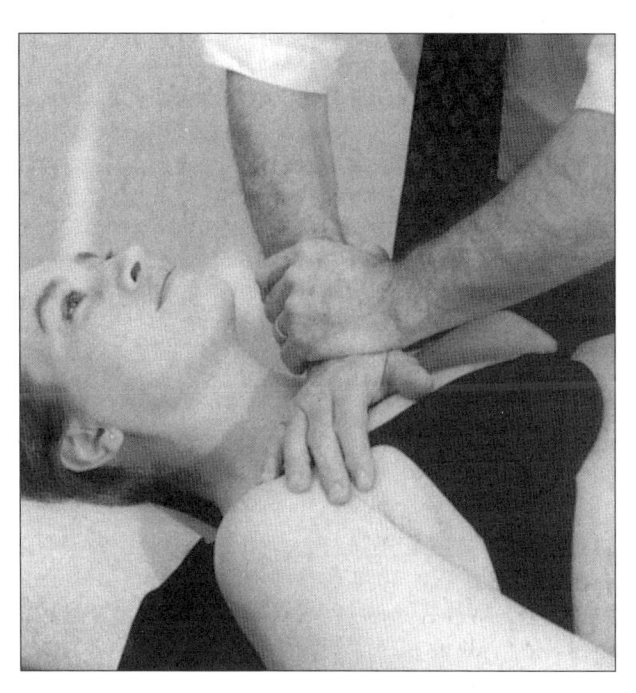

Fig. 8.1.7(a)
Aplicación de una técnica de retroceso en la que el quiropráctico se pone en el lado contrario al de la articulación afectada

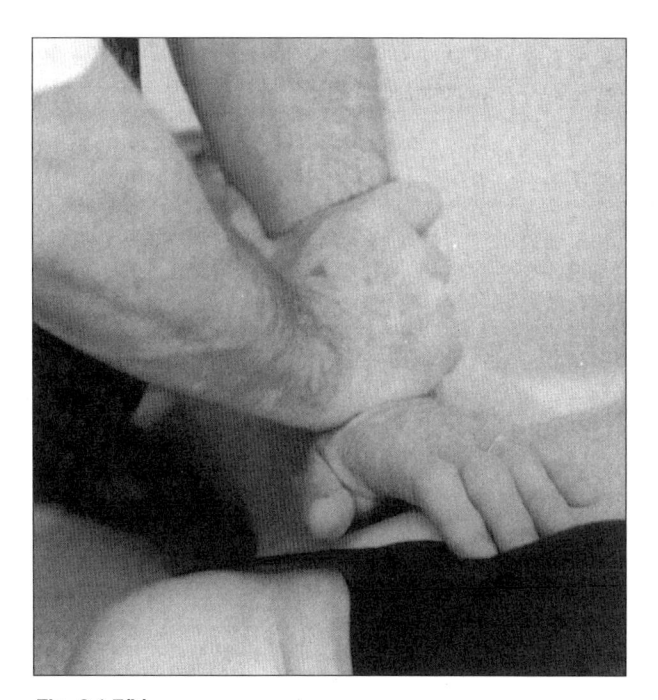

Fig. 8.1.7(b)
Aplicación de una técnica de retroceso en la que el quiropráctico se pone en la cabecera de la camilla terapéutica

8.2

Articulación acromioclavicular

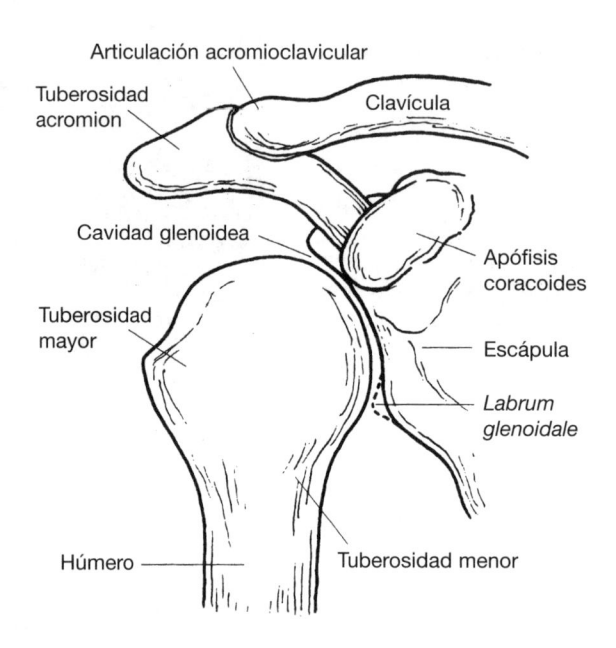

8.2.A	Evaluación del juego articular –deslizamiento superoinferior y anteroposterior– de la articulación acromioclavicular
8.2.B	Evaluación del juego articular –deslizamiento superoinferior– de la articulación acromioclavicular en posición alternativa
8.2.1	Técnica de empuje anteroposterior de la articulación acromioclavicular en posición supina
8.2.2	Técnica de empuje superoinferior de la articulación acromioclavicular con el paciente sentado – Método I
8.2.3	Técnica de empuje superoinferior de la articulación acromioclavicular con el paciente sentado – Método II
8.2.4	Técnica de caída corporal superoinferior de la articulación acromioclavicular en posición supina y con el hombro hiperabducido
8.2.5	Técnica de empuje superoinferior y posteroanterior de la articulación acromioclavicular con el paciente sentado
8.2.6	Técnica de movilización en circunducción de la articulación acromioclavicular en posición supina
8.2.7	Técnica de tirón superoinferior de la articulación acromioclavicular en posición supina – Método I
8.2.8	Técnica de tirón superoinferior de la articulación acromioclavicular en posición supina – Método II
8.2.9	Técnica de tirón superoinferior y anteroposterior de la articulación acromioclavicular en posición prona

Articulación acromioclavicular

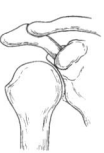

8.2.A Evaluación del juego articular –deslizamiento superoinferior y anteroposterior– de la articulación acromioclavicular

Procedimiento

El paciente debe estar en posición supina, y el quiropráctico de pie a la cabecera de la camilla terapéutica. El 'talón' (ver el Glosario, en pág. 307) de la mano izquierda se pone en el borde anterior superior del extremo distal de la clavícula, mientras que la mano derecha estabiliza la parte superior del brazo sujetándolo a la altura de la región inferior del bíceps y abduciéndolo y extendiéndolo un poco.

a) Deslizamiento de arriba a abajo
Respetando la línea del plano oblicuo de la articulación, se debe ejercer una presión de arriba a abajo y desde la parte lateral hacia la medial para llevar la articulación hasta su juego articular. Si éste es normal se sentirá elasticidad al final del desplazamiento articular.

b) Deslizamiento de delante a atrás
El paciente debe estar en una posición similar a la de (1); con la mano izquierda, el quiropráctico presiona la articulación de delante a atrás para llevarla al juego articular.

8.2.B Evaluación del juego articular –deslizamiento superoinferior– de la articulación acromioclavicular en posición alternativa

Procedimiento

Una posición alternativa para examinar la pérdida de deslizamiento superoinferior del juego articular consiste en que el paciente se siente y el quiropráctico se ponga detrás de él. El 'talón' (ver el Glosario, pág. 307) de la mano izquierda debe ponerse sobre el borde anterior superior del extremo distal de la clavícula (en lugar de la eminencia tenar proximal también puede usarse el pulgar), mientras que la mano derecha sujeta la parte superior del brazo ipsolateral, cerca del codo, y abduce y extiende el hombro. Mientras se levanta la parte superior del brazo y el hombro está extendido, con la mano izquierda o con el pulgar el quiropráctico debe presionar hacia abajo la articulación acromioclavicular para llevarla hasta el juego articular. El extremo acromial de la clavícula tiene una pequeña superficie oval y lisa situada oblicuamente hacia abajo (Gray, 1959). Por ello, para conseguir la movilidad del juego articular, la presión que se ejerce hacia abajo con la mano izquierda debe efectuarse desde la parte lateral hacia la medial y con un ángulo oblicuo apropiado. Puede que sea necesario repetir este movimiento bastantes veces hasta poder evaluar bien si el juego articular de la articulación acromioclavicular es correcto o si se ha perdido.

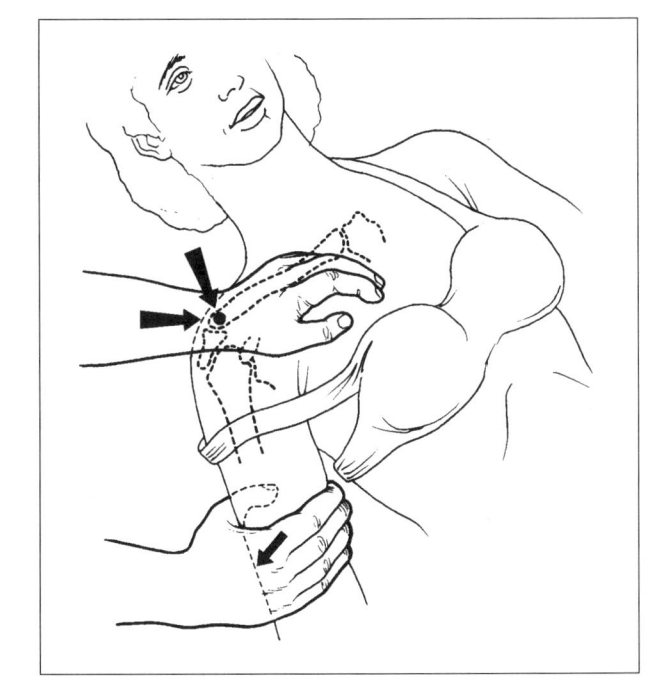

Fig. 8.2.A
Evaluación del juego articular de la articulación acromioclavicular. El paciente está en posición supina

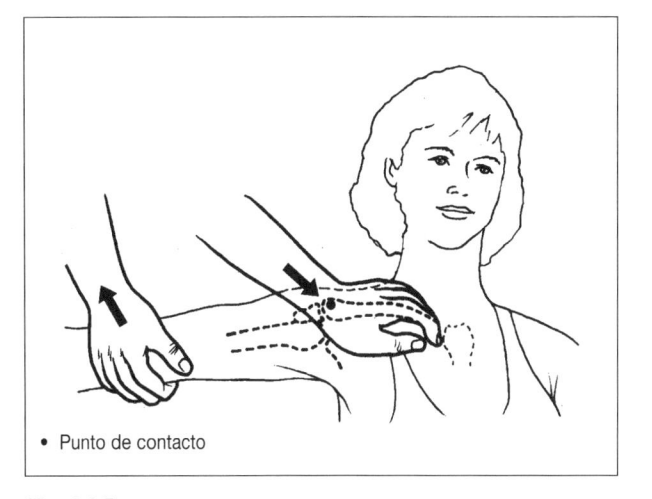

• Punto de contacto

Fig. 8.2.B
Una posición alternativa para examinar la pérdida de deslizamiento superoinferior del juego articular de la articulación acromioclavicular consiste en que el paciente se siente

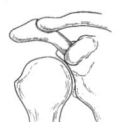

8.2.1 Técnica de empuje anteroposterior de la articulación acromioclavicular en posición supina

Aplicación
Pérdida del deslizamiento anteroposterior del juego articular de la clavícula sobre el acromion.

Postura del paciente
El paciente debe ponerse en posición supina con el brazo del lado afectado abducido.

Posición del quiropráctico
El quiropráctico debe estar de pie en el lado de la articulación afectada, mirando hacia la cabeza del paciente y con el tronco flexionado hacia delante y ligeramente ladeado de modo que su hombro quede directamente sobre el punto de contacto.

Contacto
a) Con su mano izquierda, el quiropráctico coge el codo derecho del paciente para sujetar el brazo abducido.
b) La mano derecha se pone sobre el extremo distal de la clavícula, usando como lugar de contacto el hueso pisiforme.

Procedimiento
Para corregir este tipo de rigideces de la articulación con esta forma de contacto se pueden usar distintos métodos:

- *Técnica de caída (ver el Capítulo 2)*
- *Técnica de caída corporal (ver el Capítulo 2)*
- *Técnica de movilización con estiramiento lento (ver el Capítulo 2)*
- *Técnica de retroceso (ver el Capítulo 2)*

Otra alternativa es usar con la mano derecha un 'Activador' o instrumento 'percutor' ajustable de resorte en vez de presionar directamente con el pisiforme.

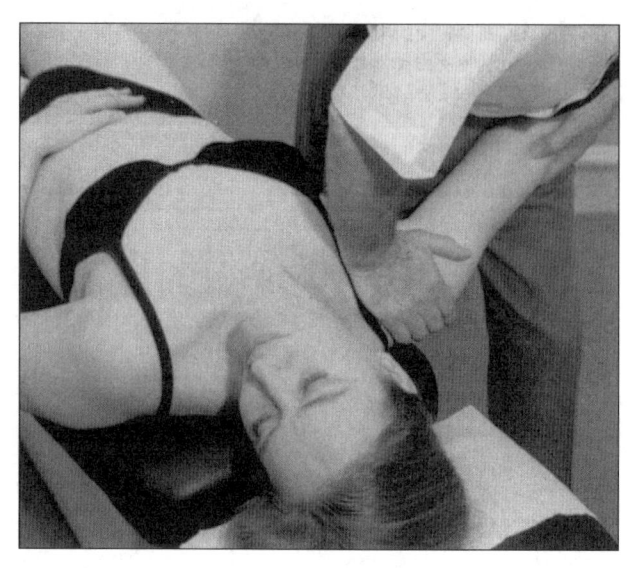

Fig. 8.2.1(a)
El tronco del quiropráctico debe estar ligeramente ladeado de modo que su hombro quede directamente sobre el punto de contacto

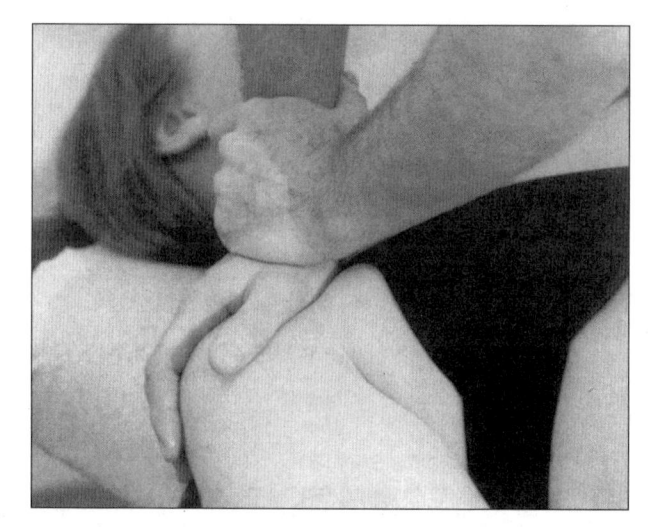

Fig. 8.2.1(b)
Como alternativa, el quiropráctico puede ponerse de pie en el lado contrario al de la articulación afectada, y usar una sección de caída de la camilla terapéutica y una técnica de empuje muy rápido de retroceso

Articulación acromioclavicular

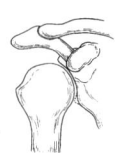

8.2.2 Técnica de empuje superoinferior de la articulación acromioclavicular con el paciente sentado – Método I

Aplicación
Pérdida del deslizamiento de arriba a abajo del juego articular de la clavícula sobre el acromion.

Postura del paciente
El paciente debe estar sentado en un asiento sin respaldo, con el hombro del lado afectado abducido y rotado hacia el interior de modo que el antebrazo cuelgue hacia abajo.

Posición del quiropráctico
El quiropráctico debe arrodillarse junto al paciente, en el lado de la articulación afectada y con el brazo del paciente apoyado sobre su hombro derecho. De este modo, la cabeza del quiropráctico estará convenientemente situada detrás de la parte superior del tronco del paciente.

Contacto
Ambas manos del quiropráctico deben estar entrelazadas de modo que los dedos corazones toquen la clavícula.
a) La mano izquierda debe estar sobre el extremo distal de la clavícula desde la parte posterior del paciente.
b) La mano derecha también tiene que estar sobre el extremo distal de la clavícula, pero en este caso el brazo del quiropráctico quedará por delante del paciente.

Procedimiento
La tensión de precarga articular se consigue tirando de ambos brazos hacia abajo. Luego, sin aflojar la tensión, tiene que aplicarse un impulso hacia abajo, rápido pero de 'profundidad' mínima.

Nota
Cuando se use esta técnica, el quiropráctico tiene que estar seguro de que la articulación haya alcanzado la tensión de precarga antes de dar el impulso, ya que en esta postura del paciente la cintura escapular está sujeta por la articulación glenohumeral.

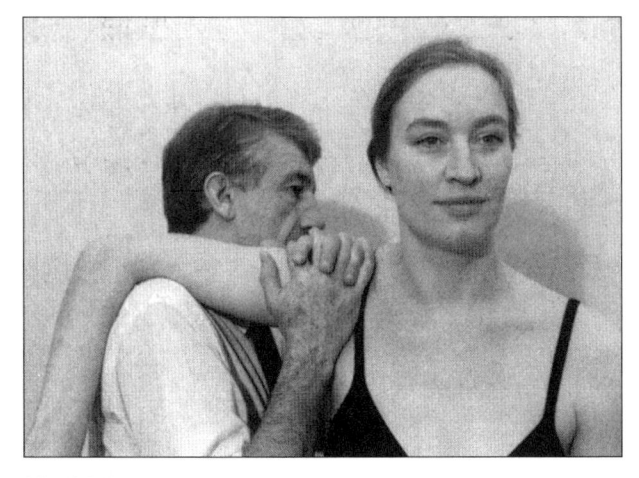

Fig. 8.2.2
Para conseguir que quiropráctico y paciente estén a la altura adecuada puede hacer falta que el primero se arrodille sobre una almohada o que el segundo se siente en una silla de altura regulable

8.2.3 Técnica de empuje superoinferior de la articulación acromioclavicular con el paciente sentado – Método II

Aplicación
Pérdida del deslizamiento de arriba a abajo del juego articular de la clavícula sobre el acromion.

Postura del paciente
El paciente debe sentarse con el tronco erguido y con el brazo del lado afectado abducido y rotado hacia el exterior; el codo de este mismo brazo tiene que estar flexionado y la mano detrás de la cabeza.

Posición del quiropráctico
El quiropráctico debe estar de pie, detrás del paciente y algo desplazado hacia el lado de la articulación afectada.

Contacto
a) La mano izquierda se pone de modo que la carga lateral de la segunda articulación metacarpofalángica quede situada sobre el extremo distal de la clavícula; los dedos de esta mano deberán estar por delante del brazo del paciente y apuntar hacia abajo, a excepción del pulgar que también apuntará hacia abajo pero deberá estar por detrás del brazo. Así se conseguirá estabilizar la escápula.
b) La mano derecha se pone bajo el extremo distal del húmero.

Procedimiento
La tensión de precarga articular se consigue sujetando la clavícula hacia abajo con la mano izquierda y, simultáneamente, abduciendo el hombro del paciente con la derecha. Manteniendo la tensión, se da el impulso presionando hacia abajo con el brazo izquierdo. La técnica de caída corporal (ver Capítulo 2) se efectúa manteniendo rígidos la muñeca, el codo y el hombro del brazo de contacto.

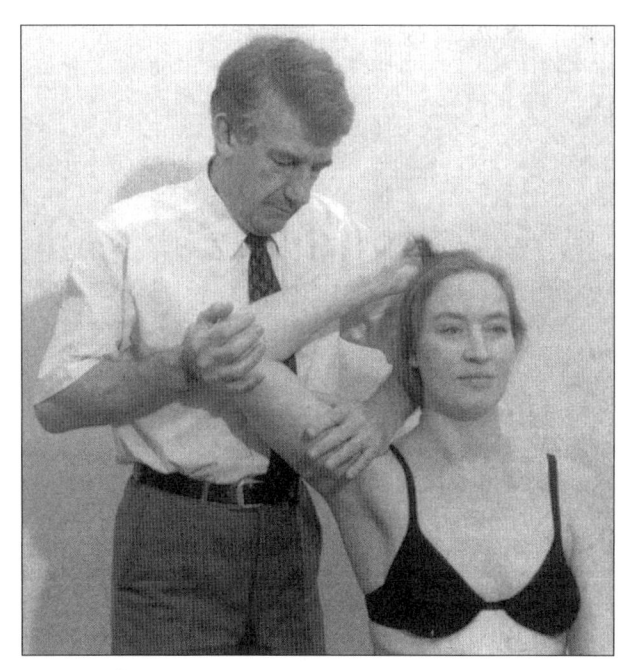

Fig. 8.2.3
Para alcanzar la tensión articular de precarga debe mantenerse el contacto sobre la clavícula hacia abajo, mientras se abduce más el brazo

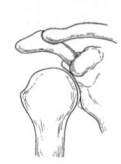

8.2.4 Técnica de caída corporal superoinferior de la articulación acromioclavicular en posición supina y con el hombro hiperabducido

Aplicación
Pérdida de deslizamiento de arriba hacia abajo del juego articular de la clavícula sobre el acromion.

Postura del paciente
El paciente debe estar en posición supina con el brazo del lado afectado hiperabducido.

Posición del quiropráctico
El quiropráctico tiene que estar de pie a la cabecera de la camilla terapéutica, algo desplazado hacia el lado de la articulación afectada y mirando hacia el extremo inferior de la camilla terapéutica.

Contacto
a) El tenar de la mano izquierda se coloca sobre el extremo distal de la clavícula y la muñeca se mantiene extendida; el codo izquierdo debe mantenerse rígido y ligeramente flexionado.
b) La mano derecha sostiene el antebrazo derecho del paciente cogiéndolo por el centro desde la parte lateral, y mantiene el brazo hiperabducido.

Procedimiento
Para conseguir la tensión de precarga articular, debe estirarse el brazo derecho del paciente hacia la cabeza; así se estabilizará también la cintura escapular. Con el brazo izquierdo rígido, el quiropráctico debe inclinarse hacia el punto de contacto. El impulso se da utilizando una técnica suave de caída corporal (ver el Capítulo 2) y aplicando una presión unilateral a lo largo del brazo izquierdo.

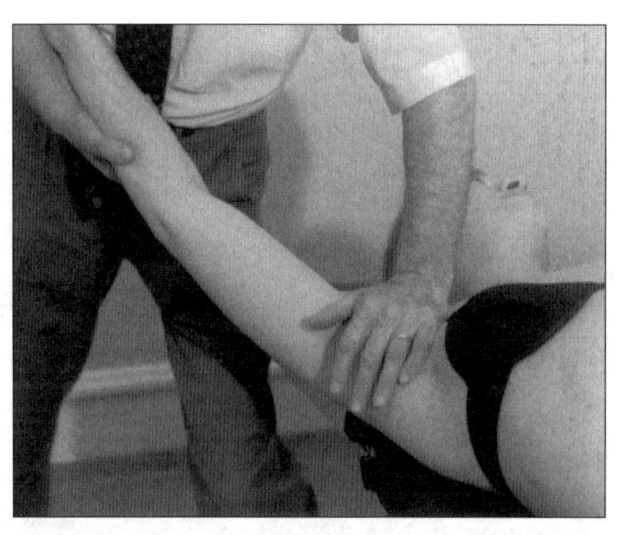

Fig. 8.2.4
Se tiene que aplicar una técnica de caída corporal mientras se mantiene la tracción del brazo hiperabducido

8.2.5 Técnica de empuje superoinferior y posteroinferior de la articulación acromioclavicular con el paciente sentado

Aplicación
Pérdida de deslizamiento del juego articular de arriba a abajo y de atrás a delante de la clavícula sobre el acromio.

Postura del paciente
El paciente debe estar sentado, en una silla con o sin respaldo, con el hombro del lado afectado abducido, rotado hacia el interior y ligeramente extendido. El codo debe estar flexionado unos 90-100°. La mano del paciente debe caer justo detrás del tronco y su cabeza tiene que estar inclinada hacia el lado contrario al del brazo de contacto.

Contacto
a) Manteniendo el codo levantado, debe colocarse la zona interdigital palmar entre el primero y segundos dedo de la mano izquierda sobre el extremo distal de la clavícula; el pulgar debe quedar detrás del hombro del paciente y los demás dedos delante del mismo, todos apuntando hacia abajo.
b) Con los dedos de la mano derecha se debe coger el brazo del paciente, rodeando la parte lateral del antebrazo, para estabilizarlo y ayudar a presionar hacia abajo la cintura escapular.

Procedimiento
La tensión articular de precarga se consigue presionando hacia abajo la cintura escapular con ambas manos; luego se tiene que dar un impulso, muy rápido y de poca amplitud, hacia abajo y hacia delante.

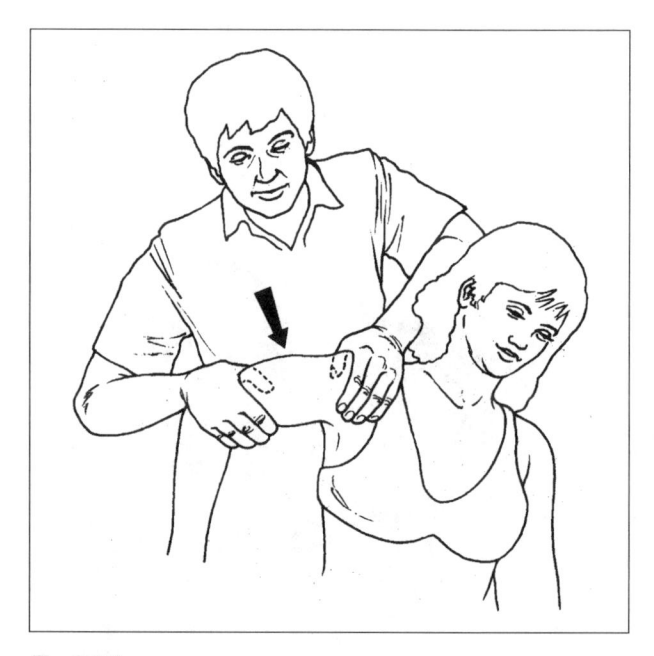

Fig. 8.2.5
Antes de aplicar una presión oblicua hacia abajo, se presiona hacia abajo la cintura escapular para conseguir la tensión de precarga articular

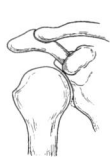

8.2.6 Técnica de movilización en circunducción de la articulación acromioclavicular en posición supina

Aplicación
Movilización general de la articulación acromioclavicular.

Postura del paciente
El paciente debe colocarse en posición supina con el hombro del lado afectado flexionado y abducido. El codo de ese brazo debe estar extendido.

Posición del quiropráctico
El quiropráctico tiene que estar de pie junto al paciente, en el lado de la articulación afectada y mirando hacia la cabeza del mismo. Su rodilla derecha debe estar flexionada y puesta junto a la axila del paciente de modo que la zona posterior de la parte superior del brazo de éste pueda descansar sobre la parte anteroinferior del muslo del quiropráctico.

Contacto
a) La mano izquierda sujeta la parte superior del brazo del paciente con los dedos situados alrededor de la parte posterior de la zona del tríceps. Entonces el quiropráctico debe hacer una tracción elevando la cintura escapular y apretando la parte superior del brazo del paciente contra su muslo.

b) La mano derecha se pone sobre el extremo distal de la clavícula, con los dedos flexionados para coger con firmeza la parte superior del hombro. Se recomienda poner una toalla debajo de la mano para suavizar el contacto. La tracción y la elevación de la cintura escapular que se hacen con la mano izquierda dejan más expuesta la clavícula, de modo que con la mano derecha se conseguirá un contacto más sólido y accesible.

Procedimiento
El quiropráctico debe mover circularmente la cintura escapular del paciente realizando un círculo lo más amplio posible, en función de la tolerancia del mismo. El punto de contacto de la mano derecha debe mantenerse muy cerca de la axila del paciente durante toda la movilización; para ello, el quiropráctico deberá ponerse de puntillas, encorvarse y luego extender la cadera, con lo que conseguirá estabilizar la articulación glenohumeral del paciente. La maniobra se repetirá tantas veces como haga falta.

Nota
Esta técnica no limita el movimiento a la articulación acromioclavicular, sino que puede considerarse un método de movilización de todas las articulaciones de la cintura escapular.

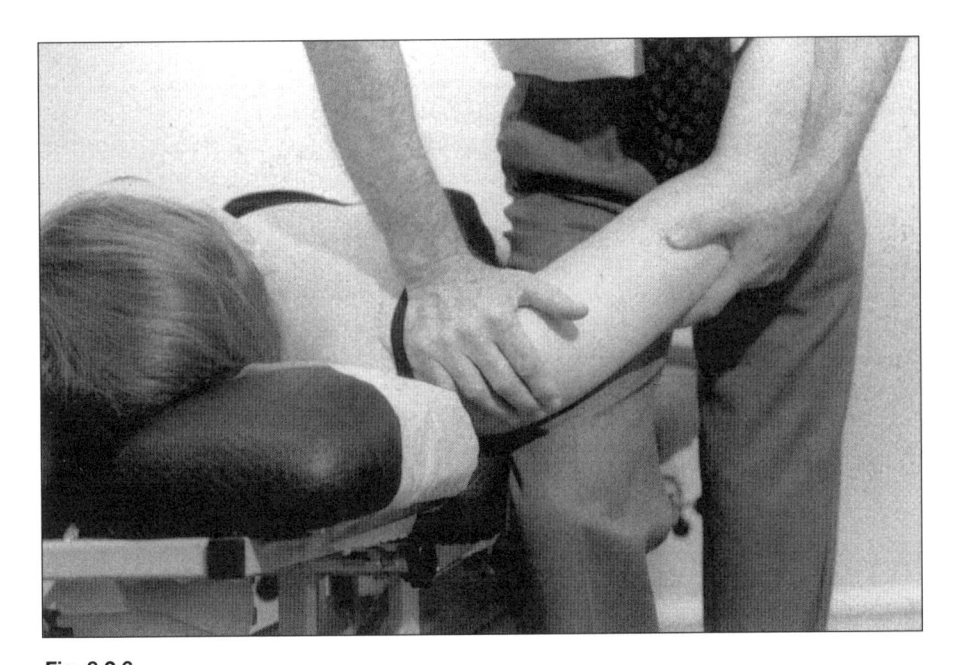

Fig. 8.2.6

El quiropráctico debe poner la rodilla detrás de la parte superior del húmero. Hay que mantener el contacto con la rodilla durante toda la movilización

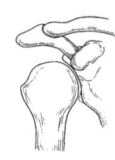

8.2.7 Técnica de tirón superoinferior de la articulación acromioclavicular en posición supina – Método I

Aplicación
Pérdida de deslizamiento de arriba a abajo del juego articular de la clavícula sobre el acromion.

Postura del paciente
El paciente debe estar en posición supina con el brazo del lado afectado levantado unos 45°.

Posición del quiropráctico
El quiropráctico estará de pie sobre el lado ipsolateral y mirando hacia la cabeza del paciente.

Contacto
a) La mano izquierda coge por detrás la parte superior del húmero. Hay que sostener el antebrazo del paciente elevado apoyando el codo en el costado del quiropráctico.
b) Debe colocarse una toalla sobre la clavícula afectada para suavizar el contacto. La mano derecha se pone sobre la toalla y todos los dedos deben sujetar el extremo distal de la clavícula. Para facilitar esta sujeción, con su brazo izquierdo, el quiropráctico, debe levantar un poco la cintura escapular del paciente, ya que así habrá más espacio entre la clavícula y la primera costilla, lo que permitirá que el contacto sea más firme y seguro.

Procedimiento
Mientras con la mano derecha se mantiene un contacto firme, debe extenderse hacia abajo con una tracción el brazo derecho del paciente. Así se conseguirá la tensión de precarga articular y también que la escápula se pegue a la camilla terapéutica, con lo que se estabilizará la cintura escapular. A continuación debe darse un impulso de arriba hacia abajo con la mano derecha mientras la izquierda hace de estabilizador.

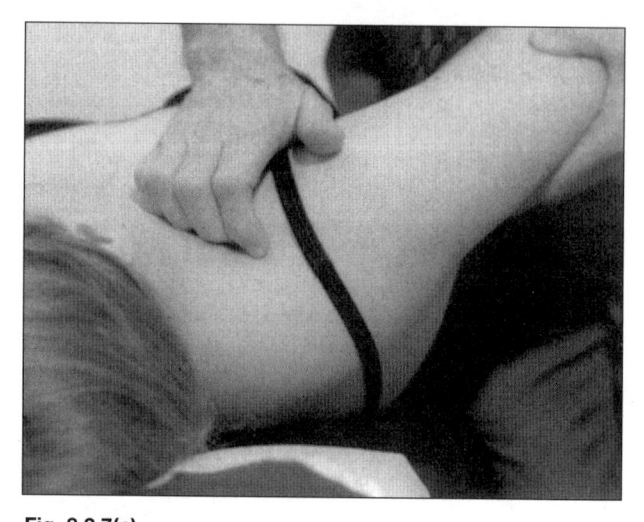

Fig. 8.2.7(a)
Fase I: se levanta el brazo y la cintura escapular del paciente (en la imagen no se ha usado la toalla)

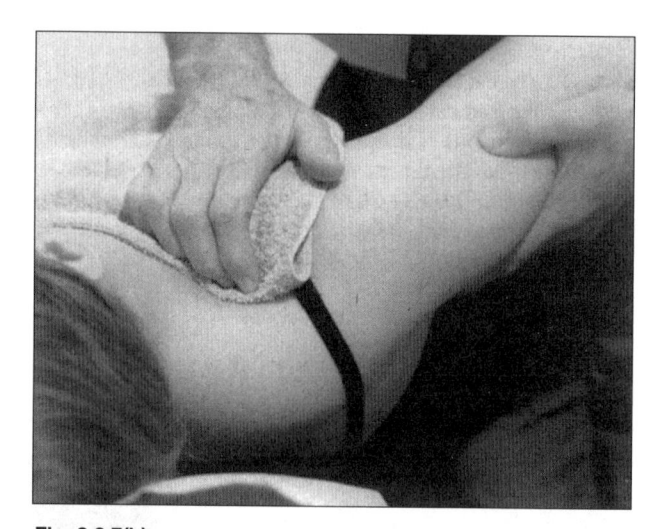

Fig. 8.2.7(b)
Fase II: se tira del brazo del paciente hacia abajo para estabilizar la escápula y para conseguir la tensión de precarga articular

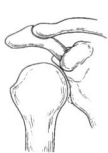

8.2.8 Técnica de tirón superoinferior de la articulación acromioclavicular en posición supina

Aplicación
Pérdida del deslizamiento de arriba a abajo del juego articular de la clavícula sobre el acromion.

Postura del paciente
El paciente debe estar en posición supina con el hombro abducido 60 o 70º.

Posición del quiropráctico
El quiropráctico debe estar de pie en el lado de la articulación afectada y mirando hacia la cabeza del paciente.

Contacto
a) La mano izquierda se pone alrededor de la parte superior lateral del brazo para sujetarlo a la altura del tríceps; además, el quiropráctico debe sujetar firmemente la parte inferior del brazo del paciente entre su codo y sus costillas.
b) La mano derecha se coloca sobre el extremo distal de la clavícula y los dedos deben coger la parte superior de la misma.

Procedimiento
La tensión de precarga articular se consigue tirando de los dos puntos de contacto hacia abajo. Sin aflojar la tensión, debe darse un fuerte impulso en dirección a la cabeza del paciente; el empuje debe ser fuerte porque en esta técnica la escápula no está bien estabilizada y la cintura escapular absorbe buena parte de la presión.

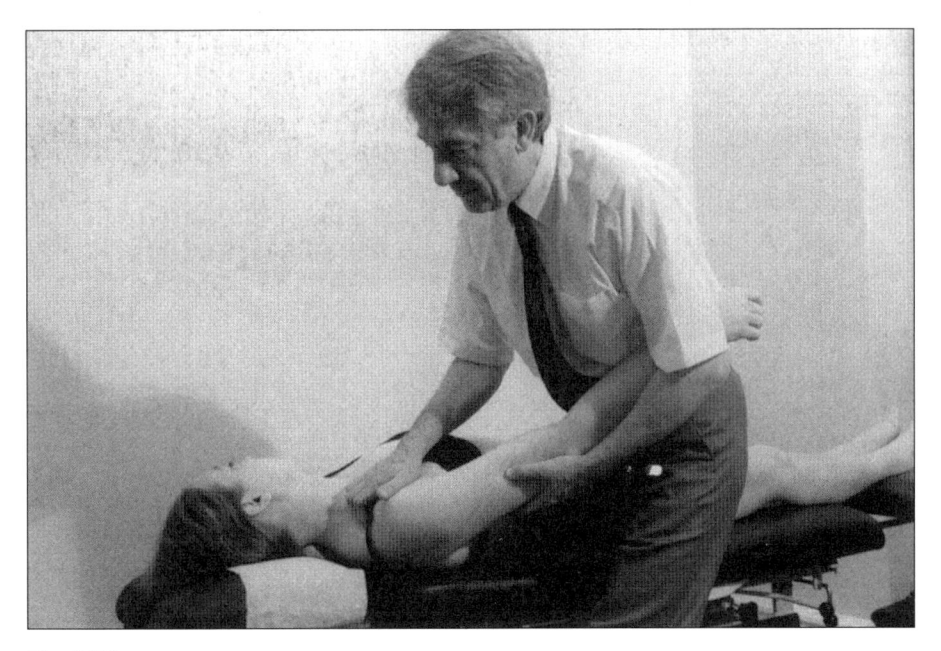

Fig. 8.2.8
El contacto sobre la clavícula se hace cogiendo con los dedos el borde superior de la misma

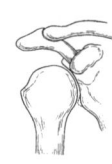

8.2.9 Técnica de tirón superoinferior y anteroposterior de la articulación acromioclavicular en posición prona

Aplicación
Pérdida de deslizamiento de arriba hacia abajo y de delante hacia atrás del juego articular de la clavícula sobre el acromion.

Postura del paciente
El paciente debe estar en posición prona con el hombro del lado afectado abducido unos 45° y el codo flexionado unos 90°.

Posición del quiropráctico
El quiropráctico debe estar de pie en el lado de la articulación afectada y mirando oblicuamente hacia la cabeza del paciente. Además, tiene que sujetar el codo del paciente entre las rodillas.

Contacto
a) La mano derecha toca el borde superior de la clavícula, justo al lado de la articulación; el punto de contacto de esta mano debe ser la articulación de la segunda y la tercera falanges del dedo corazón. Debe apretarse también los otros dedos para ayudar a que el contacto sea el adecuado.
b) La mano izquierda debe ponerse sobre la derecha para que sirva de apoyo. El antebrazo izquierdo debe colocarse sobre la escápula para estabilizarla.

Procedimiento
Con el tronco flexionado hacia delante para mantener la presión sobre la escápula, el quiropráctico empuja la clavícula del paciente hacia abajo para conseguir la tensión de precarga articular. Luego, sin reducir la tensión, tiene que dar un impulso hacia delante en dirección superoinferior oblicua.

BIBLIOGRAFÍA

Gray, H. (1959) *Anatomy of the Human Body*. 27ª ed. Filadelfia, Lea and Febiger.

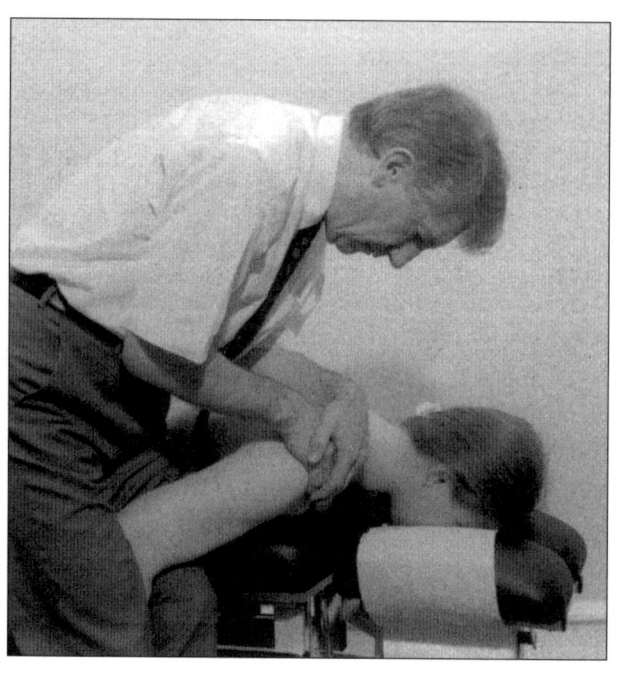

Fig. 8.2.9(a)
El codo del paciente se sujeta entre las rodillas del quiropráctico

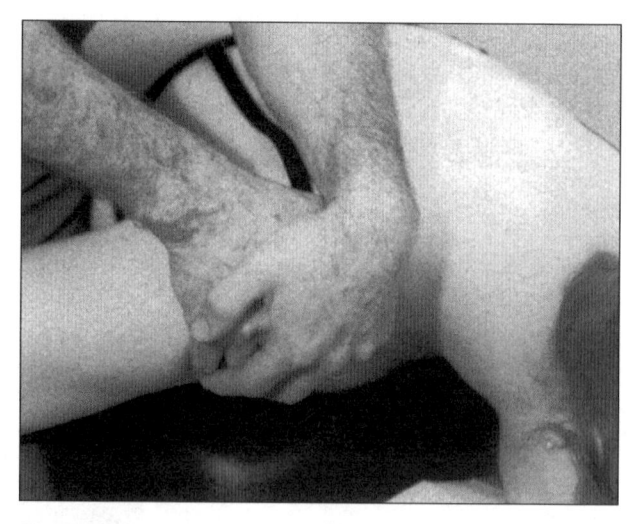

Fig. 8.2.9(b)
Detalle del contacto. El antebrazo izquierdo se usa para estabilizar la escápula del paciente

8.3

Articulación glenohumeral

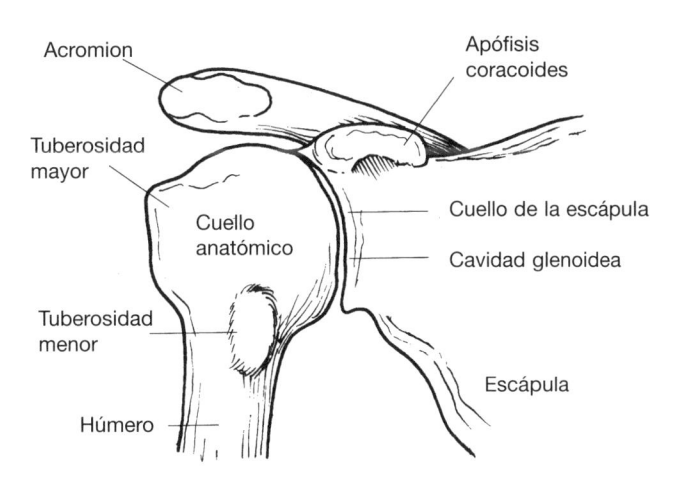

Técnicas anteroposteriores para la articulación glenohumeral
8.3.A   Evaluación del juego articular del deslizamiento anteroposterior del húmero en la cavidad glenoidea
8.3.1   Técnica de tirón con flexión para la articulación glenohumeral, sentado
8.3.2   Técnica de empuje anteroposterior con flexión para la articulación glenohumeral en posición supina
8.3.3   Técnica de tirón anteroposterior con abducción y rotación externa para la articulación glenohumeral en posición prona
8.3.4   Técnica de retroceso anteroposterior de la articulación glenohumeral en posición supina
8.3.5   Técnica de empuje anteroposterior con abducción y rotación para la articulación glenohumeral en posición supina

Técnicas superoinferiores para la articulación glenohumeral
8.3.B   Evaluación del juego articular del deslizamiento superoinferior del húmero en la cavidad glenoidea
8.3.6   Técnica superoinferior con abducción para la articulación glenohumeral en posición supina
8.3.7   Técnica de tirón superoinferior con abducción para la articulación glenohumeral con el paciente de lado
8.3.8   Técnica de movilización superoinferior con abducción para la articulación glenohumeral con el paciente sentado
8.3.9   Técnica de tirón superoinferior con abducción para la articulación glenohumeral en posición prona
8.3.10 Técnica de movilización superoinferior con abducción para la articulación glenohumeral en posición prona

Técnicas inferosuperiores para la articulación glenohumeral
8.3.C   Evaluación del deslizamiento inferosuperior del juego articular del húmero en la cavidad glenoidea
8.3.11 Técnica de tirón inferosuperior para la articulación glenohumeral con el paciente sentado
8.3.12 Técnica de tirón inferosuperior con flexión y rotación interna para la articulación glenohumeral con el paciente sentado
8.3.13 Técnica de tirón inferosuperior con flexión y rotación externa para la articulación glenohumeral con el paciente sentado
8.3.14 Técnica de tirón inferosuperior con abducción y rotación externa para la articulación glenohumeral en posición prona

Técnicas mediolaterales para la articulación glenohumeral
8.3.D   Evaluación del deslizamiento mediolateral del juego articular del húmero en la cavidad glenoidea
8.3.15 Técnica de movilización mediolateral para la articulación glenohumeral en posición supina

Técnica de movilización en circunducción para la articulación glenohumeral
8.3.16 Técnica de movilización en circunducción con tracción y abducción en posiciones supina o prona

Técnica de movilización con abducción para la articulación glenohumeral
8.3.17 Técnica de movilización en abducción con rotación externa o interna para la articulación glenohumeral en posición supina

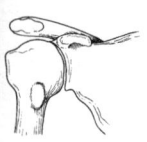

Técnicas anteroposteriores para la articulación glenohumeral

8.3.A Evaluación del juego articular del deslizamiento anteroposterior del húmero en la cavidad glenoidea

Procedimiento

Método I
El paciente debe estar sentado con el brazo del lado afectado relajado y colgando hacia abajo. La eminencia tenar proximal de la mano derecha (MD) del quiropráctico toca la parte anterior de la cabeza del húmero y presiona firmemente de delante a atrás hasta llegar al juego articular. La mano izquierda, que estará en la espalda del paciente, estabiliza la escápula de éste.

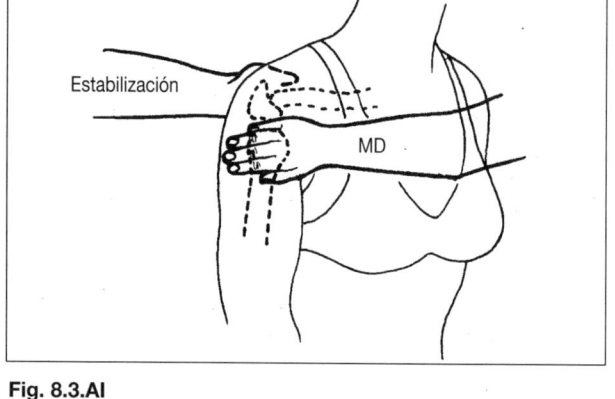

Fig. 8.3.AI
Deslizamiento de delante a atrás del húmero en la cavidad glenoidea – Método I

Método II
Esta misma prueba puede hacerse con el paciente en posición supina; en este caso, el hombro del lado afectado deberá abducirse y el brazo se estabilizará apoyando el codo en la cresta de la pelvis del quiropráctico. La prueba debe llevarse a cabo según el procedimiento del método I y añadiendo una rotación externa o una interna.

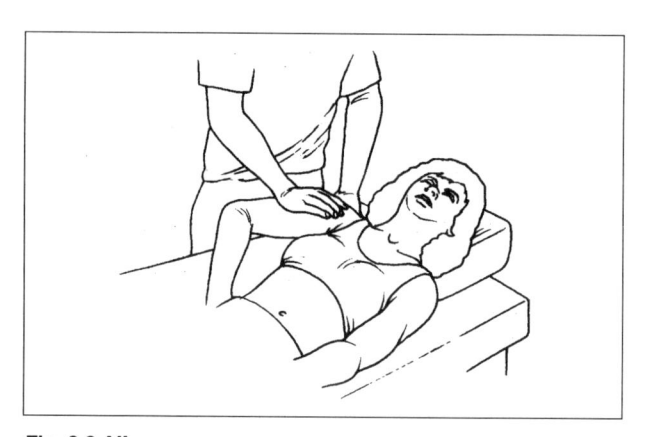

Fig. 8.3.AII
Deslizamiento anteroposterior del húmero en la cavidad glenoidea – Método II

Método III
En la tercera opción el paciente debe estar estirado en posición supina; el quiropráctico estabilizará la escápula del lado afectado con la mano izquierda (MI), que estará situada en la espalda del paciente, mientras que con la mano derecha presionará de delante hacia atrás la parte anterior de la cabeza del húmero. En esta prueba también se puede añadir alguna rotación externa o interna.

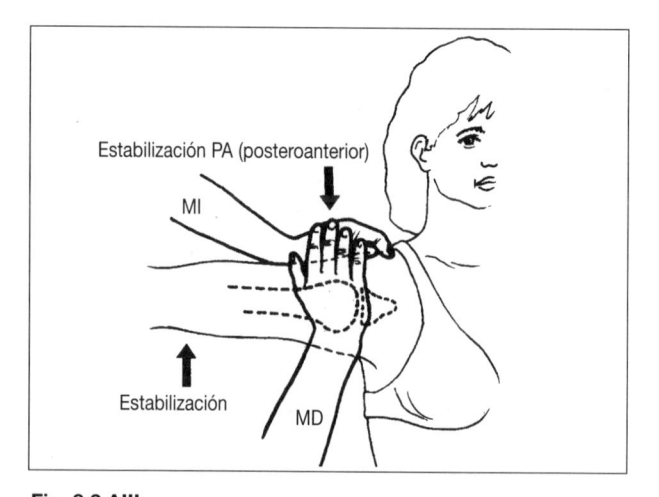

Fig. 8.3.AIII
Deslizamiento de delante a atrás del húmero en la cavidad glenoidea – Método III

Articulación glenohumeral

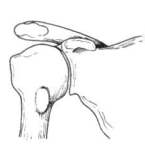

8.3.1 Técnica de tirón anteroposterior con flexión para la articulación glenohumeral con el paciente sentado

Aplicación
Pérdida del juego articular del deslizamiento de delante a atrás de la cabeza del húmero en la cavidad glenoidea.

Postura del paciente
El paciente debe estar sentado con el brazo afectado flexionado unos 90°; el codo tiene que estar doblado.

Posición del quiropráctico
El quiropráctico tiene que estar de pie detrás del paciente, algo desplazado hacia el lado de la articulación afectada; su esternón debe apoyarse contra la escápula del paciente.

Contacto
a) La mano izquierda se pone alrededor del extremo distal del codo, pasando el brazo alrededor del lado izquierdo del cuello del paciente.
b) La mano derecha refuerza la izquierda y debe cogerla situándose bajo el extremo distal del olécranon.

Procedimiento
La tensión articular de precarga se consigue tirando del codo de delante a atrás; el codo lo estabiliza el esternón del quiropráctico, sin aflojar la tensión. El impulso se da con rapidez de delante a atrás. Basta un tirón de intensidad mínima.

Al realizar esta técnica, el quiropráctico debe tener cuidado de que la mano del paciente no le golpee la cara.

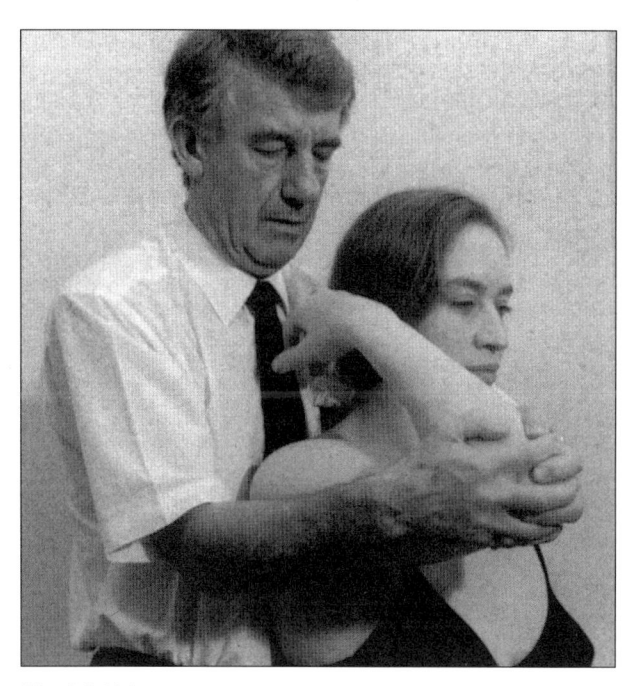

Fig. 8.3.1(a)
Imagen 1: el quiropráctico estabiliza la escápula del paciente presionando contra ella su esternón

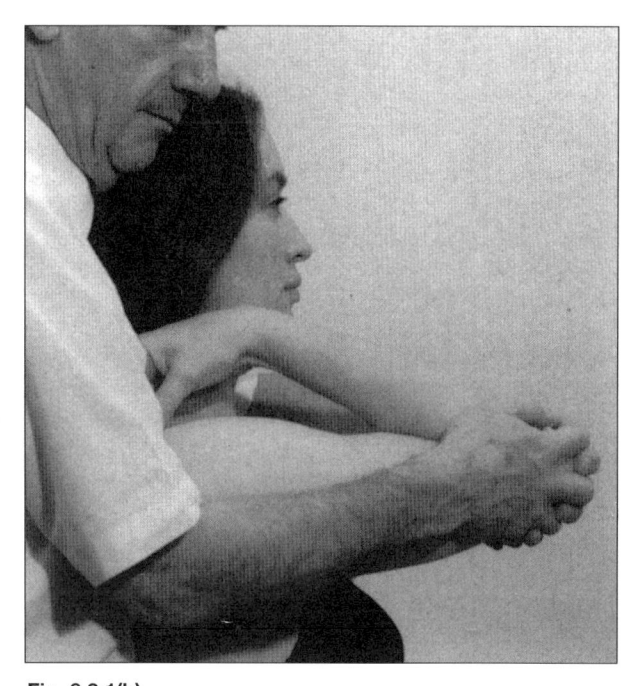

Fig. 8.3.1(b)
Imagen 2: si se ha logrado una correcta tensión articular de precarga, hará falta una intensidad mínima de empuje

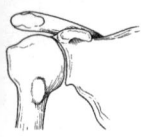

8.3.2 Técnica de empuje anteroposterior con flexión para la articulación glenohumeral en posición supina

Aplicación
Pérdida de deslizamiento de delante hacia atrás del juego articular del húmero en la cavidad glenoidea con la articulación flexionada.

Postura del paciente
El paciente debe estar en posición supina con el codo del lado afectado completamente flexionado y el húmero levantado en posición vertical.

Posición del quiropráctico
El quiropráctico tiene que estar de pie en el lado de la articulación afectada, junto al hombro del paciente y mirando hacia la cabeza de éste. El tronco debe estar flexionado hacia delante sobre el punto de contacto y el codo derecho del paciente se mantiene pegado al costado.

Contacto
a) Con la mano izquierda se estabiliza el hombro del paciente sujetando la parte de la cabeza del húmero.
b) La mano derecha debe encajarse en el codo del paciente con la palma hacia abajo; el lugar de contacto será el 'talón' de la mano. Los dedos deben apuntar hacia la cabeza del paciente.

Procedimiento
El quiropráctico consigue la tensión articular de precarga tensando el hombro y el codo del brazo de contacto e inclinando el tronco hacia delante, contra el lugar de contacto. El impulso se aplica utilizando una técnica de caída corporal rápida (ver el Capítulo 2) con una intensidad de empuje mínima.

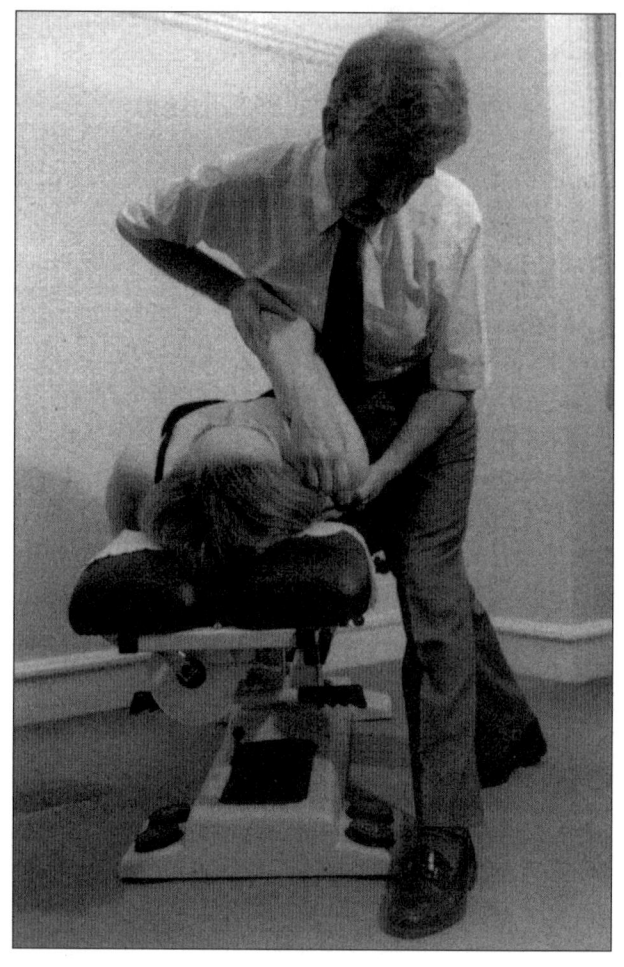

Fig. 8.3.2(a)
La tensión articular de precarga se consigue flexionando el tronco hacia delante y empujando suavemente en el lugar de contacto. Se requiere un empuje de intensidad muy pequeña

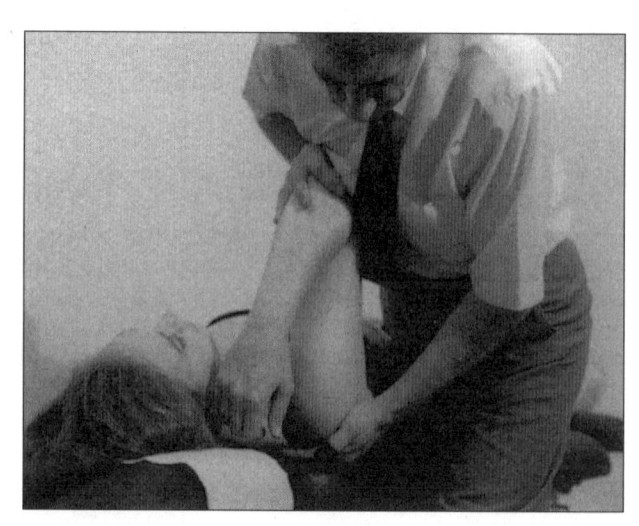

Fig. 8.3.2(b)
La mano izquierda estabiliza la escápula

Articulación glenohumeral 137

Fig. 8.3.3(a)
Posición inicial: el quiropráctico está de cara al paciente sujetando su codo con las rodillas

8.3.3 Técnica de tirón anteroposterior con abducción y rotación externa para la articulación glenohumeral en posición prona

Aplicación
Pérdida de deslizamiento de delante hacia atrás del juego articular del húmero en la cavidad glenoidea.

Postura del paciente
El paciente tiene que estar en posición prona con el hombro del lado afectado abducido y el codo flexionado a unos 90°. El antebrazo del paciente cuelga verticalmente hacia abajo.

Posición del quiropráctico
El quiropráctico tiene que estar de pie y de cara al hombro afectado; además, debe poner el codo del paciente entre las rodillas.

Contacto
a) La mano derecha se coloca sobre el extremo proximal del húmero, tan cerca de la cabeza de este hueso como se pueda; los dedos deben estar alrededor de la parte anterior del húmero.
b) La mano izquierda se pone sobre la derecha.

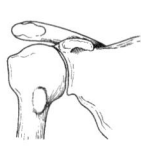

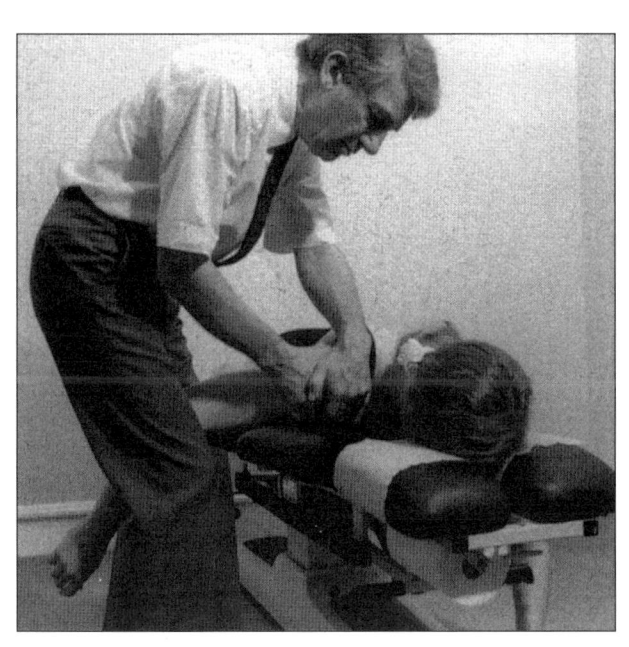

Procedimiento
El quiropráctico gira ahora hacia la cabeza del paciente. De este modo se ponen en contacto el antebrazo derecho del paciente con la parte interior de la pierna derecha del quiropráctico y también se abduce un poco el húmero de aquél. En esta posición, si el quiropráctico levanta el pie derecho del suelo y flexiona la rodilla podrá rotar el hombro del paciente internamente y mantenerlo hacia abajo. En este momento, el antebrazo del quiropráctico tiene que estar firmemente apoyado en la escápula del paciente para estabilizarla. La tensión articular de precarga se consigue desplazando la cabeza del húmero de abajo a arriba. Luego, sin aflojar la tensión, debe aplicarse un impulso tirando con rapidez en la misma dirección.

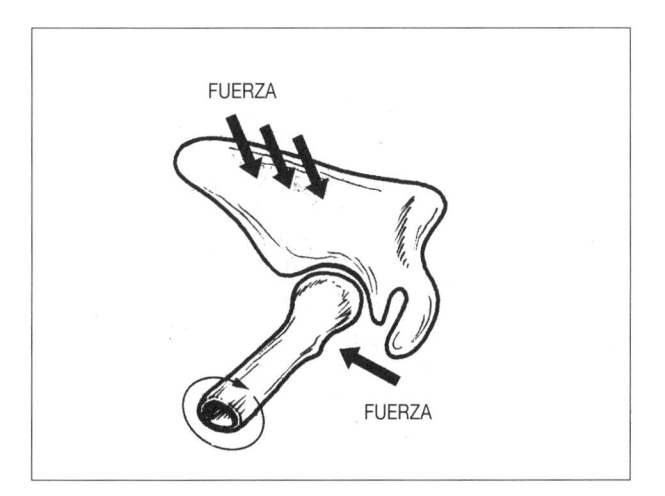

Fig. 8.3.3(b)
Fuerzas correctoras ejercidas sobre la articulación glenohumeral. Al rotar el húmero con la pierna se aplica una torsión a la articulación

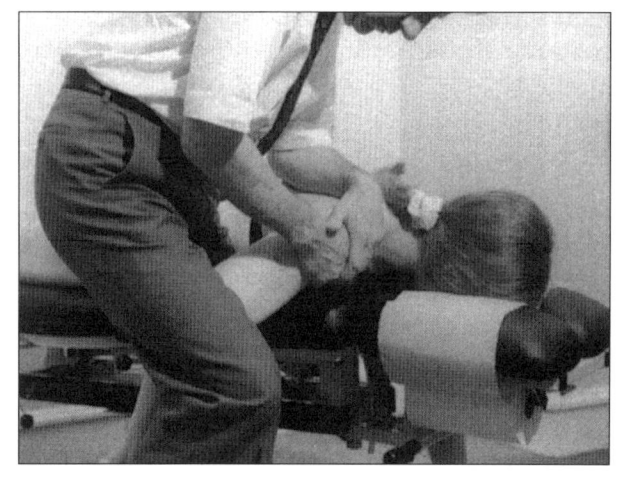

Fig. 8.3.3(c)
Posición final: el quiropráctico usa la pierna derecha para rotar internamente el brazo del paciente. La posición del paciente y su escápula se estabilizan mediante la presión ejercida por el antebrazo del quiropráctico

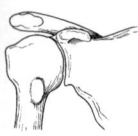

8.3.4 Técnica de retroceso anteroposterior para la articulación glenohumeral en posición supina

Aplicación
Pérdida de deslizamiento de delante a atrás del juego articular del húmero en la cavidad glenoidea.

Postura del paciente
El paciente debe estar en posición supina con el hombro afectado abducido aproximadamente 45° y con el codo extendido. La sección torácica de la camilla terapéutica debe estar ligeramente ajustada al peso del paciente y amartillada.

Posición del quiropráctico
El quiropráctico tiene que estar de pie en el lado de la articulación afectada, junto a la axila del paciente y mirando hacia su cabeza. La cadera derecha debe estar flexionada, mientras que la parte inferior anterior del muslo proximal a la rodilla se pondrá justo debajo y contra el borde lateral de la escápula del paciente para estabilizarla.

Contacto
a) La mano izquierda debe sujetar por detrás el codo del paciente, elevarlo y tirar de él.
b) La mano derecha se pondrá sobre la parte anterior de la cabeza del húmero, usando la eminencia tenar proximal como lugar de contacto. Los dedos tienen que cubrir el borde superior de la cabeza del húmero.

Procedimiento
Con la mano izquierda hay que tirar del hombro un poco más, al mismo tiempo que se aplica una ligera presión hacia abajo sobre la cabeza del húmero para conseguir la tensión articular de precarga. El impulso se aplica ejerciendo un ligero empuje unilateral muy rápido de retroceso (véase Capítulo 2) con el brazo derecho.

Nota
Si es necesario, se puede añadir una rotación del hombro interna o externa.

8.3.5 Técnica de empuje anteroposterior con abducción y rotación para la articulación glenohumeral en posición supina

Aplicación
Pérdida de deslizamiento del juego articular del húmero en la cavidad glenoidea, de delante hacia atrás con rotación externa o interna.

Postura del paciente
El paciente debe ponerse en posición supina con la cabeza bien apoyada y sujeta y el hombro abducido aproximadamente 45° y el codo flexionado unos 90°.

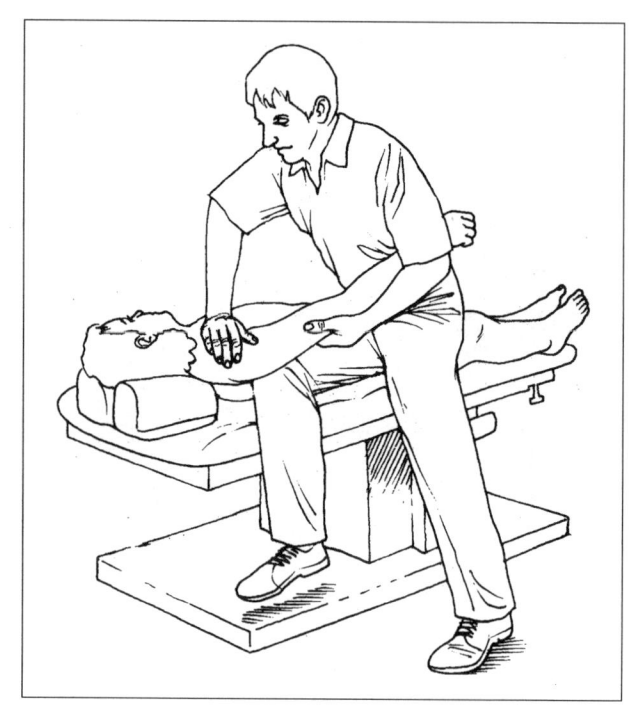

Fig. 8.3.4
La cadera derecha del quiropráctico tiene que estar flexionada y el pie derecho no debe tocar el suelo. La parte anterior del muslo derecho estabiliza el borde lateral de la escápula. La tensión articular de precarga se consigue con una ligera presión de la mano derecha de delante hacia atrás sobre la cabeza del húmero. Con la mano izquierda se debe elevar y tirar del brazo del paciente

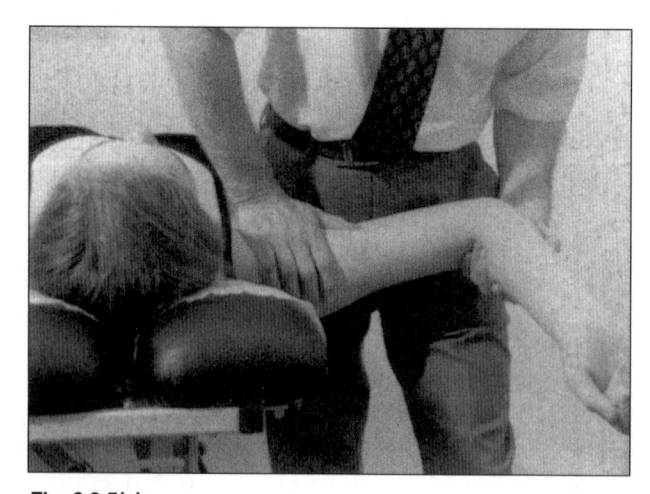

Fig. 8.3.5(a)
Cuando esté en la posición, el quiropráctico puede rotar el hombro del paciente externamente –como se muestra– o internamente, según haga falta

Articulación glenohumeral

Posición del quiropráctico

El quiropráctico debe estar de pie en el lado de la articulación afectada mirando hacia la cabeza del paciente, con la pierna izquierda más adelantada que la derecha y el muslo de esta última apretado contra la axila del paciente. El tronco debe estar rotado hacia la izquierda de modo que quede algo separado del hombro afectado.

Contacto

a) La mano izquierda sostiene el brazo del paciente por debajo del codo y con ella se rota el hombro externa o internamente, según haga falta.
b) La mano derecha se sitúa sobre la parte anterior del húmero proximal, tan cerca de la cabeza de éste como sea posible; el hueso pisiforme y el quinto metacarpiano serán los puntos de contacto.

Procedimiento

Para conseguir la tensión articular de precarga, el quiropráctico debe rotar el tronco de modo que se separe algunos grados más del hombro afectado; mientras efectúa este movimiento tiene que mantener firmes los contactos. Al mismo tiempo, con la mano izquierda tiene que levantar un poco el codo. Desde esta posición, el quiropráctico puede utilizar una técnica de ligera caída corporal (véase Capítulo 2) o una técnica de caída amartillando la sección torácica de la camilla terapéutica.

Técnicas superoinferiores para la articulación glenohumeral

8.3.B Evaluación del juego articular del deslizamiento superoinferior del húmero en la cavidad glenoidea

Esta evaluación puede hacerse con el paciente sentado, de pie o tendido en posición supina.

Procedimiento

Método I

Las manos deben estar entrelazadas sobre la parte superior de la cabeza del húmero del paciente, y su hombro abducido 90°; el quiropráctico tiene que estabilizar el húmero distal apoyando la parte inferior de éste en su hombro. Cuando se presione la cabeza del húmero hacia abajo, la escápula también se moverá y, por ello, debe buscarse la máxima tensión antes de poder evaluar el juego articular.

Método II

Otro método para aplicar esta técnica consiste en que, el quiropráctico se ponga detrás del paciente, que deberá estar sentado. El hombro de éste deberá estar abducido 90° y el húmero distal será estabilizado por la mano derecha, que lo sujetará por debajo. El borde lateral de la mano izquierda debe colocarse sobre el húmero proximal, tan cerca de la cabeza de éste como se pueda. Entonces con la mano izquierda se tiene que ejercer una presión hacia abajo hasta llegar al juego articular, aunque antes hay que asegurarse de que la escápula esté bien tensa. Esta maniobra debe repetirse primero con una rotación externa del hombro y luego con una rotación interna.

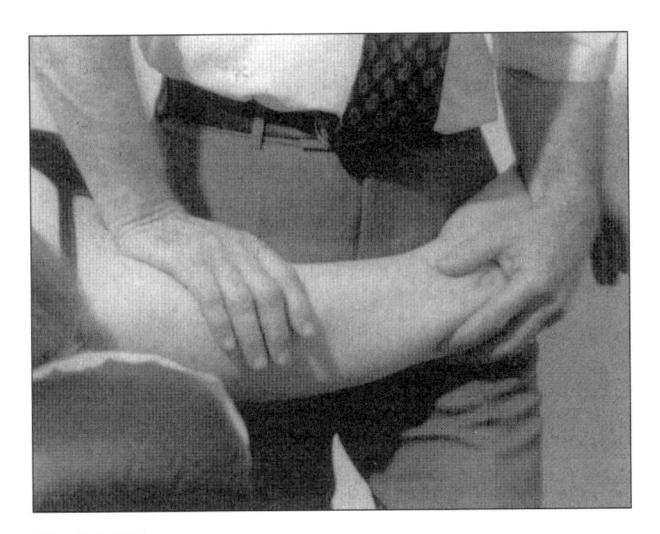

Fig. 8.3.5(b)
En una posición similar a la de la Fig. 8.3.5(a), el quiropráctico rota el hombro del paciente hacia el interior

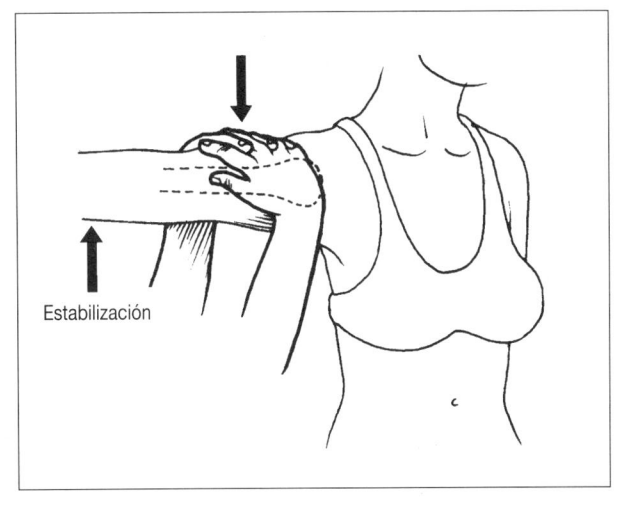

Fig. 8.3.B
Evaluación del juego articular del deslizamiento de arriba a abajo

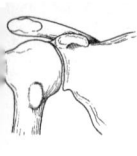

8.3.6 Técnica superoinferior con abducción para la articulación glenohumeral en posición supina

Método I – Técnica de tirón

Aplicación
Pérdida del deslizamiento de arriba a abajo del juego articular de la cabeza del húmero en la cavidad glenoidea.

Postura del paciente
El paciente debe estar en posición supina con el hombro abducido unos 90° (o en su defecto lo máximo que pueda tolerar).

Posición del quiropráctico
El quiropráctico tiene que estar de pie en el lado de la articulación afectada, junto al hombro del paciente y mirando hacia la cabeza del mismo.

Contacto
a) La mano izquierda sostiene el codo del paciente y mantiene su hombro abducido.
b) La mano derecha, con la palma hacia arriba, se coloca por debajo del extremo proximal del húmero, tan cerca de la cabeza de éste como sea posible. Todos los dedos deben sujetar la parte superior del húmero.

Procedimiento
Mientras estabiliza con la mano izquierda el brazo del paciente, el quiropráctico tiene que tensar la articulación, de arriba a abajo, con su brazo derecho. Luego, sin aflojar la tensión, tiene que hacer un rápido impulso hacia abajo. Si hace falta, se puede añadir una rotación externa o interna del hombro.

Método II – Técnica de empuje

Aplicación
La misma que para el Método I.

Postura del paciente
La misma que para el Método I.

Posición del quiropráctico
a) La mano izquierda se coloca sobre el extremo proximal del húmero, con todos los dedos doblados sobre la parte anterior de éste.
b) La mano derecha sujeta el codo del paciente y mantiene el brazo abducido 90°.

Procedimiento
La tensión de precarga articular se consigue presionando con la mano izquierda de arriba a abajo. Luego, sin aflojar la tensión, se aplica un impulso moviendo con rapidez el brazo izquierdo. Si es necesario, se puede añadir una rotación externa o interna del hombro.

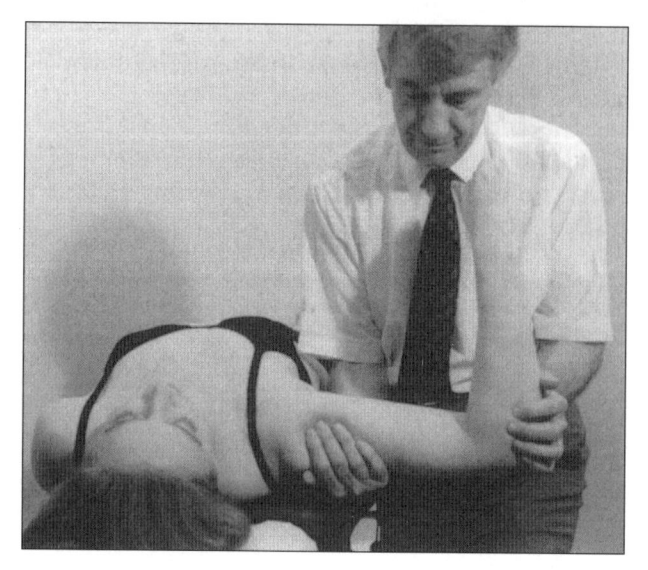

Fig. 8.3.6(a)
Método I – técnica de tirón

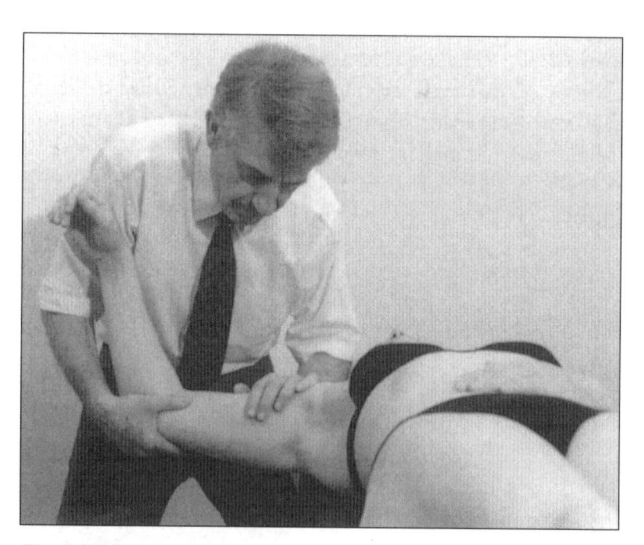

Fig. 8.3.6(b)
Método II – técnica de empuje

Articulación glenohumeral

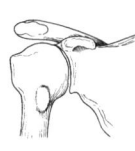

8.3.7 Técnica de tirón superoinferior con abducción para la articulación glenohumeral con el paciente recostado de lado

Aplicación
Pérdida de deslizamiento de arriba a abajo del juego articular del húmero en la cavidad glenoidea.

Postura del paciente
El paciente debe tumbarse lateralmente con el lado afectado hacia arriba y el hombro abducido unos 45°.

Posición del quiropráctico
El quiropráctico tiene que estar de pie detrás del paciente, mirando hacia la cabeza de éste y con el tronco inclinado hacia delante.

Contacto
El quiropráctico mantendrá abducido el brazo derecho del paciente pasando su propio brazo derecho por debajo del paciente; los codos de uno y otro deben estar en contacto. Una vez que esté en esta posición, debe entrelazar los dedos de las manos; el borde lateral del quinto metacarpiano de cada una de ellas deberá estar en contacto con el borde lateral superior del húmero, tan cerca de la cabeza de éste como sea posible.

Procedimiento
La tensión de precarga articular se consigue tirando suavemente de la cabeza del húmero hacia abajo y, al mismo tiempo, abduciendo el brazo. Luego, sin aflojar la tensión, hay que aplicar un impulso rápido en esa misma dirección. Para aplicar esta técnica se requiere una intensidad de empuje mínima.

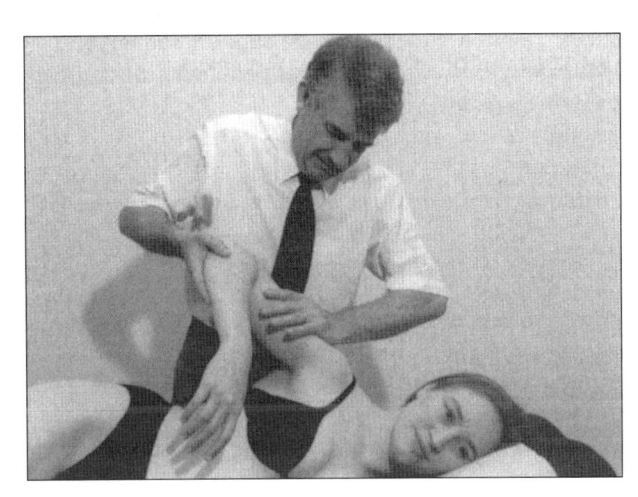

Fig. 8.3.7(a)
Si se rota el brazo, esta técnica puede adaptarse para la pérdida de juego articular de la rotación externa o interna

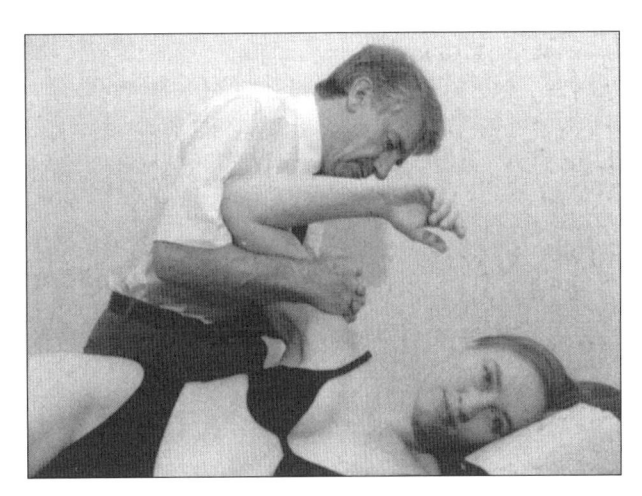

Fig. 8.3.7(b)
Presión de arriba a abajo con rotación externa

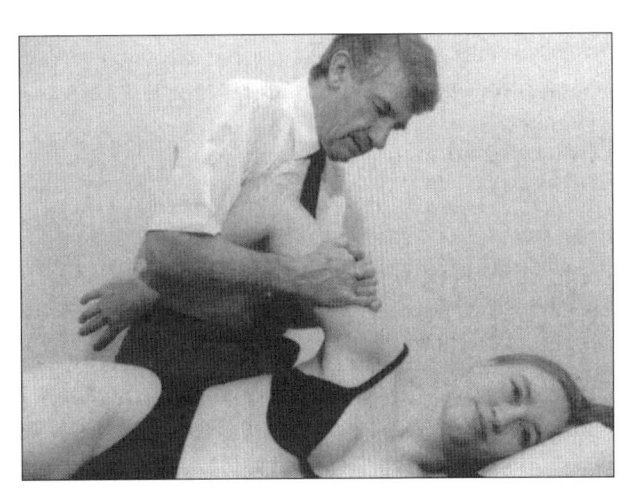

Fig. 8.3.7(c)
Presión de arriba a abajo con rotación interna

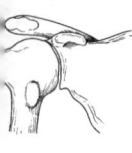

8.3.8 Técnica de movilización superoinferior con abducción para la articulación glenohumeral con el paciente sentado

Aplicación
Pérdida del deslizamiento de arriba a abajo del juego articular de la cabeza del húmero en la cavidad glenoidea.

Postura del paciente
El paciente debe estar sentado con el brazo afectado abducido.

Posición del quiropráctico
El quiropráctico se arrodilla junto al lado afectado del paciente, mirando hacia éste y con la cabeza detrás del hombro del paciente. La parte superior del brazo de éste debe estar sobre el hombro derecho del quiropráctico, y su antebrazo debe colgar hacia abajo lo más posible.

Contacto
El quiropráctico debe entrelazar las manos y ponerlas sobre el extremo proximal del húmero, tan cerca de la cabeza de éste como pueda.

Procedimiento
Utilizando su hombro como punto de apoyo del húmero del paciente, el quiropráctico tira de las manos hacia abajo, leve pero firmemente, y luego 'afloja' la presión; esta acción debe repetirse rítmicamente. Ha de instruirse al paciente para que tire firmemente de la escápula hacia arriba de modo que esta fuerza contrarreste la presión ejercida por el quiropráctico cada vez que tire del húmero hacia abajo.

8.3.9 Técnica de tirón superoinferior con abducción para la articulación glenohumeral en posición prona

Aplicación
Pérdida de deslizamiento de arriba a abajo del juego articular de la cabeza del húmero en la cavidad glenoidea.

Postura del paciente
El paciente debe estar en posición prona con el hombro afectado abducido 90° o hasta el punto que tolere.

Posición del quiropráctico
El quiropráctico debe estar de pie en el lado de la articulación afectada, junto al hombro del paciente y mirándole. El tronco tiene que flexionarse hacia delante.

Contacto
a) La mano izquierda sujeta el brazo del paciente, cogiéndolo por debajo del extremo distal del húmero y manteniéndolo abducido.
b) La mano derecha está en contacto con la parte superior del extremo proximal del húmero; los dedos deben rodear el brazo.

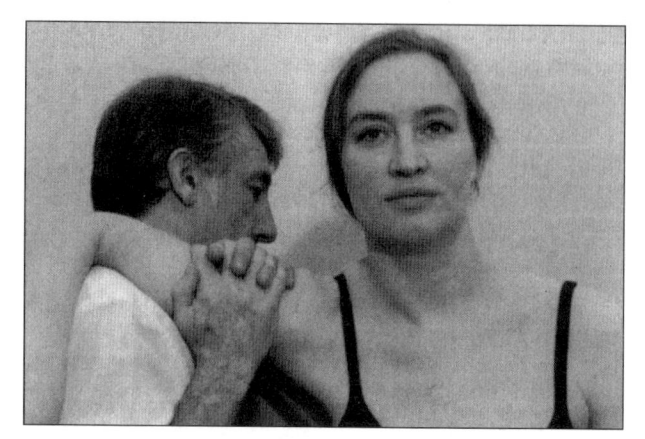

Fig. 8.3.8(a)
El quiropráctico se arrodilla muy cerca del paciente. Si su movilidad lo permite, el antebrazo del paciente debe colgar verticalmente

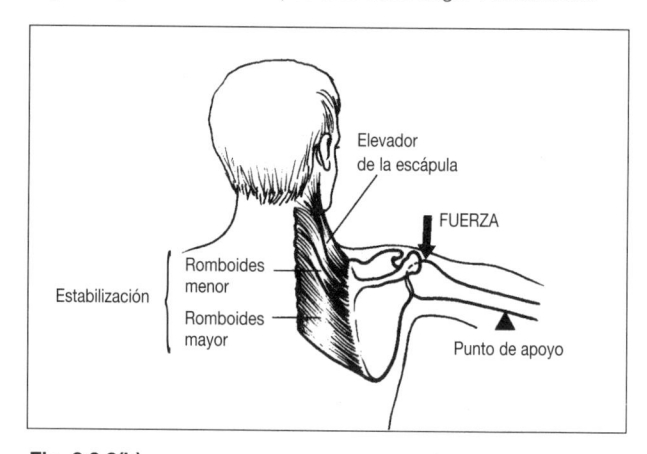

Fig. 8.3.8(b)
La escápula es estabilizada por el elevador de la escápula y los músculos romboides

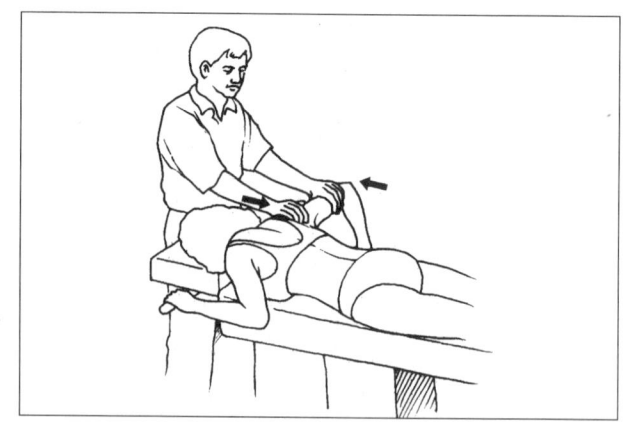

Fig. 8.3.9
Con el brazo derecho se abduce el hombro del paciente hasta que el húmero esté en posición horizontal, momento en que debe ser estabilizado. Con la mano izquierda se lleva a cabo el impulso

Procedimiento
Con la mano derecha se presiona de arriba a abajo hasta sentir la tensión de precarga articular. Entonces, sin aflojar la tensión, hay que aplicar un impulso rápido de arriba a abajo.

Articulación glenohumeral 143

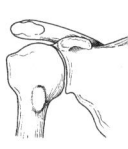

8.3.10 Técnica de movilización superoinferior con abducción para la articulación glenohumeral en posición prona

Aplicación
Pérdida de deslizamiento de arriba a abajo del juego articular del húmero en la cavidad glenoidea con abducción y rotación articular.

Postura del paciente
El paciente debe estar en posición prona con el brazo afectado abducido a un nivel cómodo; su antebrazo debe estar lo más vertical posible.

Posición del quiropráctico
El quiropráctico tiene que estar de pie mirando al paciente, con la columna lumbar semiflexionada sobre el paciente y con el codo del brazo afectado de éste entre sus rodillas, que también estarán semiflexionadas. Es importante que las rodillas permanezcan semiflexionadas (ver el procedimiento descrito después).

Contacto
a) La mano izquierda, con la palma hacia abajo, está en contacto con el tercio inferior del lateral de la escápula.
b) La mano derecha coge el borde superior del húmero, tan cerca de la cabeza de éste como pueda.

Procedimiento
Con un movimiento uniforme, rítmico y coordinado, debe procederse así:

a) *Con la mano izquierda se mueve medialmente la parte inferior de la escápula.*
b) *Con la mano derecha se presiona la cabeza del húmero hacia abajo.*
c) *Mientras el ángulo inferior de la escápula se desplaza medialmente, debe abducirse más el hombro usando las rodillas flexionadas, moviendo las rodillas hacia el lado izquierdo y el tronco hacia la cabeza del paciente.*

El procedimiento debe repetirse tantas veces como haga falta siempre que el paciente lo tolere.

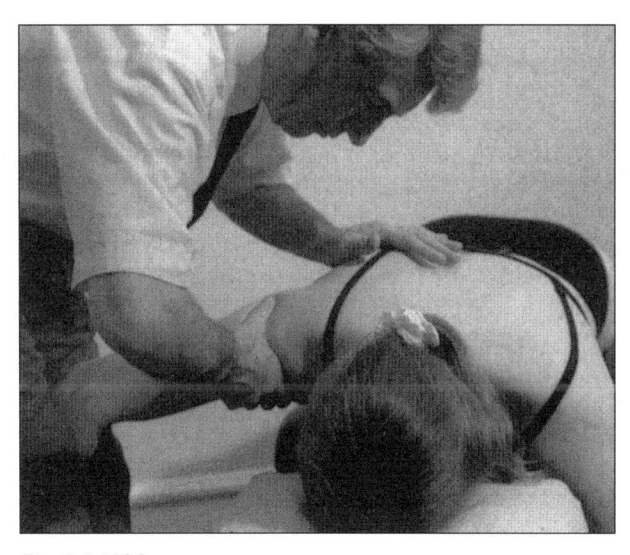

Fig. 8.3.10(a)
Las rodillas del quiropráctico deben permanecer flexionadas durante toda la movilización

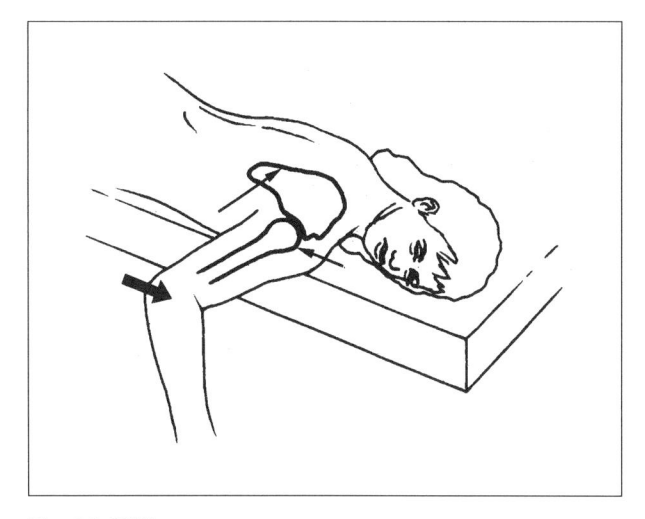

Fig. 8.3.10(b)
Direcciones de las fuerzas correctoras aplicadas a la articulación

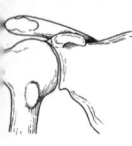

Técnicas inferosuperiores para la articulación glenohumeral

8.3.C Evaluación del deslizamiento inferosuperior del juego articular del húmero en la cavidad glenoidea

Procedimiento

Método I
El paciente debe estar en posición supina para favorecer la estabilización de la escápula. Con la mano izquierda, el quiropráctico sujeta el codo del paciente cogiéndolo por su borde superior, mientras que con la mano derecha está en contacto con la cara inferior de la parte superior del húmero, muy cerca de la axila. Para poder evaluar el juego articular hay que tensar la articulación presionando con la mano derecha hacia la cabeza. Luego, se aplica una presión firme de abajo a arriba hasta llegar al juego articular.

Método II
Esta maniobra también puede hacerse con el paciente sentado. El quiropráctico tiene que estar detrás de él. La mano izquierda se pone sobre los bordes superiores de la escápula y de la clavícula para tenerlas bien firmes. La mano derecha coge por debajo el húmero proximal lo más cerca posible de su cabeza y tira hacia arriba hasta llegar al juego articular. Antes de hacer esto, hay que estar bien seguro de que la cintura escapular esté bien tensa.

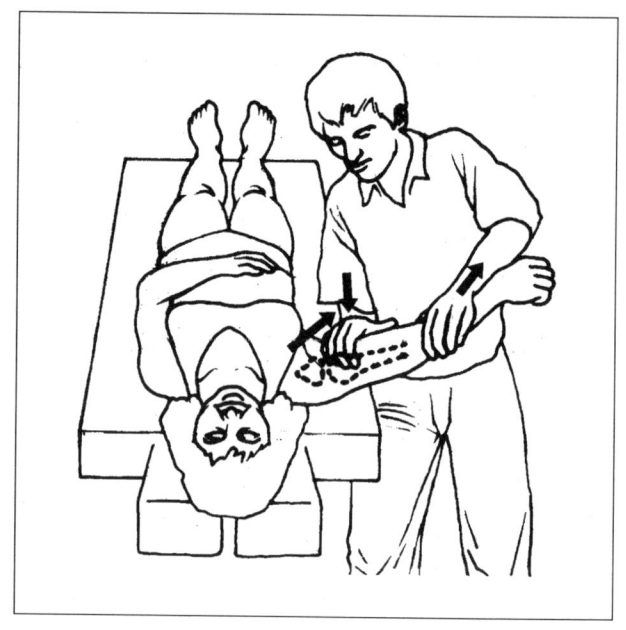

Fig. 8.3.C(a)
Evaluación del juego articular. Deslizamiento de abajo a arriba del húmero en la cavidad glenoidea

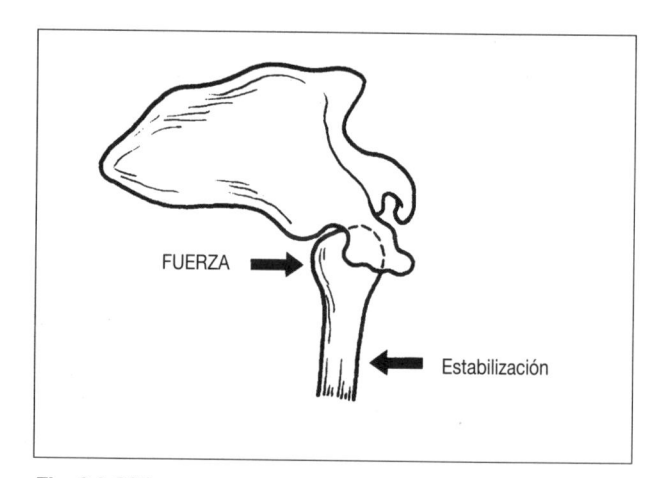

Fig. 8.3.C(b)
Deslizamiento de abajo a arriba del húmero en la cavidad glenoidea. Dirección de las fuerzas aplicadas para producir el juego articular

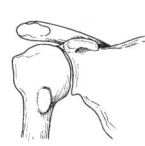

8.3.11 Técnica de tirón inferosuperior para la articulación glenohumeral con el paciente sentado

Aplicación
Pérdida del deslizamiento de abajo a arriba del juego articular de la cabeza del húmero en la cavidad glenoidea.

Postura del paciente
El paciente debe estar sentado en un taburete con el codo del lado afectado flexionado y la parte superior del brazo relajada. Aunque la técnica se puede aplicar con el paciente sentado en una silla con respaldo, según la experiencia del autor es mejor hacerlo con un asiento sin respaldo. El paciente debe flexionar un poco el tronco hacia delante.

Posición del quiropráctico
El quiropráctico debe estar de pie detrás del paciente, muy cerca de él y algo desplazado hacia el lado de la articulación afectada.

Contacto
a) El brazo izquierdo del quiropráctico debe rodear el cuello del paciente por el lado izquierdo y pasar por delante del pecho, de modo que la mano pueda coger la parte inferior del codo.
b) La mano derecha también coge la parte inferior del codo, tras pasar por la cara lateral del brazo del paciente.

Procedimiento
El quiropráctico flexiona el tronco hacia delante y presiona el esternón contra la parte superior de la escápula derecha del paciente; mantendrá este contacto durante toda la aplicación de la técnica. A continuación hay que elevar el codo del paciente hasta que se sienta que la articulación ha alcanzado la tensión de precarga. Sin aflojar la tensión, debe aplicarse un rápido impulso hacia arriba, con una intensidad mínima de empuje de abajo a arriba.

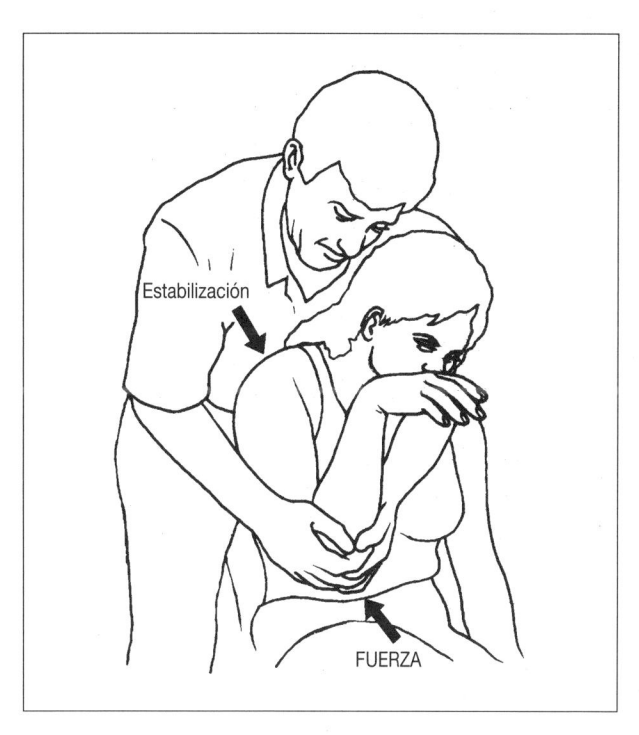

Fig. 8.3.11(a)

Para asegurar el hombro del paciente, el quiropráctico debe sujetarlo apoyándolo contra su esternón

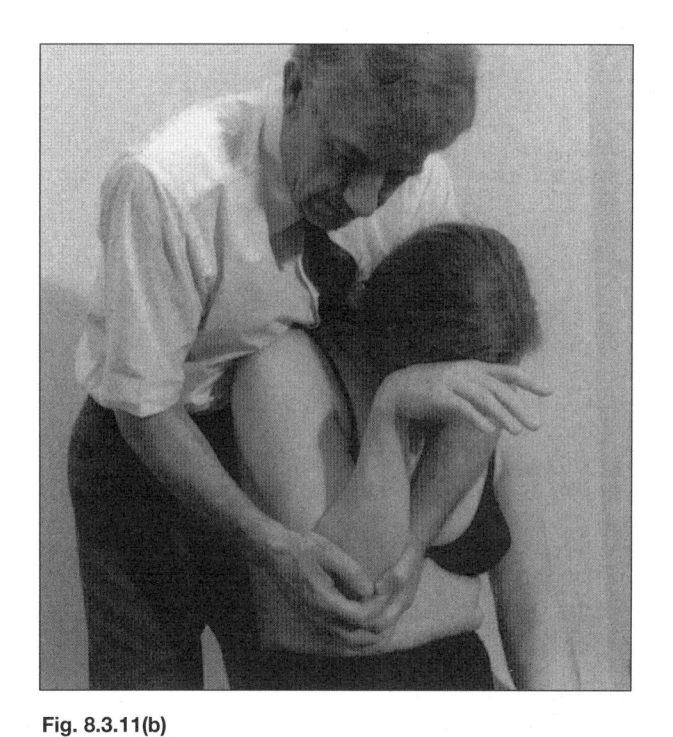

Fig. 8.3.11(b)

El paciente debe estar ligeramente flexionado hacia delante y con el antebrazo en posición vertical

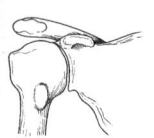

8.3.12 Técnica de tirón inferosuperior con flexión y rotación interna para la articulación glenohumeral con el paciente sentado

Aplicación
Pérdida de deslizamiento de abajo a arriba del juego articular del húmero en la cavidad glenoidea con flexión y rotación interna.

Postura del paciente
Difiere de la que adopta el paciente en la técnica 8.3.11 en el hecho de que su hombro debe rotarse hacia el interior de modo que su antebrazo y su mano crucen por delante de su cuerpo.

Posición del quiropráctico
La misma que para la técnica 8.3.11.

Contacto
Igual que en la técnica 8.3.11.

Procedimiento
El mismo que para la técnica 8.3.11.

8.3.13 Técnica de tirón inferosuperior con flexión y rotación externa para la articulación glenohumeral con el paciente sentado

Aplicación
Pérdida de deslizamiento de abajo a arriba del juego articular del húmero en la cavidad glenoidea con rotación externa.

Postura del paciente
Difiere de la que adopta el paciente en la técnica 8.3.12 en que su brazo debe rotarse hacia el exterior de modo que su antebrazo y su mano se 'alejen' del cuerpo.

Posición del quiropráctico
La misma que en la técnica 8.3.11.

Contacto
Igual que para la técnica 8.3.11.

Procedimiento
El mismo que la técnica 8.3.11.

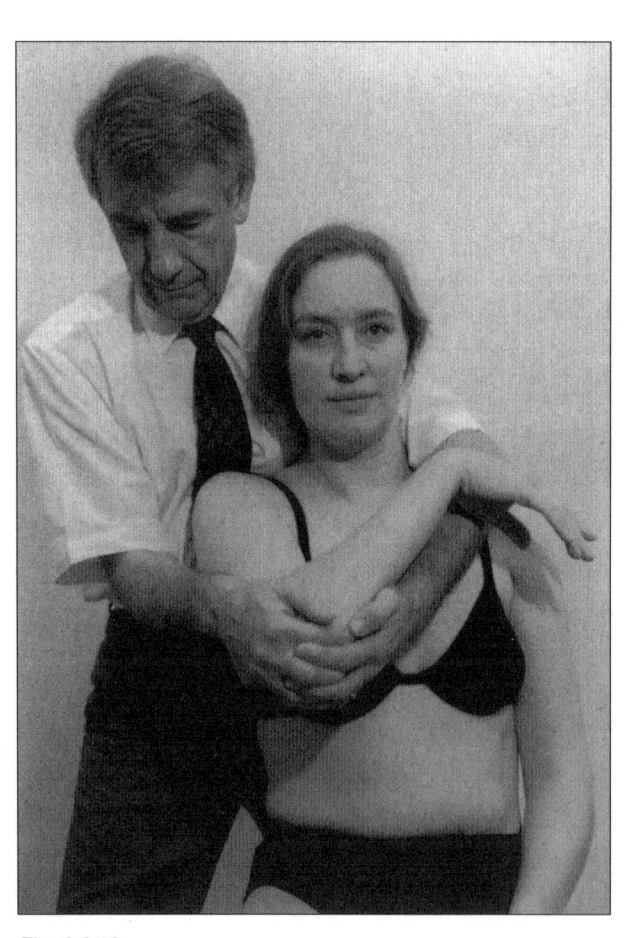

Fig. 8.3.12
El hombro debe rotarse hacia el interior

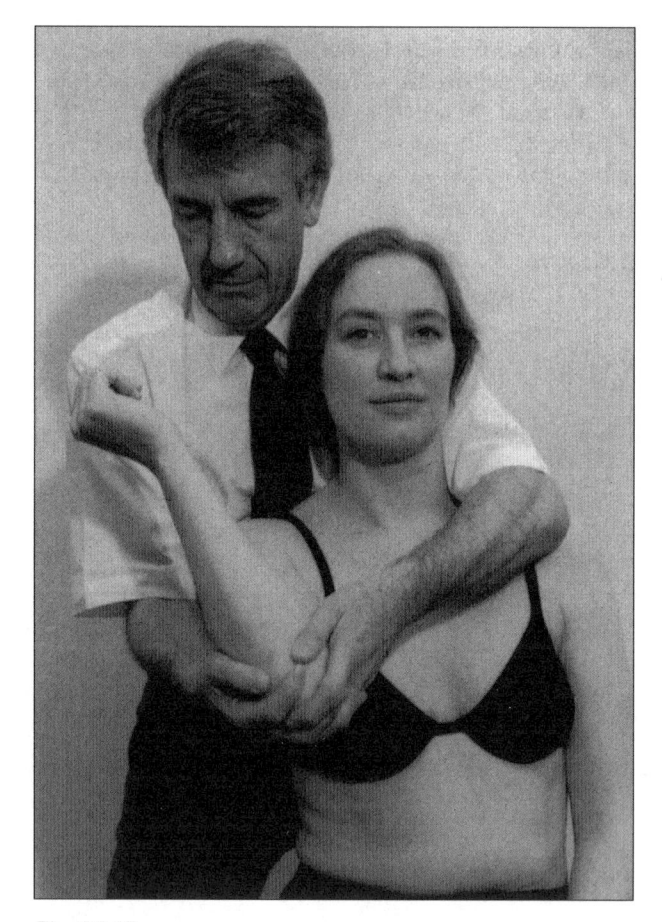

Fig. 8.3.13
El hombro debe rotarse hacia el exterior

Articulación glenohumeral | **147**

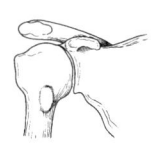

8.3.14 Técnica de tirón inferosuperior con abducción y rotación externa para la articulación glenohumeral en posición prona

Aplicación
Pérdida de deslizamiento de abajo a arriba del juego articular del húmero en la cavidad glenoidea con abducción y rotación externa.

Postura del paciente
El paciente debe estar en posición prona con el brazo del lado afectado abducido lo más cerca posible de 90°. Debe dejarse que el antebrazo cuelgue hacia abajo.

Posición del quiropráctico
El quiropráctico debe estar de pie en el lado homolateral, más arriba del hombro afectado del paciente y mirando hacia los pies de éste.

Contacto
a) La mano izquierda sujeta el codo derecho del paciente y lo estabiliza.
b) La mano derecha debe ponerse en la parte posterior de la zona superior del brazo, cerca de la cabeza del húmero y con los dedos rodeando la parte inferior del húmero.

Procedimiento
La tensión de precarga articular se consigue empujando un poco con la mano izquierda hacia los pies del paciente, a la vez que con la mano derecha se tira del hombro hacia la cabeza. Luego, sin aflojar la tensión, debe darse un tirón rápido hacia la cabeza del paciente con el brazo derecho. Puesto que en esta posición la escápula no está estabilizada, puede que haya que aplicar un empuje muy intenso.

Técnicas mediolaterales para la articulación glenohumeral

8.3.D Evaluación del deslizamiento mediolateral del juego articular del húmero en la cavidad glenoidea

Procedimiento
El paciente puede estar sentado o tumbado en posición supina, y el quiropráctico tiene que estar mirando al lado afectado del paciente. La mano derecha está en contacto con el borde proximal y medial del húmero y tira de él lateralmente. El codo debe mantenerse pegado al costado del paciente, estabilizado por el tronco del quiropráctico. La palma de la mano izquierda se apoya en la caja torácica del paciente, a la altura de la axila y con los dedos situados de forma que puedan estabilizar el borde lateral de la escápula. Normalmente, hay un amplio desplazamiento de la articulación antes de llegar al juego articular.

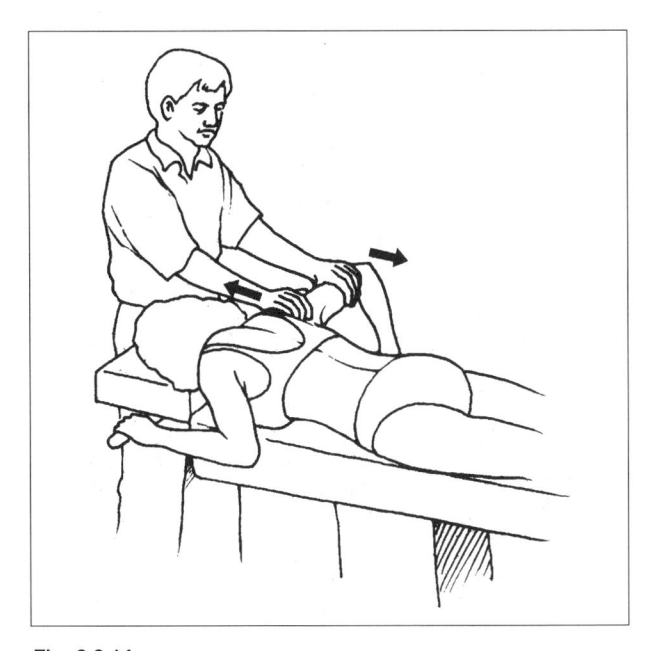

Fig. 8.3.14
En esta posición la escápula no está estabilizada. Esto puede subsanarse aumentando la intensidad del empuje y la rapidez de su ejecución

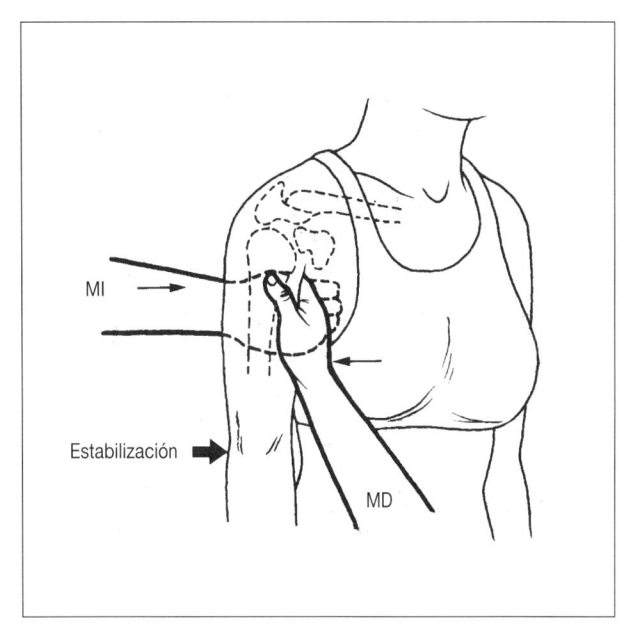

Fig. 8.3.D
Evaluación del juego articular del deslizamiento desde la cara medial a la lateral del húmero en la cavidad glenoidea

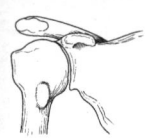

8.3.15 Técnica de movilización mediolateral para la articulación glenohumeral en posición supina

Aplicación
Pérdida de deslizamiento desde la cara medial a la lateral del juego articular del húmero en la cavidad glenoidea.

Postura del paciente
El paciente debe estar en posición supina con el hombro del lado afectado abducido aproximadamente 40°.

Posición del quiropráctico
El quiropráctico tiene que estar de pie en el lado homolateral, junto al hombro afectado y mirando al paciente; debe enrollarse una toalla de manos alrededor del antebrazo izquierdo para crear una protección acolchada.

Contacto
a) El antebrazo izquierdo, en el que se ha enrollado la protección acolchada, debe colocarse en la axila del paciente de modo que pueda hacer de fulcro para la parte medial superior del húmero.
b) La mano derecha está en contacto con el borde lateral del codo del paciente.

Procedimiento
Debe presionarse el codo derecho del paciente hacia la pared del tórax y luego aflojar la presión. El movimiento tiene que repetirse de manera rítmica tantas veces como haga falta, siempre dentro de los límites de tolerancia del paciente.

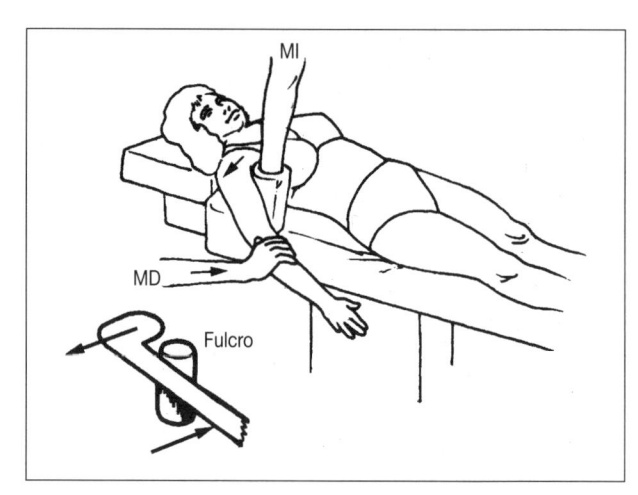

Fig. 8.3.15
El quiropráctico debe enrollarse una toalla de manos alrededor del antebrazo de modo que pueda hacer de fulcro acolchado. Con el brazo derecho deberá presionar medialmente el codo del paciente, efectuando rítmica y repetidamente una secuencia presión-relajación-presión

Articulación glenohumeral 149

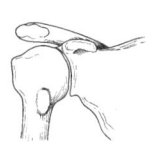

Técnica de movilización en circunducción de la articulación glenohumeral

8.3.16 Técnica de movilización en circunducción con tracción y abducción en posición supina o prona

Aplicación
Pérdida de deslizamiento multidireccional del juego articular y adherencias intercapsulares entre el húmero y la cavidad glenoidea.

Postura del paciente
El paciente debe colocarse en posición prona o supina con el hombro afectado abducido 90° o, en su defecto, hasta el punto que tolere el paciente; el antebrazo debe apuntar hacia abajo.

Posición del quiropráctico
El quiropráctico tiene que estar de pie en el lado de la articulación afectada, mirando al paciente, con el tronco flexionado hacia delante y sujetando el codo del paciente entre las rodillas.

Contacto
Con las manos entrelazadas se debe coger el extremo proximal del húmero, lo más cerca posible de su cabeza, con los dedos entrelazados para conseguir un asimiento firme del húmero.

Procedimiento
El quiropráctico lleva su peso hacia atrás para tirar del hombro del paciente en la extensión de su eje longitudinal. Mientras mantiene la tracción, debe mover circularmente la cabeza del húmero, tantas veces como lo tolere el paciente.

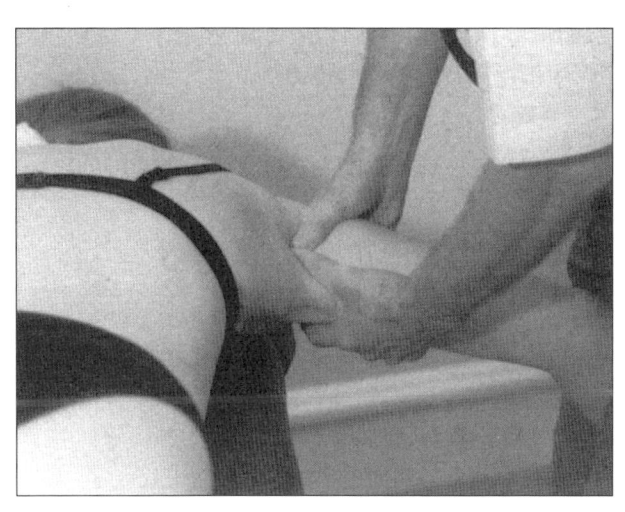

Fig. 8.3.16(a)
Paciente en posición prona. Las manos del quiropráctico rodean la parte superior del húmero con los dedos entrelazados

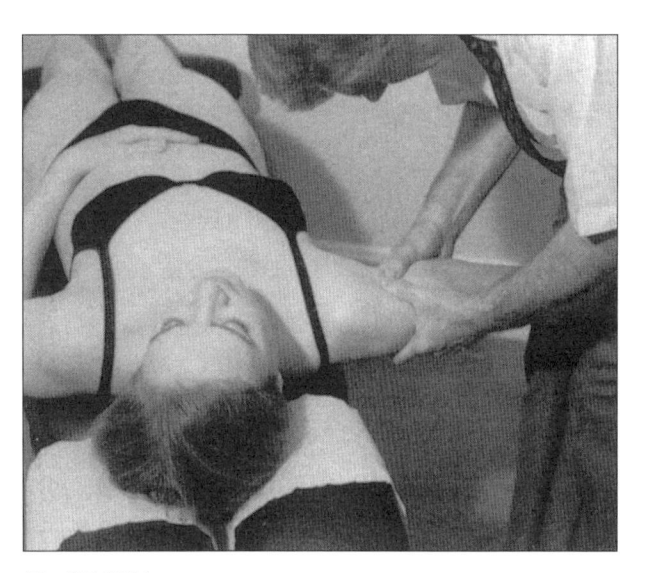

Fig. 8.3.16(b)
La misma técnica de movilización con tracción se puede aplicar también con el paciente estirado en posición supina

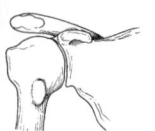

Técnica de movilización con abducción para la articulación glenohumeral

8.3.17 Técnica de movilización en abducción con rotación externa o interna para la articulación glenohumeral en posición supina

Aplicación
Pérdida de deslizamiento del juego articular de la abducción del húmero en la cavidad glenoidea con rotación externa y/o interna. Esta lesión suele presentarse en pacientes con capsulitis crónica.

Postura del paciente
El paciente debe estar en posición supina, con la cabeza bien apoyada y sujeta y el brazo abducido cuanto tolere el paciente (en cualquier caso, lo más cerca posible de 90°).

Posición del quiropráctico
El quiropráctico puede estar sentado o de pie; debe situarse junto al hombro afectado y mirando al paciente. Si el quiropráctico se sienta, deberá apoyar el codo del paciente en sus rodillas.

Para la rotación externa:

Contacto
a) La mano derecha, con la palma hacia arriba, debe ponerse bajo el codo del paciente.
b) La mano izquierda se pone sobre la superficie palmar de la muñeca del paciente.

Procedimiento
Debe rotarse suavemente el hombro del paciente hacia arriba hasta su límite y mantenerlo en esta posición algunos segundos; luego hay que estirarlo un poco y aflojar. Esta operación se repetirá bastantes veces, pero siempre con suavidad.

Para la rotación interna:

Contacto
Debe invertirse la posición de las manos
a) La mano derecha se pone sobre el dorso de la muñeca del paciente.
b) La mano izquierda se coloca bajo el codo del paciente.

Procedimiento
Debe rotarse suavemente el hombro del paciente hacia abajo hasta el punto de resistencia articular y, aún con más suavidad, estirarlo en la misma dirección, mantenerlo en esa posición unos segundos y luego aflojar. Este procedimiento se puede repetir bastantes veces.

Advertencia
Cuando se use esta técnica hay que fijarse mucho en los límites de tolerancia del paciente.

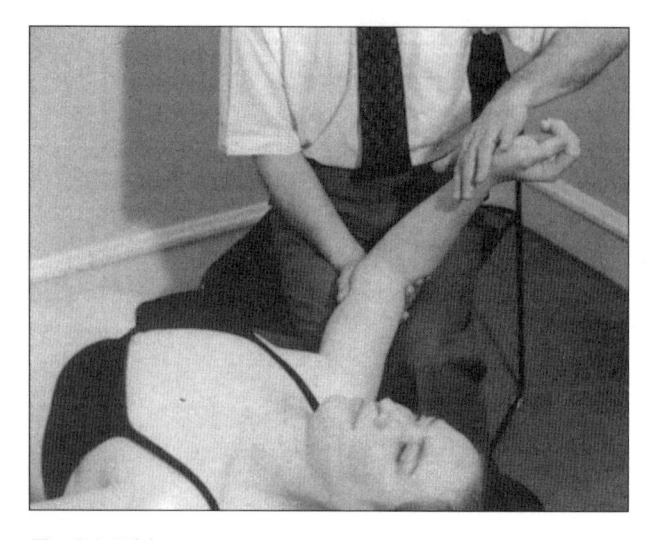

Fig. 8.3.17(a)
Rotación hacia arriba. El codo relajado del paciente debe ponerse sobre las rodillas del quiropráctico

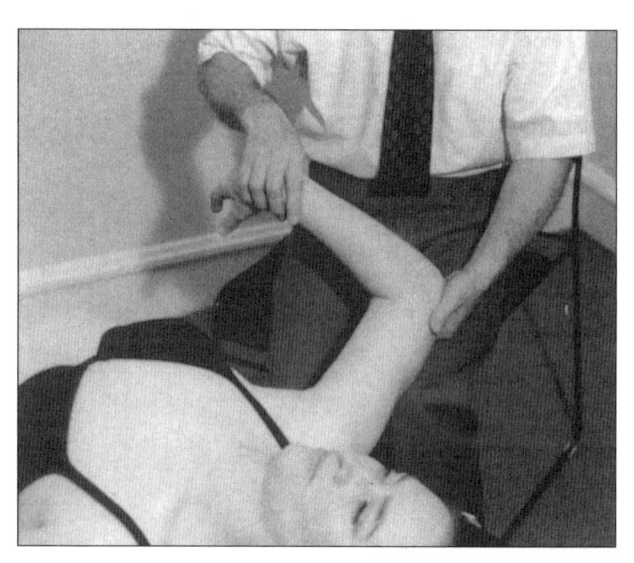

Fig. 8.3.17(b)
Rotación hacia abajo

8.4

Articulación escapulotorácica

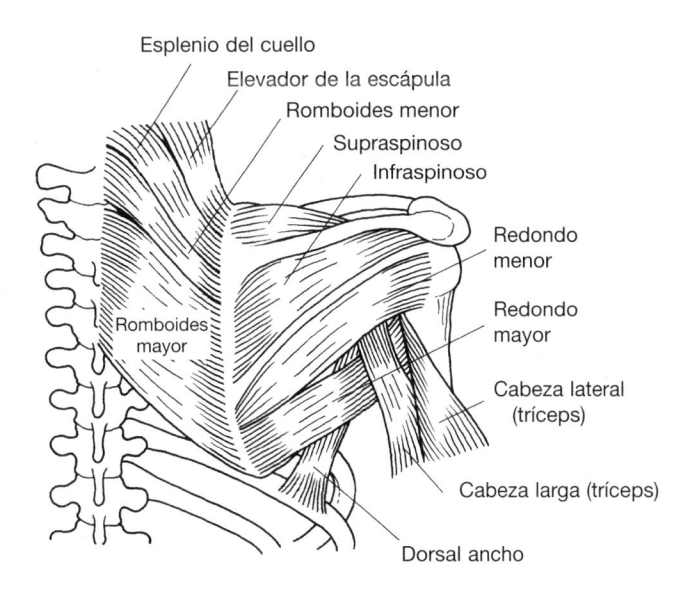

- 8.4.1 Técnica de movilización inferosuperior para la articulación escapulotorácica en posición prona
- 8.4.2 Técnica de movilización lateromedial para la articulación escapulotorácica en posición prona
- 8.4.3 Técnica de movilización de la rotación de la articulación escapulotorácica en posición prona

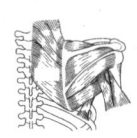

8.4.1 Técnica de movilización inferosuperior para la articulación escapulotorácica en posición prona

Aplicación
Rigidez y tirantez de la escápula sobre la caja torácica.

Postura del paciente
El paciente debe estar en posición prona con el hombro del lado afectado abducido aproximadamente 45°, el antebrazo colgando hacia abajo y el codo flexionado unos 90°.

Posición del quiropráctico
El quiropráctico tiene que estar de pie en el lado de la articulación afectada, mirando hacia la camilla terapéutica y sujetando el codo derecho del paciente con las rodillas.

Contacto
a) La mano izquierda tiene que ponerse sobre la región escapular central. El contacto debe hacerse con la mano abierta.
b) La mano derecha se pone alrededor de los bordes superiores del acromion y de la apófisis coracoides.

Procedimiento
Con un movimiento oscilante y rítmico, debe moverse la escápula hacia arriba y lateralmente con la mano izquierda; luego se revisa la escápula y se lleva de nuevo hacia abajo con la mano derecha, elevando la cintura escapular y tirando de ella hacia abajo. Este procedimiento se repetirá tantas veces como haga falta y se realizará dentro de los límites de tolerancia del paciente.

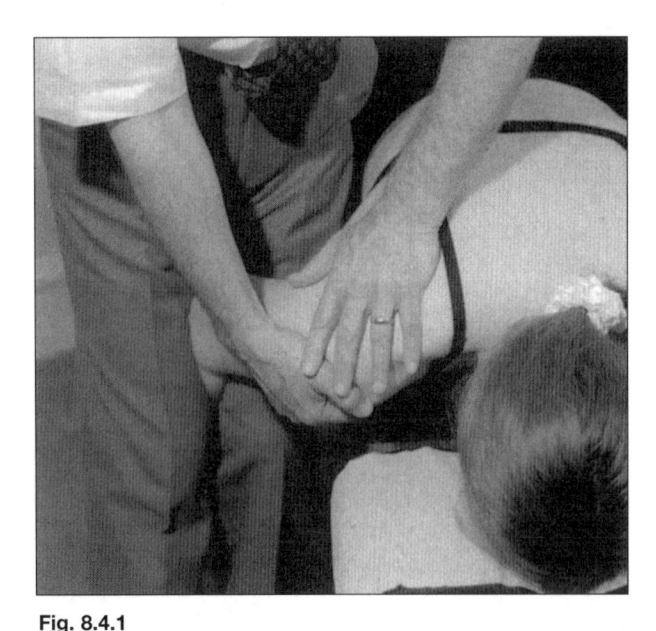

Fig. 8.4.1
La articulación se moviliza con movimientos oscilatorios de la escápula sobre la caja torácica

8.4.2 Técnica de movilización lateromedial para la articulación escapulotorácica en posición prona

Usando los contactos que se han descrito en la técnica anterior también se puede movilizar la escápula desde la parte lateral hacia la medial y viceversa.

Aplicación
Rigidez y tirantez de la escápula sobre la caja torácica desde la parte medial a la lateral.

Postura del paciente
El paciente puede estar en posición prona o sentado; la mano del lado afectado debe estar tras la espalda.

Posición del quiropráctico
El quiropráctico tiene que estar de pie en el lado de la articulación afectada.

Contacto
a) La mano izquierda coge el borde medial de la escápula.
b) La mano derecha sujeta la parte anterior de la articulación glenohumeral.

Procedimiento
Con la mano derecha hay que levantar la cintura escapular moviéndola de delante a atrás para permitir que los dedos de la mano izquierda se introduzcan bajo el borde medial de la escápula. Entonces, con la mano izquierda hay que mover la escápula lateralmente de modo que cuando ésta vuelva hacia la cara medial, los dedos queden de nuevo bajo la escápula y puedan estirar los tejidos. El movimiento debe repetirse tantas veces como sea necesario, se realiza hasta los límites de tolerancia del paciente.

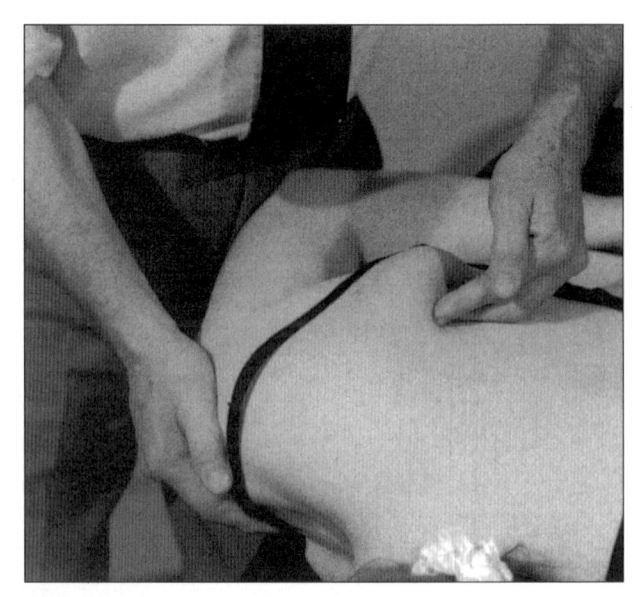

Fig. 8.4.2
Con el paciente en posición prona, se levanta el hombro de delante a atrás para permitir que los dedos puedan presionar bajo la escápula y estirarla lateralmente

Articulación escapulotorácica

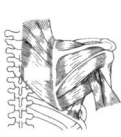

8.4.3 Técnica de movilización de la rotación de la articulación escapulotorácica en posición prona

Aplicación
Rigidez y tirantez de la rotación de la escápula sobre la caja torácica.

Postura del paciente
El paciente debe estar en posición prona.

Posición del quiropráctico
El quiropráctico debe estar de pie, en el lado de la articulación afectada y mirando hacia la cabeza del paciente.

Contacto
a) La mano izquierda se sitúa sobre el ángulo medial de la escápula con la eminencia tenar proximal presionándolo firmemente.
b) La mano derecha se pone sobre la cara lateral del ángulo inferior; el contacto debe hacerse con la eminencia tenar proximal.

Procedimiento
Con la mano izquierda se estabiliza la escápula presionando lateralmente el ángulo medial. Con la mano derecha se debe mover el ángulo inferior medialmente y hacia arriba con un movimiento oscilante. Puede que haya que repetir la maniobra varias veces hasta que los músculos se estiren. Siempre que se haga esta movilización hay que tener muy en cuenta la tolerancia del paciente.

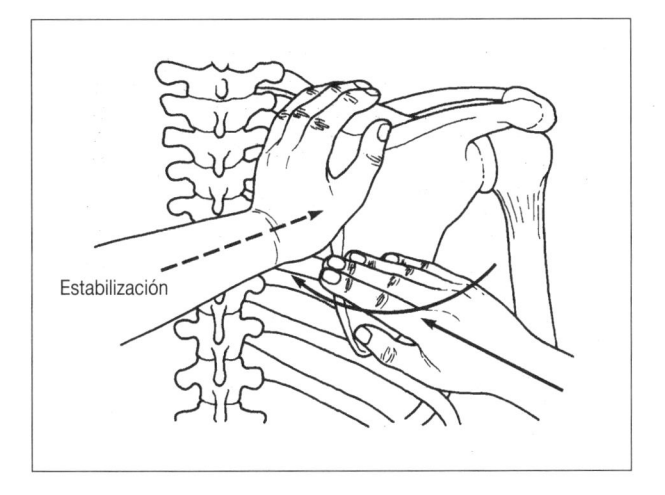

Fig. 8.4.3
Debe presionarse el ángulo inferior hacia el centro y hacia arriba al mismo tiempo que se estabiliza desde el ángulo medial

8.5

El codo

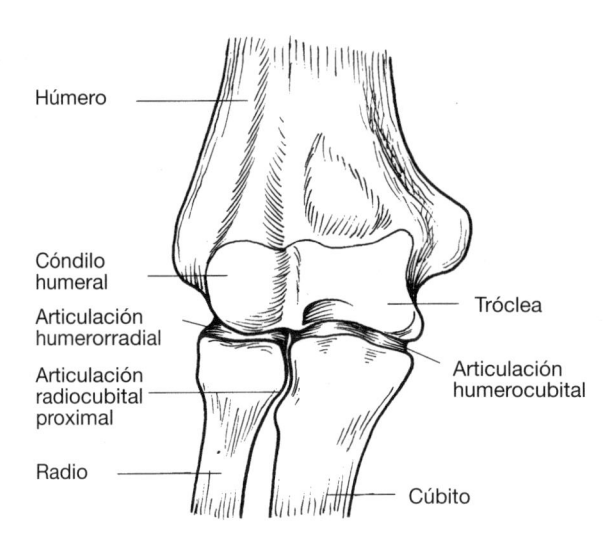

Técnicas para la articulación humerocubital

8.5.A   Evaluación del juego articular de la articulación humerocubital
8.5.B   Evaluación del juego articular de la articulación humerocubital: distracción a lo largo del eje longitudinal
8.5.1   Técnica de empuje mediolateral con palanca corta para la articulación humerocubital con el paciente en posición supina, sentado o de pie – Método I
8.5.2   Técnica de empuje mediolateral con palanca corta para la articulación humerocubital en posición supina, sentado o de pie – Método II
8.5.3   Técnica de empuje lateromedial con palanca corta para la articulación humerocubital en posición supina, sentado o de pie – Método I
8.5.4   Técnica de empuje lateromedial con palanca corta para la articulación humerocubital en posición supina, sentado o de pie – Método II
8.5.5   Técnica de distracción a lo largo del eje longitudinal para la articulación humerocubital, sentado o de pie
8.5.6   Técnica de movilización en circunducción para la articulación humerocubital, sentado, de pie o en posición supina
8.5.7   Técnica de movilización con estiramiento anteroposterior para la articulación humerocubital, sentado o en posición supina
8.5.8   Técnica de movilización con estiramiento para la extensión de la articulación humerocubital, de pie, sentado o prono

Técnicas para la articulación radiocubital proximal

8.5.C   Evaluación del juego articular de la articulación radiocubital
8.5.D   Evaluación del deslizamiento posteroanterior del juego articular de la articulación radiocubital
8.5.9   Técnica de tirón con rotación externointerna para la articulación radiocubital, sentado, de pie o en posición supina
8.5.10   Técnica de empuje con rotación internoexterna para la articulación radiocubital con el paciente sentado o en posición supina
8.5.11   Técnica de retroceso posteroanterior para la articulación radiocubital en posición prona
8.5.12   Técnica de empuje a lo largo del eje longitudinal para la articulación radiocubital, sentado, de pie o en posición supina

Técnicas para la articulación humerorradial

8.5.E   Evaluación del juego articular de la articulación humerorradial: deslizamiento anteroposterior
8.5.13   Técnica de distracción anteroposterior para la articulación humerorradial en posición prona
8.5.14   Técnica de movilización con estiramiento anteroposterior para la articulación humerorradial, sentado o en posición supina

El codo

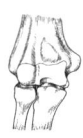

Técnicas para la articulación humerocubital

8.5.A Evaluación del juego articular de la articulación humerocubital

Procedimiento

El paciente puede estar tumbado, de pie o sentado; el hombro del lado afectado tiene que estar flexionado y un poco abducido, y el codo también un poco flexionado y con la superficie palmar mirando hacia arriba.

a) Deslizamiento lateromedial
   El dedo índice de la mano izquierda está flexionado con el extremo distal lateral de la primera falange situado sobre el borde lateral del olécranon para poder presionar el codo medialmente, aplicando una fuerza que tienda a abrir el codo. La mano derecha sujeta la cara palmar de los extremos distales del radio y del cúbito con los dedos alrededor de éste y al mismo tiempo tira del antebrazo lateralmente. Al final del movimiento de la amplitud articular, el juego articular se debería sentir como una elasticidad.

b) Deslizamiento mediolateral
   La superficie palmar de la muñeca del paciente debe mirar hacia arriba y el quiropráctico tiene que invertir la posición de las manos. Con la izquierda sujetará el antebrazo aplicando una fuerza que tienda a cerrar el codo, mientras que con la primera falange de la derecha presionará lateralmente sobre el borde medial del olécranon, así se conseguirá llegar al juego articular.

8.5.B Evaluación del juego articular de la articulación humerocubital: distracción a lo largo del eje longitudinal

Procedimiento

El codo del paciente debe estar flexionado, formando un ángulo recto, y la palma de la mano hacia arriba. La membrana de la mano izquierda del quiropráctico se coloca sobre la parte proximal del olécranon del cúbito. En cambio, la membrana de la mano derecha se sitúa sobre la cara anterior del brazo, cerca de la articulación del codo y justo por debajo de la masa muscular del bíceps. Con las dos manos se debe presionar firmemente, en direcciones opuestas, hasta que todos los tejidos estén en tensión. Luego, manteniendo la tensión, hay que efectuar una presión ulterior con las manos –también en direcciones opuestas– para producir el juego articular.

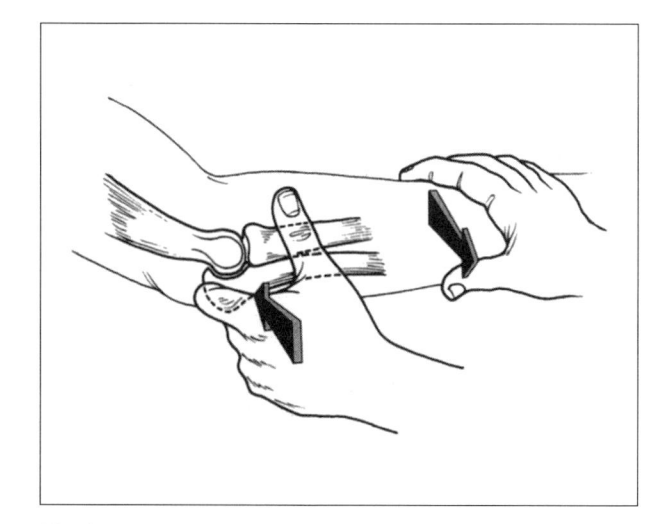

Fig. 8.5.A
Deslizamiento desde la parte lateral hacia la medial y viceversa de la articulación humerocubital. La palma del paciente tiene que estar hacia arriba

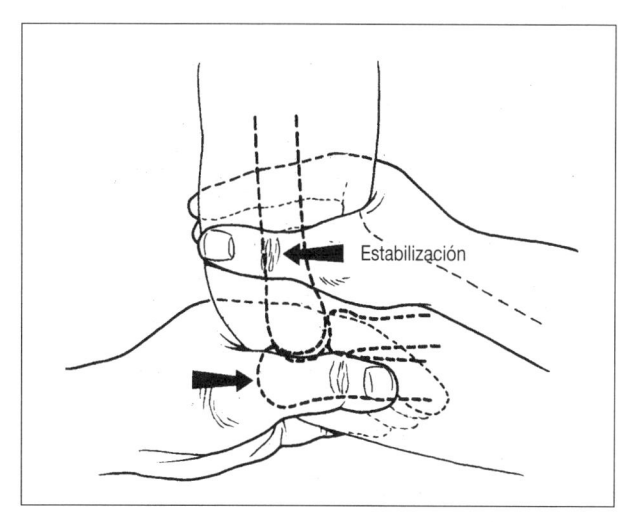

Fig. 8.5.B
El codo del paciente debe estar flexionado de modo que forme un ángulo recto y la palma de la mano tiene que estar hacia arriba

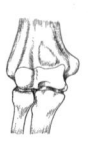

8.5.1 Técnica de empuje mediolateral con palanca corta para la articulación humerocubital en posición supina, sentado o de pie – Método I

Aplicación
Pérdida del deslizamiento desde la cara medial hacia la lateral del juego articular del cúbito sobre el húmero.

Postura del paciente
El paciente puede estar de pie, sentado o tendido en posición supina, pero siempre con el hombro del lado afectado un poco flexionado y ligeramente rotado hacia el exterior. La palma de la mano debe mirar hacia arriba y el codo tiene que mantenerse ligeramente flexionado.

Posición del quiropráctico
El quiropráctico tiene que estar de pie en el lado del brazo afectado del paciente, pegado al codo y dando la espalda al paciente.

Contacto
a) La mano izquierda se sitúa en la cara medial del cúbito, cerca del codo y usando como punto de contacto la eminencia tenar proximal.
b) La mano derecha se pone en la parte lateral del extremo distal del antebrazo, justo al lado de la muñeca, y coge por detrás el radio y el cúbito.

Procedimiento
El borde lateral del húmero distal del paciente debe apoyarse en el lado izquierdo del tronco del quiropráctico para estabilizar el codo. El antebrazo del paciente se mantiene ligeramente flexionado y, con su brazo derecho, el quiropráctico debe aplicar sobre él una suave tracción a lo largo del eje longitudinal; así mismo, debe aplicar una presión mínima al extremo distal del antebrazo en dirección al paciente. Así se conseguirá la tensión articular de precarga. Luego, sin aflojar la tensión, con la mano izquierda se hace un impulso rápido pero suave desde la cara medial hacia la lateral; la profundidad de la presión debe ser mínima.

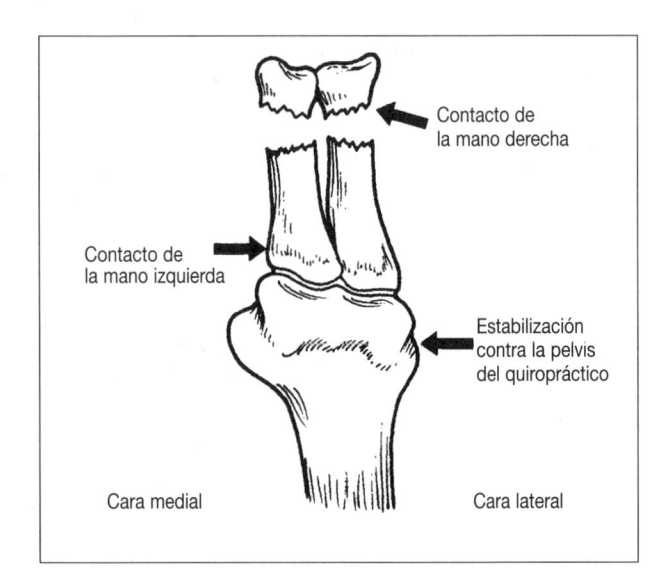

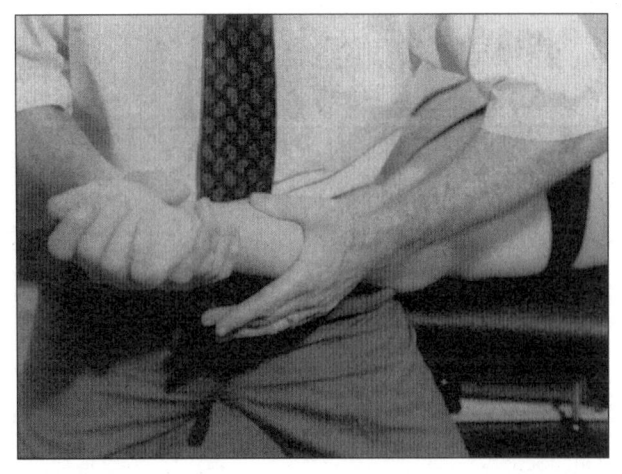

Fig. 8.5.1(a)
Visión anterior del codo en que se aprecian los puntos de contacto y el lugar de estabilización del húmero

Fig. 8.5.1(b)
La tensión articular se consigue aplicando una tracción al antebrazo del paciente. El paciente está estirado en posición supina

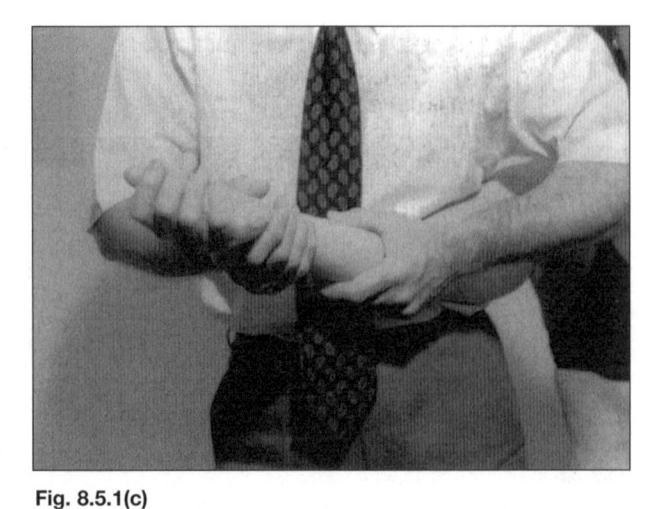

Fig. 8.5.1(c)
Técnica mediolateral para la articulación humerocubital. Posición alternativa del paciente – Método I

El codo

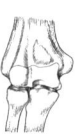

8.5.2 Técnica de empuje mediolateral con palanca corta para la articulación humerocubital en posición supina, sentado o de pie – Método II

Aplicación
Pérdida de deslizamiento desde la cara medial hacia la lateral del juego articular del cúbito sobre el húmero.

Postura del paciente
El paciente puede estar sentado, de pie o estirado en posición supina, pero siempre con el hombro del lado afectado ligeramente abducido y rotado hacia el exterior y el antebrazo en supinación. El codo debe mantenerse ligeramente flexionado.

Posición del quiropráctico
El quiropráctico tiene que estar de pie y de cara al paciente.

Contacto
a) Con la mano izquierda se coge la parte posterior del antebrazo, justo al lado de la muñeca y asegurándose de que la palma de la mano del paciente permanezca mirando hacia arriba.
b) La mano derecha, con el pulgar mirando hacia arriba, debe situarse sobre el extremo proximal de la cara medial del cúbito. La parte anterior de la primera falange del dedo índice debe estar sobre el borde medial del olécranon.

Procedimiento
El codo del paciente debe estar flexionado durante todo el proceso. Para conseguir la tensión de precarga articular, con el brazo izquierdo hay que tirar del codo del paciente y flexionarlo medialmente. Luego, se da el impulso con la mano derecha desde la cara medial hacia la lateral; el impulso tiene que ser rápido y de profundidad mínima y siempre hay que asegurarse de que el codo siga flexionado.

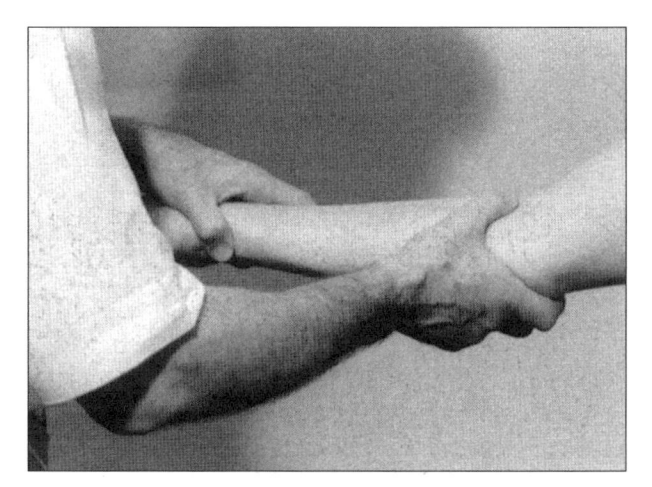

8.5.3 Técnica de empuje lateromedial con palanca corta para la articulación humerocubital en posición supina, sentado o de pie – Método I

Aplicación
Pérdida de deslizamiento desde la cara lateral hacia la medial del juego articular del cúbito sobre el húmero.

Postura del paciente
El paciente puede estar sentado, de pie o estirado en posición supina, con el hombro del lado afectado flexionado, abducido y ligeramente rotado hacia el exterior. La palma de la mano tiene que estar hacia arriba y el codo también debe mantenerse un poco flexionado.

Posición del quiropráctico
El quiropráctico tiene que estar de pie en el lado afectado del paciente, pegado al codo y dándole la espalda.

Contacto
a) La mano izquierda se sitúa en el extremo distal del antebrazo, justo al lado de la muñeca, y con ella se coge por detrás el radio y el cúbito, asegurándose siempre de que la palma de la mano del paciente esté hacia arriba.
b) La mano derecha se pone sobre la parte lateral del cúbito, cerca del codo y utilizando la eminencia tenar proximal como punto de contacto.

Procedimiento
El borde medial del húmero distal debe apoyarse en el lado derecho del tronco del quiropráctico para estabilizar el húmero. Para conseguir la tensión de precarga articular el quiropráctico debe mantener el antebrazo del paciente ligeramente flexionado y aplicar con la mano izquierda una suave tracción a lo largo del eje longitudinal del antebrazo y, al mismo tiempo, una pequeña presión en dirección opuesta a la posición del paciente. Entonces, sin aflojar la tensión, con la mano derecha tendrá que aplicar un impulso rápido pero ligero desde la parte lateral hacia la medial usando una profundidad mínima de empuje.

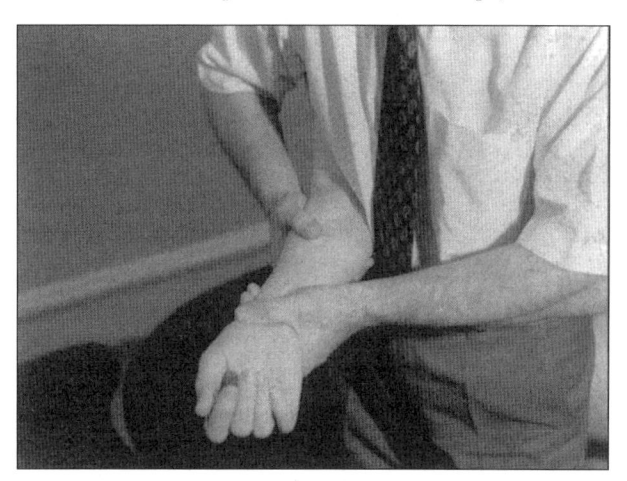

Fig. 8.5.2
Método II: mientras con el brazo derecho se da el impulso, el brazo izquierdo mantiene la tensión tirando un poco del codo y flexionándolo ligeramente medialmente

Fig. 8.5.3
Método I: para aplicar esta técnica, el paciente puede estar de pie, sentado o estirado en posición supina. El contacto en la parte lateral del olécranon y la presión medial que se ejerce sirven para estabilizar el húmero contra el lado derecho de la pelvis del quiropráctico

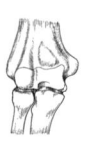

8.5.4 Técnica de empuje lateromedial con palanca corta para la articulación humerocubital en posición supina, sentado o de pie – Método II

Aplicación
Pérdida de deslizamiento desde la cara lateral hacia la medial del juego articular del cúbito sobre el húmero.

Postura del paciente
El paciente puede estar de pie, sentado o tendido en posición supina, con el hombro del lado afectado abducido, ligeramente flexionado y rotado hacia el exterior. La palma de la mano tiene que mirar hacia arriba.

Contacto
a) La mano izquierda debe ponerse sobre la parte proximal lateral del cúbito, de modo que todos los dedos queden bajo el brazo del paciente, menos el pulgar que estará encima. La parte anterior de la primera falange del dedo índice debe estar en contacto con el borde lateral del olécranon.
b) Con la mano derecha hay que coger la parte posterior del antebrazo proximal a la muñeca, y asegurándose de que la palma de la mano se mantenga hacia arriba.

Procedimiento
La tensión de precarga articular se consigue presionando lateralmente el antebrazo del paciente con la mano derecha; la tensión deberá mantenerse durante todo el procedimiento. El impulso, cuya profundidad debe ser mínima, se aplica desde la parte lateral hacia la medial sólo con el brazo izquierdo.

8.5.5 Técnica de distracción a lo largo del eje longitudinal para la articulación humerocubital, sentado o de pie

Aplicación
Pérdida de deslizamiento del juego articular del cúbito con el húmero desde la parte proximal hasta la distal.

Postura del paciente
El paciente puede estar de pie o sentado, con el codo afectado más o menos a 90°.

Posición del quiropráctico
El quiropráctico puede estar de pie o sentado al lado del paciente, junto al codo afectado.

Contacto
a) La mano izquierda se pone alrededor de la parte medial del húmero distal; el punto de contacto es la parte anterior del húmero distal, donde deberá apoyarse la parte anterior de la falange central del dedo corazón, que tendrá que estar lo más cerca posible de la articulación. El resto de los dedos deben estar bien apretados para reforzar la acción del dedo corazón.
b) La mano derecha se pone sobre la parte medial del cúbito proximal. El punto de contacto estará en el extremo proximal del olécranon, donde deberá situarse la parte central del dedo corazón. El resto de los dedos se usan para sujetar bien el brazo.

Procedimiento
El hombro del paciente tiene que estar ligeramente abducido y extendido para que el quiropráctico pueda agarrar firmemente el olécranon. El quiropráctico debe sujetar firmemente el borde lateral del húmero del paciente apoyándolo contra su pecho. La tensión de precarga articular se consigue estirando de los codos hacia los lados. Luego, el impulso se aplica tirando con ambas manos a lo largo del mismo eje pero en direcciones opuestas (es decir, 'separando' las manos).

Fig. 8.5.4
El brazo que sujeta la muñeca del paciente se usa como estabilizador. El empuje se hace solamente en el lugar de contacto del cúbito proximal

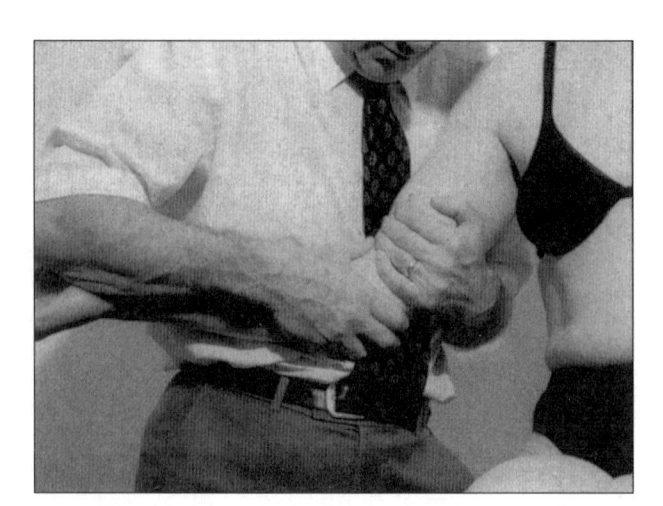

Fig. 8.5.5
El codo del paciente debe estar ligeramente extendido para que el contacto en el olécranon sea más firme

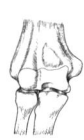

8.5.6 Técnica de movilización en circunducción para la articulación humerocubital, sentado, de pie o en posición supina

Procedimiento

El paciente puede estar sentado, de pie o estirado en posición supina y hay que indicarle, y enseñarle si fuese preciso, que mantenga el brazo afectado relajado durante toda la movilización. La palma de la mano tiene que estar hacia arriba y el brazo no debe estar del todo extendido.

Con la mano izquierda, el quiropráctico sujeta el brazo del paciente cogiéndolo por debajo del codo, con el pulgar sobre el borde lateral del olécranon y la parte lateral del dedo índice en contacto con el borde medial del olécranon para estabilizarlo. Con la mano derecha, el quiropráctico tiene que sujetar la parte anterior de la muñeca del paciente y mantener el antebrazo del mismo rotado hacia arriba. Entonces, usando las dos manos, debe flexionar un poco el codo del paciente y hacer que la muñeca describa suavemente un círculo; éste tiene que trazarse en el sentido de las agujas del reloj y siempre dentro de la tolerancia del paciente. Para realizar la movilización en sentido contrario al de las agujas, es mejor que el quiropráctico invierta la posición de las manos.

Fig. 8.5.6
El codo se moviliza haciéndolo girar en el sentido de las agujas del reloj hasta sentir que se ha llegado al límite del movimiento o hasta que el límite de tolerancia del paciente impida seguir la movilización. Para mover el codo en el sentido contrario al de las agujas, debe invertirse la posición de las manos

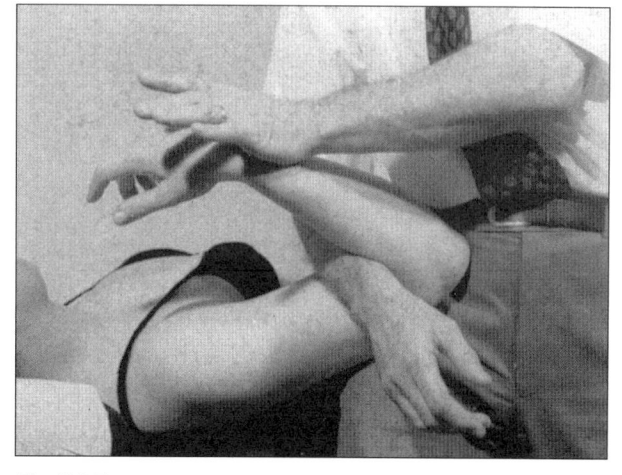

8.5.7 Técnica de movilización con estiramiento anteroposterior para la articulación humerocubital, sentado o en posición supina

Procedimiento

Con el paciente sentado o estirado en posición supina, el quiropráctico tiene que colocar oblicuamente el lado cubital de su antebrazo derecho sobre la cavidad antecubital del brazo del paciente, favoreciendo la cara medial de modo que se produzca un contacto suave. Con la mano izquierda, el quiropráctico tiene que coger la muñeca derecha del paciente y flexionar suavemente el codo del mismo hasta que note tensión. Desde esa posición, debe volver a flexionar suave y rítmicamente el codo del paciente hasta donde su tolerancia lo permita, y aflojar luego. Esta acción debe repetirse tantas veces como haga falta.

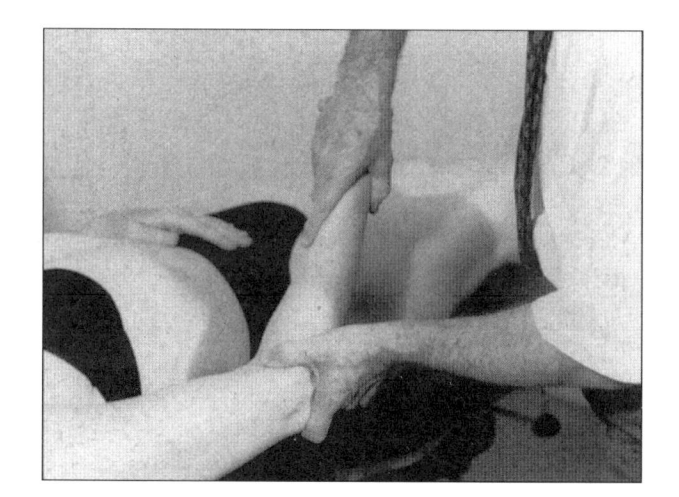

Fig. 8.5.7
El antebrazo derecho del quiropráctico debe colocarse oblicuamente sobre el codo del paciente, favoreciendo la cara medial de modo que contacte con el cúbito

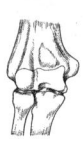

8.5.8 Técnica de movilización con estiramiento para la extensión de la articulación humerocubital, de pie, sentado o prono

Procedimiento

A esta técnica se le llama también maniobra de Mills. El paciente puede estar de pie, sentado o estirado en posición prona. El quiropráctico tiene que rotar medialmente el hombro del paciente, pronar su antebrazo y flexionar su muñeca, manteniéndola en esta posición presionando con la mano derecha sobre el dorso de la mano del paciente. El índice y el pulgar de la mano izquierda se sitúan a sendos lados del cúbito proximal, cerca del olécranon.

Entonces, hay que extender suavemente el codo del paciente todo lo que tolere; luego, se relaja la tensión y se vuelve a repetir varias veces el procedimiento. Frecuentemente, el paciente siente mucha aprensión al mantener el brazo en esta posición y hay que tener mucho cuidado para no forzar la articulación.

Técnicas para la articulación radiocubital proximal

8.5.C Evaluación del juego articular de la articulación radiocubital

Procedimiento

a) Rotación desde el lado externo hacia el interno

El paciente puede estar sentado o estirado en posición supina, con el codo flexionado 90° y la muñeca también flexionada. El pulgar de la mano izquierda debe apoyarse contra el borde lateral de la cabeza del radio, mientras que con la mano derecha hay que sujetar la muñeca del paciente teniéndola flexionada. Entonces, se tiene que rotar la muñeca de modo que el antebrazo quede en pronación y, al mismo tiempo, con el pulgar de la mano izquierda hay que hacer rotar hacia el interior la articulación radiocubital. Al llegar al final de este desplazamiento, hay que presionar aún más con el pulgar izquierdo para llegar al juego articular.

b) Rotación desde el lado interno hacia el externo

Igual que en el caso (a), el paciente puede estar sentado o estirado en posición supina. El codo y la muñeca deben estar flexionados y hay que rotar el antebrazo externamente. En cambio, los contactos se hacen de manera inversa a la del caso (a). El pulgar de la mano derecha contacta con la cabeza del radio y, al final del desplazamiento, hay que presionar con ese dedo externamente para llegar al juego articular. Al mismo tiempo, con la mano izquierda hay que rotar aún más el antebrazo del paciente.

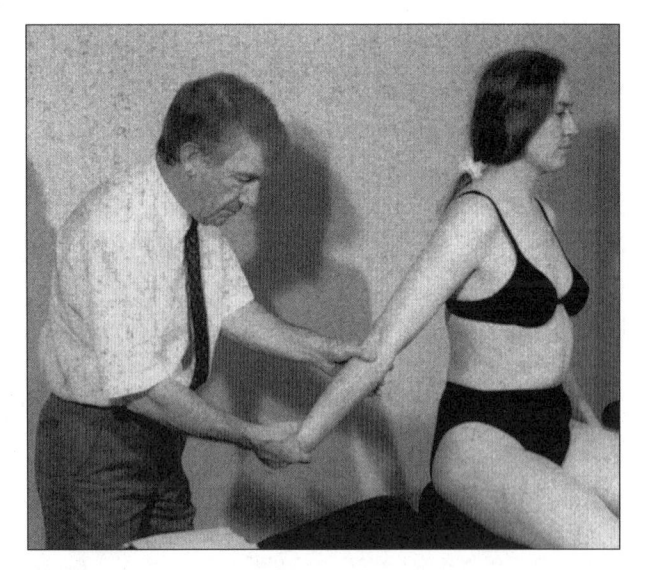

Fig. 8.5.8
Mientras se aplica el empuje hay que estirar suavemente el codo del paciente

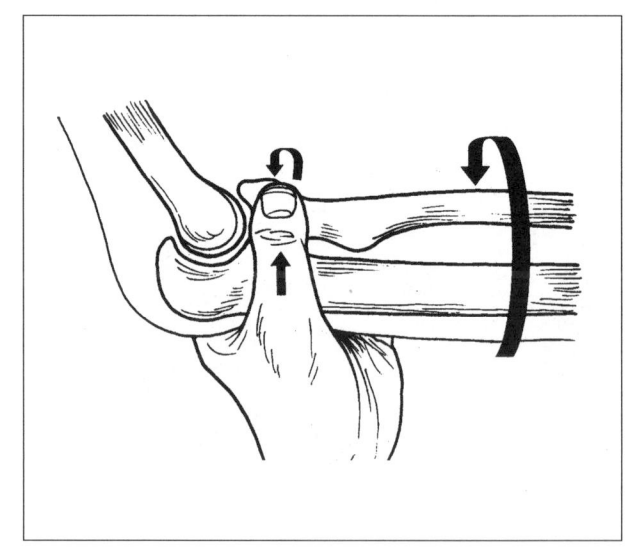

Fig. 8.5.C
Rotación desde el lado externo hacia el interno de la articulación radiocubital

El codo

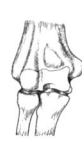

8.5.D Evaluación del deslizamiento posteroanterior del juego articular de la articulación radiocubital

Procedimiento

El paciente puede estar sentado, de pie o estirado en posición supina, con el hombro del lado afectado abducido y extendido y con el codo del mismo lado flexionado en ángulo recto. El hombro y el codo del paciente tienen que mantenerse relajados. El pulgar de la mano izquierda del quiropráctico contacta con la parte posterior de la cabeza del radio, mientras que el pulgar de la derecha lo hace con el extremo proximal anterior del cúbito. Aplicando una firme presión con cada pulgar (el uno hacia el otro) se podrá detectar el juego articular (el quiropráctico notará una sensación de elasticidad en la articulación). En cambio, si al presionar el quiropráctico siente una sensación de dureza, significa que hay una pérdida de deslizamiento en el juego articular.

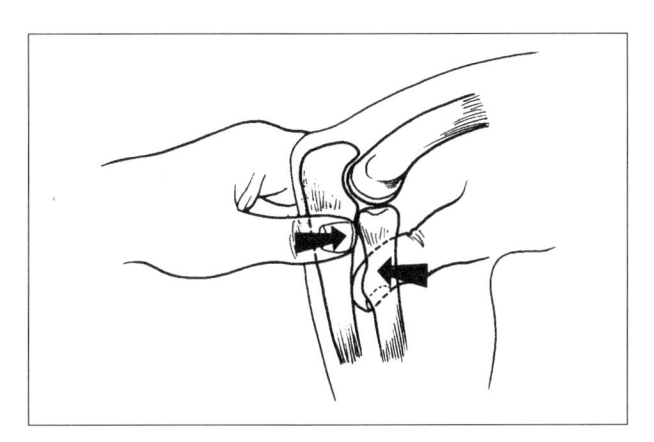

Fig. 8.5.D
Deslizamiento de atrás hacia delante de la articulación radiocubital

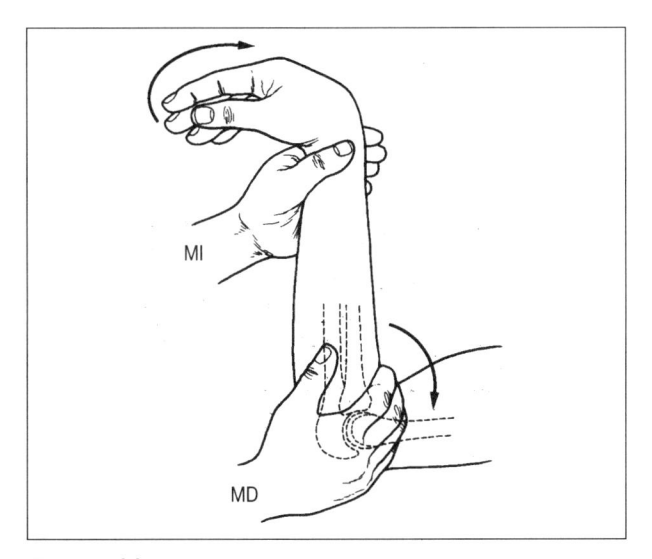

Fig. 8.5.9(a)
Con la mano izquierda se rota externamente la muñeca y el antebrazo del paciente hasta que se sienta que el codo está en tensión

8.5.9 Técnica de tirón con rotación externointerna para la articulación radiocubital, sentado, de pie o en posición supina

Aplicación
Pérdida de deslizamiento del juego articular de la rotación desde el lado externo hacia el interno del radio sobre el cúbito.

Postura del paciente
El paciente puede estar sentado, de pie o tumbado en posición supina, con el codo y la muñeca del lado afectado flexionados unos 90°. Desde esta posición, debe rotarse completamente la muñeca hacia el lado externo.

Posición del quiropráctico
El quiropráctico tiene que estar de pie en el lado de la articulación afectada y de cara al paciente.

Contacto
a) La mano izquierda sujeta la mano y la muñeca del paciente y hace rotar el antebrazo externamente hasta que se sienta tensión en el codo del paciente.
b) La mano derecha debe estar sobre la parte anterior del codo del paciente de modo que la falange central del dedo corazón entre en contacto con el borde lateral del radio. El resto de los dedos de esta mano apoyan cuidadosamente el contacto.

Procedimiento
La tensión de precarga articular se consigue rotando aún más el antebrazo del paciente con ambas manos. Entonces, sin aflojar la tensión, debe aplicarse un rápido impulso con la mano derecha, presionando internamente la cabeza del radio y ejerciendo una presión de profundidad mínima.

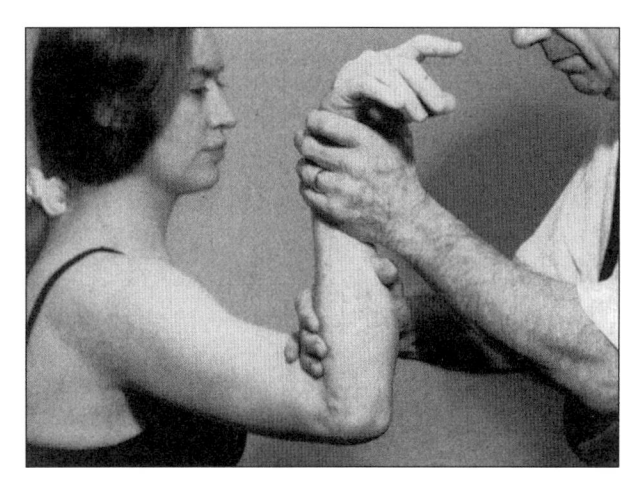

Fig. 8.5.9(b)
Con el dedo corazón en contacto con el radio, se hace un empuje rotacional de profundidad mínima

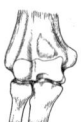

8.5.10 Técnica de empuje con rotación internoexterna para la articulación radiocubital, sentado o en posición supina

Aplicación
Pérdida de deslizamiento del juego articular de la rotación del lado interno hacia el externo del radio sobre el cúbito.

Postura del paciente
El paciente puede estar sentado o estirado en posición supina. El codo y la muñeca del lado afectado deben estar flexionados en ángulo recto.

Posición del quiropráctico
El quiropráctico debe estar de pie, medialmente respecto al antebrazo del paciente.

Contacto
a) La mano izquierda del quiropráctico sujeta la muñeca y la mano del paciente por el dorso de ésta, estabilizando y manteniendo la muñeca y el codo flexionados.
b) La parte anterior de la falange distal del pulgar de la mano derecha está en contacto con la parte medial de la cabeza del radio, mientras el resto de los dedos coge por debajo la parte posterior del extremo proximal del cúbito.

Procedimiento
Para conseguir la tensión de precarga articular, hay que hacer rotar con la mano izquierda hacia el lado externo la muñeca y el antebrazo del paciente. Cuando se alcance la tensión máxima, el pulgar derecho debe ejercer un impulso rápido y poco profundo mediolateral.

Método alternativo
Se puede invertir la posición de las manos. La falange central del dedo corazón de la mano izquierda se apoya contra el borde medial de la cabeza del radio; los demás dedos deberán contribuir a afianzar este contacto. Con la mano derecha el quiropráctico debe mantener la mano y la muñeca del paciente flexionadas y hacer rotar el antebrazo hacia el lado externo. Cuando se alcance con la mano derecha el punto de tensión, el contacto izquierdo ejerce un impulso de tracción con rotación externa.

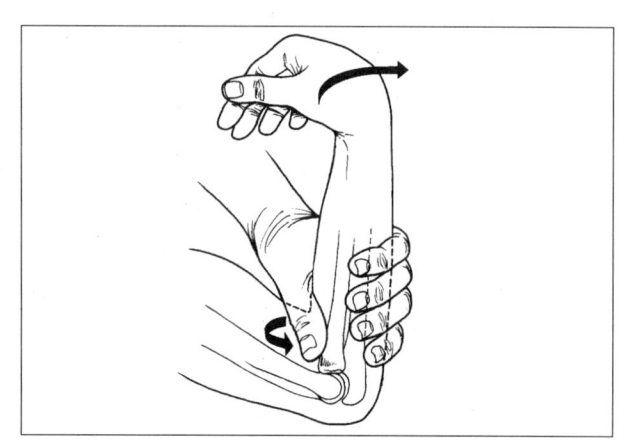

Fig. 8.5.10
La muñeca del paciente se mantiene flexionada con la mano izquierda. Luego, con el pulgar derecho, debe efectuarse un impulso rápido y poco profundo internoexterno

8.5.11 Técnica de retroceso posteroanterior para la articulación radiocubital, en posición prona

Aplicación
Pérdida de deslizamiento de atrás hacia delante del juego articular del radio sobre el cúbito.

Postura del paciente
El paciente debe estar en posición supina. El hombro del lado afectado debe estar rotado hacia el exterior y el codo semiflexionado. El extremo distal del húmero debe apoyarse sobre una cuña acolchada muy densa situada con el vértice en dirección a la cabeza del paciente.

Posición del quiropráctico
El quiropráctico debe estar de pie junto al codo afectado y mirando hacia la cabeza del paciente.

Contacto
a) La mano izquierda debe ponerse sobre el borde inferior de la cabeza del radio; el contacto se hará con el pisiforme. Adoptando una posición de arco bajo (ver el Glosario, pág. 307), los dedos deben situarse alrededor del borde lateral del codo.
b) La mano derecha debe ponerse sobre el dorso de los carpianos distales y los metacarpianos proximales de la otra mano. Con los dedos de la derecha se sujeta la parte medial del codo para ayudar a estabilizar el escaso contacto disponible.

Procedimiento
La sección torácica de la camilla terapéutica debe ajustarse al peso del paciente y amartillarse. El impulso es suave empuje de retroceso (véase pág. 22) de profundidad mínima.

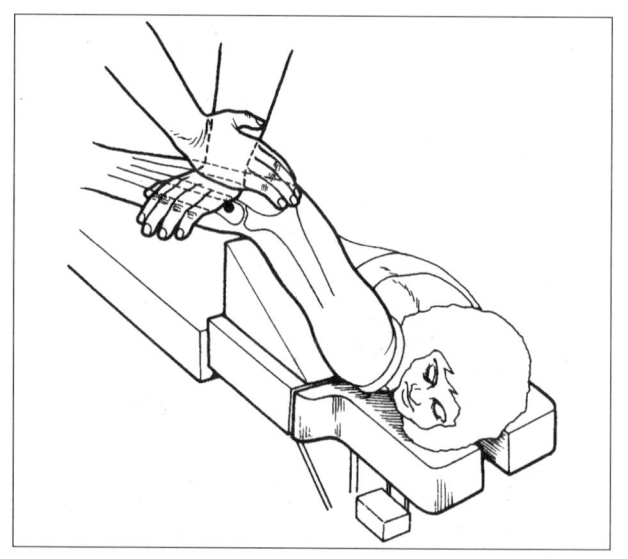

Fig. 8.5.11
El extremo distal del húmero anterior debe colocarse sobre la parte alta de la cuña para mantener el codo flexionado. El dorso de la mano del paciente debe apoyarse en la camilla terapéutica. Entonces se aplica un empuje de retroceso suave y rápido de poca profundidad en conjunción con la acción de la sección de caída torácica de la camilla terapéutica

El codo

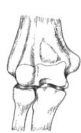

8.5.12 Técnica de empuje a lo largo del eje longitudinal para la articulación radiocubital, sentado, de pie o en posición supina

Aplicación
Pérdida de deslizamiento desde la parte distal hacia la proximal del juego articular del radio sobre el cúbito.

Postura del paciente
El paciente está sentado, de pie o en posición supina, con el hombro y el codo del lado afectado flexionados y la muñeca rotada; la palma de la mano debe mirar hacia abajo.

Posición del quiropráctico
El quiropráctico está de pie en el lado de la articulación afectada, de cara al paciente y al lado de su brazo.

Contacto
a) La mano izquierda debe apoyarse en la cara lateral del cuerpo proximal del radio del paciente. Con el pulgar se debe coger la parte laxa del tejido y presionar firmemente contra el cuello del radio. El pulgar tiene que estar rígido y apretado contra el radio.
b) Con la mano derecha hay que coger el cúbito distal del paciente desde el lado anterior con el pulgar por encima del brazo y los demás dedos bajo la cara lateral del cúbito.

Procedimiento
El ajuste se realiza efectuando un impulso proximal rápido con el pulgar izquierdo (que debe mantenerse rígido). Al mismo tiempo, para conseguir la tensión de precarga articular, hay que aplicar una tracción rápida distalmente sobre el cúbito con la mano derecha. La combinación de estos dos movimientos tiene el efecto de extender ligeramente la articulación del codo. El empuje debe aplicarse antes de que el codo del paciente alcance su extensión máxima.

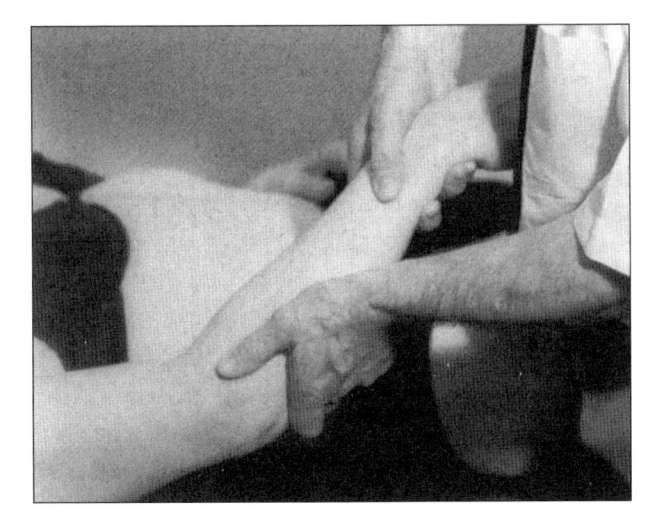

Fig. 8.5.12
Cuando se haga el empuje, el codo del paciente no tiene que haber alcanzado su extensión máxima

Técnicas para la articulación humerorradial

8.5.E Evaluación del juego articular de la articulación humerorradial: deslizamiento anteroposterior

Procedimiento
El paciente está en posición supina con el codo flexionado en ángulo recto y la parte superior del brazo apoyada en la camilla terapéutica para estabilizar el húmero. El pulgar de la mano izquierda debe tocar el borde anterior de la cabeza del radio, y con él hay que presionar de delante hacia atrás, hasta que se llegue al juego articular y se note la resistencia del ligamento. En esta posición, hay que ejercer una nueva presión. Con la mano derecha se estabiliza el antebrazo sujetándolo firmemente para evitar que se muevan el cúbito y el húmero.

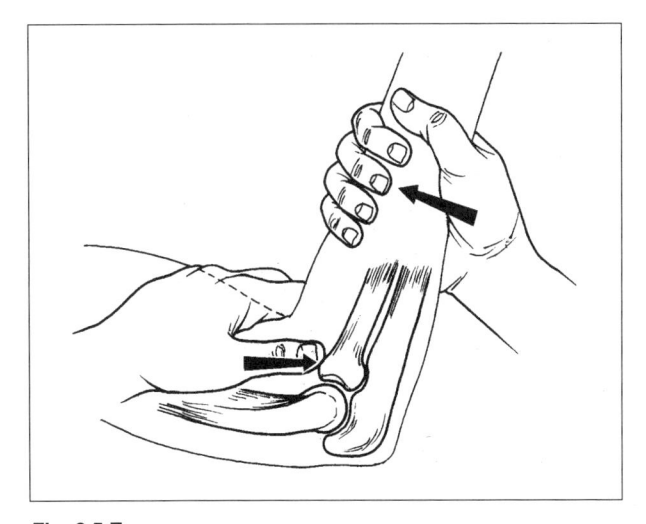

Fig. 8.5.E
Deslizamiento de delante hacia atrás de la articulación humerorradial

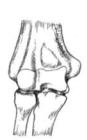

8.5.13 Técnica de distracción anteroposterior para la articulación humerorradial, en posición prona

Aplicación
Pérdida de deslizamiento de delante hacia atrás del juego articular del radio sobre el húmero.

Postura del paciente
El paciente está en posición prona con el hombro abducido, el brazo afectado extendido y el codo flexionado unos 90°.

Posición del quiropráctico
El quiropráctico está de pie en el lado afectado del paciente y mirando hacia su cabeza. Si se usa una camilla de altura regulable, debe elevarse hasta una posición en que, al hacer los contactos, los codos del quiropráctico estén aproximadamente en ángulo recto. El pie izquierdo del quiropráctico está más adelantado que el derecho, de modo que el muslo de la pierna izquierda quede pegado a la axila del paciente.

Contacto
a) La mano derecha se coloca alrededor de la parte superior del brazo de modo que el dedo índice toque la parte anterior del húmero distal lo más cerca posible de la articulación. Con los demás dedos se refuerza el contacto.
b) La mano izquierda se sitúa alrededor del antebrazo para entrar en contacto con la parte anterior del radio proximal. El dedo índice está sobre la cabeza del radio, mientras se usan los demás dedos para afianzar el contacto.

Procedimiento
El quiropráctico consigue la tensión de precarga articular tirando de los codos hacia los lados. El quiropráctico sujeta firmemente la parte medial del codo del paciente apoyándola en la parte inferior de su esternón. El impulso se realiza con un rápido movimiento 'de tijera': con los dos brazos se tira simultáneamente de la articulación (un brazo hacia cada lado). La profundidad de empuje que se requiere es mínima.

8.5.14 Técnica de movilización con estiramiento anteroposterior para la articulación humerorradial, sentado o en posición supina

Procedimiento
Con el paciente sentado o en posición supina, el quiropráctico pone el antebrazo sobre el radio proximal, tan cerca de la articulación como pueda. Debe pronarse el antebrazo del paciente hasta que el pulgar quede mirando hacia arriba. Con la mano derecha, el quiropráctico coge la muñeca derecha del paciente y flexiona el antebrazo hasta notar que ha alcanzado la tensión de precarga articular. Entonces flexiona suave y rítmicamente el codo del paciente hasta su límite de tolerancia y luego afloja. Esta última acción se repite tantas veces como haga falta.

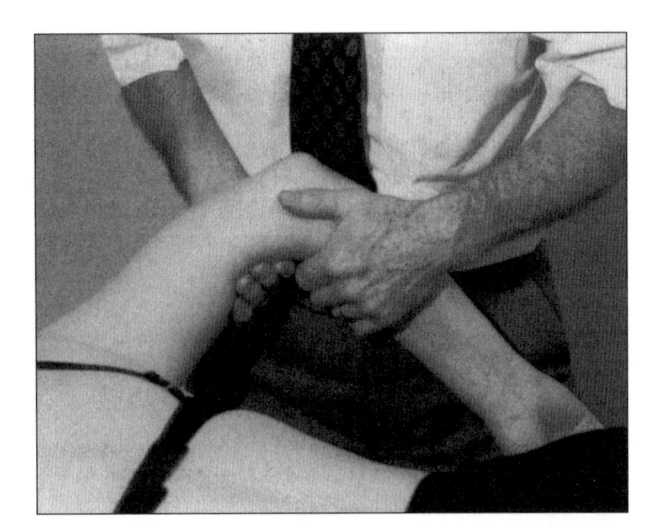

Fig. 8.5.13
El empuje se hace por igual con ambos brazos en direcciones opuestas

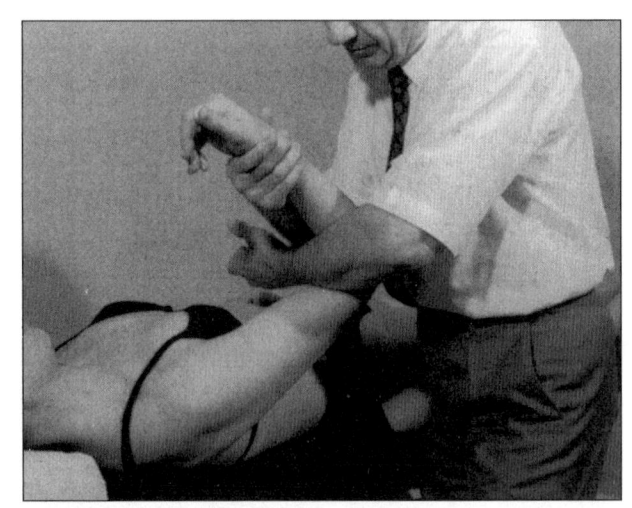

Fig. 8.5.14
El antebrazo izquierdo del quiropráctico se pone sobre la parte proximal del radio derecho del paciente; entonces se flexiona suavemente el codo hasta el límite tolerado por el paciente, se afloja y se flexiona de nuevo

8.6

Muñeca y mano

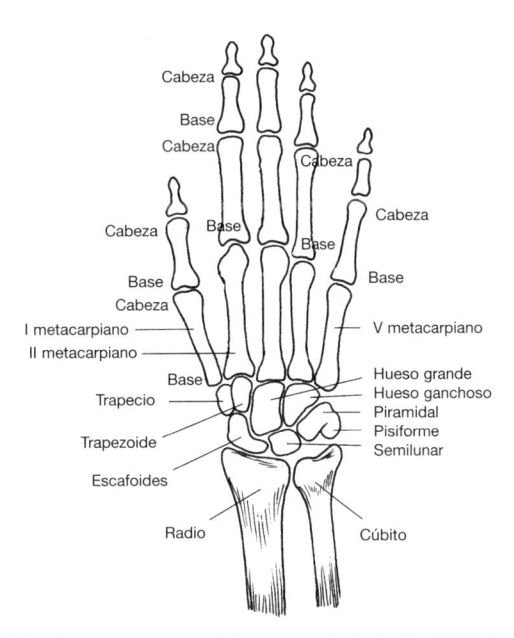

Figura: esqueleto de la mano con etiquetas — Cabeza, Base, I metacarpiano, II metacarpiano, V metacarpiano, Trapecio, Trapezoide, Escafoides, Hueso grande, Hueso ganchoso, Piramidal, Pisiforme, Semilunar, Radio, Cúbito.

Técnicas interfalángicas
8.6.A Evaluación del juego articular de las articulaciones interfalángicas
8.6.1 Técnica de tirón con palanca corta, posteroanterior y anteroposterior, para las articulaciones interfalángicas
8.6.2 Técnicas de tracción lateromedial con palanca corta y/o mediolateral para las articulaciones interfalángicas

Técnicas para las articulaciones metacarpofalángicas
8.6.B Evaluación del juego articular de las articulaciones metacarpofalángicas
8.6.3 Técnica de extensión/distracción posteroanterior con palanca corta, para las articulaciones metacarpofalángicas primera, segunda y tercera
8.6.4 Técnica de extensión/distracción posteroanterior con palanca corta, para las articulaciones metacarpofalángicas cuarta y quinta
8.6.5 Técnica de flexión/distracción posteroanterior con palanca corta, para las articulaciones metacarpofalángicas segunda, tercera, cuarta y quinta

Técnicas para las articulaciones intermetacarpianas
8.6.C Evaluación del juego articular de las articulaciones intermetacarpianas
8.6.6 Técnica de apretar para movilizar las articulaciones intermetacarpianas

Técnicas para las articulaciones carpometacarpianas
8.6.D Evaluación del juego articular de las articulaciones carpometacarpianas
8.6.7 Técnica de tirón lateromedial con palanca corta y con distracción a lo largo del eje longitudinal para la primera articulación carpometacarpiana
8.6.8 Técnica de tirón posteroanterior con palanca corta para la primera articulación carpometacarpiana
8.6.9 Técnica de tirón anteroposterior con palanca corta para la primera articulación carpometacarpiana
8.6.10 Técnica de tirón posteroanterior con palanca corta para las articulaciones carpometacarpianas segunda o tercera – Método I
8.6.11 Técnica de tirón posteroanterior con palanca corta para las articulaciones carpometacarpianas segunda o tercera – Método II
8.6.12 Técnica de tirón anteroposterior con palanca corta para las articulaciones carpometacarpianas segunda o tercera
8.6.13 Técnica de tirón posteroanterior con palanca corta para las articulaciones carpometacarpianas cuarta o quinta
8.6.14 Técnica de tirón anteroposterior con palanca corta para las articulaciones carpometacarpianas cuarta o quinta

Técnicas para las articulaciones intercarpianas
8.6.E Evaluación del juego articular de las articulaciones intercarpianas
8.6.15 Técnica de tirón anteroposterior con palanca corta para el juego articular del trapecio sobre el escafoides
8.6.16 Técnica de tirón posteroanterior con palanca corta para el juego articular del trapecio sobre el escafoides
8.6.17 Técnica de tirón posteroanterior con palanca corta y extensión posteroanterior del hueso grande sobre el escafoides
8.6.18 Técnica de tirón con palanca corta y flexión anteroposterior para el juego articular del hueso grande sobre el escafoides
8.6.F Evaluación del juego articular de articulaciones intercarpianas contiguas
8.6.19 Técnica de tirón lateromedial con palanca corta para el juego articular del pisiforme sobre el piramidal
8.6.20 Técnica de tirón mediolateral con palanca corta para el juego articular del pisiforme sobre el piramidal
8.6.21 Técnica de retroceso posteroanterior para el juego articular del piramidal sobre el hueso ganchoso

Técnicas para las articulaciones radiocarpianas
8.6.G Evaluación del juego articular de las articulaciones radioescafoidea y radiosemilunar
8.6.22 Técnica de tirón posteroanterior con palanca corta para la articulación radioescafoidea
8.6.23 Técnica de tirón anteroposterior con palanca corta para la articulación radioescafoidea
8.6.24 Técnica de extensión posteroanterior de la muñeca para la articulación radioescafoidea
8.6.H Evaluación del juego articular del escafoides sobre el radio
8.6.25 Técnica de tirón lateromedial con palanca corta para la articulación radioescafoidea
8.6.J Evaluación del juego articular de la articulación radiocarpiana con extensión a lo largo del eje longitudinal
8.6.26 Técnica de tirón posteroanterior con palanca corta para la articulación radiosemilunar
8.6.27 Técnica de tirón anteroposterior con palanca corta para la articulación radiosemilunar

Técnicas para la articulación radiocubital distal
8.6.K Evaluación del juego articular de la articulación radiocubital distal
8.6.28 Técnica de tirón posteroanterior con palanca corta para la articulación radiocubital distal
8.6.29 Técnica de tirón anteroposterior con palanca corta para la articulación radiocubital distal

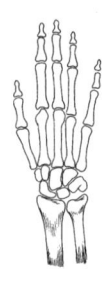

Técnicas interfalángicas

8.6.A Evaluación del juego articular de las articulaciones interfalángicas

Procedimiento

El quiropráctico sujeta cada falange entre los dedos y el pulgar de sus dos manos. Luego presiona firmemente la articulación efectuando movimientos de flexión, extensión, rotación, distracción y flexión lateral, llegando hasta el final del movimiento de la articulación para luego aplicar una presión ulterior y, así, detectar el juego articular; esta operación se hace en todas las direcciones del movimiento articular normal. El juego articular se nota como una sensación de elasticidad al final del recorrido articular.

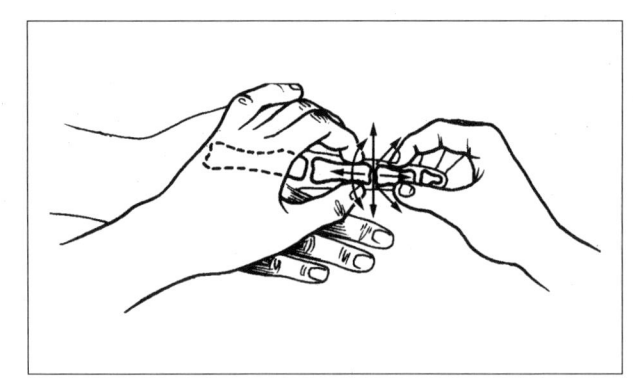

Fig. 8.6.A
Visión posterior de la mano derecha

8.6.1 Técnica de tirón posteroanterior y anteroposterior con palanca corta para las articulaciones interfalángicas

Aplicación
Pérdida de deslizamiento de delante hacia atrás o de atrás hacia delante del juego articular de las articulaciones interfalángicas.

Postura del paciente
El paciente está sentado, de pie o estirado en decúbito supino. El hombro del lado afectado está abducido y ligeramente flexionado. La muñeca está en supinación, la palma de la mano mira hacia arriba y los dedos están semiflexionados.

Posición del quiropráctico
El quiropráctico está de pie o sentado junto al lado afectado del paciente, en concreto, al lado del brazo afectado y con la mano de éste pegada a la línea media de su cuerpo.

Contacto
Para aplicar la técnica de tirón con palanca corta de atrás hacia delante:
a) La mano izquierda está sobre la palma de la mano del paciente, con el dedo índice alrededor de la parte posterior de la falange, en posición distal y muy próxima la articulación que se va a ajustar. El pulgar lo apoya entrando en contacto con el extremo distal anterior de la misma falange.
b) La mano derecha se pone de modo que el dedo índice (y, si hay espacio, también el corazón) rodee la parte anterior de la articulación que se quiera corregir; el punto de contacto deberá estar lo más cerca posible de la articulación.

Para la aplicación de la técnica de tirón con palanca corta de delante hacia atrás se invierte la posición de las manos:
a) El índice de la mano izquierda se pone alrededor de la parte posterior de la falange, en posición proximal respecto a la articulación que se va a ajustar.
b) El dedo índice de la mano derecha debe situarse alrededor de la parte posterior de la falange, en posición distal respecto a la articulación que se va a ajustar.

Procedimiento
Se usa una técnica de tirón con palanca corta estándar (ver el Capítulo 2). La tensión de precarga articular se consigue llevando los codos hacia los lados y ligeramente hacia atrás. El impulso se da en direcciones opuestas y se requiere un empuje de profundidad mínima. Ver las Figs. 8.6.1 (a, b, c, d).

Muñeca y mano

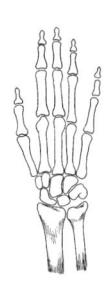

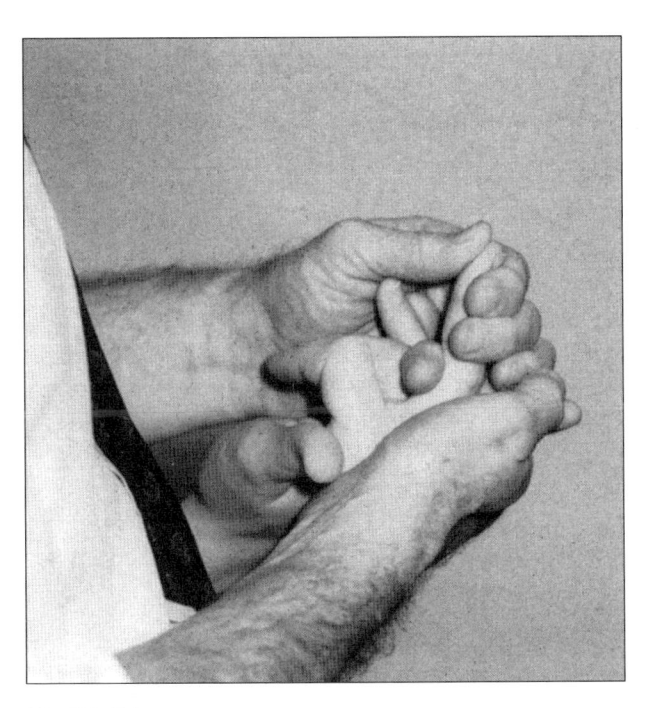

Fig. 8.6.1(a)
Técnica para la articulación interfalángica aplicada de atrás a delante y entre la primera y la segunda falanges del dedo corazón. La técnica es similar para todas las articulaciones interfalángicas

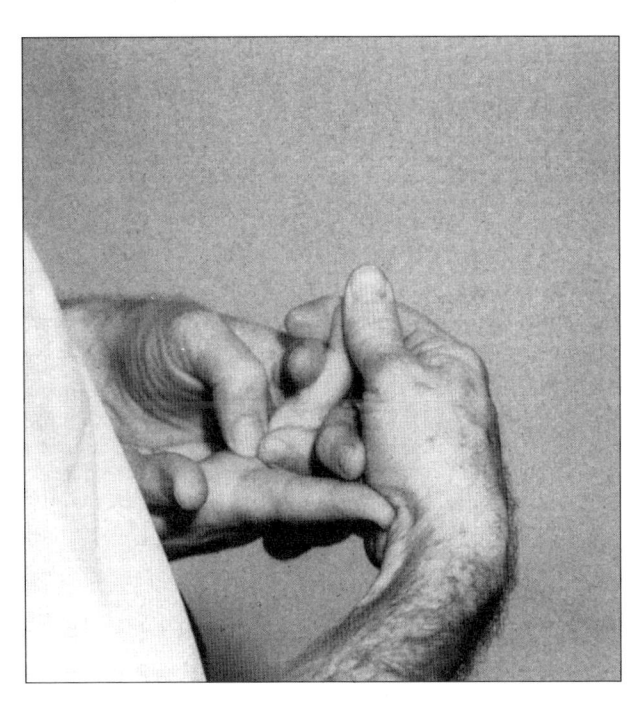

Fig. 8.6.1(c)
Técnica para la articulación interfalángica aplicada de delante a atrás; como se ve en la imagen, la posición de las manos es inversa respecto a la aplicación de la técnica de atrás a delante

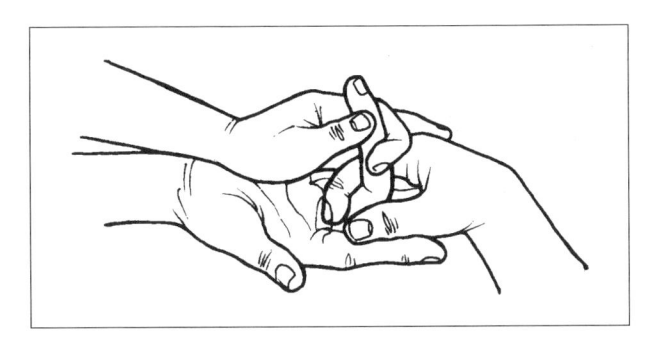

Fig. 8.6.1(b)
Esta técnica es similar para todas las articulaciones interfalángicas. En la imagen se muestra la posición de las manos cuando se trabaja entre las falanges proximal y media del dedo corazón

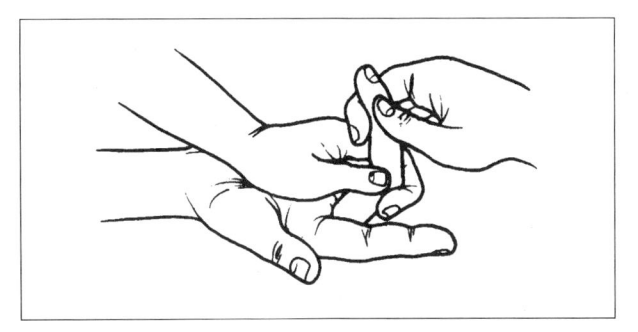

Fig. 8.6.1(d)
Primer plano de la posición de las manos en la aplicación de delante a atrás de la técnica para la articulación interfalángica

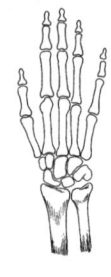

8.6.2 Técnicas de tracción lateromedial y/o mediolateral con palanca corta para las articulaciones interfalángicas

Aplicación
Pérdida de deslizamiento desde la cara lateral hacia la medial y/o desde la cara medial hacia la lateral del juego articular de las articulaciones interfalángicas.

Postura del paciente
El paciente está sentado, de pie o estirado en posición supina, con el brazo afectado relajado, el codo ligeramente flexionado y la palma de la mano hacia abajo. Los dedos de esta mano están extendidos.

Posición del quiropráctico
El quiropráctico está de pie junto al antebrazo del lado afectado del paciente y mirando hacia el antebrazo.

Contacto
a) La mano izquierda del quiropráctico está por encima del dorso de la mano del paciente y, con el pulgar y el índice, sujeta el dedo de éste por debajo de la articulación que se trata.
b) La mano derecha del quiropráctico está sobre las puntas de los dedos del paciente y, con el pulgar y el índice, sujeta el dedo de éste por encima de la articulación que trata.

Procedimiento
La mano izquierda hace de estabilizador, mientras que la derecha aplica una pequeña tracción sobre la articulación. Entonces, con rapidez, se mueve el dedo en dirección distal a la articulación con una combinación de flexión lateral y traslación lateral a través de la articulación; inmediatamente después, también con rapidez, se invierte el movimiento haciendo una flexión y una traslación mediales, en dirección opuesta a la del primer movimiento.

Técnicas para las articulaciones metacarpofalángicas

8.6.B Evaluación del juego articular de las articulaciones metacarpofalángicas

Procedimiento
El quiropráctico estabiliza los metacarpianos distales sujetándolos con el pulgar y el índice. En cambio, las falanges proximales se sujetarán poniendo el pulgar sobre el cuerpo de las mismas y el resto de los dedos sobre su base. La presión se ejerce haciendo movimientos de flexión, extensión, rotación, distracción y flexión lateral a lo largo de todo el movimiento libre disponible; luego se aplica otra presión firme para llegar al final del juego articular.

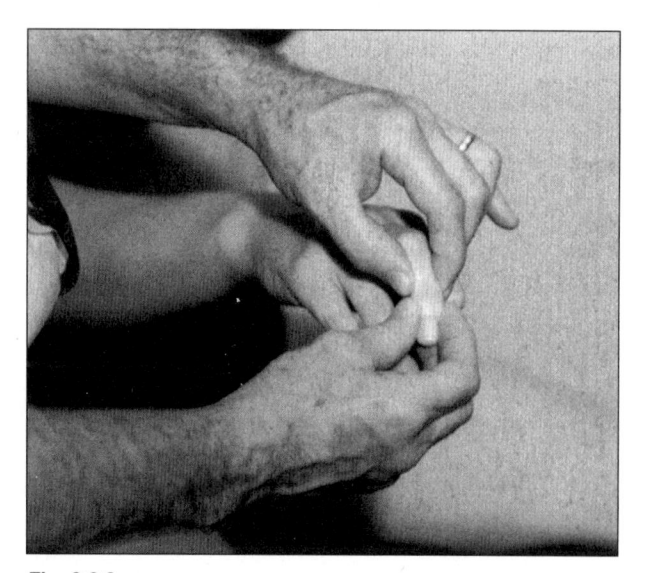

Fig. 8.6.2
En primer lugar, se tira de la parte del dedo distal a la articulación, luego se mueve con rapidez en flexión lateral y luego medial; estos movimientos se realizan con una traslación en direcciones opuestas a través de la articulación. Este ajuste articular puede aplicarse a todas las articulaciones interfalángicas

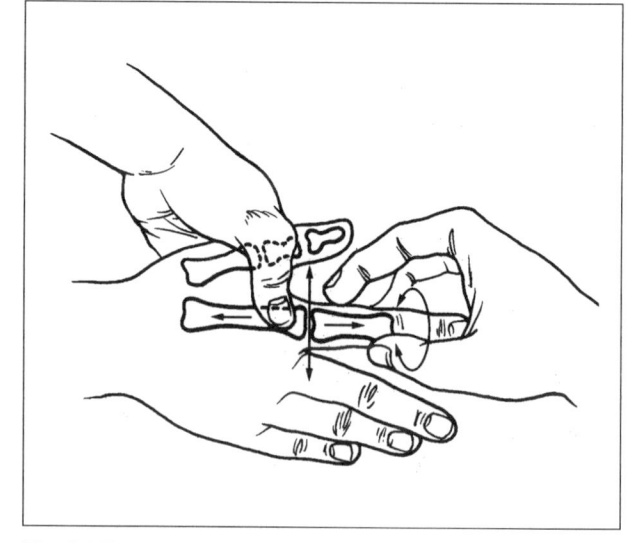

Fig. 8.6.B
Visión posterior en que se aprecian las direcciones en que se ha de mover las articulaciones metacarpofalángicas

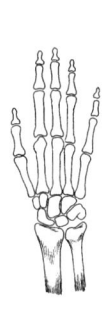

8.6.3 Técnica de extensión/distracción posteroanterior con palanca corta para las articulaciones metacarpofalángicas primera, segunda y tercera

Aplicación
Pérdida de deslizamiento de atrás hacia delante del juego articular de las falanges proximales sobre los metacarpianos.

Postura del paciente
El paciente está sentado, de pie o estirado en posición supina. El hombro del lado afectado está flexionado, el codo extendido, la palma de la mano hacia abajo y los dedos también extendidos.

Posición del quiropráctico
El quiropráctico está de pie en el lado afectado, en posición lateral respecto al paciente y sujetando la mano de éste sobre su cuerpo, más o menos a la altura del centro del esternón.

Contacto
a) La mano izquierda estabiliza los metacarpianos sujetando la superficie dorsal de la mano. En concreto, los dedos del quiropráctico cogen la mano del paciente en dirección lateromedial rodeando y apretando al máximo los tres primeros metacarpianos del paciente.
b) La mano derecha está bajo la mano del paciente de modo que los dedos índice y corazón estén en contacto con la parte posterior de la base de la falange que se quiera tratar; este contacto debe hacerse lo más cerca posible de la articulación. El pulgar derecho se usará para presionar el extremo distal anterior de la misma falange.

Procedimiento
Con el pulgar derecho, el quiropráctico extiende la falange hacia atrás. La tensión de precarga articular se consigue con esta extensión y tirando de la articulación a lo largo del eje longitudinal con la mano derecha. En general, estos dos movimientos son los únicos necesarios para conseguir la cavitación. Si no fuese así, se aplicaría un impulso ligero y rápido de profundidad mínima utilizando la técnica de tirón con palanca corta estándar (ver el Capítulo 2). La mano derecha se usa para hacer una distracción de la articulación y luego extenderla un poco más, mientras que la izquierda estabiliza los metacarpianos.

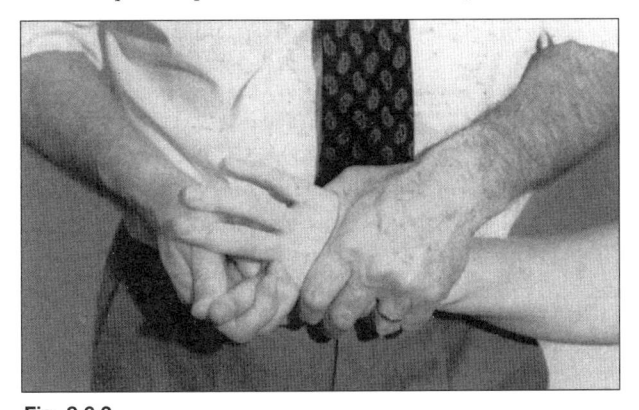

Fig. 8.6.3

En la imagen, la técnica se aplica a la segunda articulación metacarpofalángica

8.6.4 Técnica de extensión/distracción posteroanterior con palanca corta para las articulaciones metacarpofalángicas cuarta y quinta

Aplicación
Pérdida de deslizamiento de atrás hacia delante del juego articular de las falanges proximales cuarta y quinta sobre los metacarpianos.

Postura del paciente
El paciente está sentado, de pie o estirado en posición supina, con el hombro del lado afectado flexionado y ligeramente abducido. El codo está flexionado y la palma de la mano hacia abajo.

Posición del quiropráctico
El quiropráctico está de pie al lado del paciente y mirándolo lateralmente. La parte medial del antebrazo afectado debe apoyarse en el pecho del quiropráctico de modo que el borde medial de la mano del paciente quede presionada contra la parte central del esternón; el quiropráctico mantiene los codos de modo que, aproximadamente, formen un ángulo recto.

Contacto
a) La mano izquierda del quiropráctico pasa bajo la mano del paciente desde el lado medial, de modo que los dedos corazón y cuarto del quiropráctico la rodeen para entrar en contacto con la parte posterior de la tercera o la cuarta falanges proximales, según convenga. En la cara anterior, el tenar debe tocar el extremo distal de la misma falange.
b) La mano derecha se sitúa sobre el dorso de la muñeca y de los metacarpianos desde el lado medial. Todos los dedos, excepto el pulgar, deben rodear el borde lateral de la superficie palmar de la mano, tan cerca de la articulación carpometacarpiana como sea posible.

Procedimiento
Debe aplicarse una técnica de tirón con palanca corta estándar (ver el Capítulo 2) para extender la falange y hacer una distracción a lo largo del eje longitudinal.

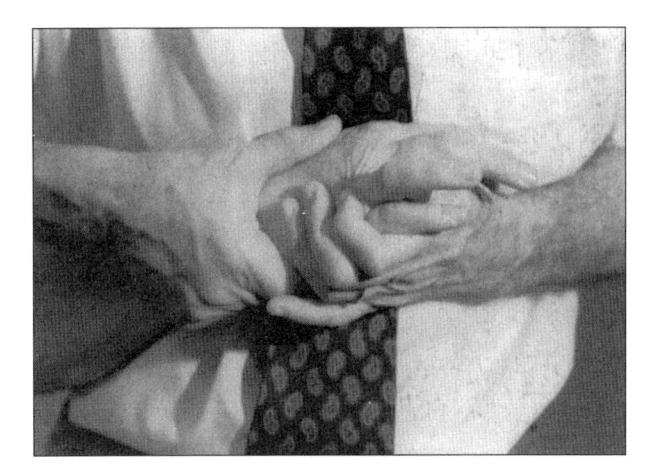

Fig. 8.6.4

Manipulaciones de la primera falange proximal y del quinto metacarpiano desde atrás hacia delante. El quiropráctico extiende y hace una distracción de la quinta falange proximal con el dedo índice

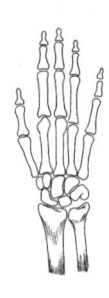

8.6.5 Técnica de flexión/distracción anteroposterior (AP) y posteroanterior (PA) para las articulaciones metacarpofalángicas segunda, tercera, cuarta y quinta

Aplicación
Pérdida del juego articular de delante hacia atrás de las falanges proximales sobre los metacarpianos.

Postura del paciente
El paciente está sentado, de pie o tumbado en posición supina. El hombro del lado afectado está flexionado, lo mismo que el codo. La palma de la mano se mantiene hacia abajo y el antebrazo en posición horizontal.

Posición del quiropráctico
El quiropráctico está de pie y de cara al paciente, con el antebrazo de éste sobre la región central del esternón. Los codos del quiropráctico están en ángulo recto.

Contacto
a) La mano derecha, con la palma hacia abajo, se pone sobre el dorso de la mano del paciente. Todos los dedos, salvo el pulgar, rodean la mano del paciente para permitir el contacto sobre el extremo distal del primer o del segundo metacarpianos por la parte posterior. El pulgar está sobre la parte anterior de los metacarpianos distales.
b) El pulgar de la mano izquierda se pone sobre la parte posterior de la base de la falange que se vaya a tratar (la segunda, la tercera, la cuarta o la quinta). El resto de los dedos estarán en contacto con la parte anterior de la misma falange.

Procedimiento para la técnica AP
La tensión de precarga articular se logra flexionando la articulación y sometiéndola al mismo tiempo a una distracción. Cuando la articulación esté tensa, hay que aplicar un ligero impulso en la misma dirección.

Procedimiento para la técnica PA
La tensión de precarga articular se consigue extendiendo totalmente la falange; luego, sin aflojar la tensión, hay que aplicar un rápido impulso de profundidad mínima haciendo una distracción de la articulación a lo largo del eje longitudinal.

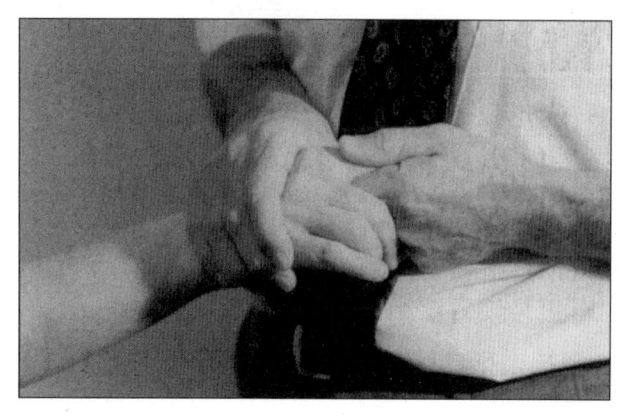

Fig. 8.6.5

Se hace una distracción rápida del dedo del paciente a lo largo del eje longitudinal y, al mismo tiempo, se flexiona totalmente. Esta técnica se puede aplicar a todas las articulaciones metacarpofalángicas

Técnicas para las articulaciones intermetacarpianas

8.6.C Evaluación del juego articular de las articulaciones intermetacarpianas

Los metacarpianos segundo, tercero, cuarto y quinto se articulan entre sí por la base. También se conectan a través de los ligamentos palmares, dorsales e interóseos. Por tanto, la evaluación articular de las intermetacarpianas tiene dos objetivos: primero evaluar el juego articular entre las articulaciones en sus bases y, segundo, evaluar los ligamentos intermetacarpianos para comprobar si están laxos o acortados.

Procedimiento
La palma de la mano del paciente debe mirar hacia arriba. Se cogen las bases de los metacarpianos adyacentes entre los pulgares y los dedos de ambas manos (con cada mano se sujeta una base). Al mismo tiempo que con el pulgar y los dedos de una mano se presiona firmemente una base metacarpiana de atrás hacia delante, con el pulgar y los dedos de la otra se presiona la otra base metacarpiana en dirección contraria.

Luego, sujetando los metacarpianos adyacentes entre los pulgares y los dedos de ambas manos, aproximadamente en el centro de la diáfisis de los huesos, se evalúa la laxitud o el acortamiento de los ligamentos por medio de movimientos oscilantes (se mueve las manos en direcciones opuestas).

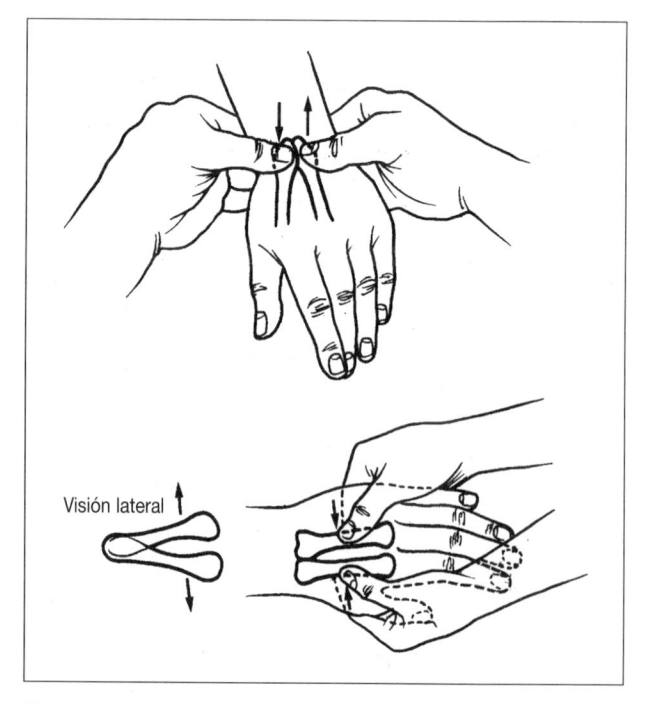

Fig. 8.6.C

Los metacarpianos adyacentes se sujetan entre los pulgares y los demás dedos; luego se presiona de atrás a delante y de delante a atrás

Muñeca y mano 171

8.6.6 Técnica de apretar para movilizar las articulaciones intermetacarpianas

Aplicación
Rigidez y restricción del movimiento entre metacarpianos contiguos.

Postura del paciente
El paciente está sentado, de pie o estirado en posición supina. El hombro y el codo del lado afectado están extendidos y la palma de la mano hacia abajo.

Posición del quiropráctico
El quiropráctico está sentado o de pie en el lado afectado y junto a la mano del paciente.

Contacto
Se entrelazan los dedos de las manos.
a) La mano izquierda se pone sobre la superficie dorsal de los metacarpianos de manera que la eminencia tenar proximal esté contra el metacarpiano lateral de los dos metacarpianos contiguos afectados.
b) La mano derecha se pone sobre la parte anterior de los metacarpianos de manera que la eminencia tenar proximal entre en contacto con el metacarpiano medial de los dos metacarpianos contiguos afectados.

Procedimiento
En primera instancia, las zonas tenares de ambas manos están separados; luego se juntan con un movimiento muy rápido de manera que la eminencia tenar proximal derecha 'choque' contra la palma de la izquierda. Este movimiento tendrá un efecto 'cortante' y de estiramiento entre los dos metacarpianos adyacentes. El procedimiento puede repetirse tantas veces como haga falta. La dirección del estiramiento puede invertirse si ello beneficia el tratamiento clínico.

Nota
Este método también puede usarse de modo similar como técnica de movilización intermetatarsiana (8.10.8 y 8.10.9). Para la descripción de esta técnica ver el Capítulo 2.

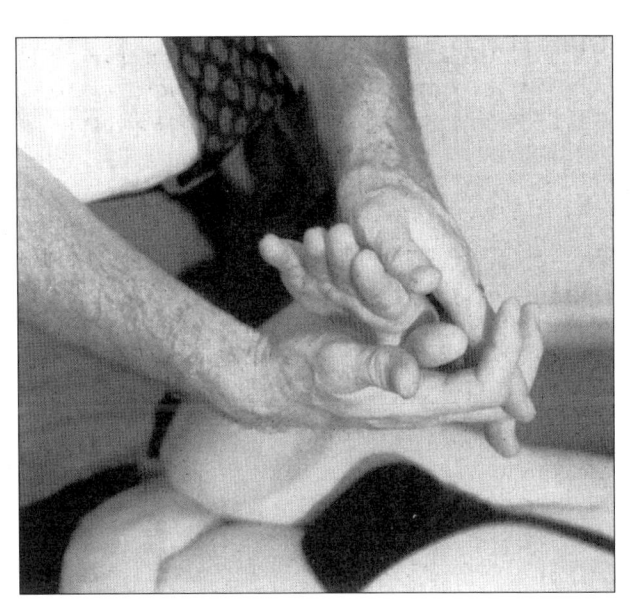

Fig. 8.6.6(a)
Los dedos de las manos están entrelazados y las zonas tenares separadas

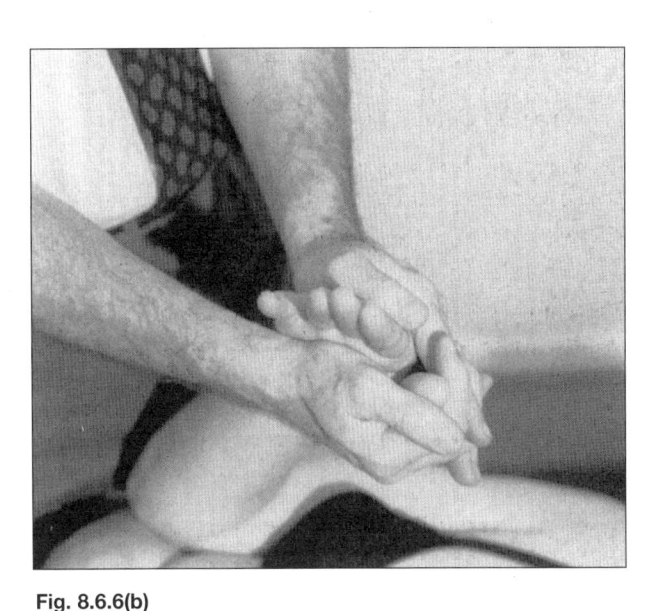

Fig. 8.6.6(b)
Manteniendo los dedos entrelazados, junta con rapidez los 'talones' de las manos. La eminencia tenar proximal derecha tiene que chocar contra la palma de la izquierda, pues así se consigue un cizalleo de los dos metacarpianos adyacentes situados entre ambas manos

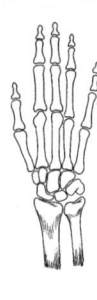

Técnicas para las articulaciones carpometacarpianas

8.6.D Evaluación del juego articular de las articulaciones carpometacarpianas

Procedimiento

a) Con una mano el quiropráctico coge las caras anterior y posterior del carpiano distal entre el índice y el pulgar y evitando que se muevan. Con la otra, contacta con la falange proximal, también anterior y posteriormente, y la presiona firmemente hasta llegar al deslizamiento de delante a atrás de su juego articular; luego efectúa movimientos de flexión, extensión, rotación, distracción y flexión lateral. La rotación de las articulaciones carpometacarpianas segunda y tercera suele ser muy pequeña.

Fig. 8.6.D(a)
Vista posterior en que se aprecian las direcciones en que el quiropráctico mueve, con el pulgar y el índice de la mano derecha, el primer metacarpiano de la mano del paciente

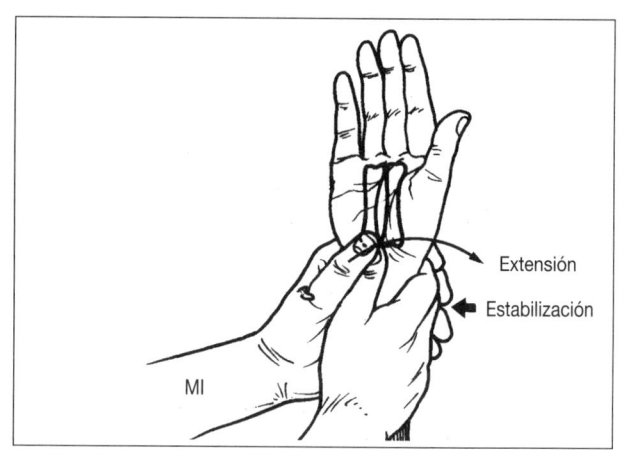

b) Con los dedos de las dos manos entrelazados se estabilizan los carpianos por el dorso. Se usa un contacto con los dos pulgares sobre la base anterior del metacarpiano que los aprieta alternativamente hasta la extensión completa; luego, se prosigue el movimiento para llegar al juego articular.

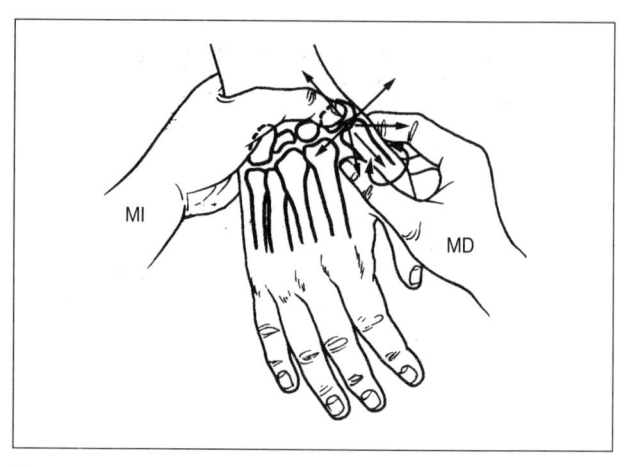

Fig. 8.6.D(b)
Extensión de las articulaciones carpometacarpianas

c) Se estabiliza por turno cada carpiano desde la cara anterior con un contacto del pulgar. El otro pulgar se pone sobre la base posterior del metacarpiano y presiona el hueso hasta que alcance su flexión máxima. Luego, se aplican nuevas presiones firmes para evaluar el juego articular de cada articulación carpometacarpiana.

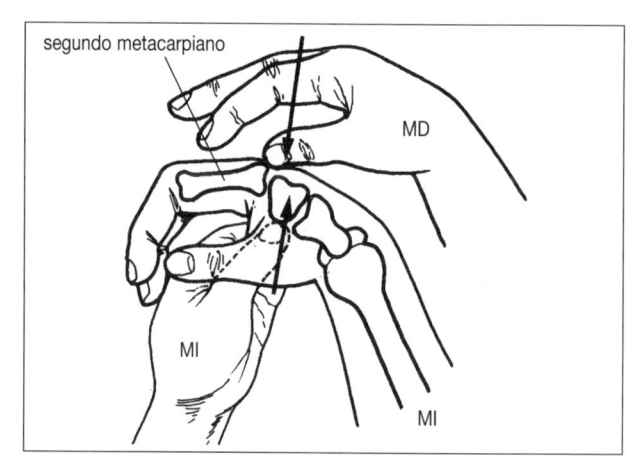

Fig. 8.6.D(c)
Flexión de las articulaciones carpometacarpianas

Muñeca y mano

8.6.7 Técnica de tirón lateromedial con palanca corta y con distracción a lo largo del eje longitudinal para la primera articulación carpometacarpiana

Aplicación
Pérdida de deslizamiento desde la parte lateral hacia la medial del juego articular del primer metacarpiano sobre el trapecio.

Postura del paciente
El paciente está sentado, de pie o estirado en posición supina, con el pulgar de la mano hacia arriba.

Posición del quiropráctico
El quiropráctico está de cara al paciente y algo desplazado hacia el lado afectado.

Contacto
a) La mano izquierda se pone sobre el dorso de la muñeca con el dedo índice sobre el trapecio, pegado a la base del pulgar. Con los demás dedos se rodea la cara palmar de la mano del paciente para reforzar el contacto.
b) El dedo anular de la mano derecha rodea desde el lado palmar el borde lateral de la base del primer metacarpiano; los demás dedos, excepto el pulgar, están junto al anular y sujetan el cuerpo del primer metacarpiano para afianzar el contacto. Con el pulgar derecho se presiona la parte anterior del extremo distal del metacarpiano del pulgar del paciente para abducirlo.

Procedimiento
La tensión de precarga necesaria se consigue tirando del pulgar del paciente con la mano derecha y a lo largo del eje longitudinal; al mismo tiempo, con el pulgar, el quiropráctico abduce el dedo del paciente. La mano izquierda hace de estabilizador. Entonces, se aplica una técnica de tirón con palanca corta estándar (ver el Capítulo 2) con una profundidad mínima de empuje. El impulso se da por igual en direcciones opuestas.

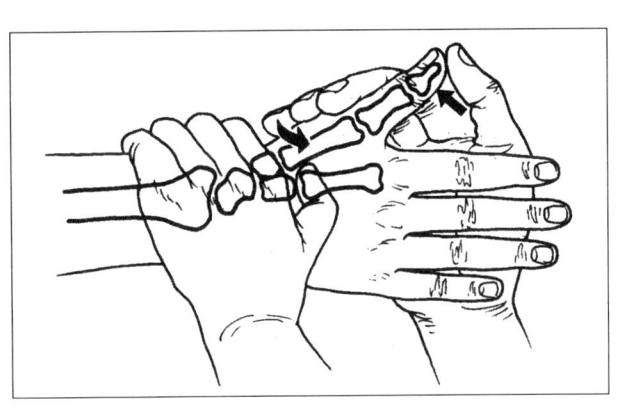

Fig. 8.6.7(a)
La mano izquierda estabiliza el trapecio. El dedo anular de la mano derecha entra en contacto con la base lateral del primer metacarpiano

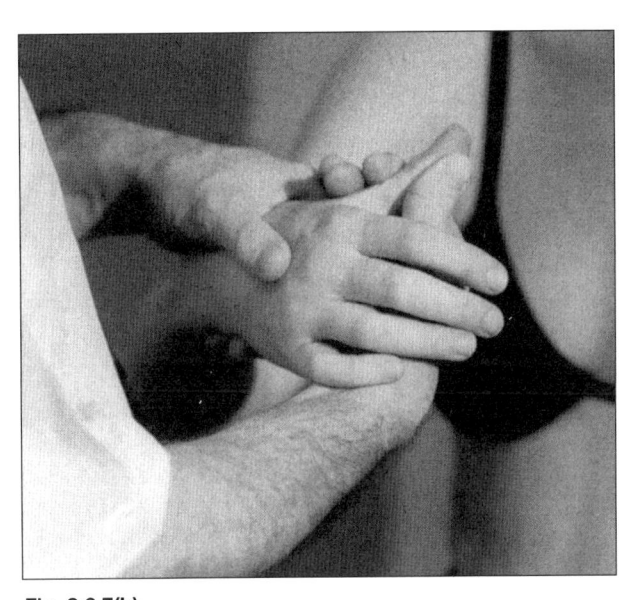

Fig. 8.6.7(b)
Antes de dar el impulso, el quiropráctico relaja los codos y los mantiene pegados al cuerpo

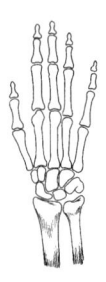

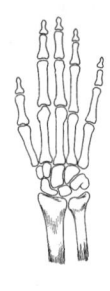

8.6.8 Técnica de tirón posteroanterior con palanca corta para la primera articulación carpometacarpiana

Esta técnica es una variante de la 8.6.7 y la posición de las manos es idéntica. La diferencia es que, en ésta, la línea de empuje va de atrás a delante.

8.6.9 Técnica de tirón anteroposterior con palanca corta para la primera articulación carpometarcapiana

Aplicación
Pérdida de deslizamiento de delante a atrás del juego articular del primer metacarpiano sobre el trapecio.

Postura del paciente
El paciente está sentado, de pie o estirado en posición supina, con el antebrazo del lado afectado apuntando oblicuamente arriba y el pulgar extendido.

Posición del quiropráctico
El quiropráctico está de pie en el lado de la articulación afectada, mirando al paciente y con el hombro derecho contiguo al esternón del paciente.

Contacto
a) Mano izquierda: el dedo anular envuelve la base del primer metacarpiano desde la cara lateral, apoyado por los demás dedos. El pulgar izquierdo está en contacto con la parte anterior del cuerpo de la primera falange del paciente y la mantiene extendida.
b) Mano derecha: el dedo índice está en contacto con la superficie dorsal del trapecio y con el resto de los dedos se refuerza el contacto.

Procedimiento
La tensión de precarga articular se consigue extendiendo más el primer metacarpiano del paciente y llevando los codos hacia los lados. Así tracciona la articulación. Luego, se aplica una técnica de tirón con palanca corta estándar (ver el Capítulo 2). El impulso es de 'profundidad' mínima, y se hace por igual en direcciones contrarias.

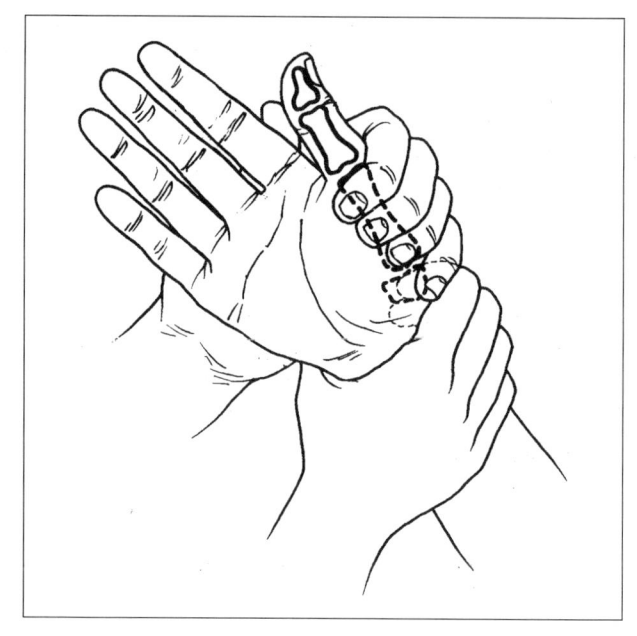

Fig. 8.6.9(a)
Para conseguir la tensión de precarga articular, el pulgar del quiropráctico mantiene extendido el pulgar del paciente

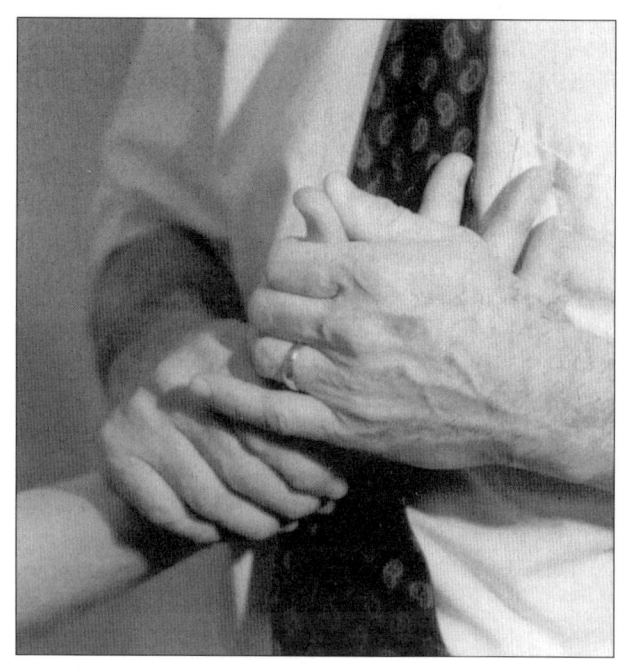

Fig. 8.6.9(b)
El quiropráctico mira al paciente, que puede estar sentado, de pie o estirado en posición supina. Como se ve, el pulgar izquierdo del quiropráctico presiona el extremo distal del pulgar del paciente

Muñeca y mano

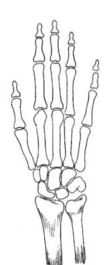

8.6.10 Técnica de tirón posteroanterior con palanca corta para las articulaciones carpometacarpianas segunda o tercera – Método I

Aplicación
Esta técnica puede usarse para las siguientes alteraciones funcionales:

a) *Pérdida de deslizamiento de atrás hacia delante del juego articular del segundo metacarpiano sobre los huesos trapecio y trapezoide.*
b) *Pérdida de deslizamiento de atrás hacia delante del juego articular del tercer metacarpiano sobre el hueso grande.*

Postura del paciente
El paciente está sentado, de pie o tendido en posición supina, con el antebrazo del lado afectado en posición vertical.

Posición del quiropráctico
El quiropráctico está de pie mirando al paciente, con el lado cubital del antebrazo afectado del paciente apoyado, y sujeto, sobre el esternón.

Contacto
a) La mano izquierda se pone alrededor de la parte dorsal de la muñeca del paciente, cogiéndola por el lado radial de manera que el dedo corazón esté en contacto con la parte anterior de la fila distal de carpianos. Los demás dedos sujetan la muñeca para reforzar el contacto. El pulgar se sitúa sobre la parte posterior de la muñeca.
b) La mano derecha rodea la parte inferior del pulgar del paciente, con los dedos sobre la parte posterior de los extremos proximales del segundo y el tercer metacarpianos, lo más cerca posible de la articulación y de modo que el dedo corazón esté en contacto con la parte anterior de la falange central. El pulgar se apoya en la parte anterior del extremo distal del metacarpiano afectado y lo mantiene extendido.

Procedimiento
La tensión de precarga articular se consigue flexionando dorsalmente la muñeca y la mano. El ajuste se hace aplicando una técnica de tirón con palanca corta estándar (ver el Capítulo 2) y de profundidad mínima. El impulso se da a lo largo de los brazos por igual en direcciones opuestas y respetando la línea de plano de las articulaciones.

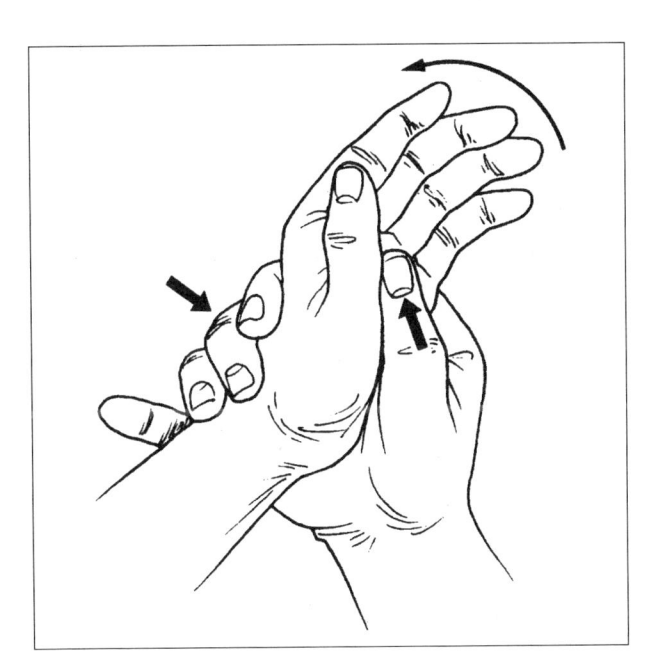

Fig. 8.6.10(a)
La tensión de precarga articular se consigue extendiendo la muñeca con el pulgar derecho, que presiona sobre la parte anterior y distal del metacarpiano

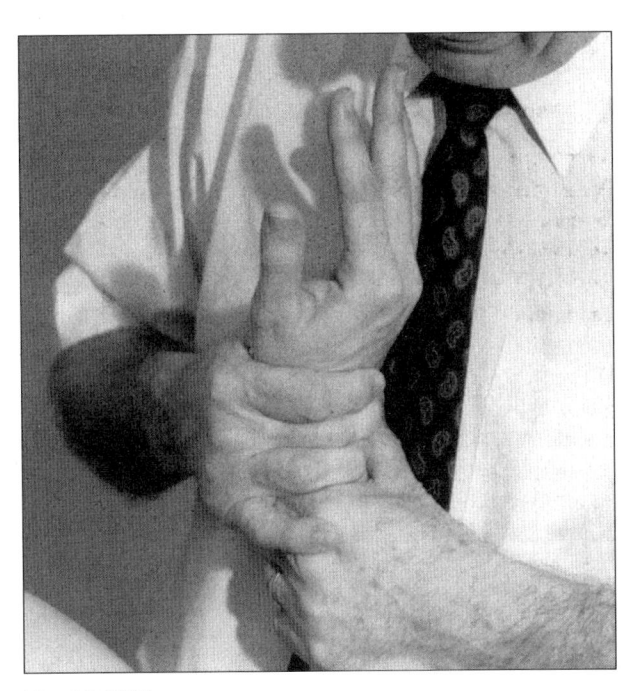

Fig. 8.6.10(b)
El antebrazo del paciente está en posición vertical, apoyado a lo largo del esternón del quiropráctico

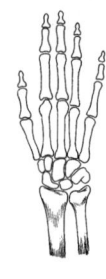

8.6.11 Técnica de tirón posteroanterior con palanca corta para las articulaciones carpometacarpianas segunda o tercera – Método II

Aplicación
Pérdida de deslizamiento de atrás hacia delante del juego articular del segundo metacarpiano sobre los huesos trapecio y trapezoide o del tercer metacarpiano sobre el hueso grande.

Postura del paciente
El paciente está sentado, de pie o tendido en posición supina, con el hombro y el codo del lado afectado semiflexionados y la palma de la mano hacia arriba.

Posición del quiropráctico
El quiropráctico está sentado o de pie, en el lado afectado, de cara al paciente y con el quinto metacarpiano de la mano del paciente apoyada verticalmente sobre el esternón de forma que los codos del quiropráctico puedan mantenerse en un ángulo de unos 90º.

Contacto
a) La mano izquierda se pone sobre el dorso de la muñeca con la falange del dedo índice apoyada sobre la parte posterior del trapecio, del trapezoide y del hueso grande. Con la falange distal se presiona la superficie ventral del trapecio y del trapezoide para bloquear el movimiento de estos carpianos. Los demás dedos se usan para que el contacto sea firme y para estabilizar la muñeca, el radio y el cúbito.

b) La mano derecha se coloca sobre la superficie palmar de la mano del paciente de modo que la falange central del dedo corazón quede sobre la parte posterior del extremo distal del segundo o del tercer metacarpiano (según qué articulación se esté tratando), lo más cerca posible de la articulación. El pulgar se pone sobre la superficie anterior del extremo distal del segundo o del tercer metacarpiano afectado.

Procedimiento
La tensión de precarga articular se consigue flexionando la muñeca del paciente hacia atrás con la mano derecha, y flexionando el segundo o el tercer metacarpiano, según corresponda, también hacia atrás con el pulgar derecho. Manteniendo la tensión, con la mano derecha se aplica una técnica de tirón con palanca corta estándar (ver el Capítulo 2) de atrás hacia delante al mismo tiempo que con la izquierda se ejerce una presión de igual intensidad en dirección opuesta.

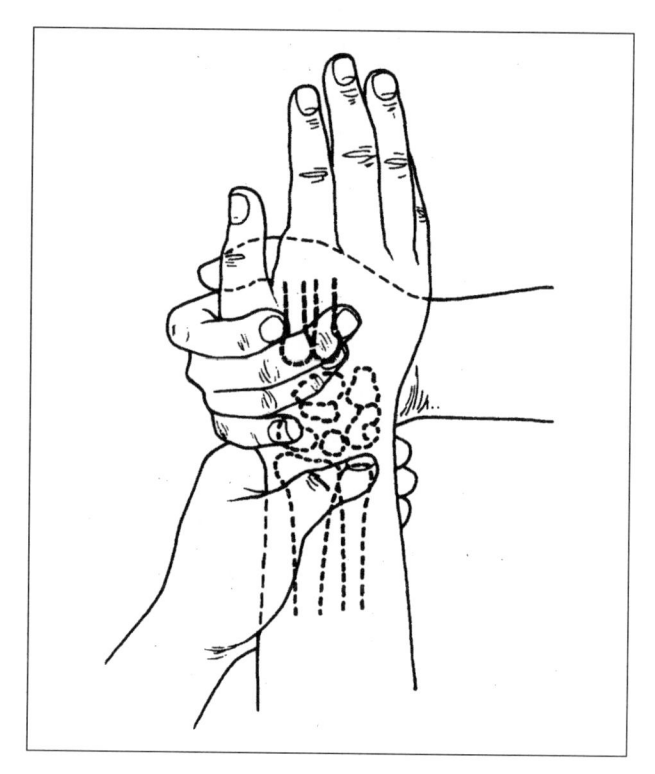

Fig. 8.6.11
Los codos del quiropráctico están flexionados unos 90º. Presionando con el pulgar la parte anterior del metacarpiano que se esté tratando se flexiona dorsalmente la muñeca del paciente. Con la mano izquierda se estabilizan los carpianos

8.6.12 Técnica de tirón anteroposterior con palanca corta para las articulaciónes carpometacarpianas segunda o tercera

Aplicación
Pérdida de deslizamiento de delante hacia atrás del juego articular de la segunda o la tercera articulación metacarpiana sobre los carpianos.

Postura del paciente
El paciente está sentado, de pie o tendido en posición supina, con el hombro flexionado y el antebrazo del lado afectado en posición vertical y en supinación. Los dedos están flexionados.

Posición del quiropráctico
El quiropráctico está de pie a un lado del paciente y mantiene la parte medial del brazo extendido del paciente ante su cuerpo de modo que su hombro derecho esté junto al esternón del paciente. La mano de éste se apoya en la parte inferior del esternón del quiropráctico.

Contacto
a) La mano izquierda se pone sobre la superficie posterior de los metacarpianos para mantenerlos flexionados. Las falanges distal y medial de los dedos medio y anular se mantienen bien extendidas. Las puntas de los dedos, con las que se hace el contacto, se colocan sobre la base del metacarpiano que se va a tratar (el segundo o el tercero). Los demás dedos permanecen bien juntos para reforzar el contacto.
b) La mano derecha se sitúa sobre la superficie palmar de la muñeca, con los dedos cogiendo el borde lateral de la misma, de modo que estén sobre las superficies posteriores del trapecio, del trapezoide y del hueso grande; así se consigue estabilizar la zona distal de los carpianos.

Procedimiento
La tensión de precarga articular se consigue flexionando más el metacarpiano que se quiera ajustar. Luego se aplica una técnica de tirón con palanca corta estándar (ver el Capítulo 2); para llevarla a cabo hay que ejercer la misma presión con el brazo izquierdo que con el derecho. La profundidad de la presión debe ser pequeña.

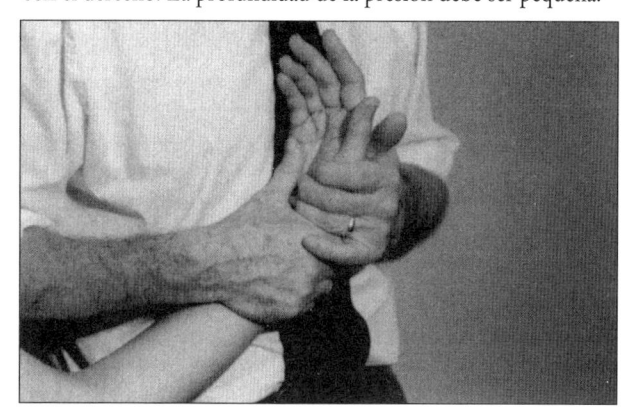

Fig. 8.6.12

El quiropráctico está de pie al lado del paciente y con la parte medial del antebrazo de éste delante de su cuerpo. Las falanges distal y medial de los dedos anular y medio de la mano izquierda se mantienen rígidas y estiradas y con ellas se presiona firmemente la base anterior del segundo o del tercer metacarpiano del paciente. Con la mano derecha se estabiliza la zona distal de los carpianos

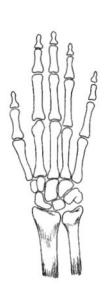

8.6.13 Técnica de tirón posteroanterior con palanca corta para las articulaciones carpometacarpianas cuarta o quinta

Aplicación
Esta técnica puede utilizarse para estas dos alteraciones funcionales:
a) Pérdida de deslizamiento de atrás hacia delante del juego articular del cuarto metacarpiano sobre el hueso ganchoso.
b) Pérdida de deslizamiento de atrás hacia delante del juego articular del quinto metacarpiano sobre el hueso ganchoso.

Postura del paciente
El paciente está sentado, de pie o estirado en posición supina. El brazo está hacia fuera con el codo semiflexionado y la palma de la mano hacia abajo.

Posición del quiropráctico
El quiropráctico está de pie al lado del paciente, de cara al borde medial del antebrazo y la mano del paciente, y con el hombro derecho contiguo al esternón de éste. El lado de la mano del paciente en la que se halla el pulgar debe estar apoyado en la parte baja del esternón del quiropráctico.

Contacto
a) La mano izquierda envuelve el dorso de la mano del paciente de modo que los dedos índice, corazón y anular rodeen el quinto metacarpiano y estén sobre la parte posterior de la base del cuarto o del quinto metacarpiano (según convenga). Estos dedos deben estar muy juntos y sus falanges distales bien rígidas y rectas. El pulgar izquierdo se pone sobre la parte anterior del extremo distal del metacarpiano que se vaya a tratar.
b) La mano derecha se usa para estabilizar la zona distal de los huesos carpianos y se sitúa sobre el dorso de la muñeca de modo que el dedo índice rodee el lado cubital de la misma y esté en contacto con la superficie palmar del hueso ganchoso.

Procedimiento
La tensión de precarga articular se consigue extendiendo hacia atrás el metacarpiano que se trate con el pulgar izquierdo. Manteniendo la tensión de precarga articular, se aplica una técnica de tirón con palanca corta estándar (ver el Capítulo 2) de atrás hacia delante con la mano izquierda, mientras con la derecha se ejerce una presión de igual intensidad pero en dirección opuesta. Se respetan las líneas de plano de las articulaciones.

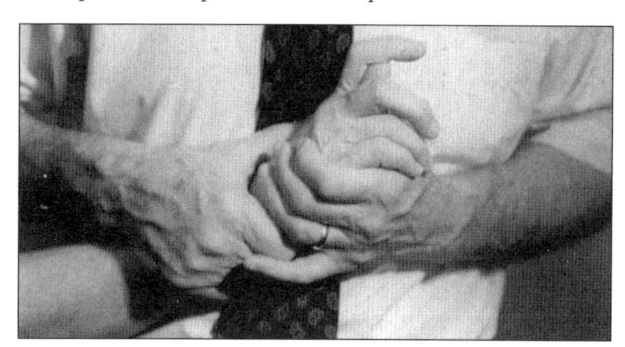

Fig. 8.6.13

Los dedos corazón y anular de la mano izquierda están en contacto con la base posterior del cuarto o del quinto metacarpiano, según convenga, y la mano derecha estabiliza la fila distal de carpianos. El dedo índice de la mano derecha está en contacto con la superficie palmar del hueso ganchoso

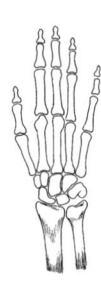

8.6.14 Técnica de tirón con palanca corta anteroposterior para las articulaciones carpometacarpianas cuarta o quinta

Esta técnica se aplica de la misma forma que la anterior, con la diferencia de que el quiropráctico invierte la posición de las manos. El dedo corazón de la izquierda está en contacto con la parte proximal anterior del metacarpiano que se va a tratar, mientras que el dedo corazón de la mano derecha lo está con la fila distal posterior.

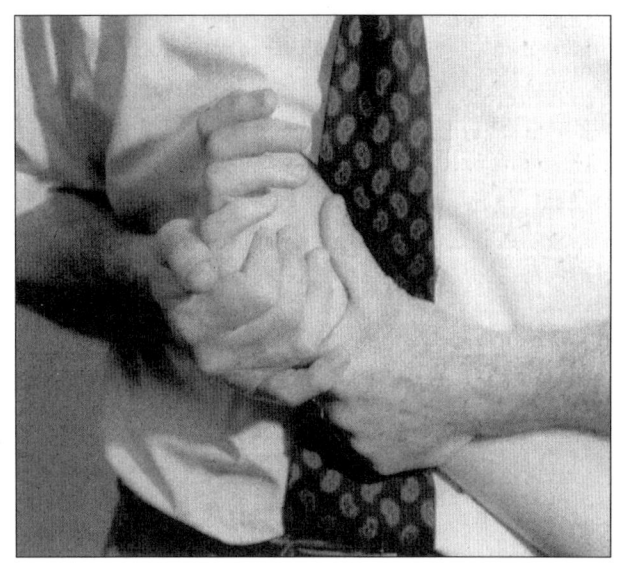

Fig. 8.6.14
El quiropráctico está de pie al lado del paciente con la cara lateral del brazo afectado delante del cuerpo. La palma de la mano del paciente está hacia arriba y la muñeca flexionada. El quiropráctico pone la mano izquierda bajo la superficie dorsal de la zona distal de los carpianos para estabilizarlos. Los dedos corazón y anular de la mano derecha rodean por debajo la cara lateral de la mano para estar en contacto con los metacarpianos cuarto o quinto

Técnicas para las articulaciones intercarpianas

8.6.E Evaluación del juego articular de las articulaciones intercarpianas

Procedimiento 1
Evaluación del deslizamiento de delante a atrás de la fila distal de los carpianos sobre la fila proximal:
El antebrazo del paciente está en posición vertical y pronada de modo que la palma de la mano mire al quiropráctico. El dedo índice de la mano derecha de éste está en contacto horizontal a lo largo de la parte posterior de la fila proximal de carpianos para impedir que se muevan. Sobre cada carpiano distal (por turno) se ponen ambos pulgares, uno sobre el otro, con los que se ejerce presión para extender la muñeca. Cuando se alcance todo el movimiento libre de la articulación, se ejercerá otra presión para llegar al juego articular.

Procedimiento 2
Evaluación del deslizamiento de atrás a delante de la fila distal de los carpianos sobre la fila proximal:
Se invierte la posición de las manos respecto a lo descrito en el Procedimiento 1. El contacto con los dos pulgares se realiza sobre la parte posterior de cada carpiano distal y se ejerce con ellos presión para flexionar la muñeca. La fila proximal de carpianos se estabiliza con el dedo índice de la mano derecha, que se sitúa horizontalmente sobre la parte anterior de esa fila. Después de realizar todo el movimiento libre de la articulación, se ejerce una nueva presión para llegar hasta el juego articular, que se percibe como una sensación de fin elástico.

Procedimiento 3
Evaluación del juego articular de delante hacia atrás y de atrás hacia delante:
El conjunto de los carpianos distales de la fila proximal, considerado como grupo (articulación mediocarpiana), puede evaluarse cogiendo esa fila con una mano y presionándola firmemente hacia delante mientras con la otra mano, que sujeta firmemente la fila distal, se ejerce una fuerza opuesta. Para comprobar el movimiento de la articulación de delante hacia atrás se invierte la acción de cada mano.

Procedimiento 4
Evaluación del juego articular intercarpiano de atrás hacia delante y de delante hacia atrás:
El quiropráctico puede hacer otra evaluación del juego articular intercarpiano colocando el borde lateral de la cabeza de la primera falange de su dedo índice, flexionado, sobre la superficie palmar de un carpiano de la mano del paciente, que está con la palma hacia arriba o hacia abajo, y los dos pulgares, uno sobre otro, sobre la superficie dorsal del carpiano contiguo. Con las manos en esta posición, el quiropráctico ejerce una fuerte presión con ambos pulgares.

Un ejemplo de este procedimiento consiste en poner la

Muñeca y mano

mano del paciente girada hacia abajo y situar el borde lateral del dedo índice izquierdo (flexionado) sobre la superficie palmar del escafoides del paciente para evitar cualquier movimiento del carpiano. Luego, se ponen ambos pulgares, uno sobre el otro, sobre la superficie posterior del hueso grande y se presiona con ellos firmemente hacia delante para llegar al juego articular entre los dos huesos. Si se tiene cuidado de cómo se efectúan los contactos sobre los carpianos, este método se puede usar para evaluar el juego articular de atrás hacia delante y viceversa.

Un método alternativo para detectar qué articulaciones intercarpianas padecen una pérdida de deslizamiento de delante hacia atrás del juego articular es aplicar presiones opuestas con cada pulgar, de manera similar a la que se emplea para examinar el conjunto de las articulaciones tarsianas. Por ejemplo, la punta de un pulgar se sitúa sobre la parte posterior del escafoides del paciente para presionar firmemente sobre él. En cambio, el otro pulgar se pone sobre la parte anterior de los carpianos (por turno) que se articulan con el escafoides (semilunar, hueso grande, trapecio y trapezoide).

Luego, teniendo en cuenta las líneas de plano de las articulaciones, se ejerce una presión firme sobre cada articulación (por turno) apretando con ambos pulgares en direcciones opuestas para llegar al juego articular. Después se hace la operación inversa, es decir, con la punta de un pulgar se sujeta y se presiona firmemente sobre la parte anterior del escafoides, mientras que el otro se sitúa sobre la parte posterior de cada carpiano que se articula con él (por turno) y se presiona con él en dirección opuesta al otro pulgar para llegar al juego articular. Igual que pasa con todos los procedimientos para evaluar las articulaciones intercarpianas, este método también puede adaptarse para examinar las articulaciones carpometacarpianas y radiocarpianas.

8.6.15 Técnica de tirón anteroposterior con palanca corta para el juego articular del trapecio sobre el escafoides

Aplicación
Pérdida del deslizamiento de delante a atrás del juego articular del trapecio sobre el escafoides.

Postura del paciente
El quiropráctico está sentado, de pie o estirado en posición supina, con la muñeca y la mano afectadas en posición vertical.

Posición del quiropráctico
El paciente está sentado o de pie, de cara al paciente y con el lado cubital de la muñeca y la mano afectadas apoyado firmemente sobre su esternón. Los codos del quiropráctico se mantienen en un ángulo de unos 90°.

Contacto
a) Con la mano izquierda se coge el dorso de la muñeca y su lado radial de forma que la 2ª falange del dedo corazón esté en contacto con la parte anterior del trapecio; los demás dedos están bien juntos para reforzar el contacto y fijar el extremo distal del radio.
b) Con la mano derecha coge el lado radial de la muñeca de modo que el índice esté en contacto con la parte dorsal del escafoides. Los demás dedos se usan para reforzar el contacto.

Procedimiento
Debe aplicarse la técnica típica de tirón con palanca corta (ver el Capítulo 2), usando una profundidad mínima de empuje. La tensión de precarga articular se consigue manteniendo las muñecas rígidas y tirando de los codos un poco hacia atrás.

Fig. 8.6.E
Deslizamiento de delante hacia atrás de las articulaciones intercarpianas. Para evaluar el deslizamiento de atrás hacia delante, se invierte la posición de las manos y se presiona desde el dorso con los pulgares

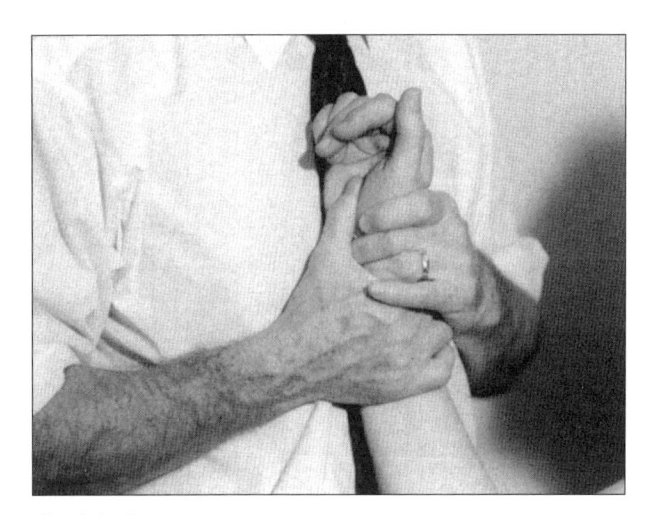

Fig. 8.6.15
La mano y la muñeca del paciente se sujetan de manera que el lado cubital esté en posición vertical y apoyado sobre el esternón del quiropráctico

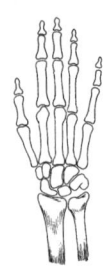

8.6.16 Técnica de tirón posteroanterior con palanca corta para el juego articular del trapecio sobre el escafoides

Aplicación
Pérdida de deslizamiento de atrás a delante del juego articular del trapecio sobre el escafoides.

Postura del paciente
El paciente está sentado, de pie o tendido en posición supina, con la muñeca y la mano afectadas en posición vertical.

Posición del quiropráctico
El quiropráctico está sentado o de pie, de cara al paciente y con el lado cubital de la mano y la muñeca afectadas del paciente apoyado en el mesoesternón.

Contacto
a) La mano izquierda se pone sobre la muñeca afectada, con los dedos alrededor de su lado radial. El dedo corazón está en contacto con la parte dorsal del trapecio, mientras que los otros dedos ayudan a mantener firme el contacto.
b) La mano derecha se pone alrededor del lado radial de la muñeca desde el lado dorsal. La falange media del dedo índice está en contacto con la parte anterior del escafoides, mientras que los otros dedos apoyan el contacto.

Procedimiento
Se aplica una técnica típica de tirón con palanca corta, con una 'profundidad' mínima de presión. Los hombros están relajados y a los lados del cuerpo, y la tensión de precarga articular se consigue manteniendo las muñecas y las manos rígidas y tirando de los codos un poco hacia atrás.

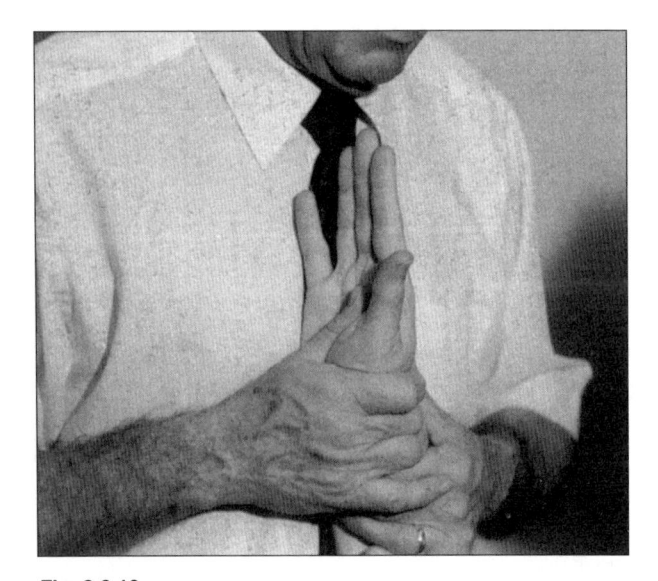

Fig. 8.6.16
En comparación con la técnica de delante hacia atrás de la Fig. 8.6.15, las manos se ponen en posición inversa

8.6.17 Técnica de tirón con palanca corta y extensión posteroanterior del hueso grande sobre el escafoides

Aplicación
Pérdida de deslizamiento de atrás a delante del juego articular del hueso grande sobre el escafoides.

Postura del paciente
El paciente está sentado, de pie o tendido en posición supina, con el brazo, el codo y la mano del lado afectado extendidos y la palma hacia abajo.

Posición del quiropráctico
El quiropráctico está de cara al paciente y lo bastante cerca de él para asegurarse de que sus codos estén semiflexionados.

Contacto
Los dedos de las manos del quiropráctico están entrelazados y flexionados. El índice derecho está por encima de los demás, y se apoya sobre la superficie anterior del escafoides para impedir cualquier movimiento. Ambos pulgares, uno sobre el otro, se sitúan sobre la parte dorsal del hueso grande.

Procedimiento
El quiropráctico extiende suavemente la muñeca del paciente hasta conseguir la tensión de precarga articular. Sin aflojar la tensión, efectúa un impulso rápido y suave, de profundidad mínima, sobre el hueso grande extendiendo un poco más la muñeca. La fuerza requerida para aplicar esta técnica es muy pequeña.

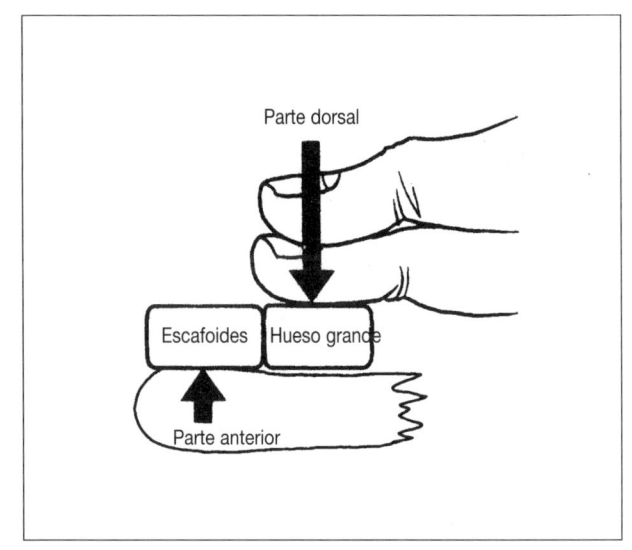

Fig. 8.6.17(a)
Se usa un contacto de los dos pulgares sobre la parte dorsal del hueso grande

Muñeca y mano

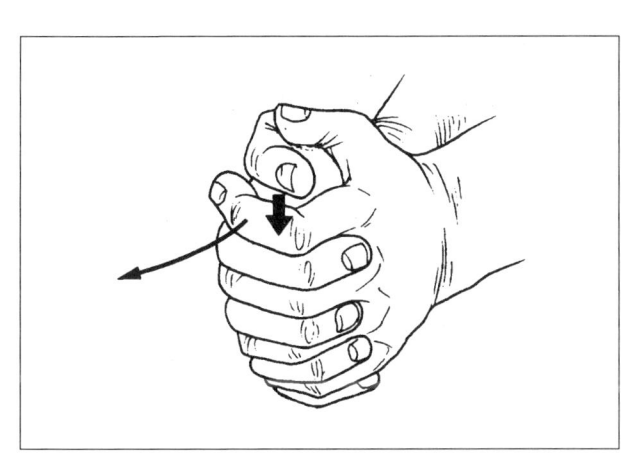

Fig. 8.6.17(b)
El borde lateral del dedo índice de la mano derecha está en contacto con la parte anterior del escafoides; los demás dedos apoyan el contacto

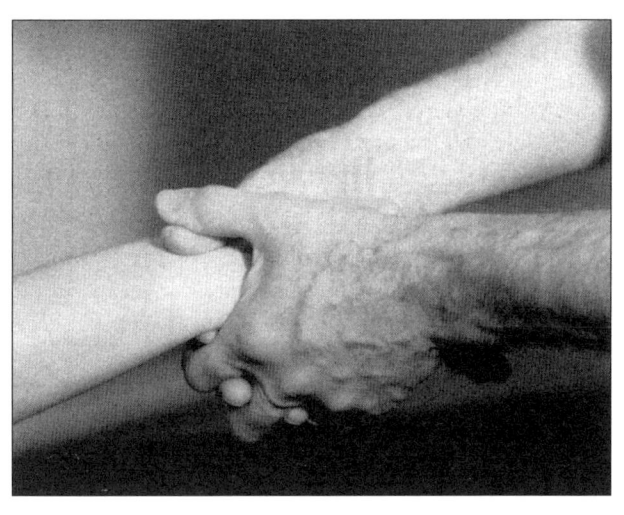

Fig. 8.6.17(c)
El quiropráctico flexiona los codos y el paciente extiende el brazo y la muñeca

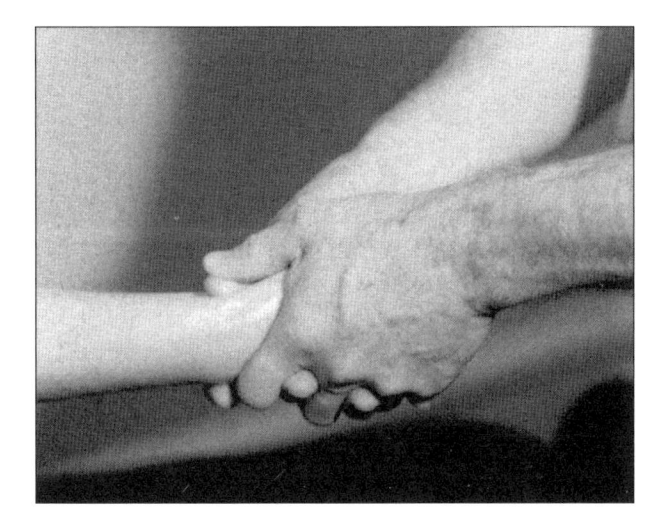

Fig. 8.6.18
El antebrazo del paciente está en supinación, la palma de la mano hacia arriba y la muñeca flexionada lateralmente hacia el lado cubital

8.6.18 Técnica de tirón con palanca corta y flexión anteroposterior para el juego articular del hueso grande sobre el escafoides

Aplicación
Pérdida de deslizamiento de delante a atrás del juego articular del hueso grande sobre el escafoides.

Postura del paciente
El paciente está sentado, de pie o estirado en posición supina, con el brazo y la muñeca afectados extendidos y la palma hacia arriba.

Posición del quiropráctico
El quiropráctico está de cara al paciente con los codos flexionados.

Contacto
Los dedos de ambas manos están flexionados y entrelazados, con el índice de la mano izquierda por encima de los demás y bajo la superficie dorsal del escafoides. Los dos pulgares, uno sobre el otro, se ponen sobre la parte anterior del hueso grande.

Procedimiento
El quiropráctico flexiona la muñeca del paciente y, al mismo tiempo, la flexiona también lateralmente hacia el lado cubital para conseguir la tensión de precarga articular necesaria. Luego, sin aflojar la tensión, aplica un rápido impulso de delante a atrás para flexionar más la muñeca. El impulso tiene una profundidad mínima.

Nota
Las dos últimas técnicas se pueden usar para la pérdida de deslizamiento de atrás a delante y de delante a atrás del juego articular de las demás articulaciones intercarpianas (que aparecen en la siguiente lista) modificando los contactos de la forma adecuada:
- *Trapecio – trapezoide*
- *Hueso grande – hueso ganchoso*
- *Hueso ganchoso – piramidal*
- *Piramidal – semilunar*
- *Semilunar – escafoides*

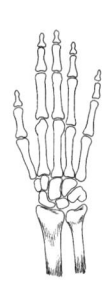

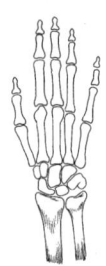

8.6.F Evaluación del juego articular de las articulaciones intercarpianas contiguas

Procedimiento 1
Evaluación del deslizamiento de delante a atrás de la fila proximal de carpianos:
Sujetando dos carpianos contiguos entre los pulgares y los demás dedos, se presiona en direcciones opuestas. Al final del recorrido articular, se debe ejercer una presión que permita llegar al juego articular, que se percibirá como una sensación de final elástico.

Procedimiento 2
Evaluación del deslizamiento lateromedial del pisiforme sobre el piramidal:
Los dos pulgares, uno sobre el otro, se colocan sobre el borde medial del pisiforme y, con ellos, se presiona desde la cara lateral hacia la medial. El hueso piramidal se estabiliza entrelazando los dedos y poniéndolos sobre los carpianos. Para poder evaluar el juego articular hay que provocar un movimiento considerable normal de la articulación.

Procedimiento 3
Evaluación del deslizamiento lateromedial del pisiforme sobre el piramidal:
Los dos pulgares, uno sobre el otro, se ponen sobre el borde medial del pisiforme y lo presionan firme y lateralmente. El piramidal se estabiliza con el índice de la mano derecha. Los demás dedos de esta mano están bien juntos para reforzar el contacto. Igual que en el Procedimiento 2, para poder evaluar la elasticidad del pie articular de esta articulación hay que provocar un considerable movimiento pasivo.

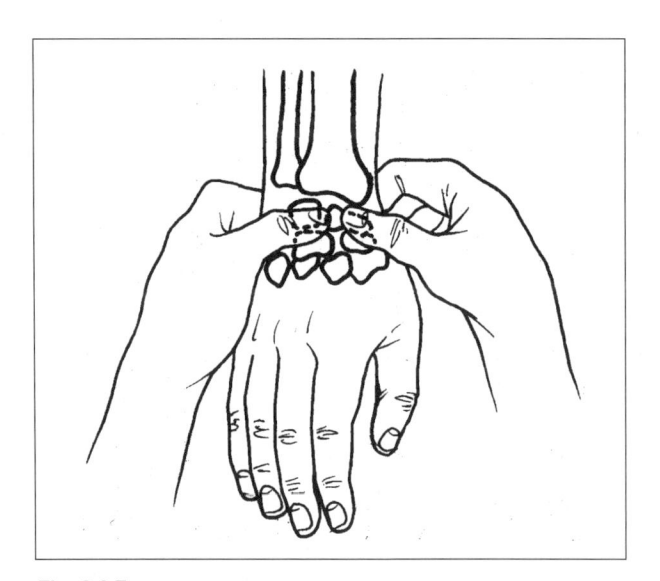

8.6.19 Técnica de tirón lateromedial con palanca corta para el juego articular del pisiforme sobre el piramidal

Aplicación
Pérdida de deslizamiento desde la cara lateral hacia la medial del juego articular del pisiforme sobre el piramidal.

Postura del paciente
El paciente está sentado, de pie o estirado en posición supina. El antebrazo del lado afectado está en posición vertical y con el borde lateral de la mano hacia el quiropráctico.

Posición del quiropráctico
El quiropráctico está de pie frente al paciente y con los codos flexionados unos 90°.

Contacto
a) La mano izquierda se pone sobre el dorso de la muñeca del paciente desde la cara lateral y los dedos del quiropráctico la cogen con firmeza. La falange distal del pulgar izquierdo está en contacto con el borde lateral del pisiforme.
b) La mano derecha se sitúa alrededor de la superficie ventral de la muñeca del paciente, con los dedos rodeando los de la mano izquierda. El pulgar derecho se coloca sobre el izquierdo.

Procedimiento
En primer lugar hay que conseguir la tensión de precarga articular presionando con los pulgares hacia la línea media de la muñeca del paciente hasta que se sienta dicha tensión. Luego, sin aflojarla, se aplica otra presión rápida con los pulgares, en dirección oblicua desde la cara lateral hacia la medial y de la posterior hacia la anterior.
Nota: La dirección del empuje sobre el pisiforme tiene que ser así porque la faceta articular con el piramidal tiene forma oval.

Fig. 8.6.F
Evaluación del deslizamiento de delante a atrás de la fila proximal de los carpianos, excepto del pisiforme sobre el piramidal

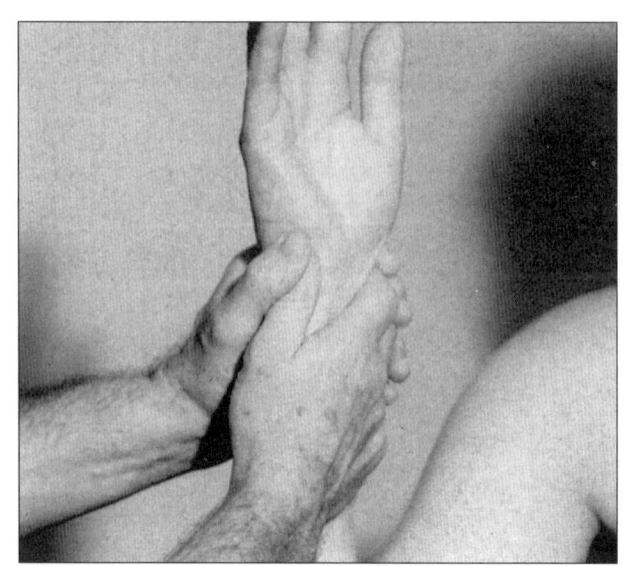

Fig. 8.6.19
La dirección del empuje es oblicua desde la cara lateral hacia la medial y de la posterior hacia la anterior

Muñeca y mano

8.6.20 Técnica de tirón mediolateral con palanca corta para el juego articular del pisiforme sobre el piramidal

Esta técnica se aplica de modo similar a la anterior, con la única diferencia de que la muñeca del paciente se gira de manera que la palma de la mano mire hacia el quiropráctico. Los dos pulgares, uno sobre el otro, se ponen sobre la parte medial del pisiforme y el empuje se hace desde la cara medial hacia la lateral y oblicuamente de la anterior hacia la posterior.

8.6.21 Técnica de retroceso posteroanterior para el juego articular del piramidal sobre el hueso ganchoso

Aplicación
Pérdida de deslizamiento de atrás hacia delante del juego articular del piramidal sobre el ganchoso.

Postura del paciente
El paciente está sentado o de pie. La mano afectada se sitúa sobre el mecanismo de caída (ver el Glosario, pág. 307) de la camilla terapéutica, con la palma hacia abajo y la muñeca en posición neutra.

Posición del quiropráctico
El quiropráctico está de pie junto al paciente, mirando en la misma dirección que éste y con su hombro pegado al del paciente.

Contacto
a) Se pone la mano izquierda sobre la superficie dorsal del piramidal, usando un contacto de arco bajo con el pisiforme (ver el Glosario, pág. 285).
b) La mano derecha se pone sobre la muñeca izquierda de modo que los dedos cojan el dorso y en dirección lateral.

Procedimiento
Con la pieza de caída amartillada, se aplica un ajuste de retroceso (ver el Capítulo 2) haciendo un empuje muy rápido con el pectoral, el tríceps y el ancóneo. La amplitud del empuje es muy pequeña.

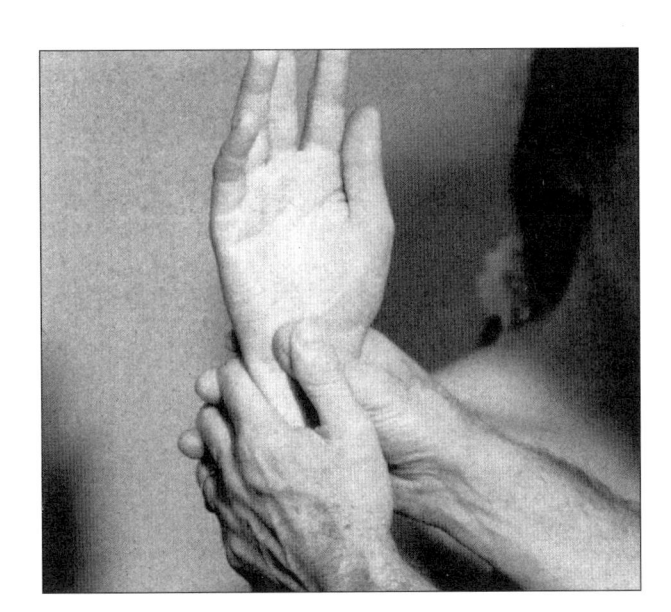

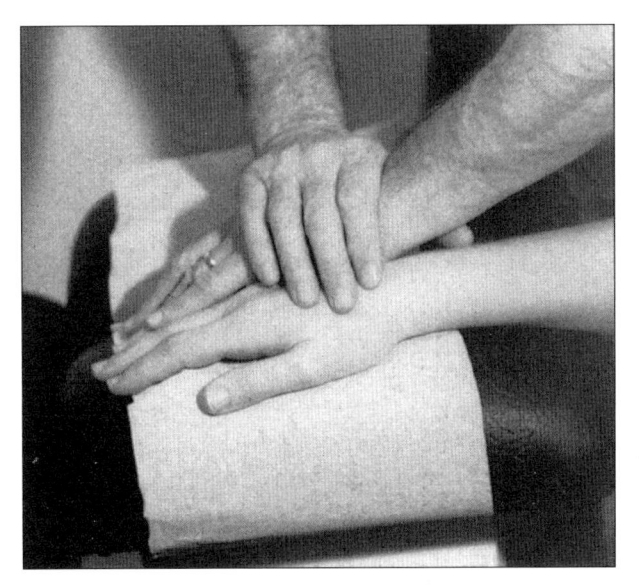

Fig. 8.6.20
La palma de la mano está girada hacia el quiropráctico, quien usa un contacto con ambos pulgares, uno sobre el otro, sobre la cara medial del pisiforme

Fig. 8.6.21
La mano del paciente, con la palma hacia abajo, se sitúa sobre la pieza de caída de la camilla de tratamiento, y la muñeca se mantiene en una posición neutra. Se amartilla la pieza de caída, adoptada para la tensión, y se aplica un ajuste de muy rápida y de poquísima amplitud

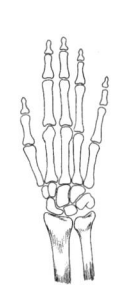

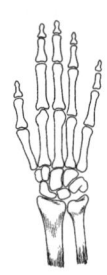

Técnicas para las articulaciones radiocarpianas

8.6.G Evaluación del juego articular de las articulaciones radioescafoidea y radiosemilunar

Procedimiento 1
Evaluación del deslizamiento de atrás a delante de las articulaciones radioescafoidea y radiosemilunar:
El dedo índice de la mano derecha se coloca sobre la parte anterior de la cabeza del cúbito y la extremidad distal del radio para inmovilizar ambos huesos. Los dos pulgares, uno sobre el otro, se ponen sobre la parte dorsal del escafoides.

Con las manos en esta posición se aplica una presión para flexionar la muñeca y luego se ejerce otra presión para llegar al juego articular. La evaluación del juego articular debe hacerse de forma cuidadosa y meticulosa debido al considerable movimiento libre normal de esta articulación. Con el mismo contacto sobre el radio y el cúbito, pero ambos pulgares sobre el semilunar, se puede evaluar, con el mismo sistema la articulación radiosemilunar.

Procedimiento 2
Evaluación del deslizamiento de delante a atrás de las articulaciones radioescafoidea y radiosemilunar:
Se invierte la posición de las manos. Ambos pulgares están en contacto con la parte anterior del escafoides o del semilunar mientras se pone el índice sobre la parte dorsal de la zona distal del radio y del cúbito. Se hace que se extienda la muñeca del paciente.

Procedimiento 3
Evaluación de las articulaciones radiocarpianas con distracción a lo largo del eje longitudinal:
El paciente está sentado o de pie, con el brazo afectado extendido y la palma de la mano hacia abajo. La mano izquierda se pone sobre el dorso de la muñeca de modo que el índice y el pulgar estén en contacto con la fila proximal de carpianos. Los demás dedos se aprietan alrededor del contacto para asegurarlo. La mano derecha se sitúa también sobre el dorso de la muñeca, pero de modo que el índice y el pulgar estén en contacto con las apófisis estiloides del radio y del cúbito. Clínicamente se ha observado que, con frecuencia, si se combina la existencia de una fijación de la distracción del eje longitudinal con otra fijación de delante a atrás o de atrás a delante del escafoides o del semilunar, corrigiendo ésta se corrige también la primera. Después de cada manipulación debe hacerse otra evaluación cuidadosa de la función articular para comprobar los efectos que se han obtenido.

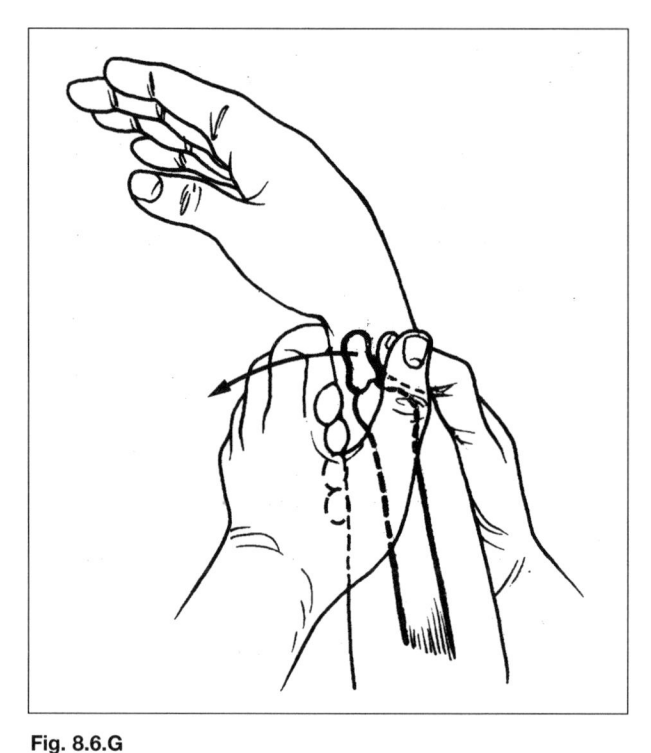

Fig. 8.6.G
Visión central de la mano derecha en que se muestra el deslizamiento de atrás hacia delante del escafoides sobre el radio

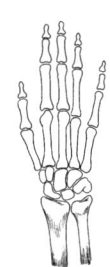

8.6.22 Técnica de tirón posteroanterior con palanca corta para la articulación radioescafoidea

Aplicación
Pérdida de deslizamiento de atrás a delante del juego articular del escafoides sobre el radio.

Postura del paciente
El paciente está sentado, de pie o en decúbito supino. El antebrazo del lado afectado se mantiene en posición vertical.

Posición del quiropráctico
El quiropráctico está sentado o de pie, de cara al paciente y con el lado cubital de la muñeca y de la mano del miembro afectado de éste apoyado en su esternón.

Contacto
a) La mano izquierda abraza la zona distal del radio desde el dorso de modo que el índice establezca un contacto firme con la parte anterior del radio; los demás dedos, excepto el pulgar, estarán bien juntos y unidos para reforzar el contacto. La membrana del pulgar izquierdo estará sobre la zona posterior y distal del cúbito de modo que el pulgar quede sobre la parte anterior del mismo hueso.
b) La mano derecha está sobre la palma de la mano del paciente de modo que el dedo corazón rodee la muñeca y esté en contacto con la parte dorsal del escafoides; los demás dedos están bien juntos y apretados para reforzar el contacto.

Procedimiento
Para alcanzar la tensión de precarga articular, con su mano derecha el quiropráctico extiende ligeramente la muñeca del paciente y luego le aplica una distracción a lo largo del eje longitudinal. Entonces, se aplica una técnica de tirón con palanca corta estándar (ver el Capítulo 2) tirando de los codos hacia los lados de modo que sobre la articulación se ejerzan dos empujes iguales pero en direccciones opuestas. Así, con la mano derecha se aplica una presión de atrás hacia delante sobre el escafoides, mientras que con la izquierda se estabiliza el radio.

Nota
Clínicamente se ha observado que esta fijación es muy frecuente en los casos de dolor en la muñeca de origen mecánico.

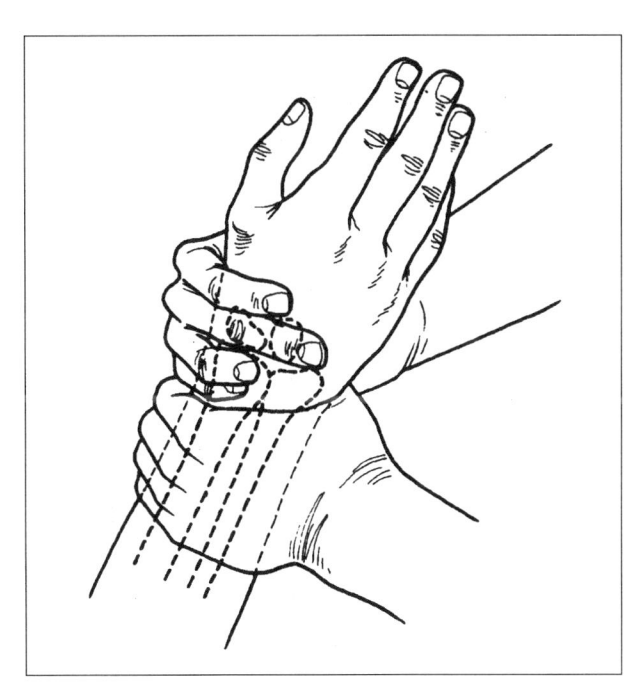

Fig. 8.6.22(a)
Técnica con palanca corta de atrás hacia delante en la articulación radioescafoidea

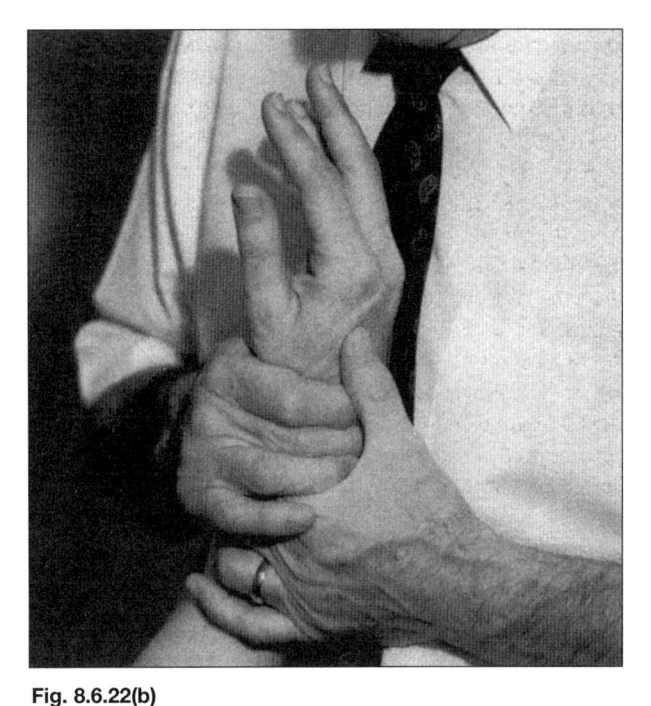

Fig. 8.6.22(b)
Para alcanzar la tensión de precarga articular, con la mano derecha hay que extender ligeramente la muñeca del paciente y luego hacer una distracción a lo largo del eje longitudinal

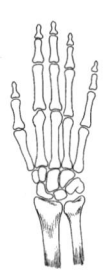

8.6.23 Técnica de tirón anteroposterior con palanca corta para la articulación radioescafoidea

Aplicación
Pérdida de deslizamiento de delante a atrás del escafoides sobre el radio.

Postura del paciente
El paciente está sentado, de pie o en decúbito supino, con el antebrazo del lado afectado vertical y la muñeca girada de manera que su lado cubital quede hacia fuera.

Posición del quiropráctico
El quiropráctico está sentado o de pie, mirando al paciente y con el lado cubital de la mano y la muñeca del lado afectado del paciente apoyados en su mesoesternón.

Contacto
a) El dedo corazón de la mano izquierda está en contacto con la parte anterior del escafoides; los demás dedos de la mano se utilizan para reforzar el contacto.
b) El dedo índice de la mano derecha rodea la parte dorsal del extremo distal del radio, lo más cerca posible de la articulación; los demás dedos de la mano se mantiene unidos para reforzar el contacto.

Procedimiento
Para conseguir la tensión de precarga articular se flexiona un poco la muñeca hacia delante y se le aplica una distracción a lo largo del eje longitudinal. Luego, se aplica una técnica de tirón con palanca corta (ver el Capítulo 2); se impulsa en direcciones opuestas, con la mano derecha estabilizando el radio y el cúbito y empujando con la izquierda con una profundidad mínima de delante hacia atrás.

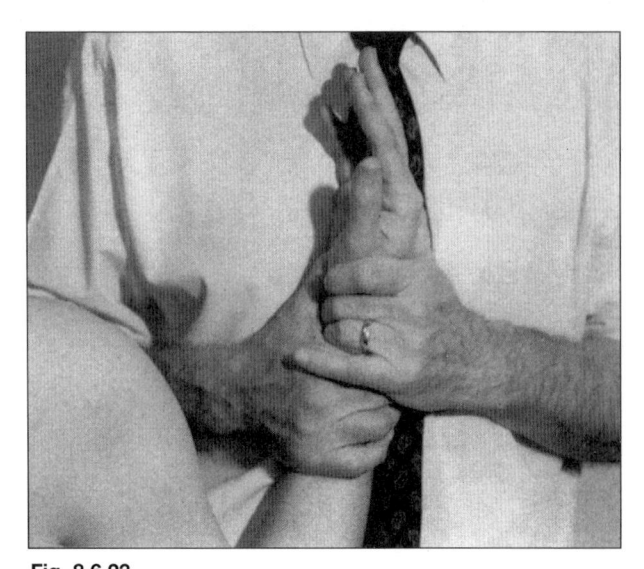

Fig. 8.6.23
Para conseguir la tensión de precarga articular, se flexiona un poco la muñeca del paciente y luego se le aplica una distracción a lo largo del eje longitudinal

8.6.24 Técnica de extensión posteroanterior de la muñeca para la articulación radioescafoidea

Aplicación
Pérdida de deslizamiento de atrás hacia delante del juego articular del escafoides sobre el radio.

Postura del paciente
El paciente está sentado con el brazo afectado ligeramente abducido y la palma de la mano apoyada en la camilla de tratamiento.

Posición del quiropráctico
El quiropráctico está de pie detrás del paciente y con la línea media de su cuerpo directamente sobre el contacto.

Contacto
a) El pisiforme de la mano izquierda del quiropráctico es el punto de contacto. La muñeca se mantiene extendida.
b) Con la mano derecha, el quiropráctico debe coger su muñeca izquierda lo más cerca posible de los extremos distales del radio y del cúbito. Los dedos, salvo el pulgar, rodean el cúbito.

Procedimiento
Se puede usar una técnica con ligera caída corporal (ver el Capítulo 2) de profundidad mínima, o una de retroceso (ver el Capítulo 2) con o sin mecanismo de caída (ver el Glosario, pág. 307). La muñeca del paciente está extendida, y la dirección del empuje forma aproximadamente un ángulo de 90° con el radio.

Nota
Esta técnica también se puede usar para ajustar la articulación radiosemilunar (ver la técnica 8.6.26).

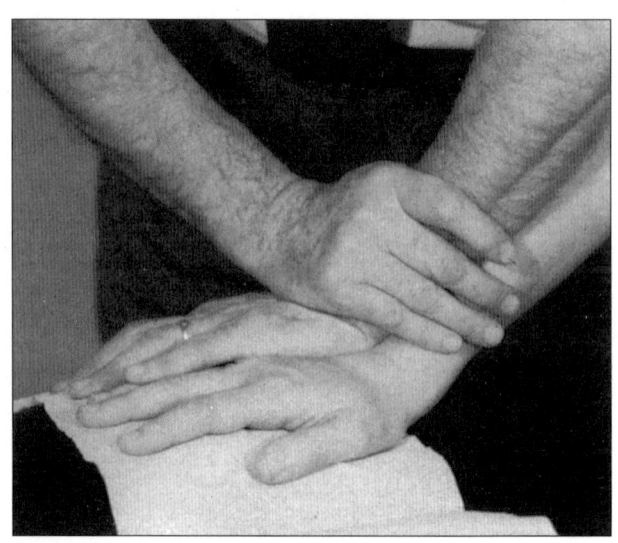

Fig. 8.6.24
La línea de empuje es oblicua para adaptarse a la línea del plano de la articulación. Este procedimiento también se puede usar para ajustar la articulación radiosemilunar

8.6.H Evaluación del juego articular del escafoides sobre el radio

Procedimiento 1
Evaluación del deslizamiento lateromedial del escafoides sobre el radio:
En primer lugar se desplaza la muñeca del paciente hacia el lado cubital. Luego, el quiropráctico pone la punta del dedo índice de la mano derecha sobre la 'caja anatómica' de modo que esté en contacto con el escafoides. Entonces, con la mano izquierda, el quiropráctico desplaza la muñeca del paciente hacia el lado radial mientras presiona el escafoides medialmente. Si el movimiento de la articulación es normal, manteniendo el contacto del dedo índice con el escafoides se nota que el hueso se desliza medialmente. Cuando termine este desplazamiento, el quiropráctico aplicará una presión firme pero suave para evaluar el juego articular.

Procedimiento 2
La evaluación del deslizamiento desde la cara medial hacia la lateral y desde la lateral hacia la medial del juego articular del semilunar y del escafoides sobre el radio se realiza de manera conjunta:
La evaluación del juego articular mediolateral y lateromedial de las articulaciones radiocarpianas como conjunto se puede hacer sujetando la parte distal del radio y del cúbito con una mano y poniendo la otra sobre la fila proximal de carpianos.
Con una mano se mueven las articulaciones desde la cara lateral hacia la medial, mientras la otra mano resiste con firmeza. El juego articular se puede evaluar al final del movimiento articular aplicando otra presión firme en la misma dirección. El juego articular se percibe como una sensación de final elástico.

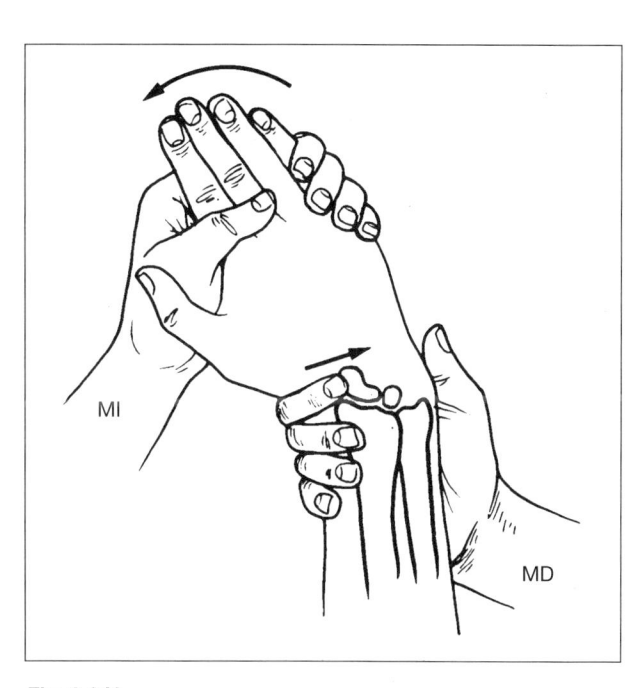

Fig. 8.6.H
Deslizamiento desde la cara lateral hacia la medial del escafoides sobre el radio

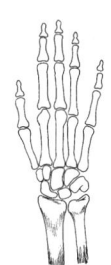

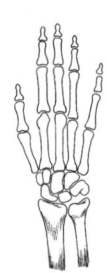

8.6.25 Técnica de tirón lateromedial con palanca corta para la articulación radioescafoidea

Aplicación
Pérdida de deslizamiento desde la cara lateral hacia la medial del juego articular del escafoides sobre el radio.

Postura del paciente
El paciente está sentado, de pie o en decúbito supino, con la mano afectada en posición vertical, la palma mirando hacia el propio paciente y la muñeca ligeramente flexionada hacia el lado radial.

Posición del quiropráctico
El quiropráctico está de pie de cara al paciente.

Contacto
a) La mano izquierda envuelve la superficie palmar de la muñeca de modo que todos los dedos, excepto el pulgar, cojan el extremo distal del cúbito. El pulgar se pone sobre el dorso de la muñeca.
b) Desde el lado palmar, el dedo corazón de la mano derecha entra en contacto con la cara lateral del escafoides. Los dedos índice y anular se usan para reforzar el contacto, mientras que el pulgar rodea el dorso de la mano.

Procedimiento
a) Se flexiona medialmente la mano del paciente hacia el pulgar para conseguir la tensión de precarga articular.
b) Los codos del quiropráctico se mantienen relajados y al lado del cuerpo.
c) Se aplica una técnica de tirón con palanca corta (ver el Capítulo 2) mediante un impulso de profundidad mínima generado por la contracción rapida de los músculos romboides. El empuje es de tipo cizalla y presionando con la misma fuerza en los dos puntos de contacto.

Nota
Para conseguir la cavitación de la articulación se requiere una presión de profundidad muy pequeña.

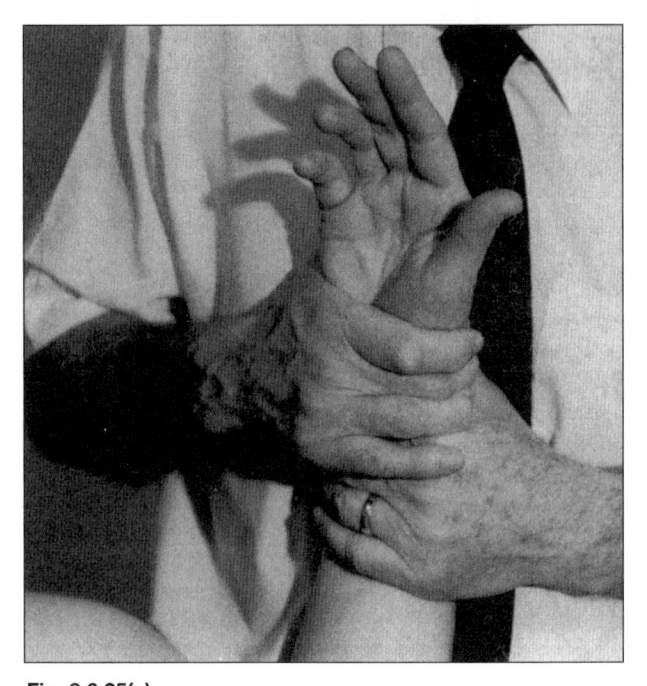

Fig. 8.6.25(a)
Los codos del quiropráctico tienen que estar flexionados unos 90°. El dorso de la mano del paciente se sujeta firmemente sobre el esternón

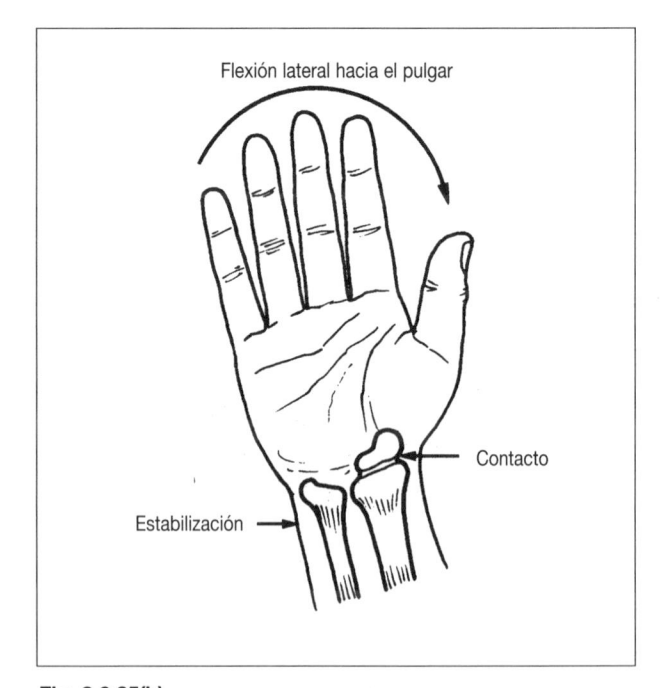

Fig. 8.6.25(b)
La parte anterior de la falange media del dedo corazón de la mano derecha se mantiene firmemente en contacto con la superficie lateral del escafoides

Muñeca y mano 189

8.6.J Evaluación del juego articular de la articulación radiocarpiana con extensión a lo largo del eje longitudinal

Procedimiento

El paciente está sentado, de pie o en decúbito supino, con el codo del lado afectado flexionado unos 90° y la palma de la mano hacia abajo. El quiropráctico está de cara al paciente y pone su mano izquierda sobre el dorso de la muñeca de éste de modo que el dedo índice y el pulgar contacten con la fila proximal de los huesos carpianos. La mano derecha también se sitúa sobre el dorso de la muñeca, pero de modo que el índice y el pulgar estén en contacto con la apófisis estiloides del radio y el cúbito. Luego, mientras mantiene firmemente los contactos, el quiropráctico separa las manos para hacer una distracción de la articulación. Cuando se haya quitado toda la laxitud, se aplica otra presión firme pero poco profunda para evaluar el estado del juego articular. Si el juego articular es normal, se tendrá una sensación de elasticidad al final del movimiento articular.

Es interesante indicar que clínicamente se ha observado que si, además de una fijación en la distracción a lo largo del eje longitudinal, hay otra en el movimiento de delante hacia atrás o de atrás hacia delante del escafoides o del semilunar, al corregir éstas frecuentemente se corrige también la primera.

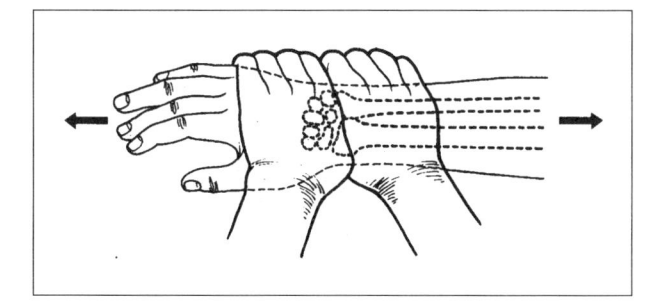

Fig. 8.6.J
Visión posteroanterior de la mano derecha

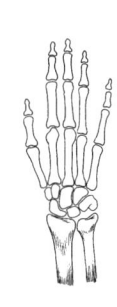

8.6.26 Técnica de tirón posteroanterior con palanca corta para la articulación radiosemilunar

Aplicación
Pérdida de deslizamiento de atrás a delante del juego articular del semilunar sobre el radio.

Postura del paciente
El paciente está sentado, de pie o en decúbito supino, con el antebrazo del lado afectado vertical y el codo flexionado. Se hace rotar la mano y la muñeca de manera que el lado cubital quede hacia fuera.

Posición del quiropráctico
El quiropráctico está de pie y de cara al paciente, con el lado cubital del antebrazo y la muñeca de éste apoyado en la parte inferior de su esternón.

Contacto
a) La mano izquierda cubre el radio distal desde el dorso y la parte anterior del índice presiona firmemente sobre la parte anterior del radio. Los demás dedos se mantienen bien apretados para reforzar el contacto.
b) La mano derecha llega desde la cara anterior a la muñeca del paciente. La parte anterior de la falange distal del dedo corazón entra en contacto con la parte dorsal del semilunar para presionarlo con fuerza. Los demás dedos, excepto el pulgar, deberán estar juntos y apretados para reforzar el contacto.

Procedimiento
La tensión de precarga articular se consigue entendiendo hacia atrás la muñeca del paciente con la membrana de la mano derecha y haciendo luego una distracción de la articulación. Entonces se aplica una técnica de tirón con palanca corta estándar (ver el Capítulo 2). El impulso se hace en direcciones opuestas. La función de la mano izquierda es estabilizar la muñeca bloqueando cualquier movimiento cercano al contacto; la dirección del empuje de la mano derecha es de atrás hacia delante y su profundidad es mínima.

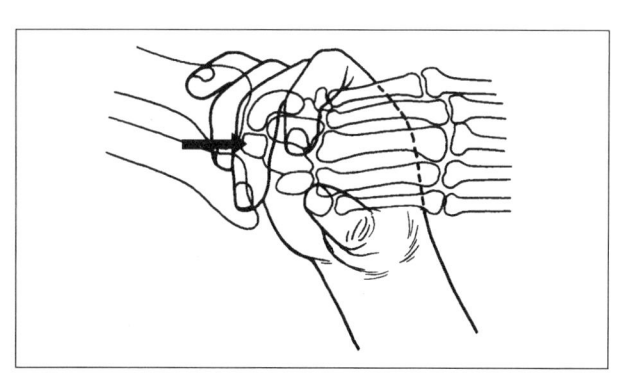

Fig. 8.6.26
Con la falange central del dedo corazón de la mano derecha se presiona firmemente el semilunar manteniendo la falange proximal extendida. Luego se extiende la muñeca varios grados hacia atrás. Para conseguir la tensión de precarga articular se aplica una distracción considerable a lo largo del eje longitudinal

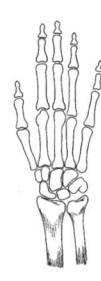

8.6.27 Técnica de tirón anteroposterior con palanca corta para la articulación radiosemilunar

Aplicación
Pérdida de deslizamiento de delante a atrás del juego articular del semilunar sobre el radio.

Postura del paciente
El paciente está sentado, de pie o en decúbito supino. El antebrazo del lado afectado está en posición vertical, con el codo flexionado. El cúbito está girado hacia fuera.

Posición del quiropráctico
El quiropráctico está de cara al paciente y desplazado hacia el lado afectado. Así mismo, se apoya el antebrazo y la muñeca del paciente en la parte inferior del esternón.

Contacto
a) La superficie anterior de la falange distal del dedo corazón de la mano izquierda está en contacto con la cara anterior del semilunar.
b) La superficie anterior del índice de la mano derecha rodea la parte posterior y distal del radio, lo más cerca posible de la articulación. Los demás dedos refuerzan el contacto.

Procedimiento
La tensión de precarga articular se consigue flexionando la muñeca del paciente hacia delante y tirando suavemente de los codos hacia los lados. Luego, se aplica una técnica de tirón con palanca corta, y usando una profundidad de empuje mínima. Cada mano presiona en dirección opuesta y respetando las líneas de plano de la articulación.

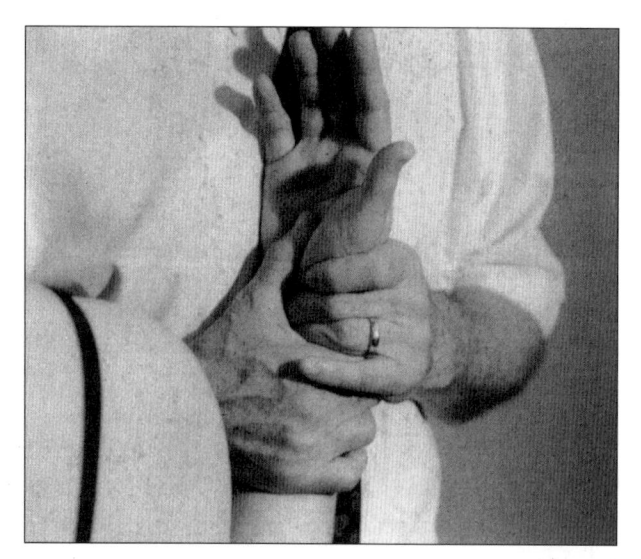

Fig. 8.6.27
El lado cubital de la muñeca y de la mano del paciente se mantiene vertical y firmemente apoyado en el esternón del quiropráctico. Luego, se flexiona ligeramente la muñeca y se hace una distracción para conseguir la tensión de precarga articular

Técnicas para la articulación radiocubital distal

8.6.K Evaluación del juego articular de la articulación radiocubital distal

Procedimiento 1
Evaluación del deslizamiento de atrás a delante del radio sobre el cúbito:
El paciente está sentado, de pie o en decúbito supino. El codo del lado afectado está en posición vertical y la palma de la mano hacia abajo. Los dos pulgares, uno sobre el otro, se colocan sobre la parte posterior y distal del radio, mientras que la parte lateral de la primera falange de la mano izquierda se pone bajo la parte anterior del cúbito para estabilizarlo y evitar cualquier movimiento. Con los pulgares se ejerce una presión hacia abajo sobre el radio para eliminar la laxitud de la articulación; entonces se aplica otra presión firme para evaluar el juego articular.

Procedimiento 2
Evaluación del deslizamiento de delante a atrás del radio sobre el cúbito:
El paciente está sentado, de pie o en decúbito supino. El codo del lado afectado estará extendido y la palma de la mano hacia abajo. Los dos pulgares, uno sobre el otro, se ponen sobre la parte posterior y distal del cúbito, mientras que la parte lateral de la primera falange de la mano derecha se sitúa bajo la parte anterior del radio para estabilizarlo y evitar cualquier movimiento. Con los pulgares se ejerce una presión hacia abajo sobre el cúbito para poner la articulación en tensión; se aplica entonces otra presión firme para evaluar el juego articular.

Procedimiento 3
Evaluación de la rotación hacia fuera y hacia dentro del radio sobre el cúbito:
El paciente está sentado, de pie o en decúbito supino, con el codo del lado afectado extendido y la palma de la mano hacia abajo. El índice y el pulgar de la mano izquierda están en contacto con las partes anterior y posterior del radio, mientras que el índice y el pulgar de la mano derecha lo harán con las partes anterior y posterior del cúbito. Entonces se ejerce una presión rotacional hacia fuera y hacia dentro hasta que desaparezca toda la laxitud de la articulación. Después se aplica otra presión firme para evaluar el juego articular. Si éste es normal, al final de la amplitud de movimiento el quiropráctico percibirá una sensación de elasticidad.

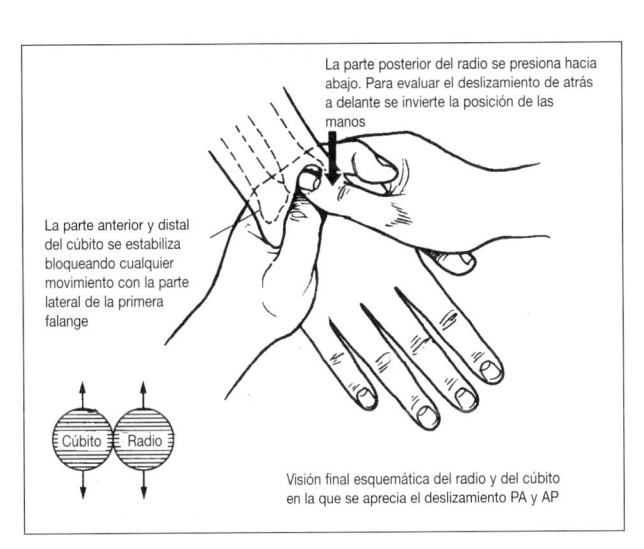

Muñeca y mano

Fig. 8.6.K(a)
Vista desde arriba de la mano derecha. Evaluación del juego articular de la articulación radiocubital distal respecto al deslizamiento de atrás a delante y de delante a atrás del radio sobre el cúbito

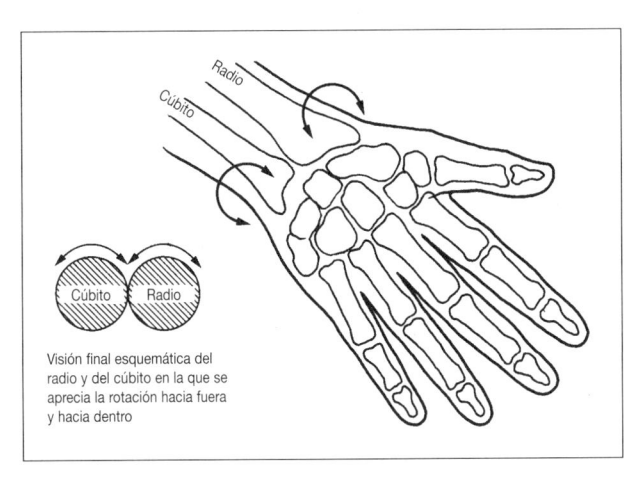

Fig. 8.6.K(b)
Evaluación del juego articular hacia dentro y hacia fuera de la articulación radiocubital distal. Sujetando el extremo distal del radio entre el pulgar y los demás dedos de una mano, hay que hacerlo rotar hacia el exterior y hacia el interior

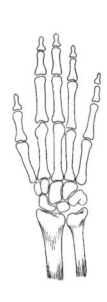

8.6.28 Técnica de tirón posteroanterior con palanca corta para la articulación radiocubital distal

Aplicación
Pérdida de deslizamiento de atrás hacia delante del juego articular del radio distal sobre el cúbito.

Postura del paciente
El paciente está sentado, de pie o en decúbito supino, con el antebrazo del miembro afectado en posición vertical. El paciente hace rotar la muñeca de modo que el lado cubital del antebrazo se apoya en el esternón del quiropráctico.

Posición del quiropráctico
El quiropráctico está sentado o de pie, de cara al paciente y algo desplazado hacia el lado del miembro afectado.

Contacto
a) La mano izquierda rodea el radio del paciente de modo que las puntas de todos los dedos (excepto el pulgar), que deben estar rígidos y bien juntos, presionen la parte anterior del cúbito distal.
b) La mano derecha envuelve el lado radial de la muñeca de manera que las falanges distal y central del dedo corazón estén en contacto con el dorso de la cabeza distal del radio. Los demás dedos estarán bien unidos para reforzar el contacto.

Procedimiento
El quiropráctico mantiene las manos y las muñecas bien rígidas. La tensión de precarga articular se consigue tirando de los codos hacia los lados. Luego, se aplica una técnica de tirón con palanca corta ejerciendo presiones opuestas y de profundidad mínima de empuje sobre la articulación.

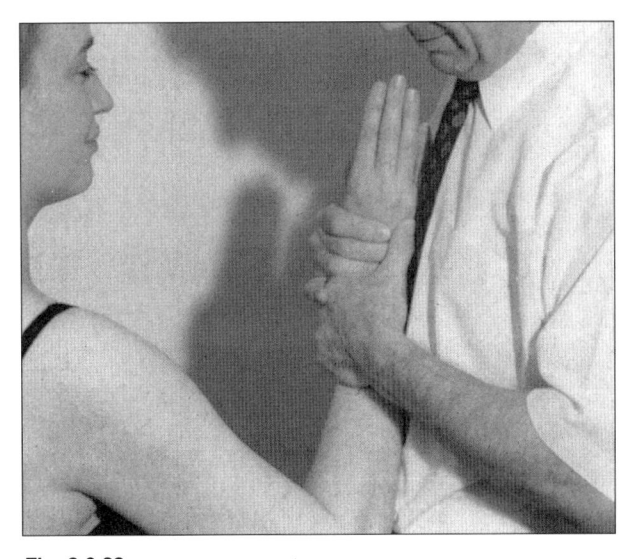

Fig. 8.6.28
El lado cubital de la muñeca y de la mano del paciente está firmemente sujeto contra el esternón del quiropráctico

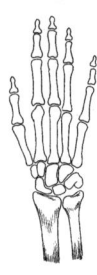

8.6.29 Técnica de tirón anteroposterior con palanca corta para la articulación radiocubital distal

Aplicación
Pérdida de deslizamiento de delante a atrás del juego articular del radio distal sobre el cúbito.

Postura del paciente
El paciente está sentado, de pie o en decúbito supino, con el antebrazo del lado afectado en posición vertical. La muñeca rota de modo que el cúbito se apoye en el esternón del quiropráctico.

Posición del paciente
El quiropráctico está sentado o de pie, de cara al paciente y algo desplazado hacia el lado afectado.

Contacto
a) La mano izquierda rodea el lado radial de la muñeca de modo que el dedo corazón esté en contacto con la parte anterior y distal del radio. Los demás dedos, salvo el pulgar, se aprietan contra él para reforzar el contacto.
b) La mano derecha también rodea el extremo distal del radio, pegada a la mano izquierda, de modo que con las puntas de todos los dedos, excepto el pulgar, se presione el dorso del extremo distal del cúbito.

Procedimiento
El quiropráctico mantiene los dedos, las manos y las muñecas bien rígidos. La tensión de precarga articular se consigue tirando de los codos hacia los lados. Luego se aplica una técnica de tirón con palanca corta en direcciones opuestas. La profundidad de empuje que se necesita es mínima.

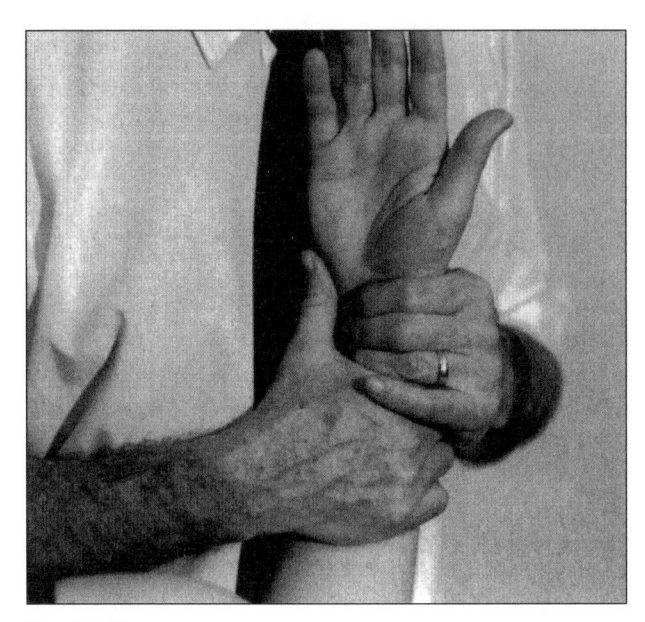

Fig. 8.6.29
La técnica es similar a la de la fig 8.6.28, con la diferencia de que invierte la posición de las manos y la fuerza se aplica de delante a atrás. Con todos los dedos de la mano derecha, excepto el pulgar, el quiropráctico presiona el dorso del extremo distal del cúbito

Sección II

La extremidad inferior

8.7

Articulación de la cadera

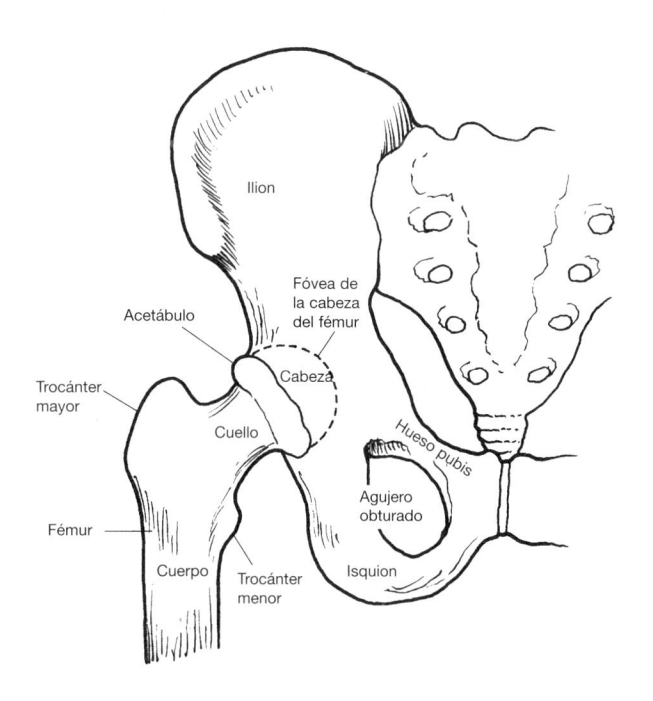

Evaluación del juego articular de la cadera
8.7.A   Extensión a lo largo del eje longitudinal
8.7.B   Deslizamiento superoinferior con flexión de la articulación de la cadera
8.7.C   Deslizamiento superoinferior con flexión y rotación interna
8.7.D   Deslizamiento superoinferior con flexión y rotación externa
8.7.E   Deslizamiento posteroanterior con extensión
8.7.F   Deslizamiento anteroposterior con flexión
8.7.G   Deslizamiento internoexterno
8.7.H   Extensión a lo largo del eje longitudinal con abducción
8.7.I   Aducción

Técnicas iliofemorales
8.7.1   Técnica de movilización con flexión y abducción/aducción iliofemoral en posición supina
8.7.2   Técnica de movilización superoinferior iliofemoral en posición supina
8.7.3   Técnica de movilización con flexión/abducción/rotación iliofemoral en posición supina
8.7.4   Técnica de movilización anteroposterior iliofemoral en resorte en posición supina
8.7.5   Técnica de movilización posteroanterior iliofemoral en posición prona
8.7.6   Técnica de movilización con abducción iliofemoral en decúbito lateral
8.7.7   Técnica de movilización en circunducción iliofemoral en decúbito lateral
8.7.8   Técnica de movilización con abducción/rotación interna iliofemoral en decúbito prono
8.7.9   Técnica de movilización internoexterna iliofemoral en posición supina
8.7.10 Técnica de movilización iliofemoral anteroposterior con flexión en posición supina
8.7.11 Técnica de movilización con rotación externointerna iliofemoral en posición supina
8.7.12 Técnica de movilización con rotación internoexterna iliofemoral en posición supina
8.7.13 Técnica de movilización con abducción iliofemoral en posición supina
8.7.14 Técnica de movilización con aducción iliofemoral en posición supina
8.7.15 Técnica de movilización con flexión/abducción/rotación externa iliofemoral en posición supina
8.7.16 Técnica de movilización con extensión iliofemoral a lo largo del eje longitudinal en posición supina
8.7.17 Técnica de movilización con extensión iliofemoral a lo largo del eje longitudinal en posición prona

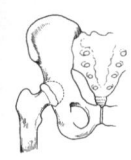

Evaluación del juego articular de la cadera

8.7.A Extensión a lo largo del eje longitudinal

Procedimiento

El paciente está en decúbito supino con la cadera extendida y la rodilla del lado afectado flexionada de modo que la parte inferior de la pierna forme un ángulo de 90°. Con el brazo derecho bajo la rodilla del paciente, el quiropráctico tira firmemente del fémur derecho hacia delante hasta que se extienda del todo y se llegue al juego articular; con la mano izquierda se palpa la articulación para examinar su movimiento.

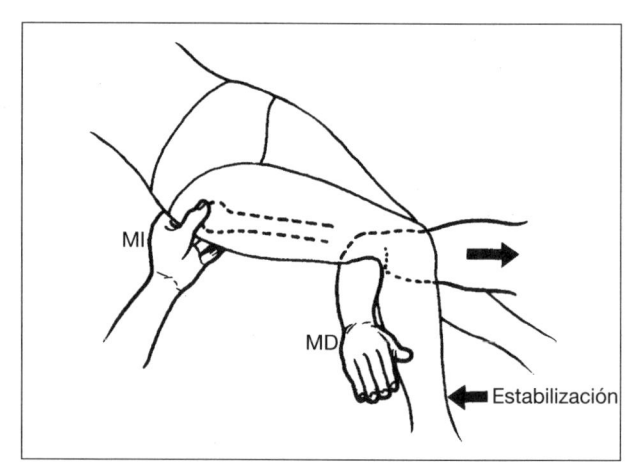

Fig. 8.7.A
Extensión en el eje longitudinal

8.7.B Deslizamiento superoinferior con flexión de la articulación de la cadera

Procedimiento

El paciente está en posición supina con la pierna del lado afectado flexionada por la rodilla y la cadera. El pie puede apoyarse en el hombro del quiropráctico. Éste entrelaza las manos alrededor de la parte anterior y proximal del muslo, lo más cerca posible de la articulación. En primer lugar se ejerce una presión en dirección inferior para tensar todos los tejidos y, luego, se aplica otra presión para tirar de la cadera hasta el juego articular, que al final del recorrido se percibe como una sensación de final elástico.

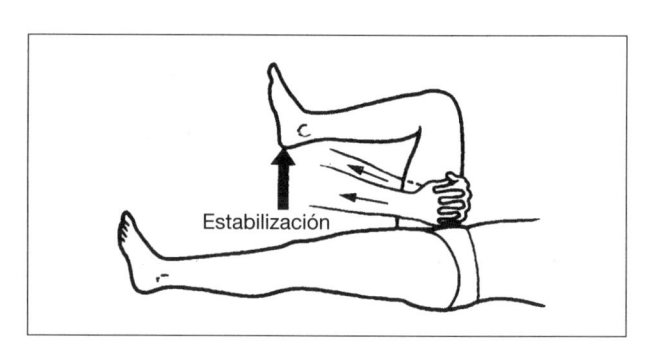

Fig. 8.7.B
Deslizamiento de arriba a abajo con flexión

8.7.C Deslizamiento superoinferior con flexión y rotación interna

Procedimiento

El paciente está en posición supina con la pierna del lado afectado flexionada por la rodilla y la cadera. El quiropráctico pone su codo izquierdo bajo la parte inferior de la pierna del paciente de modo que la mano izquierda pase por debajo de la rodilla y de la parte lateral e inferior del muslo. El quiropráctico gira el tronco hacia el otro pie del paciente, para hacer rotar las articulaciones de la cadera hacia el interior, y entrelaza las manos sobre la parte anterior y proximal del muslo. La laxitud del tejido se elimina presionando hacia abajo con las dos manos. Luego, sin aflojar la tensión y manteniendo la rotación interna, se ejerce otra presión en dirección inferior para llegar al juego articular, que se percibe como una sensación elástica al final del recorrido de la articulación.

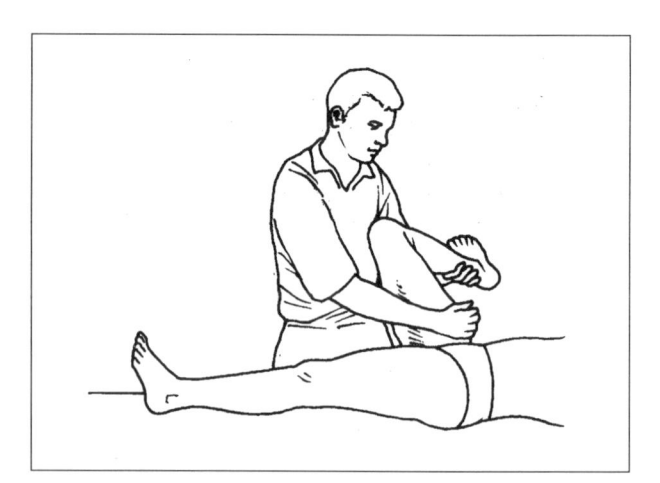

Fig. 8.7.C
Deslizamiento de arriba a abajo con flexión y rotación interna

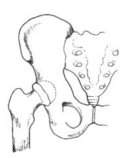

8.7.D Deslizamiento superoinferior con flexión y rotación externa

Procedimiento

El paciente está en posición supina con la pierna del lado afectado flexionada por la rodilla y la cadera. El quiropráctico se sitúa en el lado afectado del paciente mirando hacia la línea media de su cuerpo. Para rotar la cadera hacia el exterior coloca el codo derecho bajo la parte inferior de la pierna del paciente de modo que la mano pase por debajo de la rodilla y de la parte medial distal del muslo para entrelazarse con la izquierda sobre la parte anterior y proximal del muslo del paciente. El tronco del quiropráctico debe estar girado hacia la cabeza del paciente. La tensión articular se consigue tirando con ambas manos en dirección inferior. Luego, sin aflojar la tensión, se ejerce otra presión en dirección inferior para llegar al juego articular.

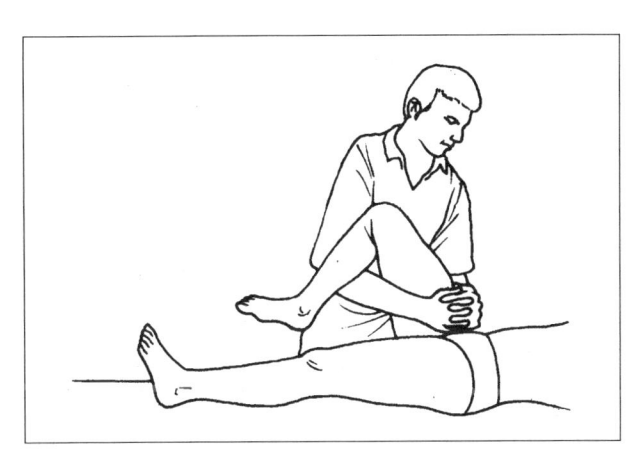

Fig. 8.7.D
Deslizamiento de arriba a abajo con flexión y rotación externa

8.7.E Deslizamiento posteroanterior con extensión

El paciente está en posición prona y el quiropráctico está de pie a un lado del paciente, el que prefiera, de cara a la cadera afectada. Mientras con una mano levanta y extiende la pierna del paciente sujetándola por la rodilla, con la otra, presiona anteriormente la articulación de la cadera para que ésta efectúe todo su recorrido y luego llegue al juego articular.

8.7.F Deslizamiento anteroposterior con flexión

El paciente está en posición supina. Con una mano, el quiropráctico levanta la cadera afectada flexionándola algunos grados, y con la otra está en contacto con el lado anterior del trocánter mayor para presionar también la cadera hacia abajo en dirección posterior de manera que se llegue al juego articular.

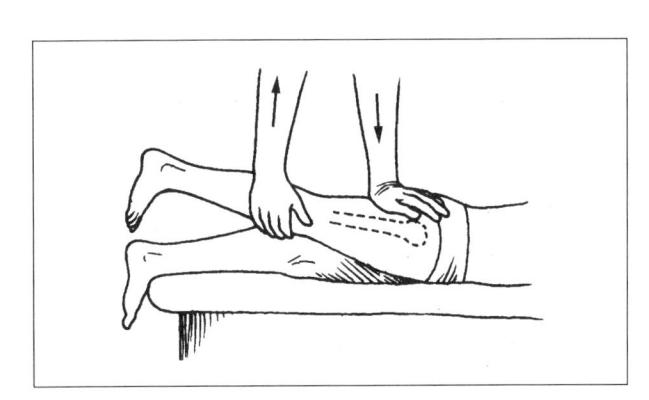

Fig. 8.7.E
Deslizamiento de atrás a delante con extensión

8.7.G Deslizamiento internoexterno

El paciente está en posición supina con la cadera flexionada 90° y el quiropráctico se sitúa en el lado contrario al de la cadera afectada. Con la mano izquierda estabiliza el fémur del paciente sujetándolo por su extremo distal, mientras que con la eminencia tenar proximal de la derecha presiona firmemente el extremo proximal del mismo hueso en dirección lateral para alcanzar el juego articular.

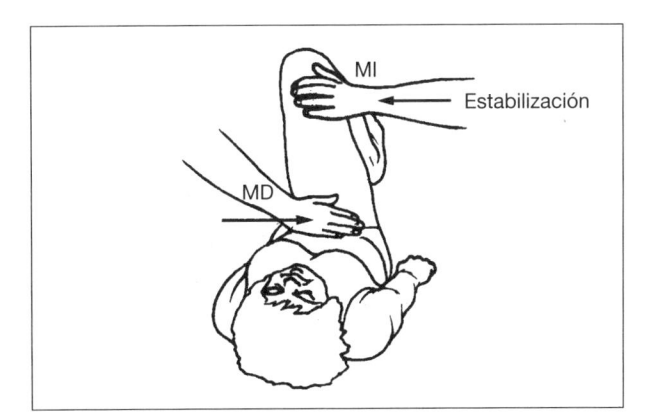

Fig. 8.7.G
Deslizamiento desde el interior hacia el exterior

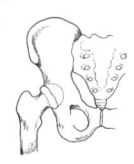

8.7.H Extensión a lo largo del eje longitudinal con abducción

Procedimiento

El paciente está en decúbito lateral sobre el lado no afectado. El quiropráctico se pone detrás del paciente y con la mano derecha abducirá la cadera a la vez que con la izquierda empuja el trocánter mayor en dirección inferior. Para completar todo el recorrido de la articulación se ejerce una presión firme. Si el juego articular es normal, al final del movimiento de la articulación se percibe una sensación de elasticidad.

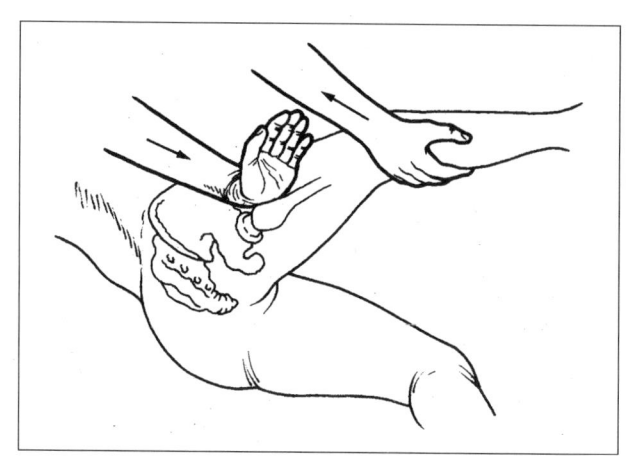

Fig. 8.7.H
Extensión a lo largo del eje longitudinal con abducción

8.7.I Aducción

Procedimiento

El paciente está en posición supina con la cadera del lado afectado ligeramente flexionada. El quiropráctico está de pie en el lado afectado y pone la mano derecha sobre el extremo distal del fémur para empujar la articulación de la cadera hacia el exterior hasta aducirla completamente. Luego ejerce otra presión para llegar al juego articular. Con la mano izquierda palpa el movimiento de la articulación y, cuando ésta llegue al final de su movimiento, percibirá una sensación de elasticidad.

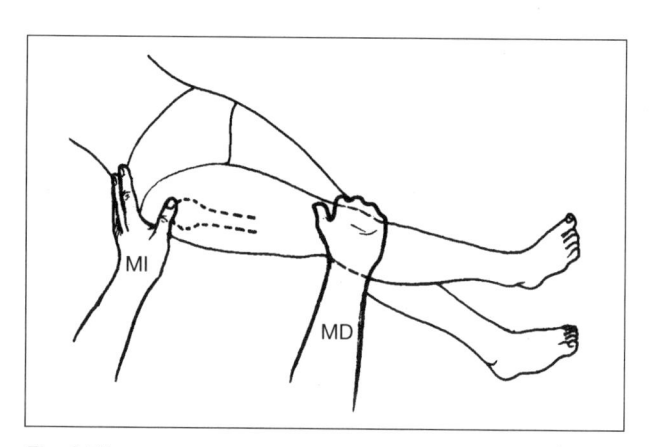

Fig. 8.7.I
Aducción

Articulación de la cadera

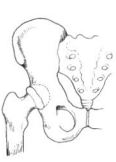

Técnicas iliofemorales

8.7.1 Técnica de movilización con flexión y abducción/aducción iliofemoral en posición supina

Aplicación
Pérdida de deslizamiento del juego articular de la cadera en flexión y gran restricción de movimiento con o sin abducción o aducción.

Postura del paciente
El paciente está cómodamente estirado en posición supina, con la cadera del lado afectado flexionada hasta el límite de tolerancia y la rodilla completamente flexionada.

Posición del quiropráctico
El quiropráctico está de pie mirando hacia la cabeza del paciente en el lado de la cadera afectada. Sus piernas están separadas: la izquierda por delante y la derecha aproximadamente a la misma altura que la rodilla derecha del paciente.

Contacto
a) La mano izquierda se pone sobre la cara anterior de la parte proximal de la tibia, junto a la articulación de la rodilla.
b) Con la mano derecha se sujeta la parte anterior de la tibia, justo al lado del tobillo.

Procedimiento 1
La rodilla del paciente se mantiene flexionada. La articulación de la cadera se flexiona hasta sentir la barrera ligamentosa. Desde esta posición, flexiona más y suavemente la cadera todo cuanto tolere el paciente, se mantiene unos segundos en ese punto y luego se vuelve a la posición inicial. El procedimiento se repite tantas veces como haga falta.

Procedimiento 2
Si el juego articular también está restringido en aducción, hay que repetir las operaciones del Procedimiento 1, pero llevando la rodilla del paciente hacia el hombro del lado no afectado.

Procedimiento 3
Si el juego articular también sufre restricciones en abducción, hay que repetir las operaciones del Procedimiento 1, pero llevando la rodilla del paciente hacia el hombro del lado afectado.

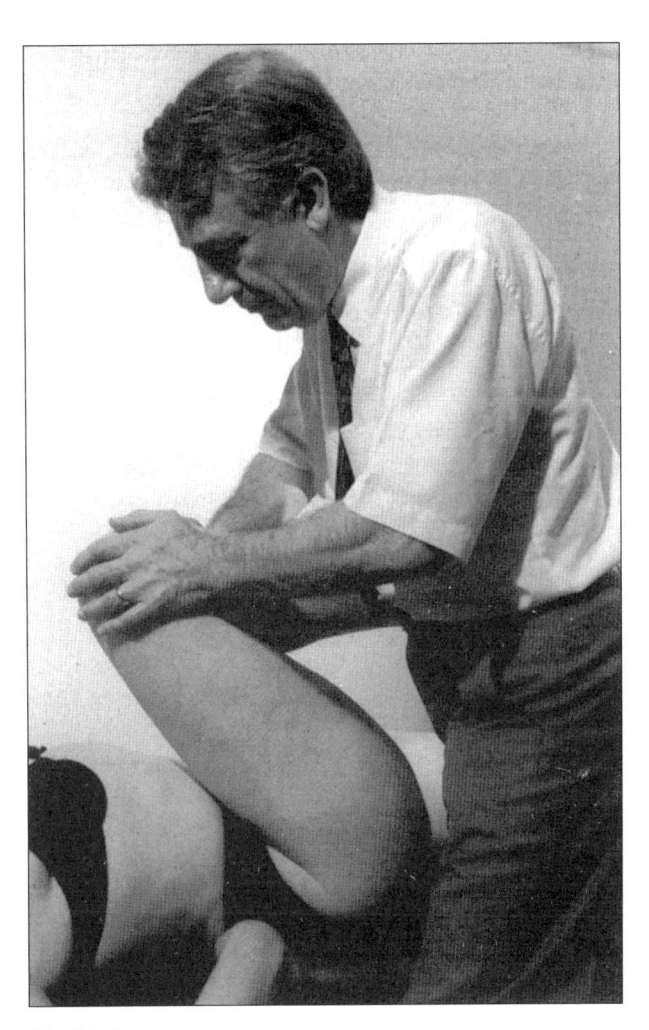

Fig. 8.7.1
Con el paciente en decúbito supino y relajado, se flexiona pasivamente la cadera afectada

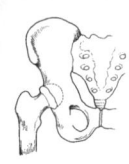

8.7.2 Técnica de movilización superoinferior iliofemoral en posición supina

Aplicación
Pérdida de deslizamiento de arriba a abajo del juego articular de la cadera.

Postura del paciente
El paciente está en posición supina con la cadera y la rodilla del lado afectado flexionadas unos 40°. La rodilla se pone sobre el hombro del quiropráctico.

Posición del quiropráctico
El quiropráctico está arrodillado y mirando hacia la cabeza del paciente. El pie izquierdo se apoya completamente en el suelo y, aproximadamente, a la altura de la articulación de la cadera del paciente. La rodilla izquierda está semiflexionada.

Contacto
Los dedos de las manos se entrelazan y se sitúan de modo que el dedo corazón de cada una sujete la parte anterior y proximal del fémur; este contacto se realiza lo más cerca posible de la articulación de la cadera.

Procedimiento
El quiropráctico aplica una firme fuerza de tracción a la cadera del paciente tirando del tronco con el contacto en dirección craneal, hasta que la parte inferior de la pierna izquierda esté aproximadamente vertical, y la cadera y la rodilla del paciente flexionadas unos 90°. Luego, sin aflojar la tensión, se aplica un impulso en dirección caudal.

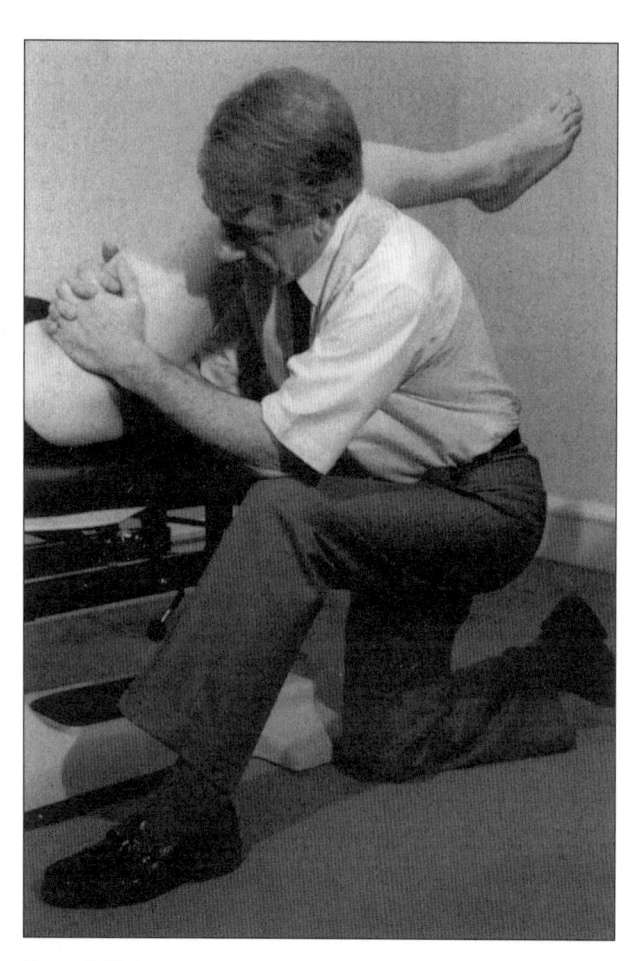

Fig. 8.7.2(a)
Posición inicial: cadera semiflexionada

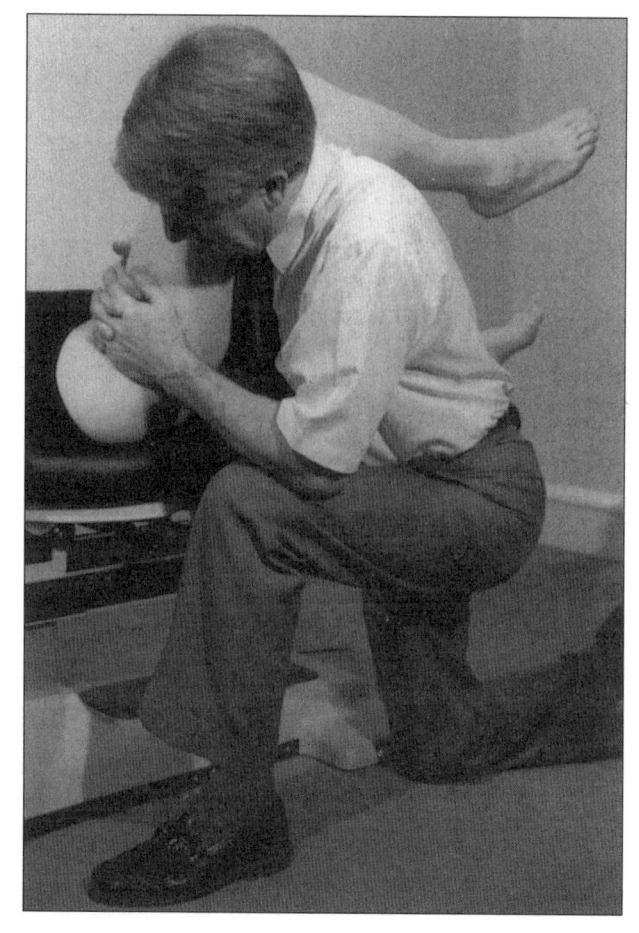

Fig. 8.7.2(b)
Posición final

Articulación de la cadera

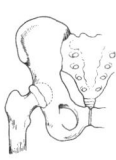

8.7.3 Técnica de movilización con flexión/abducción/rotación iliofemoral en posición supina

Aplicación
Pérdida de deslizamiento del juego articular de la cadera en la flexión, la abducción y la rotación externa.

Postura del paciente
El paciente está en posición supina con la cadera y la rodilla del lado afectado flexionadas y la planta del pie apoyada en la camilla terapéutica.

Posición del quiropráctico
El quiropráctico está de pie sobre el lado afectado mirando a la línea media del paciente y, más o menos, ante su cadera.

Contacto
a) La mano izquierda coge la rodilla derecha del paciente por su parte medial.
b) La mano derecha entra en contacto desde arriba con la espina ilíaca anterosuperior izquierda para estabilizar la pelvis.

Procedimiento
Con la mano izquierda, el quiropráctico mantiene flexionada la cadera del paciente y luego la empuja lateralmente, haciendo que rote hasta notar la tensión de los ligamentos. Después, presiona suavemente un poco más, aumentando la rotación externa hasta el punto máximo que tolere el paciente y mantiene la posición durante unos segundos. Después de 'soltar' la presión, el procedimiento se repite varias veces. El pie del paciente permanece sobre la superficie de la camilla terapéutica.

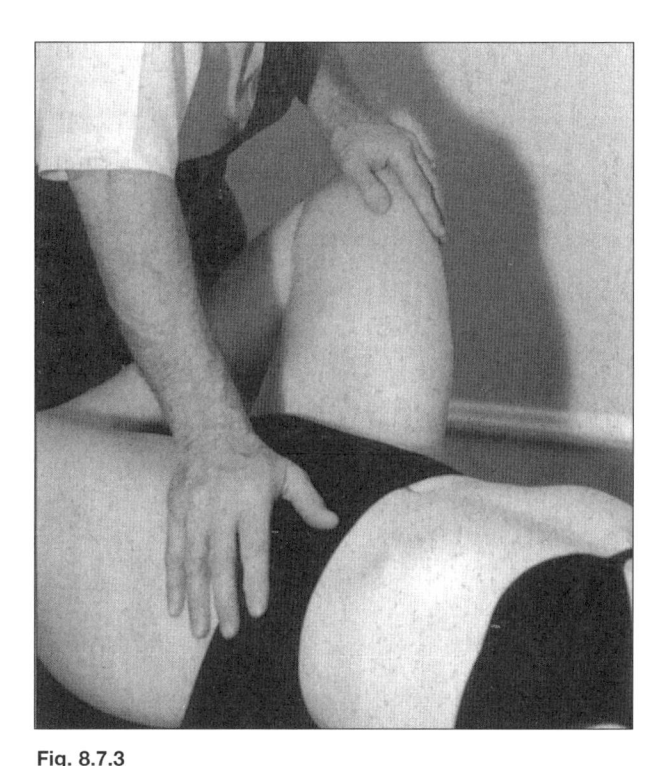

Fig. 8.7.3
Se lleva la mano derecha al lado contralateral del paciente y entra en contacto con la espina ilíaca anterosuperior para estabilizar la pelvis

8.7.4 Técnica de movilización anteroposterior iliofemoral en resorte, en posición supina

Aplicación
Pérdida de deslizamiento de delante a atrás del juego articular de la cabeza del fémur en el acetábulo.

Postura del paciente
El paciente está en posición supina con la cadera y la rodilla del lado afectado flexionadas. La otra pierna está completamente extendida.

Posición del quiropráctico
El quiropráctico está de pie en el lado contralateral, de cara al paciente y junto a las articulaciones de la cadera.

Contacto
a) La mano izquierda se pone alrededor de la cara lateral de la rodilla derecha del paciente; el quiropráctico la sujeta situando todos los dedos, excepto el pulgar, alrededor de la parte posterior de la rodilla.
b) La eminencia tenar proximal derecha se coloca sobre el fémur derecho, lo más cerca posible de la articulación de la cadera y con el pisiforme cerca del trocánter mayor.

Procedimiento
Con la mano izquierda se sostiene la pierna y se flexiona la articulación de la cadera. Al mismo tiempo que se flexiona la cadera, con la mano derecha se ejerce una presión de delante a atrás sobre la articulación de la misma. Esta operación se repite varias veces, con un movimiento de balanceo y en función de la tolerancia del paciente. Después se vuelve a evaluar la articulación; el procedimiento se repite tantas veces como sea necesario.

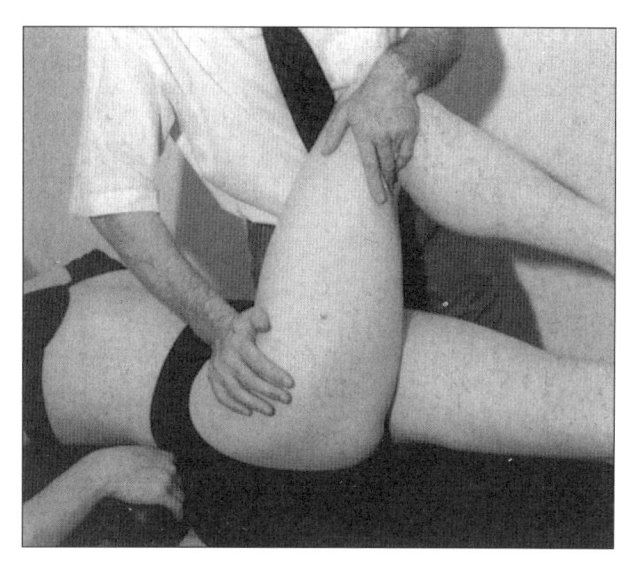

Fig. 8.7.4
Sobre la articulación de la cadera se ejerce una presión lenta, de estiramiento y rítmica

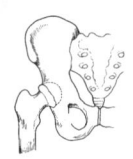

8.7.5 Técnica de movilización posteroanterior iliofemoral en posición prona

Aplicación
Pérdida de deslizamiento de atrás a delante del juego articular de la cabeza del fémur en el acetábulo.

Postura del paciente
El paciente está en posición prona con la rodilla del lado afectado flexionada completamente.

Posición del quiropráctico
El quiropráctico está de pie en el lado afectado y mirando hacia la línea media del paciente.

Contacto
a) Con el brazo por detrás de la parte inferior de la pierna del paciente, el quiropráctico pone la mano izquierda bajo la cara anterior del extremo distal del fémur, junto a la articulación de la rodilla. Se usan todos los dedos para que el contacto sea bien firme.
b) El 'talón' de la mano derecha se coloca sobre la cara posterior del trocánter mayor del paciente, lo más cerca posible del ilion.

Procedimiento
El quiropráctico debe girar un poco el tronco en dirección caudal, a la vez que con la mano derecha presiona rítmicamente y hacia abajo la articulación de la cadera. La presión ejercida debe ser lenta, estirar y ser de profundidad media. Mientras con la mano derecha se presiona hacia abajo, con la izquierda se eleva el muslo del paciente, también con presiones rítmicas, para extender la cadera y maximizar el deslizamiento de atrás a delante de la articulación. La movilización se hace dentro de los límites de tolerancia del paciente, y se repite tantas veces como haga falta.

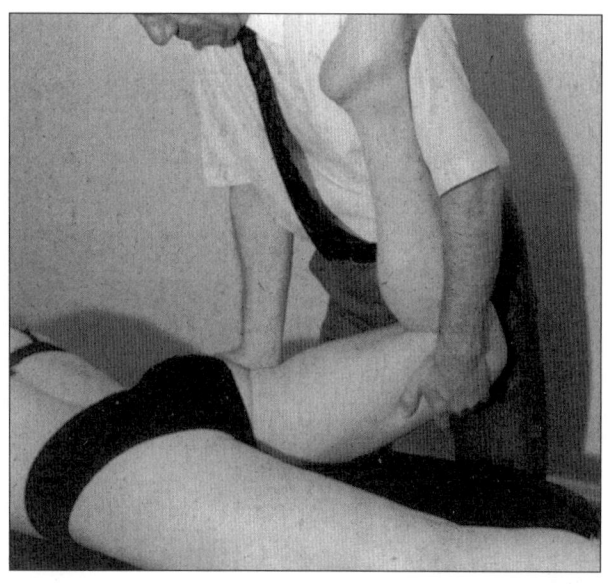

Fig. 8.7.5

Para efectuar el empuje, el quiropráctico debe girar el tronco en caudal

8.7.6 Técnica de movilización con abducción iliofemoral en decúbito lateral

Aplicación
Pérdida de deslizamiento del juego articular de la cadera en abducción y distracción.

Postura del paciente
El paciente está estirado de lado, con la cadera afectada hacia arriba y abducida. La rodilla del lado afectado puede estar flexionada o estirada según el tamaño del paciente y del quiropráctico.

Posición del quiropráctico
El quiropráctico está de pie y de cara al paciente, tras él y en posición distal respecto al trocánter mayor de aquél.

Contacto
a) La eminencia tenar proximal izquierda se sitúa sobre la cara superior del trocánter mayor del paciente, y los dedos sobre la parte lateral del fémur.
b) Mano derecha: el antebrazo derecho se pone bajo la cara medial de la rodilla del paciente, abrazándola y sosteniéndola en abducción. Todos los dedos de la mano derecha están alrededor de la cara anterior de la parte inferior del muslo.

Procedimiento
Con el brazo derecho, el quiropráctico abduce la cadera del paciente todo lo que éste tolere; el movimiento es firme pero suave y se inicia justo antes de llegar al punto de tensión de los ligamentos. Al mismo tiempo que se realiza esta acción, con la mano izquierda se ejerce una presión de distracción en dirección caudal sobre el trocánter mayor. La presión mayor se ejerce justo cuando la cadera del paciente alcance la abducción máxima. Esta movilización se lleva a cabo con un movimiento de balanceo y dentro de los límites de tolerancia del paciente, y se repite tantas veces como sea necesario.

Articulación de la cadera

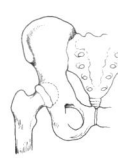

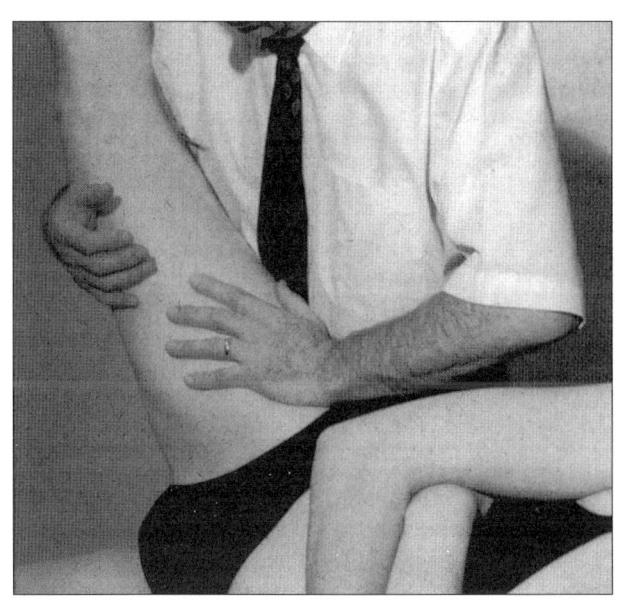

Fig. 8.7.6(a)
Inclinando ligeramente el cuerpo cranealmente, se puede ejercer una gran presión sobre el trocánter mayor

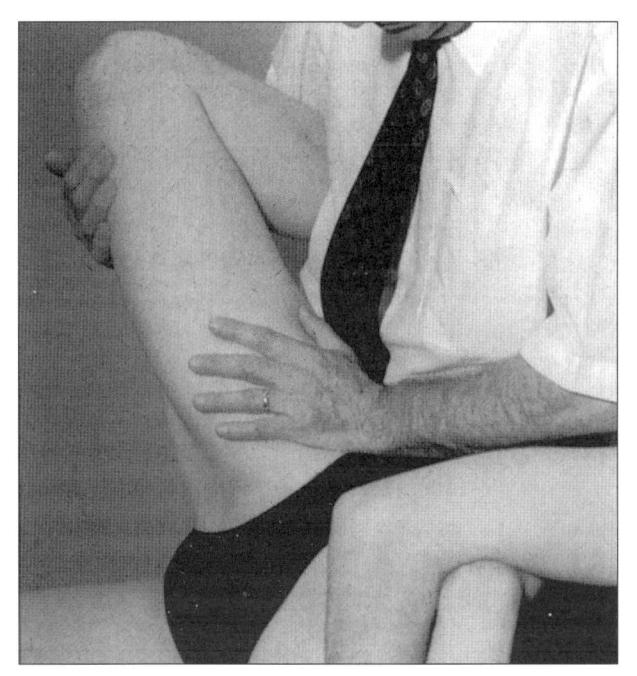

Fig. 8.7.6(b)
Posición alternativa de la pierna del paciente. La rodilla está flexionada y ello acorta eficazmente el brazo que actúa como palanca

8.7.7 Técnica de movilización en circunducción iliofemoral en decúbito lateral

Aplicación
Pérdida de deslizamiento del juego articular de la cadera en flexión, abducción, extensión y aducción.

Postura del paciente
El paciente está tendido de lado con la cadera afectada hacia arriba y la rodilla completamente flexionada.

Posición del quiropráctico
El quiropráctico está de pie detrás del paciente, en posición distal respecto a la articulación de la cadera y con la parte superior del muslo en contacto con las nalgas del paciente para estabilizar el tronco.

Contacto
a) La eminencia tenar proximal izquierda se sitúa en la cara superior del trocánter mayor del paciente, con los dedos, salvo el pulgar, estirados a lo largo del fémur.
b) Con el antebrazo derecho se sujeta la rodilla del paciente, poniéndolo bajo la cara medial de la misma; la mano derecha coge la cara anterior de la parte inferior del muslo del paciente.

Procedimiento
Mientras con la mano izquierda estabiliza la pelvis y la cadera del paciente, con la derecha el quiropráctico mueve la cadera del paciente circularmente; el movimiento se hace moviéndola, en primer lugar, hacia la línea media del cuerpo del paciente, y luego aduciéndola, flexionándola y, por último, abduciéndola y extendiéndola. Se mantiene la tensión de los ligamentos durante toda la maniobra. El procedimiento se hace dentro de los límites de tolerancia del paciente y se repite tantas veces como sea necesario.

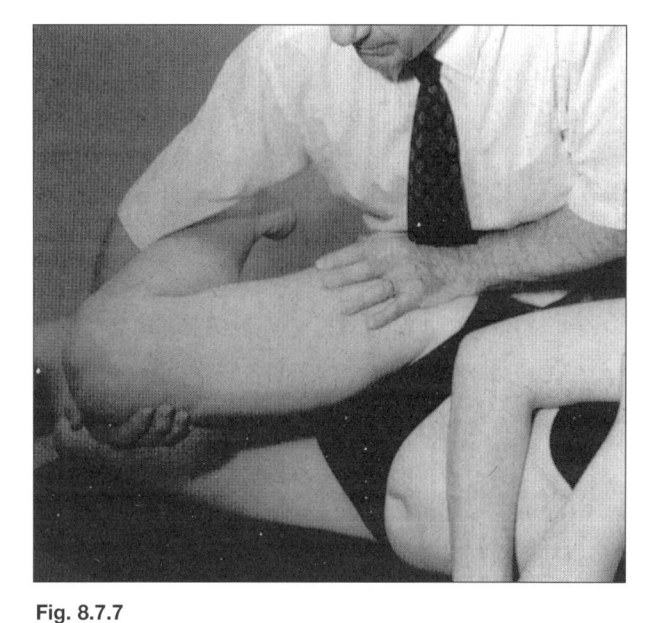

Fig. 8.7.7
Con el antebrazo derecho, el quiropráctico abraza la rodilla del paciente

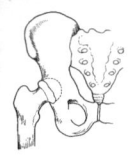

8.7.8 Técnica de movilización con abducción/rotación interna iliofemoral en posición prona

Aplicación
Restricción de la rotación interna de la cadera en abducción.

Postura del paciente
El paciente está en posición prona con la pierna del lado afectado abducida 20-25° y la rodilla flexionada en un ángulo de 120°.

Posición del quiropráctico
El quiropráctico está de pie en el lado homolateral, mirando hacia la línea media del paciente y ligeramente girado caudalmente.

Contacto
a) La mano izquierda coge medialmente el tobillo derecho del paciente; los cuatro dedos están sobre la cara anterior del mismo.
b) La mano derecha, con la palma hacia abajo, se sitúa de manera que la eminencia tenar proximal esté en posición transversal sobre la articulación sacroilíaca izquierda; todos los dedos están sobre la zona media de la nalga.

Procedimiento
La mano izquierda efectúa una rotación interna de la cadera del paciente alejando su pie de la línea media del cuerpo y estirando suavemente el ligamento iliofemoral (cuanto el paciente tolere). Luego se afloja la presión y se repite varias veces (con suavidad). La mano derecha estabiliza el lado opuesto de la pelvis y evita que se eleve al hacer la rotación interna de la cadera afectada.

8.7.9 Técnica de movilización internoexterna iliofemoral en posición supina

Aplicación
Restricción del juego articular de la cadera en la rotación desde el lado interno hacia el externo.

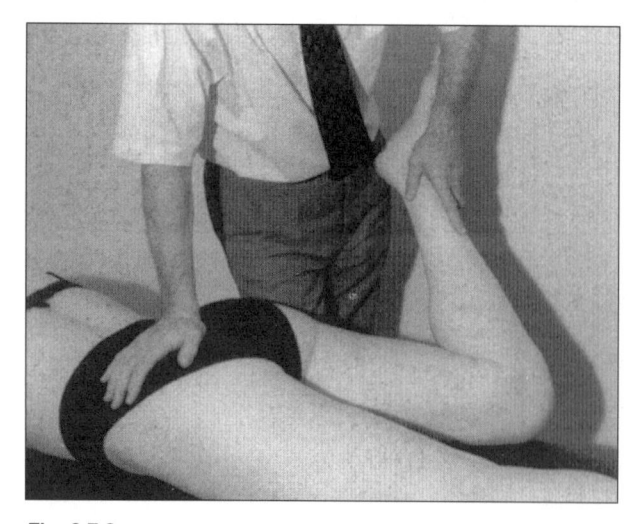

Postura del paciente
El paciente está en posición supina con la cadera afectada flexionada en un ángulo lo más cercano posible a 90° respecto al plano horizontal (o hasta el límite tolerado por el paciente). La rodilla del lado afectado también está flexionada.

Posición del quiropráctico
El quiropráctico está de pie entre las piernas del paciente y mirando hacia la cabeza de éste. Como alternativa, el quiropráctico puede sentarse entre las piernas del paciente con el tronco rotado en dirección caudal.

Contacto
a) El quiropráctico sujeta firmemente la pantorrilla del paciente poniendo bajo ella la parte inferior de su antebrazo izquierdo y presionándola contra la parte izquierda de su tronco. De este modo la estabiliza. La mano izquierda está bajo la zona proximal de la tibia del paciente, lo más cerca posible de la articulación de la rodilla.
b) La palma de la mano derecha se sitúa sobre la cara medial de la zona superior del muslo del paciente de modo que el quinto metacarpiano quede sobre la zona proximal del fémur, lo más cerca posible del cuello de éste. Los dedos deben apuntar hacia arriba sobre la parte superior del muslo.

Procedimiento
Con la mano derecha se debe ejercer presiones rítmicas contra la resistencia de la articulación de la cadera; el movimiento será desde el interior hacia el exterior y hasta el límite de tolerancia del paciente. Se repite el procedimiento cuanto haga falta.

Nota
Debido a que la posición de la mano derecha del quiropráctico (sobre la parte superior del muslo de la paciente) puede ser comprometedora, se recomienda explicar a la paciente el procedimiento y pedirle antes permiso expreso; otra posible medida es que durante la maniobra esté presente un acompañante de la paciente.

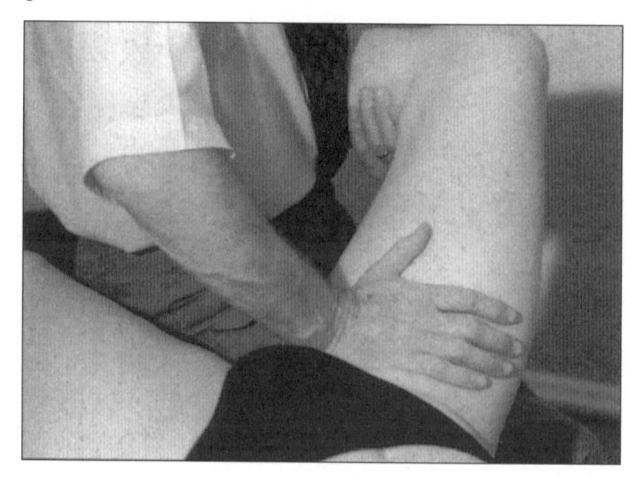

Fig. 8.7.8
Para abducir la cadera del lado afectado, el quiropráctico se gira un poco en dirección caudal

Fig. 8.7.9
Debido a que la posición de la mano derecha del quiropráctico puede ser comprometedora (está sobre la cara medial de la parte superior del muslo de la paciente), habría que pedirle antes permiso expreso

Articulación de la cadera

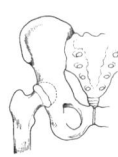

8.7.10 Técnica de movilización iliofemoral anteroposterior con flexión en posición supina

Aplicación
Pérdida de deslizamiento de delante a atrás del juego articular de la cadera en flexión.

Postura del paciente
El paciente está en posición supina con la cadera y la rodilla del lado afectado flexionadas.

Posición del quiropráctico
El quiropráctico está de cara al paciente y mirando hacia su cabeza, a la altura de su cadera y con el cuerpo apoyado en la parte inferior de su pierna.

Contacto
Manteniendo bajos los codos, el quiropráctico entrelaza las manos y las pone sobre el borde superior de la rodilla flexionada del paciente.

Procedimiento
Se aplica una compresión hacia abajo en varios grados de flexión hasta que se detecte la pérdida del juego articular. En el grado de flexión de la cadera en que se encuentre la restricción del juego articular anteroposterior, se efectúa un impulso hacia abajo rápido y poco profundo. Hasta que se restablezca el juego articular, el procedimiento puede repetirse cuanto haga falta, dentro de la tolerancia del paciente.

Fig. 8.7.10
El pecho del quiropráctico se apoya en la parte inferior de la pierna del paciente, como palanca adicional contra la articulación de la cadera

8.7.11 Técnica de movilización con rotación externointerna iliofemoral en posición supina

Aplicación
Pérdida de deslizamiento del juego articular de la rotación interna de la cabeza del fémur en el acetábulo.

Postura del paciente
El paciente está en posición supina con la rodilla y la cadera del lado afectado flexionadas 90°.

Posición del quiropráctico
El quiropráctico está de pie entre las piernas del paciente y mirando hacia la cabeza de éste.

Contacto
El quiropráctico entrelaza las manos y las pone sobre la cara anterior de la rodilla del paciente. La parte inferior de la pierna de éste (desde el tobillo hasta media pantorrilla) se apoya y sujeta en el antebrazo izquierdo del quiropráctico.

Procedimiento
La tensión de precarga articular se consigue inclinando el tronco hacia delante y haciendo que rote hacia la derecha. Luego, se aplica una serie de suaves empujes rotacionales desde el exterior hacia el interior, dentro de los límites de tolerancia del paciente. La maniobra se repite tantas veces como sea necesario.

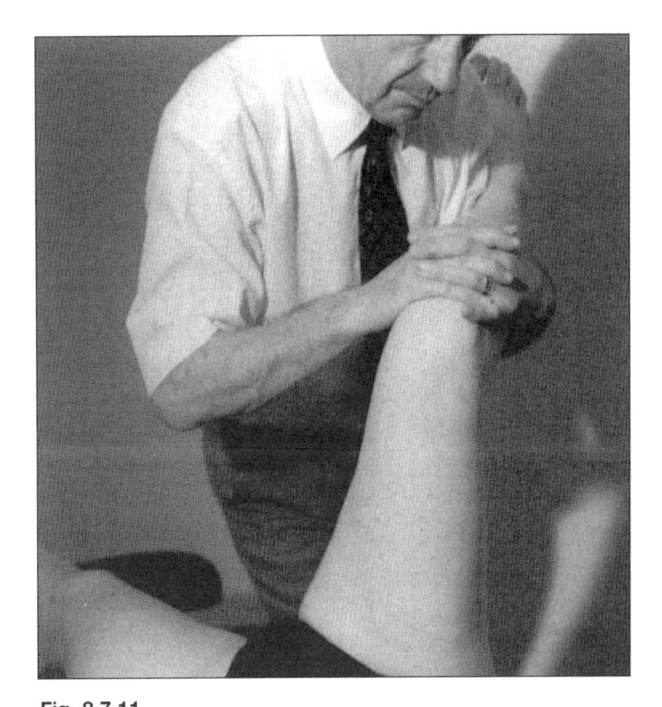

Fig. 8.7.11
Para alcanzar la tensión de precarga articular, el quiropráctico inclina el tronco hacia delante y lo hace rotar hacia la derecha

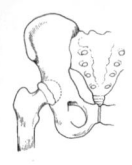

8.7.12 Técnica de movilización con rotación internoexterna iliofemoral en posición supina

Aplicación
Pérdida de deslizamiento del juego articular de la rotación externa de la cabeza del fémur en el acetábulo.

Postura del paciente
El paciente está en posición supina con la rodilla y la cadera del lado afectado flexionadas 90°.

Posición del quiropráctico
El quiropráctico está de pie en el lado afectado, mirando hacia la cabeza del paciente y junto a la articulación de la cadera.

Contacto
La parte inferior de la pierna del paciente, del tobillo a media pantorrilla, se apoya sobre el antebrazo del quiropráctico, que la sujeta entrelazando las manos y poniéndolas sobre la cara anterior de la pierna del paciente, justo al lado de la rodilla. La mano izquierda viene desde la cara lateral y la derecha desde la cara medial.

Procedimiento
El quiropráctico se inclina un poco hacia delante y gira el tronco hacia la izquierda. La tensión de precarga articular se consigue flexionando más la cadera del paciente. Desde esta posición se efectúa una serie de suaves empujes rotacionales desde el interior hacia el exterior, dentro de los límites de tolerancia del paciente.

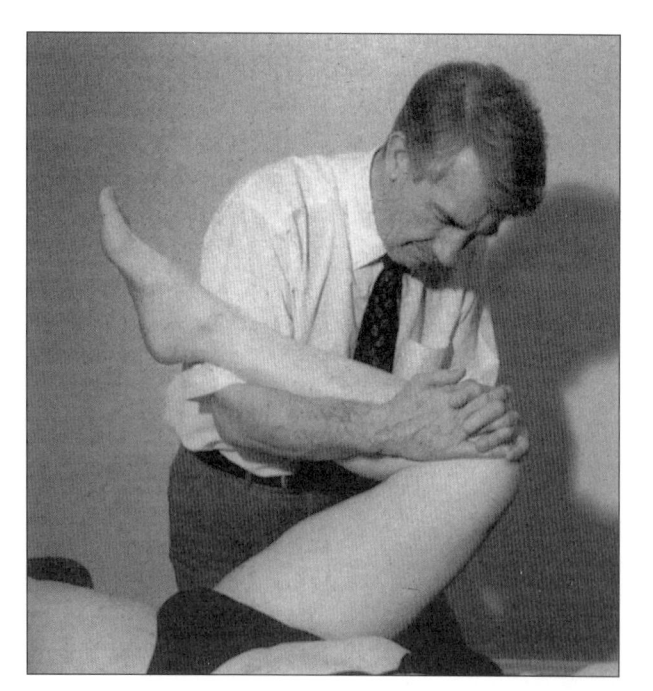

Fig. 8.7.12
Las manos del quiropráctico están entrelazadas alrededor de la articulación de la rodilla; la parte interna de la pierna del paciente se estabiliza poniéndola sobre el antebrazo del quiropráctico

8.7.13 Técnica de movilización con abducción iliofemoral en posición supina

Aplicación
Pérdida de deslizamiento del juego articular de la cabeza del fémur en el acetábulo en abducción.

Postura del paciente
El paciente está en posición supina con las piernas totalmente extendidas.

Posición del quiropráctico
El quiropráctico está de pie a los pies de la camilla terapéutica y mirando hacia la cabeza del paciente.

Contacto
El quiropráctico estabiliza la pierna no afectada con una mano y con la otra sujeta la parte inferior de la tibia de la pierna afectada, justo por encima del tobillo. Luego abduce la pierna del paciente hasta sentir que los ligamentos están en tensión.

Procedimiento
Se estira suavemente la articulación de la cadera abduciéndola más (hasta el límite de tolerancia del paciente). La rodilla del lado afectado se mantiene completamente extendida. La técnica se repite tantas veces como haga falta.

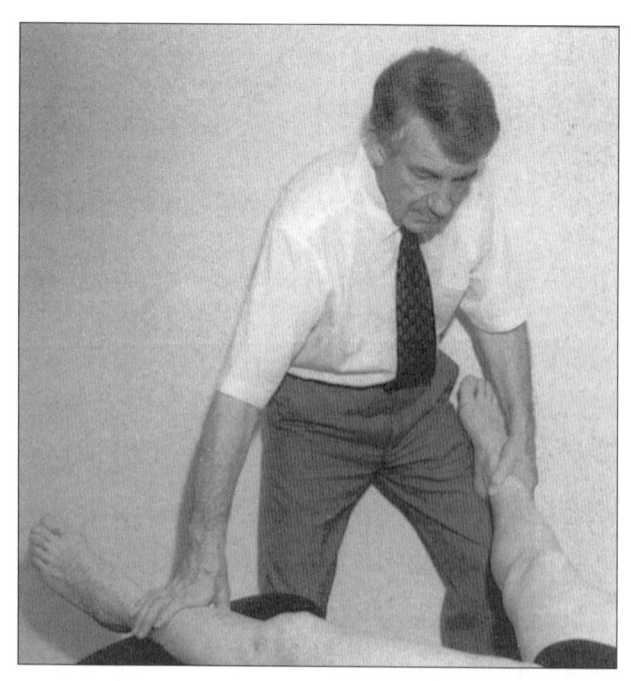

Fig. 8.7.13
Se estira suavemente la articulación de la cadera abduciéndola más

Articulación de la cadera

8.7.14 Técnica de movilización con aducción iliofemoral en posición supina

Aplicación
Pérdida de deslizamiento del juego articular de la cabeza del fémur en el acetábulo, en aducción.

Postura del paciente
El paciente está en posición supina con ambas piernas extendidas completamente.

Posición del quiropráctico
El quiropráctico está de pie a los pies de la camilla terapéutica y mirando hacia la cabeza del paciente.

Contacto
Con una mano, el quiropráctico sujeta la parte inferior de la tibia del lado afectado, mientras que con la otra estabiliza el lado no afectado. La cadera afectada está flexionada unos 15-20°, y se mantiene la rodilla completamente extendida.

Procedimiento
El quiropráctico aduce la cadera del paciente, y hasta llegar a su límite de tolerancia estira suavemente la articulación de la cadera aduciéndola más. La técnica se repite tantas veces como sea necesario.

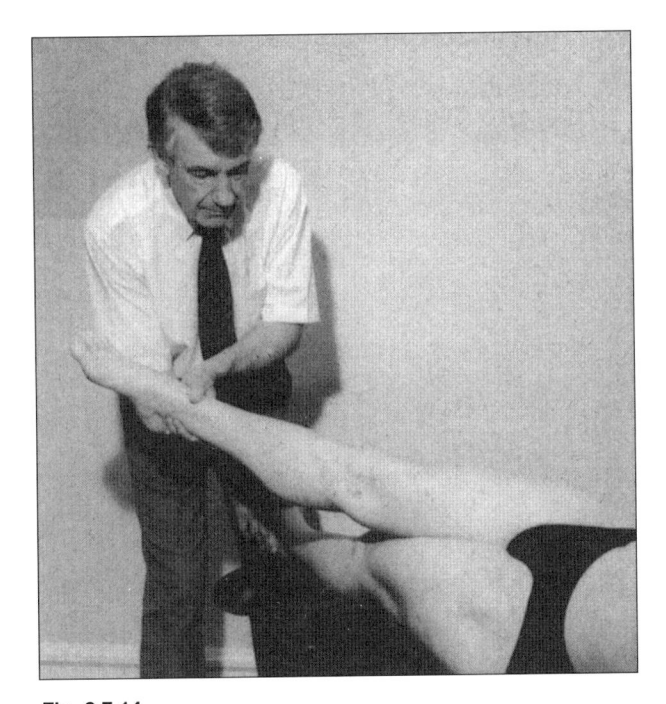

8.7.15 Técnica de movilización con flexión/abducción/rotación iliofemoral en posición supina

Aplicación
Pérdida de deslizamiento del juego articular de la cabeza del fémur en el acetábulo en el movimiento combinado de flexión/abducción/rotación externa.

Postura del paciente
El paciente está en posición supina con las piernas flexionadas por las caderas y las rodillas, y las plantas de los pies apoyadas en la camilla. Las rodillas se mantienen separadas.

Posición del quiropráctico
El quiropráctico está de pie en el lado de la articulación afectada y mirando hacia la cabeza del paciente.

Contacto
El quiropráctico sujeta las rodillas del paciente y las empuja para separarlas más hasta notar que los ligamentos estén tensos.

Procedimiento
Se ejerce entonces otra presión suave hacia el exterior poniendo énfasis en el lado afectado. La presión puede ser bilateral si el paciente muestra signos de restricción en ambas caderas. La técnica se lleva a cabo dentro de los límites de tolerancia del paciente, y se repite cuanto haga falta.

Fig. 8.7.14
El quiropráctico estira suavemente la articulación de la cadera aduciéndola más

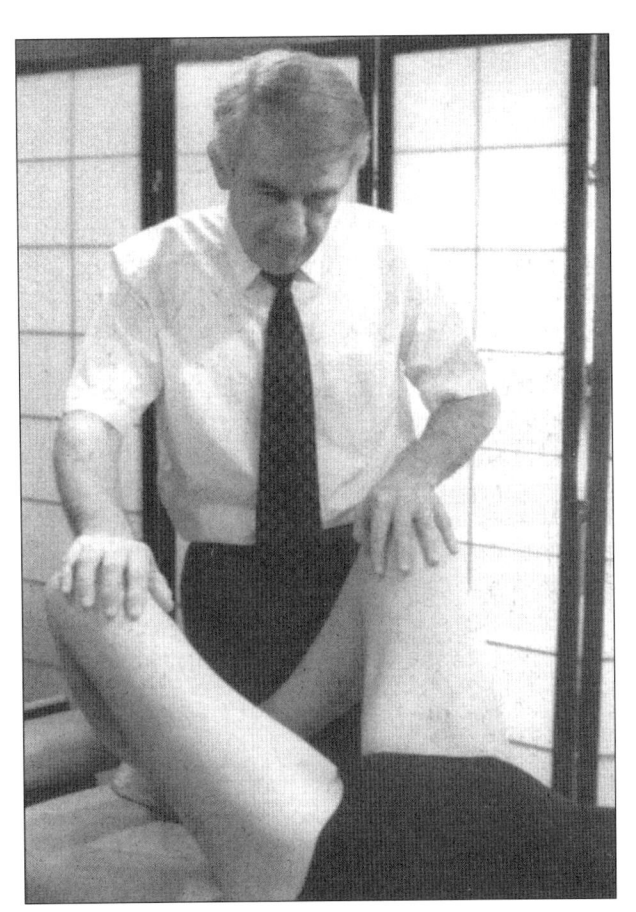

Fig. 8.7.15
Las piernas están flexionadas por las caderas y las rodillas

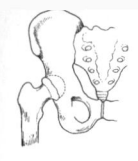

8.7.16 Técnica de movilización con extensión iliofemoral a lo largo del eje longitudinal en posición supina

Aplicación
Pérdida de deslizamiento del juego articular de la cabeza del fémur en el acetábulo, en extensión a lo largo del eje longitudinal.

Postura del paciente
El paciente está en posición supina con la pierna del lado afectado completamente extendida. La otra pierna puede estar flexionada de manera que el pie pueda apoyarse en el reposapiés de la camilla terapéutica (si ésta lo tiene). También hay que indicar al paciente que se coja firmemente de los laterales de la camilla para así evitar que se deslice hacia abajo al aplicar la presión.

Posición del quiropráctico
El quiropráctico está de pie en el lado de la articulación afectada y mirando hacia la cabeza del paciente.

Contacto
Las manos cogen la parte inferior de la tibia del paciente.

Procedimiento
El quiropráctico tira de la pierna suave pero firmemente en dirección caudal hasta sentir que los ligamentos están en tensión. La tracción se mantiene unos segundos, para luego relajar y repetir. No se hace ningún impulso brusco. Algunos autores recomiendan usar una toalla enrollada en el tobillo del paciente. En este caso, la tracción de la pierna se hace tirando de los dos extremos de la toalla, con lo que el contacto sobre la parte inferior de la pierna del paciente será más confortable.

Nota
Ésta es una técnica de palanca larga y hay que tener cuidado debido a las tensiones que se ejercen sobre todo el miembro, y llegan a la parte inferior de la espalda y más lejos aún.

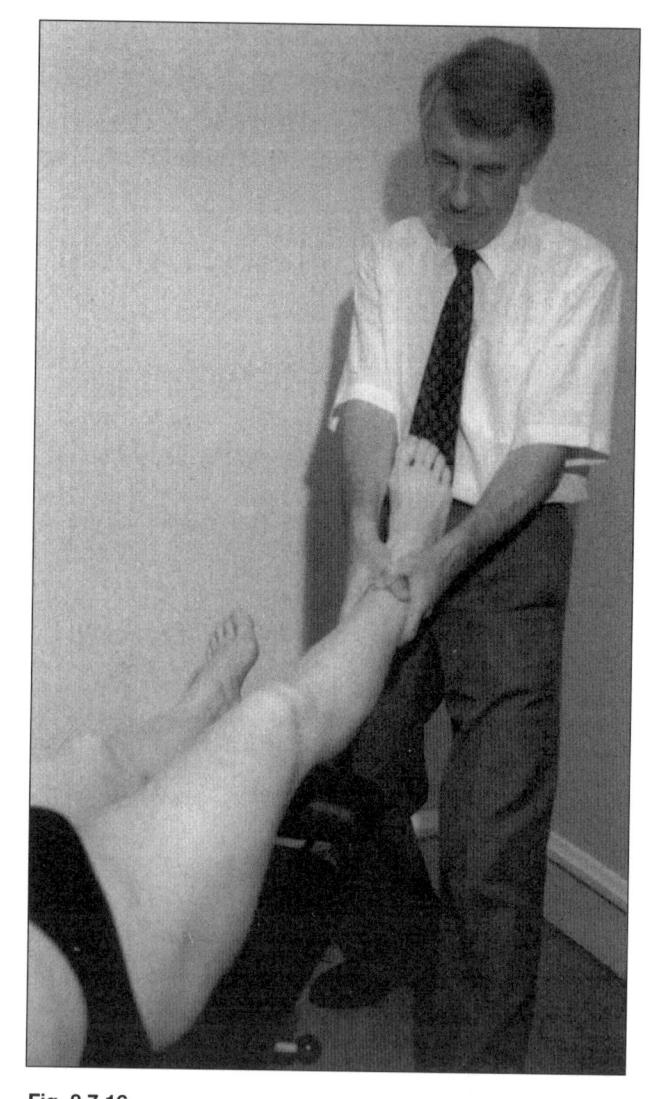

Fig. 8.7.16
El paciente se coge con fuerza de los bordes de la camilla terapéutica

Articulación de la cadera

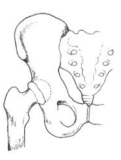

8.7.17 Técnica de movilización con extensión iliofemoral a lo largo del eje longitudinal en posición prona

Aplicación
Pérdida de deslizamiento del juego articular de la cabeza del fémur en el acetábulo en extensión.

Postura del paciente
El paciente está en posición prona con la pierna del lado afectado completamente extendida.

Posición del quiropráctico
El quiropráctico está de pie en el lado homolateral.

Contacto
Las manos cogen la parte inferior de la pierna del paciente, justo por encima de la articulación del tobillo.

Procedimiento
Se aplican una tracción hasta que se note los ligamentos en tensión y, luego, se aumenta suavemente hasta el límite de tolerancia del paciente. Se mantiene la tracción unos segundos, se afloja y se repite las veces que haga falta. Como se ha descrito en la técnica anterior, se puede enrollar una toalla en el tobillo del paciente para que el contacto sea más cómodo.

Nota
Ésta es una técnica de palanca larga, por lo que hay que tener cuidado, ya que las tensiones se aplican a través de todas las articulaciones del miembro y a la cadena cinemática.

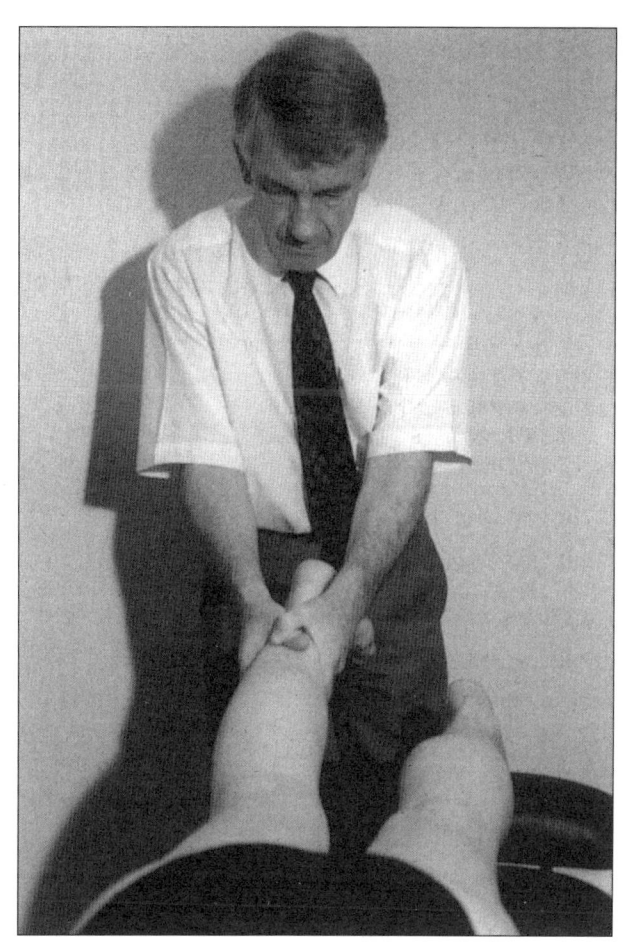

Fig. 8.7.17(a)
El quiropráctico está de pie en el lado homolateral

Variante
Una variante de esta técnica consiste en que el quiropráctico mire hacia la cabeza del paciente y sujete la rodilla afectada del paciente entre la parte inferior de los muslos, con las rodillas semiflexionadas. Inclinando el tronco hacia delante, el quiropráctico coloca las manos sobre la pelvis del paciente, concretamente sobre la espina ilíaca posterosuperior. En esta posición, y sujetando el cuerpo del paciente con las manos, el quiropráctico puede aplicar una tracción a lo largo del eje longitudinal extendiendo gradualmente las rodillas (previamente semiflexionadas).

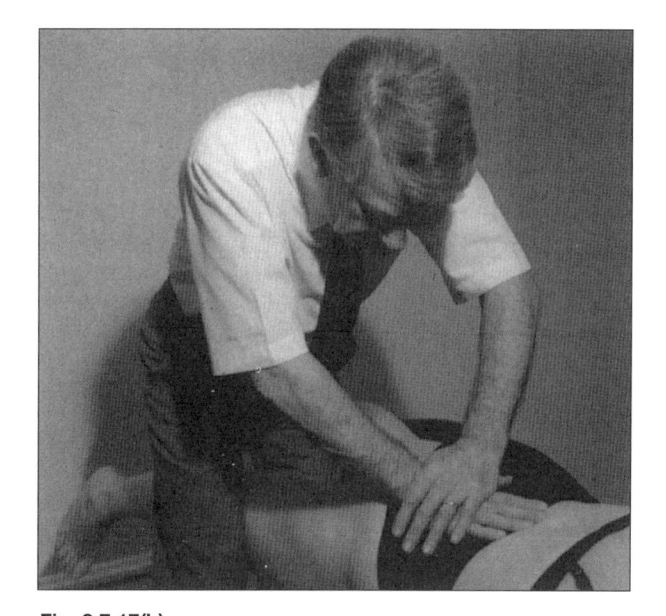

Fig. 8.7.17(b)
Método alternativo: el quiropráctico puede sujetar a horcajadas la rodilla del paciente

8.8

La rodilla

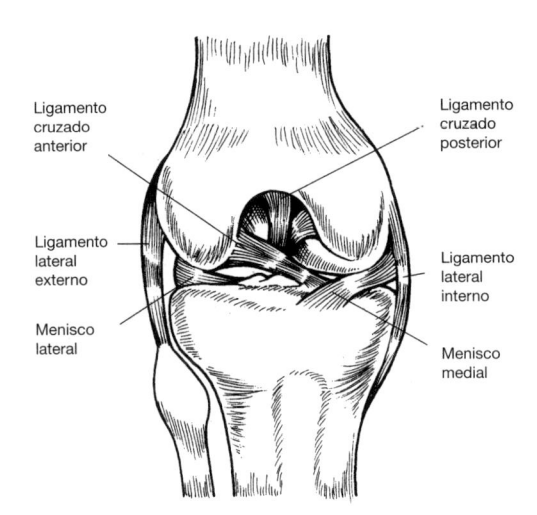

Técnicas de rotación de la articulación femorotibial
- 8.8.A Evaluación del juego articular de la articulación femorotibial en rotación internoexterna y externointerna
- 8.8.1 Técnica de rotación con rebote externointerna o internoexterna para la articulación femorotibial en posición supina
- 8.8.2 Técnica de flexión/rotación externointerna o internoexterna para la articulación femorotibial en posición supina – Método I
- 8.8.3 Técnica de flexión/rotación externointerna o internoexterna para la articulación femorotibial en posición supina – Método II
- 8.8.4 Técnica de rotación externointerna con tracción/palanqueo para la articulación femorotibial en posición supina – Método III
- 8.8.5 Técnica de rotación internoexterna con tracción/palanqueo para la articulación femorotibial en posición supina
- 8.8.6 Técnica modificada de rotación externointerna o internoexterna con tracción/palanqueo para la articulación femorotibial en posición supina
- 8.8.7 Técnica a horcajadas de rotación/flexión/extensión externointerna o internoexterna para la articulación femorotibial en posición supina
- 8.8.8 Técnica de flexión/rotación para la articulación femorotibial en posición prona

Técnicas con traslación medio/lateral para la articulación femorotibial
- 8.8.B Evaluación del juego articular de la articulación femorotibial: traslación lateral
- 8.8.9 Técnica de distracción/a horcajadas lateromedial para la articulación femorotibial en posición supina
- 8.8.10 Técnica de distracción/a horcajadas mediolateral para la articulación femorotibial en posición supina
- 8.8.C Evaluación del juego articular de la articulación femorotibial
- 8.8.11 Técnica de retroceso lateromedial para la articulación femorotibial en decúbito lateral
- 8.8.12 Técnica de retroceso mediolateral para la articulación femorotibial en decúbito lateral
- 8.8.13 Técnica de extensión lateromedial de la pierna para la articulación femorotibial en posición supina
- 8.8.14 Técnica de extensión mediolateral de la pierna para la articulación femorotibial en posición supina

Técnicas anteroposteriores para la articulación femorotibial
- 8.8.D Evaluación del juego articular anteroposterior y posteroanterior de la articulación femorotibial
- 8.8.15 Técnica a horcajadas de flexión/extensión anteroposterior para la articulación femorotibial en posición supina
- 8.8.16 Técnicas de retroceso anteroposterior para la articulación femorotibial en posición supina – Variantes I, II y III
- 8.8.17 Técnica anteroposterior con flexión para la articulación femorotibial en posición supina

Técnicas posteroanteriores para la articulación femorotibial en posición supina
- 8.8.18 Técnica posteroanterior con flexión para la articulación femorotibial en posición supina
- 8.8.19 Técnica posteroanterior con flexión para la articulación femorotibial en posición supina – Método II
- 8.8.20 Técnica posteroanterior con flexión para la articulación femorotibial en posición prona

Técnicas de extensión a lo largo del eje longitudinal para la articulación femorotibial
- 8.8.E Evaluación del juego articular de la articulación femorotibial en extensión a lo largo del eje longitudinal
- 8.8.21 Técnica de tracción/palanqueo en flexión para la articulación femorotibial en posición supina

Técnicas de movilización para la articulación femorotibial
- 8.8.22 Técnica con flexión/distracción para la articulación femorotibial en posición prona – Método I
- 8.8.23 Técnica con flexión/distracción para la articulación femorotibial en posición prona – Método II
- 8.8.24 Técnica de circunducción para la articulación femorotibial en posición supina – Método I
- 8.8.25 Técnica de circunducción para la articulación femorotibial en posición supina – Método II
- 8.8.26 Técnica de circunducción para la articulación femorotibial en posición supina – Método III

Técnicas de movilización rotuliana de la articulación femorotibial
- 8.8.27 Técnica superoinferior rotuliana en posición supina
- 8.8.28 Técnica oblicua rotuliana en posición supina
- 8.8.29 Técnicas rotulianas lateromediales I y II en posición supina
- 8.8.30 Técnicas rotulianas mediolaterales I y II en posición supina

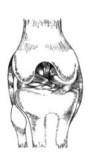

Técnicas de rotación de la articulación femorotibial

8.8.A Evaluación del juego articular de la articulación femorotibial en rotación internoexterna y externointerna

Al ser una articulación en bisagra incongruente, la flexión de la rodilla permite que la tibia rote (Segal, 1987). Cuando se flexiona la rodilla, los tubérculos intercondíleos de la tibia se desplazan libremente de la fosa intercondílea del fémur (Kapandji, 1983).

Procedimiento
Rotación interna y externa de la tibia sobre el fémur – Método I: El paciente puede estar sentado o en decúbito supino, con la rodilla flexionada unos 90° como en la Fig. 8.8.A. La mano izquierda sujeta la parte inferior de la pierna y el tobillo; en primer lugar se hace rotar la articulación de la rodilla internamente y, luego, externamente hasta llegar al juego articular. La mano derecha se coloca sobre la parte anterior de la rodilla del paciente de forma que con las yemas del pulgar y el índice se sujeten las caras lateral y medial de los cóndilos tibial y femoral. Mientras se hace rotar la tibia, con el pulgar y el índice se palpa la articulación para determinar si se ha perdido juego articular.

Procedimiento
Rotación interna y externa de la tibia sobre el fémur – Método II: El paciente está en posición supina con la rodilla flexionada unos 30-40°. El quiropráctico pone una pierna a cada lado de la parte inferior de la pierna del paciente y la sujeta justo sobre la rodilla para estabilizarla. Las manos sujetan los cóndilos lateral y medial de la tibia con los tenares y los dedos abrazan la parte posterior. Entonces, manteniendo la flexión, se hace rotar la rodilla hacia el interior o hacia el exterior y, luego, se presiona firmemente hasta llegar al juego articular.

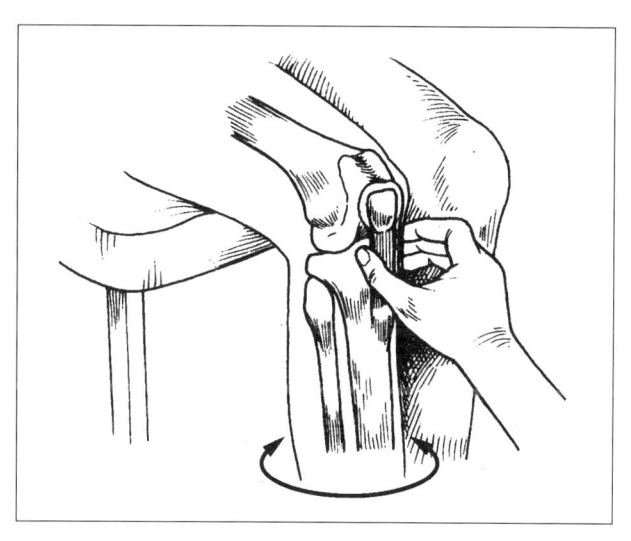

Fig. 8.8.A
Método I y II. Rotación interna y externa de la tibia sobre el fémur

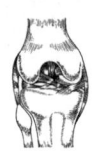

8.8.1 Técnica de rotación con rebote externointerna o internoexterna para la articulación femorotibial en posición supina

Aplicación
Pérdida de deslizamiento del juego articular de la tibia sobre el fémur en rotación desde el lado externo hacia el interno.

Postura del paciente
El paciente está en posición supina, con la rodilla afectada completamente extendida y la cadera ipsolateral abducida unos 20°.

Posición del quiropráctico
El quiropráctico está de pie en el lado de la articulación afectada, mirando hacia la cabeza del paciente y en posición distal respecto a la rodilla de éste; las piernas están a horcajadas, la izquierda por delante de la derecha.

Contacto
a) La mano derecha coge el borde anteromedial de la tibia de manera que todos los dedos, excepto el pulgar, rodeen la parte posterior.
b) La mano izquierda se ahueca alrededor del borde lateral de la tibia, por debajo de la articulación de la rodilla, con el pulgar apoyado en la cara anterolateral y los demás dedos colocados sobre la parte posterior.

Procedimiento
El ajuste se realiza en tres fases rápidas, continuas, fluidas y sincronizadas; tanto al principio como al final, la rodilla está flexionada unos 40°. El talón del paciente permanece en contacto con la camilla terapéutica durante toda la maniobra y, para conseguir un resultado eficaz, es esencial que toda la pierna esté siempre relajada.

Fase I: usando las dos manos a la vez, se levanta la pierna del paciente hasta que la rodilla quede flexionada unos 40°. Luego se hace rotar hacia el interior la tibia y se mantiene en esta posición.

Fase II: manteniendo la rotación interna de la tibia, se empuja la rodilla del paciente hacia abajo, con un movimiento rápido y hábil, hasta que esté completamente extendida. En el punto de máxima extensión, la cara lateral de la mano izquierda afloja el contacto sobre la tibia.

Fase III: la rodilla rebota y vuelve a flexionarse con la ayuda de la mano derecha, que mantiene siempre la rotación interna de la tibia.

El quiropráctico también hace rebotar su mano izquierda hacia arriba para volver a coger la pierna del paciente por la cara posterior lateral de la tibia y hacerla rotar más hacia el interior con un movimiento repentino; además, introduce una distracción de la rodilla.

Nota
Esta técnica también puede aplicarse si la pérdida de deslizamiento del juego articular de la tibia sobre el fémur afecta a la rotación desde el interior hacia el exterior. La postura del paciente, la posición del quiropráctico y los contactos son, en este caso, similares a los descritos antes. La única diferencia en el procedimiento es que el empuje de ajuste se hace de manera que la tibia rote hacia el exterior. La mano derecha del quiropráctico sujeta la cara posteromedial de la tibia del paciente.

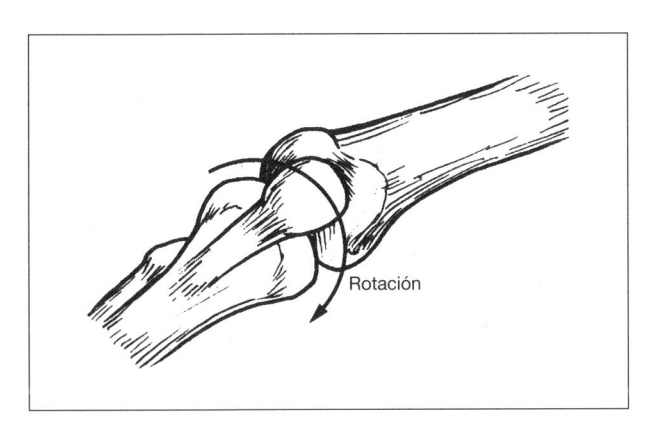

La rodilla

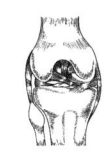

Fig. 8.8.1(a)
La flecha indica las fuerzas que se aplican a la articulación. La rodilla del paciente se levanta hasta quedar flexionada unos 40°, mientras se abduce la cadera unos 20-30°

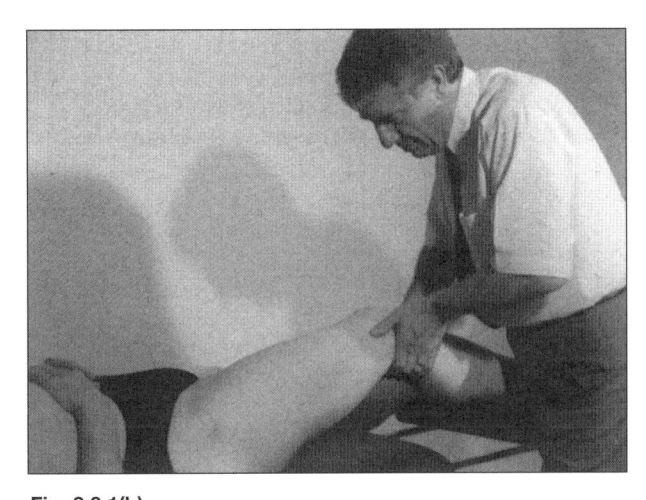

Fig. 8.8.1(b)
Posición inicial. La rodilla del paciente está semiflexionada; el quiropráctico la sujeta con las manos. Luego, hace rotar la rodilla hacia el interior

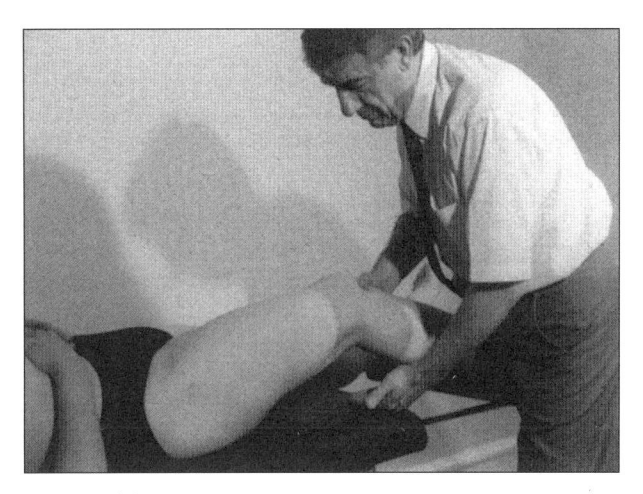

Fig. 8.8.1(d)
La articulación de la rodilla rebota y vuelve a quedar semiflexionada. La mano del quiropráctico permanece junto a la almohadilla

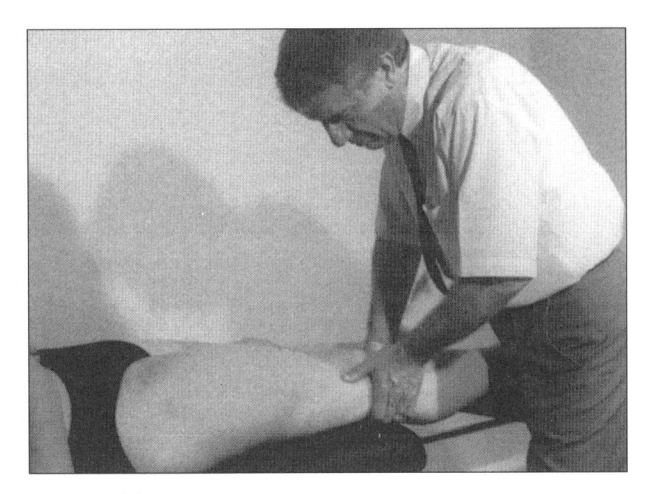

Fig. 8.8.1(c)
Con rapidez, se presiona la articulación de la rodilla hasta que llegue a su máxima extensión y manteniendo la rotación medial

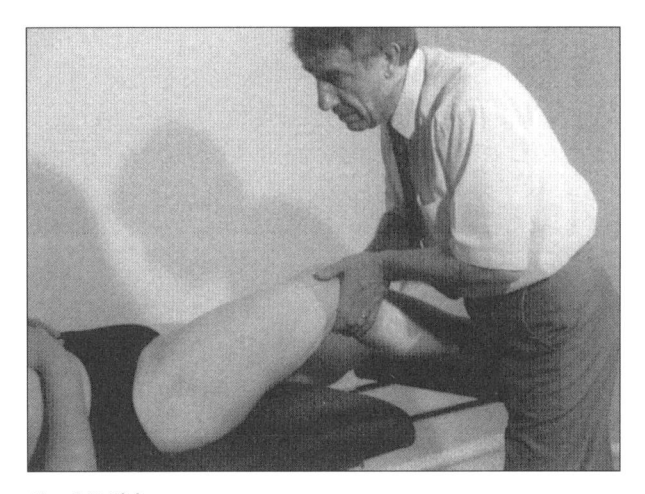

Fig. 8.8.1(e)
Posición final. La mano izquierda del quiropráctico sujeta la parte posterior de la tibia y aplica una presión para hacerla rotar más hacia el interior

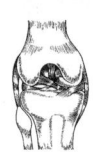

8.8.2 Técnica de flexión/rotación externointerna o internoexterna para la articulación femorotibial en posición supina – Método I

Aplicación
Pérdida de deslizamiento del juego articular de la tibia sobre el fémur en rotación del exterior hacia el interior.

Postura del paciente
El paciente está en posición supina con la rodilla afectada flexionada y la cadera flexionada a unos 90°.

Posición del quiropráctico
Tiene que estar de pie en el lado de la articulación afectada, mirando hacia la cabeza del paciente y con la pierna izquierda por delante de la derecha, aproximadamente al nivel del trocánter mayor del paciente.

Contacto
a) La mano izquierda se usa principalmente como apoyo y se coloca sobre la cara anterior de la rodilla de modo que los dedos índice y corazón estén sobre la línea media de la articulación femorotibial. Con esta mano también se flexiona la cadera unos 100° y se abduce aproximadamente 30°.
b) La mano derecha se pone sobre el borde lateral de la parte posterior del pie, con el talón de aquélla alrededor del borde lateral del astrágalo y los demás dedos por debajo de la superficie palmar.

Procedimiento
El quiropráctico flexiona completamente la rodilla del paciente, hace rotar el pie y el tobillo medialmente y mantiene la rotación y la flexión durante todo el ajuste. En esa posición, se hace que el talón del paciente describa un pequeño movimiento circular en dirección opuesta al trocánter mayor. En esta nueva posición se sentirá la tensión de precarga articular. Manteniendo la tensión de los tejidos, hay que hiperflexionar suavemente la rodilla y, al mismo tiempo, continuar el movimiento circular con un impulso moderadamente rápido, ahora hacia el quiropráctico. Con los dedos de la mano izquierda se notará que los tejidos pierden la tensión.

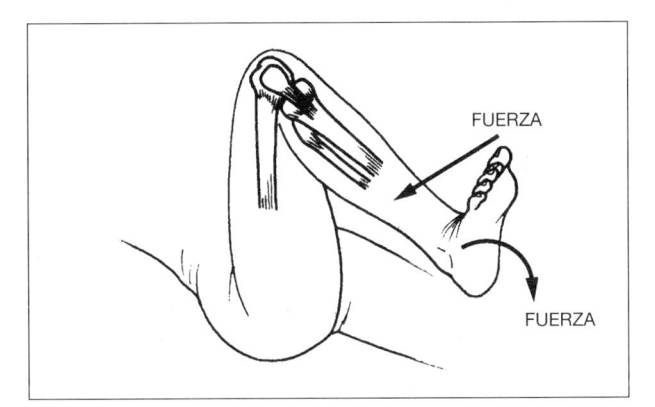

La rodilla 215

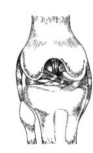

Fig. 8.8.2(a)
Direcciones de las fuerzas de ajuste aplicadas a la articulación femorotibial

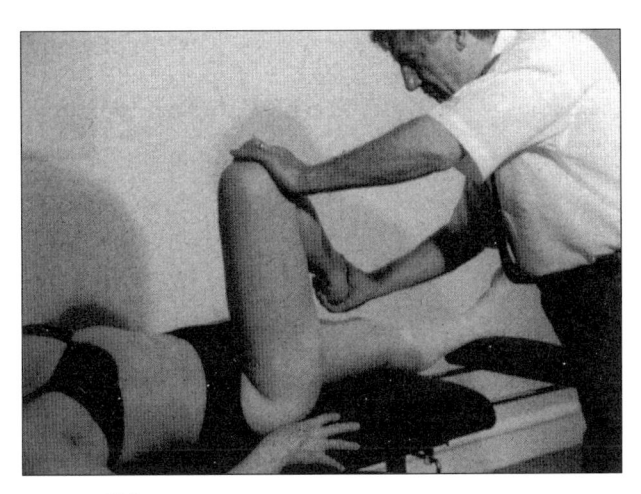

Fig. 8.8.2(b)
Posición inicial: técnica de flexión/rotación desde el exterior hacia el interior. El quiropráctico está de pie en el lado ipsolateral

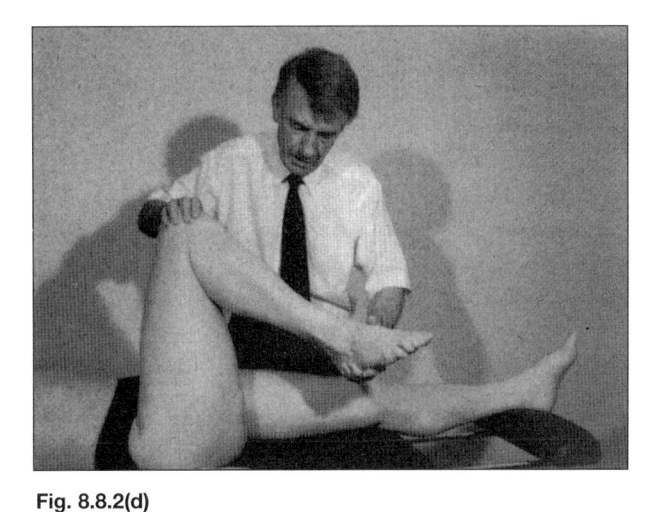

Fig. 8.8.2(d)
Posición inicial: técnica de flexión/rotación desde el interior hacia el exterior. El quiropráctico está de pie en el lado contralateral y hace rotar el pie y el tobillo del paciente hacia el exterior

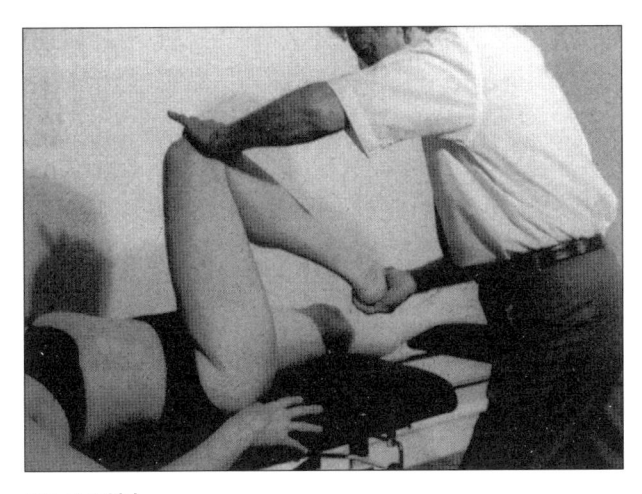

Fig. 8.8.2(c)
Posición final: técnica de flexión/rotación desde el exterior hacia el interior. Durante todo el procedimiento, el pie y el tobillo del paciente se mantienen rotados hacia el interior y la rodilla hiperflexionada

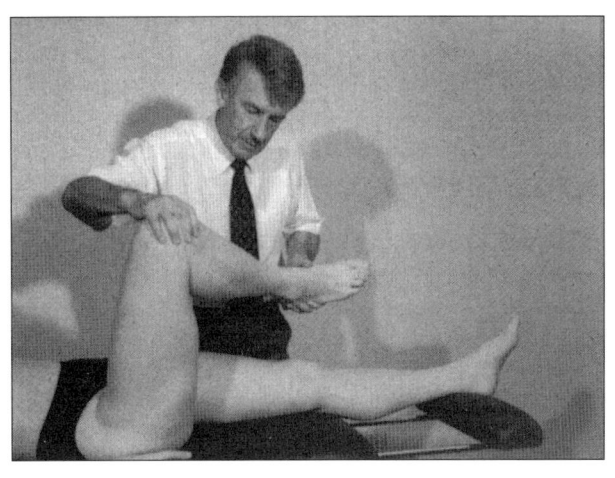

Fig. 8.8.2(e)
Posición final: técnica de flexión/rotación desde el interior hacia el exterior. La rodilla y la cadera permanecen flexionadas y rotadas hacia el exterior. Cuando se llegue a la tensión de precarga articular, se aplica un impulso rápido con la mano izquierda para rotar aún más la articulación, con el debido cuidado

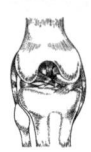

8.8.3 Técnica de flexión/rotación externointerna o internoexterna para la articulación femorotibial en posición supina – Método II

Aplicación
Pérdida de deslizamiento del juego articular de la tibia sobre el fémur en rotación hacia el interior o hacia el exterior.

Postura del paciente
El paciente está en posición supina con la pierna afectada flexionada 90º tanto por la rodilla como por la cadera. El paciente sujeta la pierna en esta posición con ambas manos (entrelazadas alrededor de la parte inferior del fémur, justo al lado de la articulación de la rodilla).

Posición del quiropráctico
El quiropráctico está de pie en el lado afectado, mirando en dirección craneal, pegado a la rodilla del paciente y con el tronco flexionado hacia delante. El pie derecho está sobre la camilla terapéutica, pegado a la nalga derecha del paciente. La rodilla de la misma pierna, está flexionada en ángulo recto, se apoya en las manos entrelazadas del paciente, justo debajo de la articulación de la rodilla. Para amortiguar el contacto, se pone entre ellas una almohadilla o una toalla doblada.

Contacto
a) El codo derecho rodea la parte inferior de la pierna afectada del paciente, asegurándose de que el contacto está bien separado del tobillo (aquí se puede usar otra almohadilla o una toalla para amortiguar el contacto). El antebrazo derecho del quiropráctico deberá estar bajo la pantorrilla del paciente de modo que pueda coger con la mano el gemelo izquierdo.
b) El brazo izquierdo del quiropráctico se apoya firmemente en la espinilla del paciente desde su cara anterior; la mano izquierda coge el gemelo derecho.

Procedimiento
El quiropráctico siente la tensión de precarga articular inclinándose lentamente hacia atrás y extendiendo la columna lumbar. Se pide al paciente que, al mismo tiempo que el quiropráctico realiza esa operación, contrarreste la presión tirando de la rodilla hacia el pecho. Esto somete a una distracción a la articulación de la rodilla. Luego, sin aflojar la tensión, se da un impulso rápido hacia atrás para distraer aún más la articulación. Simultáneamente, el quiropráctico flexiona lateralmente el tronco: hacia la derecha para que la articulación rote hacia el interior o hacia la izquierda para que lo haga hacia el exterior. Es esencial que la rodilla del paciente esté relajada durante todo el procedimiento.

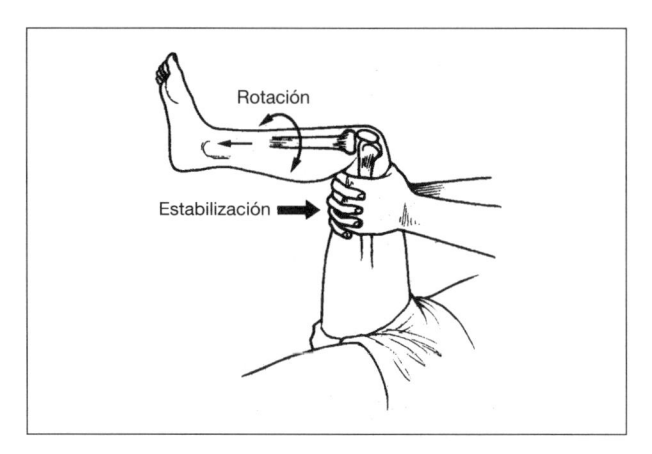

Fig. 8.8.3(a)
Fuerzas de ajuste aplicadas a la articulación femorotibial

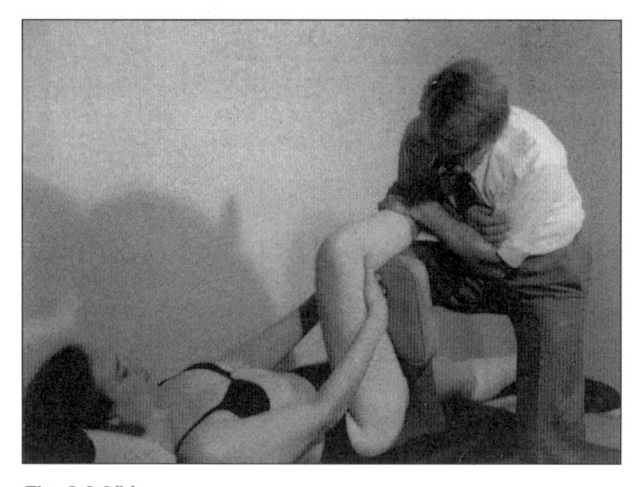

Fig. 8.8.3(b)
Posiciones iniciales del paciente y del quiropráctico. La rodilla y la cadera están flexionadas 90º y el paciente las mantiene así con las manos entrelazadas debajo del muslo y junto a la articulación de la rodilla. Se pone una almohadilla para amortiguar el contacto contra la rodilla

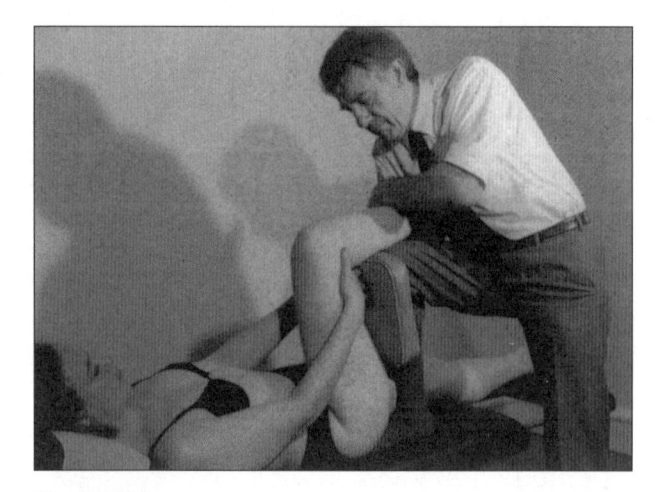

Fig. 8.8.3(c)
Visión lateral en que se ve cómo el quiropráctico flexiona el tronco hacia la derecha para hacer un empuje rotacional lateromedial

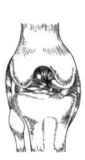

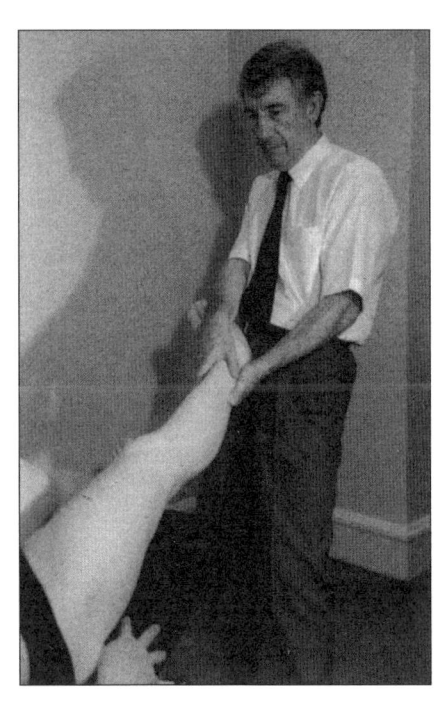

La rodilla

Fig. 8.8.4(a)
Posición final antes de aplicar el empuje de ajuste. El quiropráctico mantiene la espalda recta y se inclina hacia atrás para someter a una distracción la rodilla. La pierna izquierda, más adelantada que la derecha, presiona el suelo para estabilizar la posición

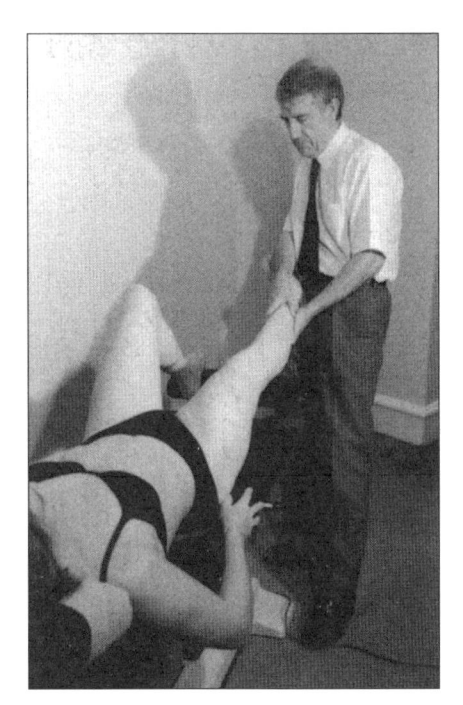

8.8.4 Técnica de rotación externointerna con tracción/palanqueo para la articulación femorotibial en posición supina – Método III

Aplicación
Pérdida de deslizamiento del juego articular de la tibia sobre el fémur en rotación del exterior hacia el interior.

Postura del paciente
El paciente está en posición supina y estabiliza el tronco cogiéndose de los bordes de la camilla terapéutica. La pierna afectada está completamente extendida y relajada.

Posición del quiropráctico
De pie en el extremo inferior de la camilla terapéutica, mirando hacia la cabeza del paciente y con el pie izquierdo más adelantado que el derecho.

Contacto
a) La mano derecha se sitúa sobre la cara anterior de la parte inferior de la pierna y hace rotar la pierna hacia el interior. El antebrazo derecho se pone sobre el borde lateral de la parte central del pie del paciente, lo que ayuda a que la pierna rote hacia el interior.
b) La mano izquierda se pone bajo la parte inferior de la pierna del paciente para coger la mano derecha; se entrelazan los dedos de ambas manos.

Procedimiento
Manteniendo la columna vertebral recta e inclinándose hacia atrás, apoyado en las piernas, el quiropráctico aplica una tracción (se mantiene la rotación hacia el interior de la pierna del paciente). Sin aflojar la tensión, se da un rápido impulso en dirección hacia el quiropráctico, sometiendo la articulación a una distracción y haciendo que rote medialmente.

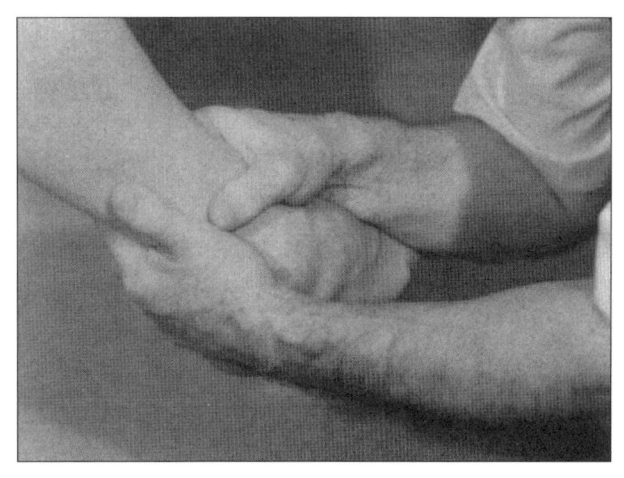

Fig. 8.8.4(b)
Con las técnicas de palanca larga, es mucho más seguro para el paciente aplicar un empuje muy rápido y de profundidad mínima. El paciente puede apoyar el pie del lado no afectado en el reposapiés, para conseguir mayor estabilidad

Fig. 8.8.4(c)
Con el antebrazo derecho, el quiropráctico presiona el borde lateral del pie del paciente para hacer que rote suavemente hacia el interior

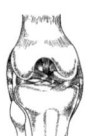

8.8.5 Técnica de rotación internoexterna con tracción/palanqueo para la articulación femorotibial en posición supina

Aplicación
Pérdida de deslizamiento del juego articular de la tibia sobre el fémur en rotación del interior hacia el exterior.

Postura del paciente
El paciente está en posición supina con la pierna afectada completamente extendida y abducida unos 20° y los pies sobre el extremo inferior de la camilla terapéutica. Se pide al paciente que se coja firmemente de los bordes de la camilla para no resbalar y para relajar la pierna afectada.

Posición del quiropráctico
El quiropráctico está de pie en el extremo inferior de la camilla terapéutica, mirando hacia la cabeza del paciente, y coge la pierna derecha del paciente de forma que el pie quede a la altura de su cintura. El pie izquierdo del quiropráctico está más adelantado que el derecho.

Contacto
a) La mano izquierda coge la cara medial de la parte inferior de la pierna derecha del paciente, por encima del tobillo, de manera que los dedos rodean la cara lateral de la tibia distal. La cara lateral izquierda del antebrazo se pone contra el borde medial del pie del paciente para hacer que rote hacia el exterior hasta notar que los tejidos están en tensión.
b) La mano derecha se pone desde el lado medial alrededor de la cara posterior de la parte inferior de la pierna de manera que los dedos se entrelacen con los de la izquierda.

Procedimiento
El quiropráctico hace rotar más la pierna del paciente y le aplica una tracción; para hacerlo fija su pierna más adelantada contra el suelo y empuja con ella hacia atrás. Se mantiene siempre la espalda recta. Luego, sin aflojar la tensión, se da un impulso rápido de profundidad controlada hacia atrás, a lo largo del eje longitudinal.

Nota
Hay que tener mucho cuidado con las técnicas de palanca larga, ya que la fuerza aplicada afecta también a otras articulaciones; por ello, la técnica elegida no debe utilizarse con pacientes de avanzada edad, débiles, con osteoporosis o con una prótesis en la cadera a tratar. El paciente consigue mejorar la estabilidad del tronco si flexiona la rodilla del lado no afectado y apoya el pie en el reposapiés de la camilla terapéutica (ver la Fig. 8.8.5 a). Cuando se usa una técnica de palanca larga, la seguridad del paciente aumenta si se aplica un empuje muy rápido y de profundidad mínima.

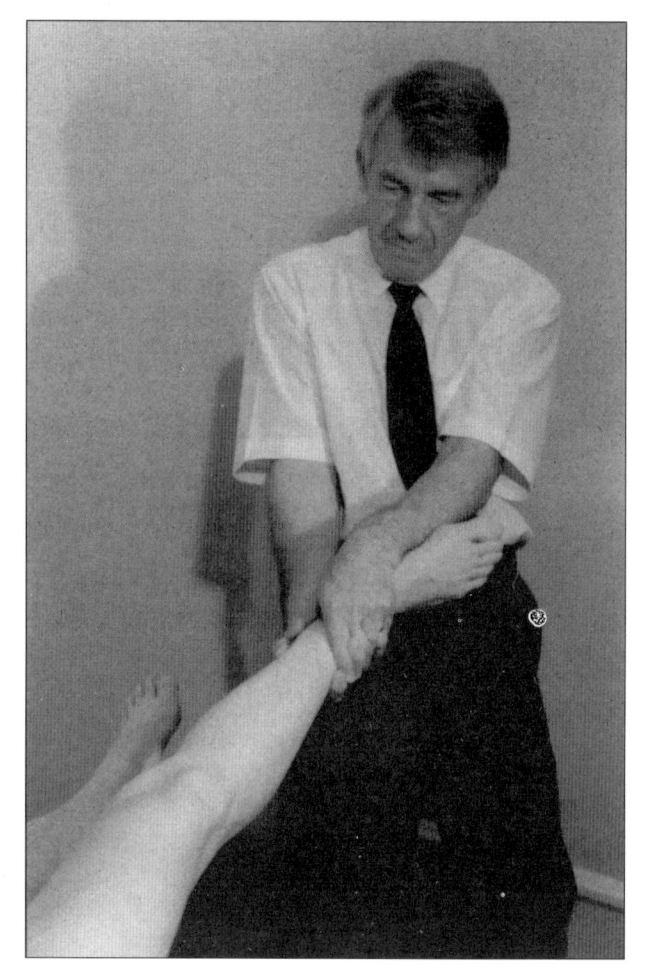

Fig. 8.8.5(a)
El pie derecho del quiropráctico está adelantado y la espalda erguida

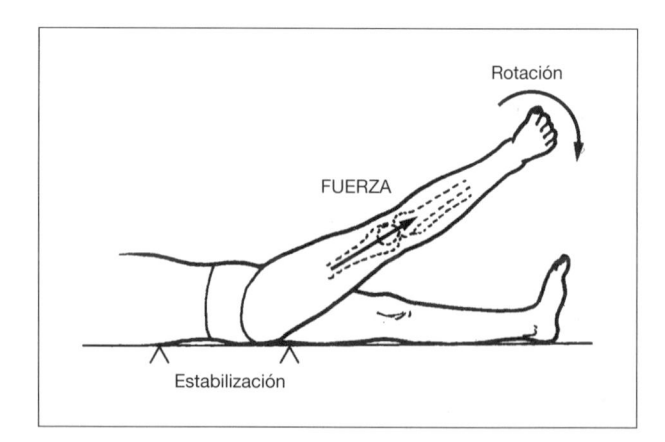

Fig. 8.8.5(b)
Direcciones de las fuerzas de ajuste aplicadas a la articulación de la rodilla

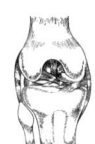

8.8.6 Técnica modificada de rotación externo interna o internoexterna con tracción/palanqueo para la articulación femorotibial en posición supina

Aplicación
Pérdida de deslizamiento del juego articular de la tibia sobre el fémur en rotación del exterior hacia el interior.

Postura del paciente
El paciente está sentado o estirado en posición supina, con la rodilla afectada flexionada y la parte inferior de la pierna colgando por el borde de la camilla terapéutica. Ésta se eleva horizontalmente hasta su posición más alta. Para aumentar la comodidad del paciente, se puede poner una almohadilla o una toalla doblada bajo su pierna, justo por encima de la articulación de la rodilla.

Posición del quiropráctico
De rodillas, mirando hacia la cabeza del paciente y pegado a la rodilla afectada de éste.

Contacto
Las manos están alrededor de la parte inferior de la pierna del paciente, justo al lado de la articulación del tobillo; los dedos se entrelazan en la parte posterior. Además, el quiropráctico sitúa el antebrazo derecho sobre el borde lateral del pie derecho del paciente para hacer rotar la pierna y el tobillo hacia el interior hasta que sienta el tejido en tensión.

Procedimiento
Hay que efectuar un rápido impulso hacia abajo, al mismo tiempo que se hace rotar aún más la pierna hacia el interior. Flexionando la rodilla del paciente y permitiendo que se apoye en la camilla terapéutica, el brazo que hace de palanca se estira menos, lo que da mayor seguridad al tratar a pacientes de edad avanzada o debilitados.

Nota
Esta técnica también se puede aplicar cuando la pérdida de deslizamiento del juego articular de la tibia sobre el fémur afecte a la rotación hacia el exterior. En este caso, la postura del paciente, la posición del quiropráctico y los contactos son similares a los descritos antes. La única diferencia en el procedimiento es que el empuje de ajuste se aplica desde el interior hacia el exterior.

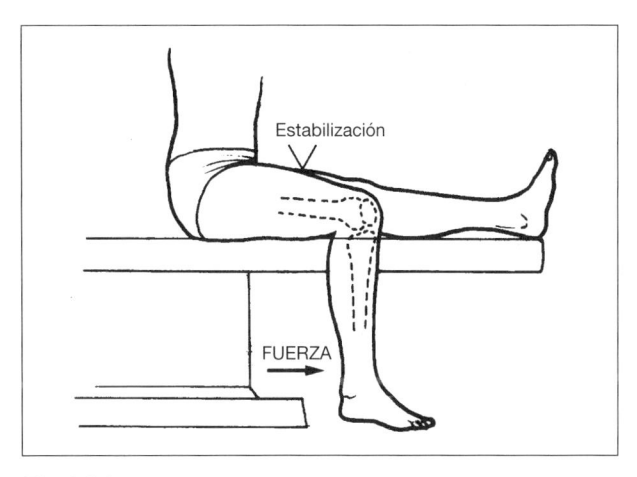

Fig. 8.8.6
Direcciones de las fuerzas de ajuste aplicadas a la articulación de la rodilla

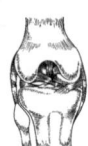

8.8.7 Técnica a horcajadas de rotación/flexión/extensión externointerna o internoexterna para la articulación femorotibial en posición supina

Aplicación
Pérdida de deslizamiento de delante a atrás y/o de atrás a delante del juego articular de la tibia sobre el fémur. Si se añade al impulso de ajuste un movimiento de rotación, la técnica se puede adaptar también para corregir la pérdida de juego articular en las rotaciones externa e interna.

Postura del paciente
El paciente está en posición supina con la pierna del lado afectado abducida unos 25-35° y la rodilla afectada ligeramente flexionada.

Posición del quiropráctico
De pie, mirando hacia la cabeza del paciente y a horcajadas sobre la parte inferior de la pierna del paciente, sujetándola firmemente entre las rodillas o junto a éstas.

Contacto
a) La mano izquierda se pone sin apretar alrededor de la cara lateral de la tibia, con el tenar sobre la parte lateral de la meseta tibial, el pulgar apuntando hacia la cabeza del paciente y los demás dedos cogiendo la parte posterior de la pierna.
b) La mano derecha se pone de manera similar, sin apretar, alrededor de la cara medial de la tibia proximal.

Procedimiento
El quiropráctico se inclina hacia delante para ejercer una tracción sobre la rodilla y conseguir su distracción. Antes de hacer el ajuste, con los dedos de las manos da golpecitos suaves hacia arriba varias veces en la rodilla del paciente para flexionarla un poco más y asegurarse de que esté bien relajada. Luego, manteniendo la tracción con las piernas, se realiza el ajuste golpeando rápida y firmemente hacia arriba la parte posterior y distal de la tibia, movimiento con el que aún se flexiona la rodilla un poco más. Inmediatamente después, se presiona la rodilla con los tenares a la altura de los cóndilos tibiales y se empuja rápidamente hacia abajo para que se extienda. Justo después de este empuje, se quitan las manos de los lugares de contacto de modo que no se ejerza ninguna presión mientras la rodilla se extiende completamente en la posición de vuelta de tornillo (rotación tibial externa). Si también hay una pérdida de deslizamiento en la rotación del juego articular, el ajuste se adapta para tratar también este factor, acentuando el empuje hacia el exterior o hacia el interior.

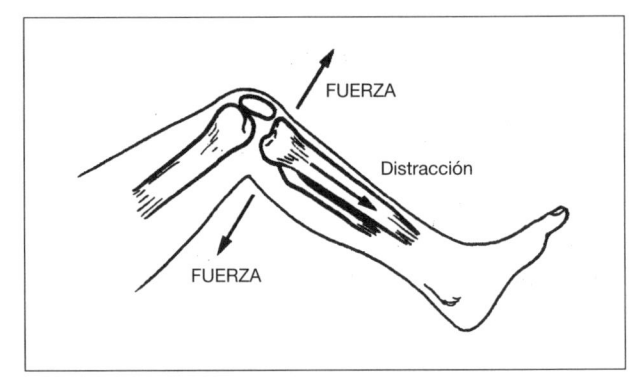

Fig. 8.8.7(a)
Dirección de las fuerzas de ajuste aplicadas a la articulación femorotibial

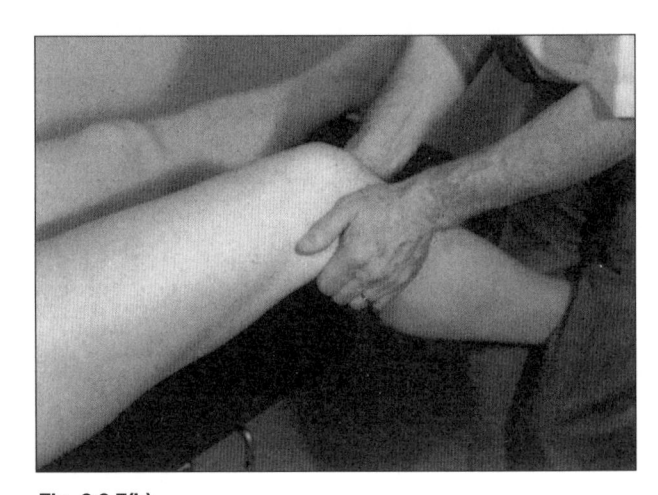

Fig. 8.8.7(b)
Fase I: con ambas manos se flexiona rápidamente la rodilla tirando de ella hacia arriba

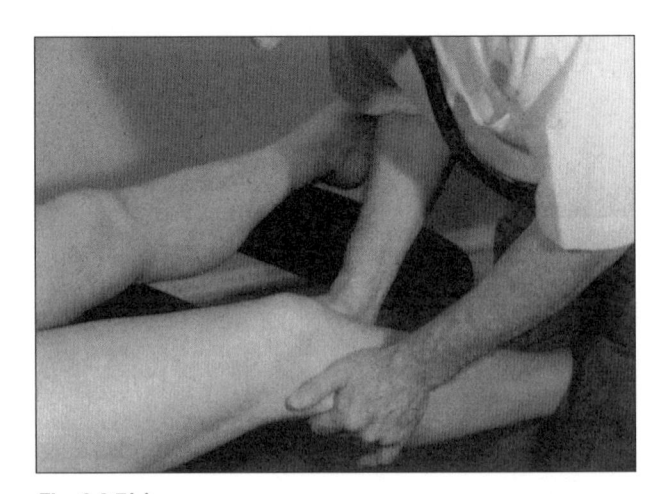

Fig. 8.8.7(c)
Fase II: con los tenares se presionan muy rápido los cóndilos tibiales, para extender la articulación de la rodilla

La rodilla

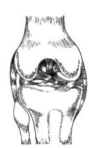

8.8.8 Técnica de flexión/rotación para la articulación femorotibial en posición prona

Aplicación
Pérdida de deslizamiento del juego articular de la tibia sobre el fémur en rotación del exterior hacia el interior.

Postura del paciente
El paciente está en posición prona con la rodilla afectada flexionada unos 90°; hay que colocar una almohadilla o una toalla doblada sobre la zona posterior e inferior del muslo.

Posición del quiropráctico
El quiropráctico está de pie en el lado afectado, mirando hacia la línea media del cuerpo del paciente y junto a la rodilla de éste. Sobre la almohadilla o la toalla doblada que se coloca sobre la parte posterior del muslo del paciente, junto a la articulación de la rodilla, el quiropráctico pone su rodilla firme y suavemente para fijar la pierna del paciente a la camilla terapéutica.

Contacto
Con los dedos entrelazados, las manos cogen la zona distal de la tibia y el peroné, justo por encima de la articulación del tobillo. Los codos se mantienen bajo el nivel del contacto y los antebrazos lo más verticales posible.

Procedimiento
Se tira de la parte inferior de la pierna del paciente hacia arriba hasta que desaparezca la laxitud del tejido. Luego, sin aflojar la tensión, se da un rápido impulso hacia arriba.

Nota
Si hay una pérdida de juego articular femorotibial, en la rotación se puede ajustar este componente haciendo rotar la tibia en la dirección apropiada mientras se efectúa el impulso hacia arriba.

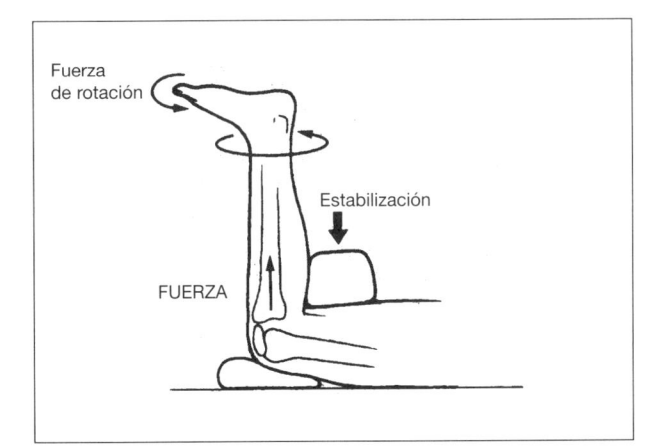

Fig. 8.8.8(b)
Contactos en la parte inferior de la tibia. También se puede enrollar una toalla en la pierna para amortiguar el contacto

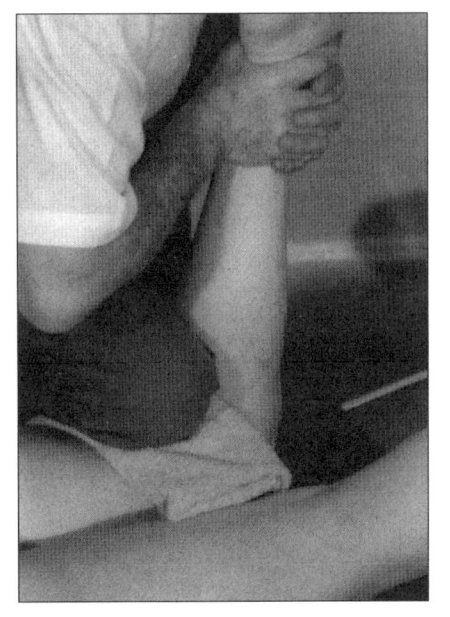

Fig. 8.8.8(a)
Dirección de las fuerzas de ajuste aplicadas a la articulación femorotibial

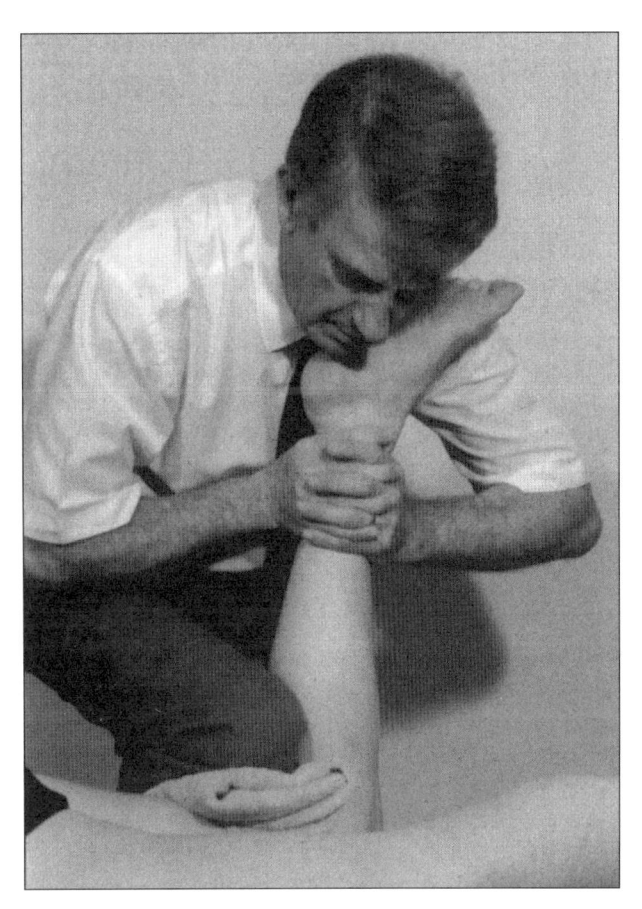

Fig. 8.8.8(c)
Posición final para el ajuste. Antes de aplicar el empuje, el tronco está flexionado y los antebrazos se mantienen lo más vertical posible

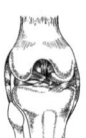

Técnicas con traslación mediolateral para la articulación femorotibial

8.8.B Evaluación del juego articular de la articulación femorotibial: traslación lateral

Procedimiento

a) Traslación mediolateral de la tibia sobre el fémur:
El paciente está en posición supina con la rodilla algo flexionada para sacarla de la posición de vuelta de tornillo. El quiropráctico pone la eminencia tenar proximal izquierda sobre la tuberosidad externa del fémur, con todos los dedos sobre la parte lateral inferior del muslo. La eminencia tenar proximal derecha se pone sobre el cóndilo medial de la tibia, con los dedos apuntando medialmente y apoyados en la cara anterior de la rótula. Con ambas manos se presiona firmemente hacia la línea media de la rodilla para provocar el juego articular.

b) Traslación lateromedial de la tibia sobre el fémur:
El paciente está en posición supina con la rodilla ligeramente flexionada. La posición de las manos se invierte de manera que la derecha esté en contacto con la tuberosidad interna del fémur y la izquierda con el cóndilo lateral de la tibia.

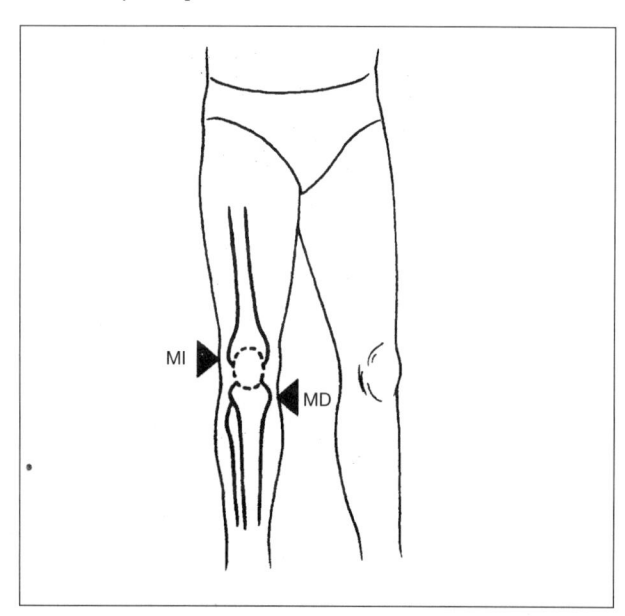

Fig. 8.8.B
Direcciones de las fuerzas aplicadas para evaluar el juego articular de la rodilla desde la cara medial a la lateral

8.8.9 Técnica de distracción a horcajadas mediolateral para la articulación femorotibial en posición supina

Aplicación
Pérdida de deslizamiento del juego articular de la tibia sobre el fémur desde la cara lateral hacia la medial en traslación.

Postura del paciente
El paciente está en posición supina con la cadera del lado afectado abducida 30-40° desde la línea media del cuerpo del paciente y la rodilla extendida y relajada.

Posición del quiropráctico
El quiropráctico está de pie en el lado de la articulación afectada, mirando hacia la cabeza del paciente y a horcajadas sobre la parte inferior de la pierna, que sujeta justo al lado de sus rodillas para estabilizarla. El tronco está flexionado hacia delante de modo que los brazos caigan verticalmente sobre la rodilla del paciente. La mano izquierda se pone delante de la derecha; además, el quiropráctico flexiona un poco la rodilla y flexiona el tobillo plantarmente de manera que el talón se levanta del suelo. La pierna izquierda está más adelantada que la derecha.

Contacto
a) La mano izquierda se sitúa alrededor del borde lateral de la tibia, distal respecto a la articulación de la rodilla y con los dedos hacia la parte posterior de la articulación.
b) La mano derecha se coloca sobre la cara medial del fémur, proximal a la articulación de la rodilla, para hacer de estabilizador.

Procedimiento
El quiropráctico flexiona la cadera y la rodilla del paciente hacia arriba, unos 30°, y al mismo tiempo inclina un poco el tronco flexionado hacia atrás para hacer una distracción de la articulación de la rodilla. Para conseguir que el paciente se relaje completamente hay que efectuar varios movimientos de vaivén lateromedial y viceversa. Luego, se aplica un impulso rápido con el brazo izquierdo desde el lado lateral hacia el medial mientras el brazo derecho sigue estabilizando el fémur del paciente. Al mismo tiempo, el quiropráctico extiende completamente la rodilla derecha con la misma rapidez y vuelve a poner el talón del pie en el suelo. La repentina presión lateral ejercida por la pantorrilla del quiropráctico sobre la zona medial de la parte inferior de la pierna del paciente hace que ésta se aleje de la línea medial, y, contribuye por tanto a aumentar el empuje del brazo izquierdo.

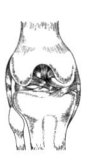

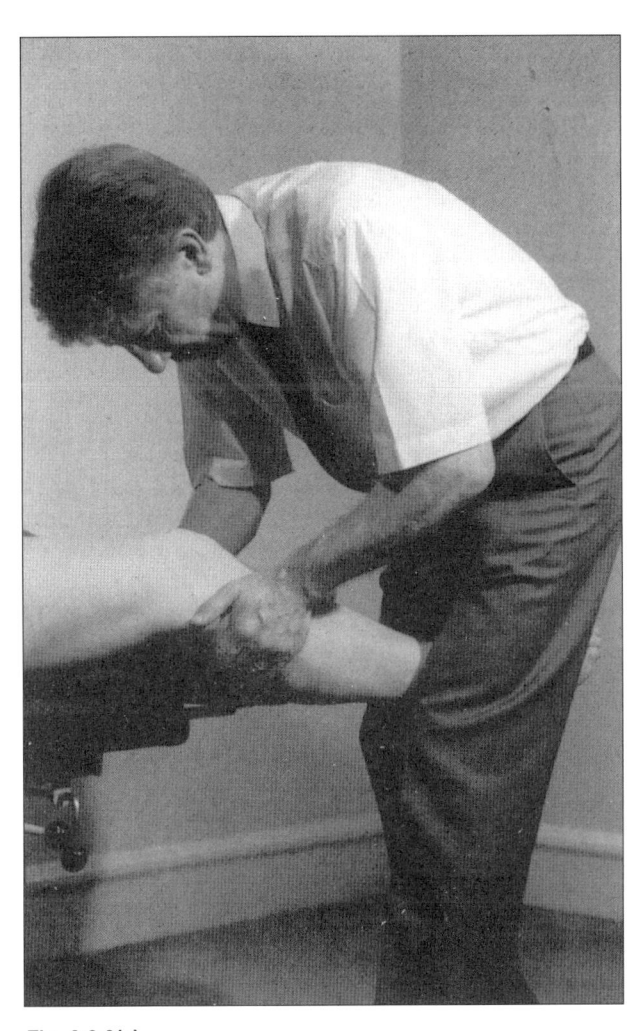

La rodilla

Fig. 8.8.9(a)
Posición inicial. La pierna derecha del quiropráctico está flexionada por la rodilla

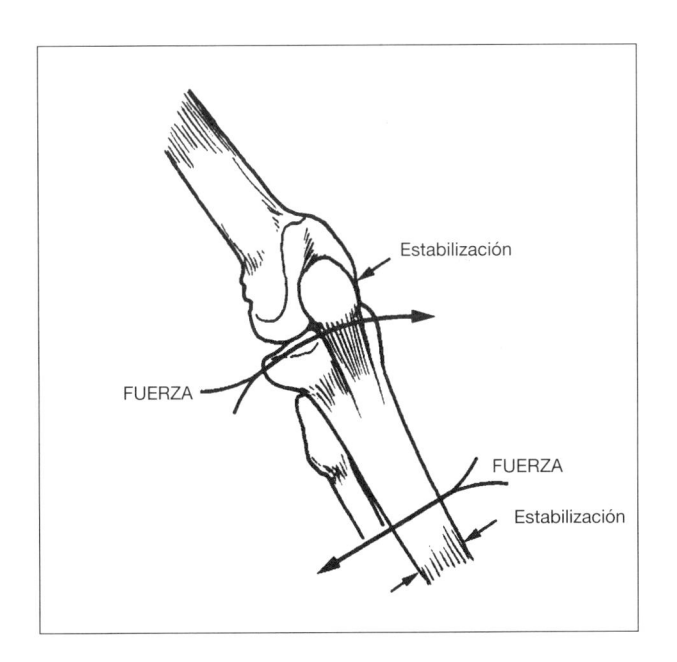

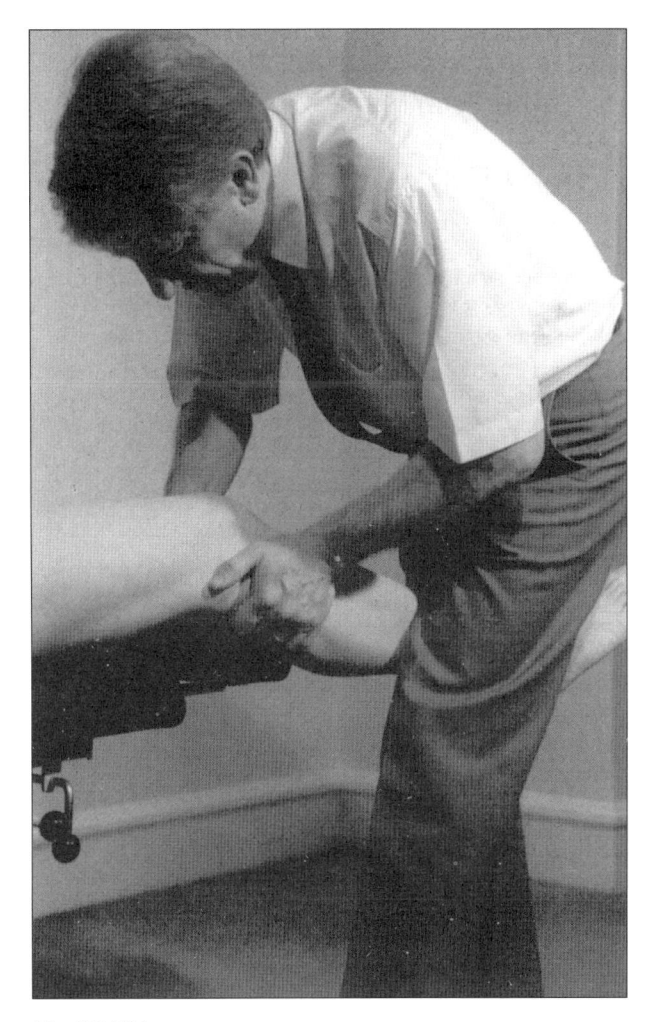

Fig. 8.8.9(b)
Durante la aplicación del empuje, el quiropráctico extiende rápida y completamente la rodilla derecha al mismo tiempo que hace el empuje desde el lado lateral hacia el medial con la mano izquierda

Fig. 8.8.9(c)
Dirección de las fuerzas aplicadas y de los puntos de estabilización usados en este ajuste

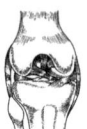

8.8.10 Técnica de distracción/a horcajadas mediolateral para la articulación femorotibial en posición supina

Aplicación
Pérdida de deslizamiento del juego articular de la tibia sobre el fémur en la traslación desde el lado medial hacia el lateral.

Postura del paciente
El paciente está en posición supina con la cadera del lado afectado abducida unos 30° y la rodilla relajada y extendida.

Posición del quiropráctico
El quiropráctico está de pie en el lado de la articulación afectada, mirando hacia la cabeza del paciente y a horcajadas sobre el centro de la parte inferior de la pierna del paciente para sujetarla y estabilizarla. Su pierna derecha está más adelantada que la izquierda; la rodilla izquierda está un poco flexionada y el tobillo está en flexión plantar, de manera que el talón izquierdo se levante del suelo. Además, el quiropráctico flexiona el tronco hacia delante de modo que los brazos estén en posición vertical sobre la rodilla del paciente.

Contacto
a) La eminencia tenar proximal izquierda se sitúa sobre la cara lateral del fémur distal, proporcional respecto a la articulación de la rodilla y con los dedos por detrás de la misma.
b) El tenar de la mano derecha se coloca sobre la cara medial de la tibia, distal respecto a la articulación de la rodilla y con los dedos rodeando la parte posterior de la misma.

Procedimiento
El quiropráctico flexiona pasivamente la cadera y la rodilla del paciente hacia arriba, aproximadamente hasta un ángulo de 30°, y al mismo tiempo, manteniendo la flexión del tronco, se inclina un poco hacia delante para hacer una distracción de la articulación de la rodilla. A continuación mueve rítmicamente y de un lado a otro la articulación de la rodilla para relajar la pierna del paciente. Luego, con la mano izquierda, aplica un impulso rápido desde el lado medial hacia el lateral. Al mismo tiempo, extiende rápida y completamente la pierna izquierda. Ésta súbita presión sobre la cara lateral e inferior de la pierna del paciente aumenta el empuje del brazo derecho.

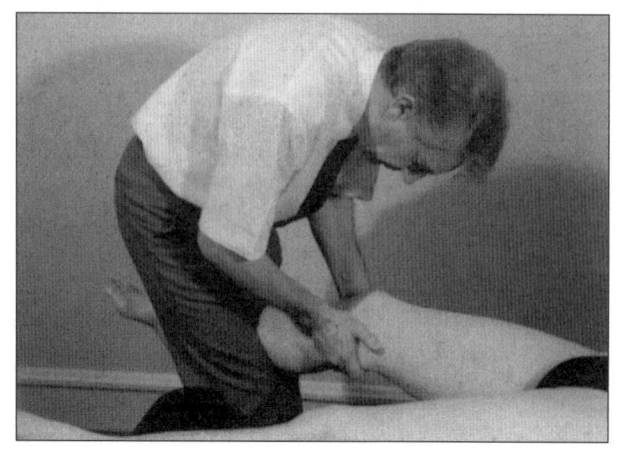

Fig. 8.8.10
El quiropráctico flexiona el tronco hacia delante de manera que los brazos queden verticales sobre la rodilla del paciente

8.8.C Evaluación del juego articular de la articulación femorotibial

Procedimiento
a) Presión hacia dentro:
El paciente está en posición supina con la rodilla un poco flexionada, lo suficiente como para sacarla de la posición de vuelta de tornillo; el quiropráctico se pone a horcajadas sobre la parte inferior de la pierna del paciente para sujetarla entre las rodillas. El fémur del paciente se estabiliza con la mano derecha, que se sitúa sobre la cara medial del hueso. A continuación, mientras flexiona lateralmente con las rodillas la parte inferior de la pierna del paciente, con la mano izquierda el quiropráctico, primero estabiliza el cóndilo lateral de la tibia del paciente y, luego, la presiona firmemente medialmente para llegar al juego articular. Con esta acción se consigue un doble objetivo, ya que también se evalúa la integridad del ligamento colateral interno. "El ligamento lateral externo es fundamental para la estabilidad [de la rodilla]" (Hoppenfeld, 1976).

b) Presión hacia fuera:
El paciente debe estar en posición supina y el quiropráctico se pone a horcajadas sobre la parte inferior de la pierna para sujetarla con las rodillas. La rodilla afectada del paciente está ligeramente flexionada. La mano izquierda del quiropráctico se sitúa sobre la tuberosidad interna del fémur para estabilizar el hueso, mientras que con las rodillas flexiona la parte inferior de la pierna del paciente medialmente. En cambio, la mano derecha primero estabiliza el cóndilo medial y, luego, lo presiona firmemente en dirección lateral para llegar al juego articular. También en este caso se consigue un doble objetivo, ya que se logra evaluar la integridad del ligamento lateral externo.

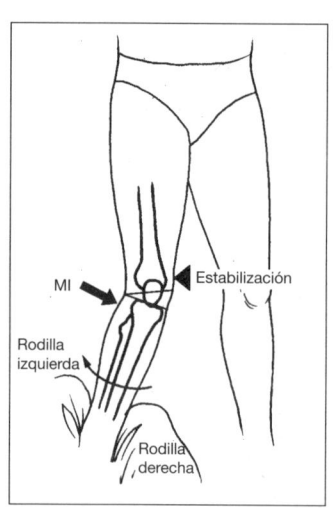

Fig. 8.8.C(a)
Visión anteroposterior de la rodilla derecha: presión hacia dentro

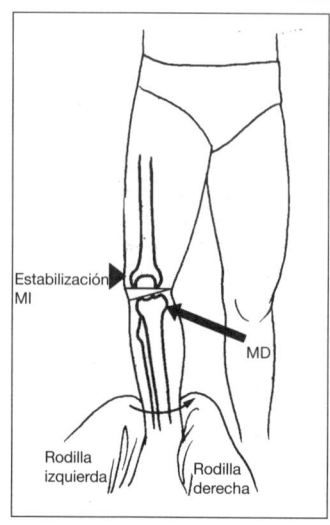

Fig. 8.8.C(b)
Visión anteroposterior de la rodilla derecha: presión hacia fuera

La rodilla

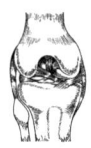

8.8.11 Técnica de retroceso lateromedial para la articulación femorotibial en decúbito lateral

Aplicación
Pérdida de deslizamiento del juego articular de la traslación de la tibia sobre el fémur desde el lado lateral hacia el medial.

Postura del paciente
El paciente está tendido de lado con la articulación afectada hacia arriba; la cadera y la rodilla de ese lado están semiflexionadas. Se coloca una almohadilla de espuma muy densa bajo la parte medial e inferior del muslo, junto a la articulación de la rodilla. La pierna no afectada permanece extendida.

Posición del quiropráctico
El quiropráctico está de pie mirando hacia la cabeza del paciente, junto a la rodilla afectada y con la escotadura clavicular directamente por encima del contacto.

Contacto
a) El hueso pisiforme de la mano izquierda se pone sobre la tabaquera anatómica de la mano derecha y los dedos y el pulgar rodean la muñeca derecha.
b) El pisiforme de la mano derecha se coloca sobre la cara lateral de la tibia derecha del paciente, justo por debajo de la articulación de la rodilla y formando un arco bajo con la muñeca (ver el Glosario, pág. 307); de este modo en el punto de contacto también se podrá apoyar la eminencia tenar proximal.

Procedimiento
Se aplica un empuje rápido de retroceso (ver el Capítulo 2) de poca 'profundidad' utilizando los músculos pectorales, tríceps y ancóneos; el movimiento debe ser armónico, sincrónico y uniforme.

8.8.12 Técnica de retroceso mediolateral para la articulación femorotibial en decúbito lateral

Aplicación
Pérdida de deslizamiento del juego articular de la traslación de la tibia sobre el fémur desde el lado medial hacia el lateral.

Postura del paciente
El paciente está tendido de lado con la rodilla afectada apoyada en la camilla terapéutica, semiflexionada y de manera que la tibia, distal a la articulación de la rodilla, se apoye en la sección pélvica de la camilla de tratamiento. La pierna que está encima permanece extendida y detrás de la rodilla derecha. El mecanismo de caída de la sección pélvica de la camilla terapéutica se adecua al peso del paciente y se amartilla.

Posición del quiropráctico
El quiropráctico está de pie mirando hacia la cabeza del paciente y en el lado opuesto al de la rodilla afectada.

Contacto
a) El hueso pisiforme de la mano izquierda se sitúa sobre la cara medial de la tibia derecha del paciente, justo por debajo de la articulación de la rodilla; con la muñeca se forma un arco pequeño (ver el Glosario, pág. 307), ya que así se puede apoyar también la eminencia tenar proximal y conseguir que el contacto sea más blando y cómodo.
b) La mano derecha se apoya completamente en el dorso de la izquierda con todos los dedos extendidos.

Procedimiento
Se aplica un empuje rápido de retroceso (ver el Capítulo 2) de poca 'profundidad', utilizando los músculos pectorales, tríceps y ancóneos; el movimiento debe ser armónico, sincrónico y uniforme.

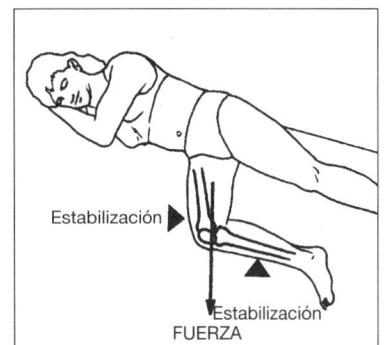

Fig. 8.8.12(a)
Dirección de las fuerzas de ajuste y puntos de estabilización

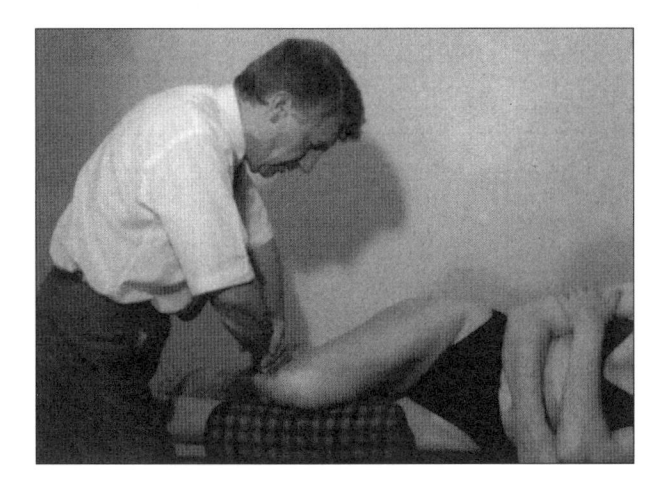

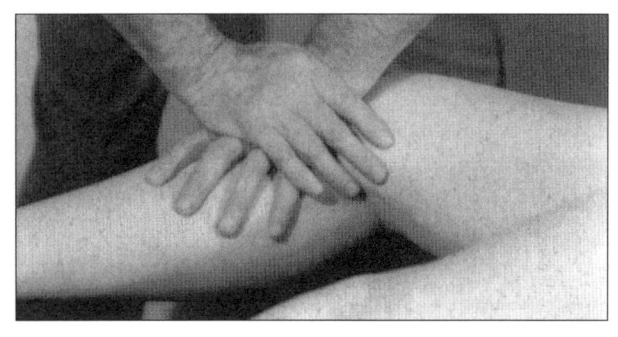

Fig. 8.8.11
Colocar una almohadilla de espuma muy densa bajo la parte inferior del muslo, justo debajo de la articulación de la rodilla, proporciona la altura y el apoyo necesarios

Fig. 8.8.12(b)
Posición final para el ajuste. La escotadura clavicular está justo encima del punto de contacto

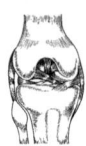

8.8.13 Técnica de extensión lateromedial de la pierna para la articulación femorotibial en posición supina

Aplicación
Pérdida de deslizamiento del juego articular desde el lado lateral hacia el medial en la traslación de la tibia sobre el fémur.

Postura del paciente
El paciente está en posición supina con la cadera del lado afectado abducida unos 20-30º; la rodilla se mantiene semiflexionada apoyándola en una almohadilla blanda.

Posición del quiropráctico
El quiropráctico está de pie al lado de la articulación afectada, mirando a la línea media del paciente y junto a la rodilla afectada.

Contacto
a) La mano izquierda se sitúa sobre la cara lateral de la tibia, inmediatamente distal a la articulación de la rodilla y con los dedos sobre la parte anterior del hueso.
b) La mano derecha sujeta el extremo inferior de la tibia, con el pulgar sobre la cara anterior para apretar la cara medial y los demás dedos situados alrededor de la parte posterior e inferior de la pierna, justo por encima de la articulación del tobillo.

Procedimiento
La tensión de precarga articular se consigue inmovilizando la rodilla del paciente con la mano izquierda y tirando lateralmente de la parte inferior de la pierna con la derecha. Sin aflojar la tensión, el ajuste se hace aplicando con el brazo izquierdo un empuje rápido hábil y poco profundo desde el lateral hacia el medial.

Nota
Aunque la almohadilla situada bajo la rodilla sirva para estabilizar en parte el extremo distal del fémur, hay que tener cuidado al aplicar el empuje para no dañar la articulación; por ello, la profundidad del empuje es mínima.

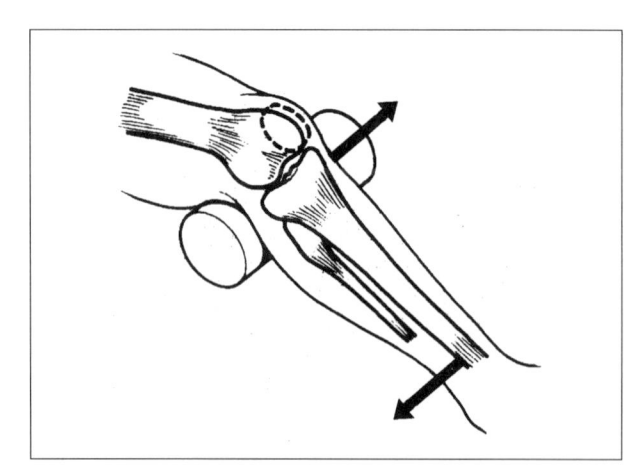

Fig. 8.8.13

La almohadilla blanda situada bajo la rodilla permite que ésta permanezca flexionada y contribuye a la estabilización del fémur al aplicar el empuje

8.8.14 Técnica de extensión mediolateral de la pierna para la articulación femorotibial en posición supina

Procedimiento
La técnica anterior puede adaptarse en caso de pérdida de deslizamiento del juego articular desde el lado medial hacia el lateral de la tibia sobre el fémur. El quiropráctico está de pie sobre la cara medial de la pierna del paciente y aplica el empuje desde el lado medial hacia el lateral con la mano derecha, situada sobre el cóndilo medial de la tibia. La mano izquierda se coloca sobre la cara lateral del extremo inferior de la tibia y hace de estabilizador.

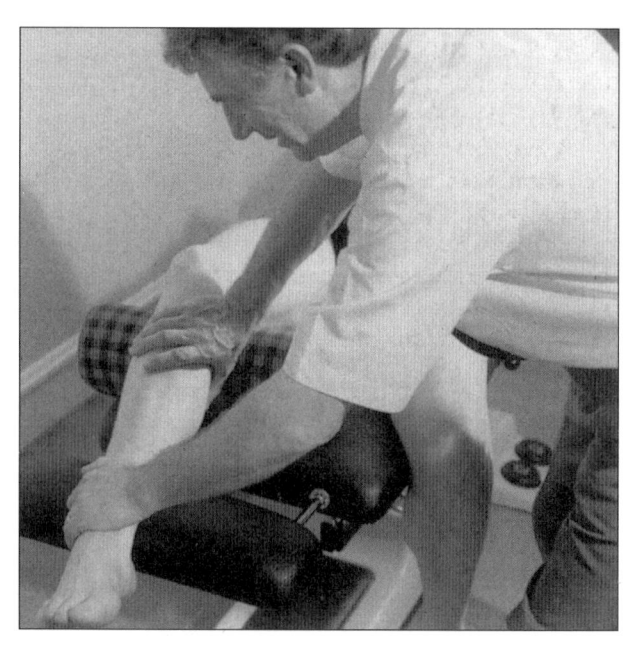

Fig. 8.8.14

Pérdida de deslizamiento del juego articular mediolateral de la tibia sobre el fémur. El quiropráctico está de pie en el lado contrario de la camilla terapéutica y aplica el empuje hacia el exterior con la mano derecha

La rodilla

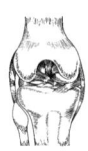

Técnicas anteroposteriores para la articulación femorotibial

8.8.D Evaluación del juego articular anteroposterior y posteroanterior de la articulación femorotibial

Procedimiento

a) Deslizamiento de delante hacia atrás de la tibia sobre el fémur:
   El quiropráctico apoya el pie derecho en la camilla terapéutica con la rodilla y la cadera flexionadas 90°. Además, la rodilla derecha se coloca bajo la parte central de la pantorrilla del paciente para estabilizar la parte inferior de la pierna y actuar como fulcro. Luego, con las manos ejerce una presión posteroanterior sobre la tuberosidad tibial; para poder mover la articulación de delante a atrás y así llegar al juego articular, la presión aplicada debe ser firme.

b) Deslizamiento de atrás a delante de la tibia sobre el fémur:
   El paciente está en posición supina. La rodilla izquierda del quiropráctico se sitúa bajo la fosa poplítea. La mano izquierda la pone sobre el extremo distal de la tibia para evitar que se mueva, mientras con la derecha palpa el movimiento de la tibia de atrás hacia delante. Si el quiropráctico flexiona la planta y el tobillo de la pierna izquierda, la tibia del paciente se desplazará hacia arriba y, se podrá evaluar el juego articular en ese plano.

   Un método alternativo es adoptar la posición del signo del cajón (ver el Glosario, pág. 307). La rodilla del paciente está flexionada unos 90° y la planta del pie apoyada en la camilla terapéutica. El quiropráctico se sienta sobre los dedos del pie del paciente para asegurar su posición y entrelaza las manos para situarlas en la parte posterior y proximal de la tibia, en la fosa poplítea. Entonces, empuja hacia delante para que toda la articulación entre en tensión y, luego, aplica otra presión firme hacia delante para detectar el estado del juego articular.

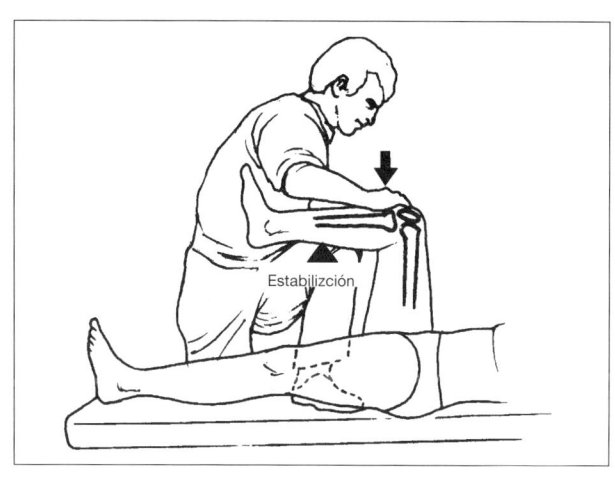

Fig. 8.8.D(a)
Deslizamiento de delante a atrás de la tibia sobre el fémur

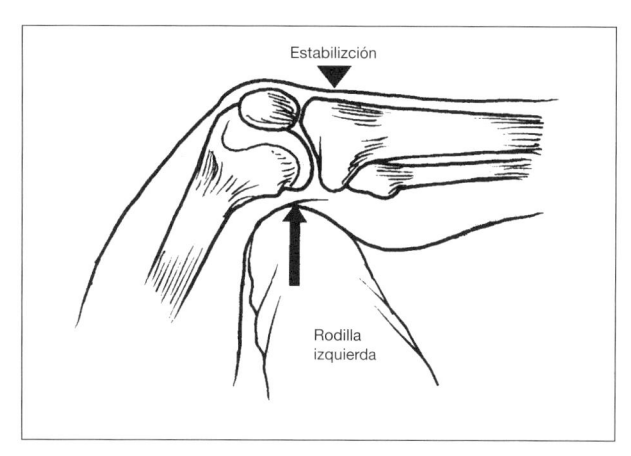

Fig. 8.8.D(b)
Deslizamiento de atrás a delante de la tibia sobre el fémur

8.8.15 Técnica de flexión/extensión anteroposterior para la articulación femorotibial en posición supina

Ver la técnica 8.8.9 en la pág. 222.

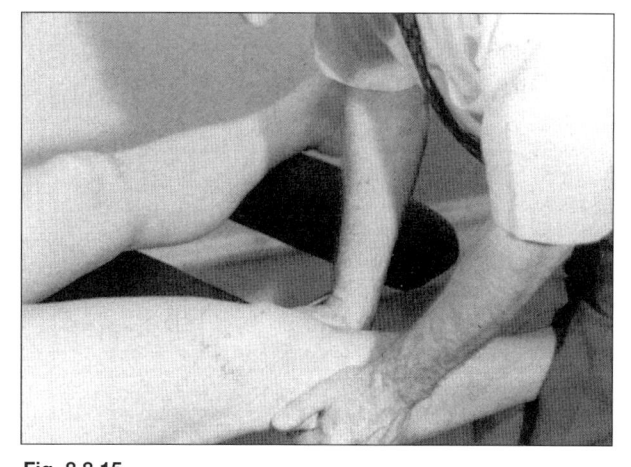

Fig. 8.8.15
Con los tenares sobre los cóndilos tibiales, se aplica un empuje de delante hacia atrás manteniendo la rodilla en ligera flexión

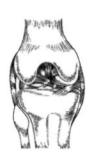

8.8.16 Técnica de retroceso anteroposterior para la articulación femorotibial en posición supina – Variantes I, II y III

Aplicación
Pérdida de deslizamiento de delante a atrás del juego articular de la tibia sobre el fémur.

Postura del paciente
El paciente está sentado o en decúbito supino, con una almohadilla muy densa bajo la parte inferior del muslo, justo al lado de la articulación de la rodilla afectada. La rodilla queda directamente sobre la sección de caída correspondiente de la camilla terapéutica, que se adapta al peso del miembro del paciente y se amartilla.

Posición del quiropráctico
El quiropráctico está de pie en el lado de la articulación afectada, mirando hacia la cabeza del paciente y junto a la rodilla afectada; además, se inclina hacia delante de modo que la escotadura clavicular quede justo sobre el punto de contacto. El cuello está flexionado hacia delante.

Contacto
Las manos se sitúan sobre sendos cóndilos tibiales y los tenares son los puntos de contacto. El pulgar de cada mano se mantiene sobre la cara anterior de la rodilla, apuntando hacia la cabeza del paciente, mientras que con los demás dedos se coge la cara posterior de la rodilla.

Procedimiento
La tensión de precarga articular se consigue inclinando un poco el tronco hacia delante, hacia los puntos de contacto. Los codos se mantienen semiflexionados. Luego se aplica un ajuste de retroceso muy rápido (ver el Capítulo 2) ejerciendo un empuje uniforme de delante a atrás con los músculos pectorales, tríceps y ancóneos. La almohada en que se apoya la rodilla flexionada del paciente absorbe una parte de la energía del empuje, de modo que, en función de ello, habrá que incrementar la amplitud del mismo.

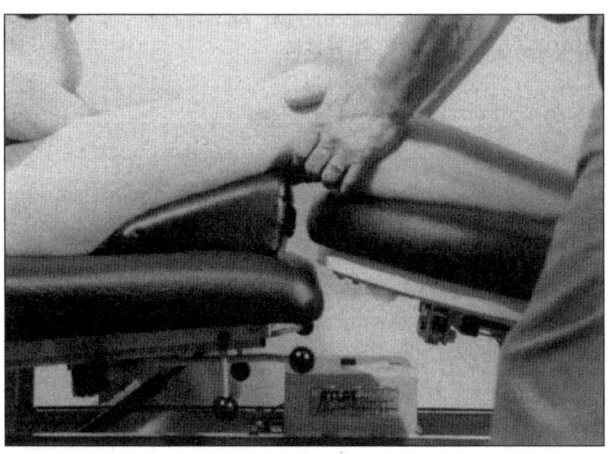

Fig. 8.8.16(a)
Lugar y modo en que debe colocarse una almohadilla de densidad media o una pieza acolchada en forma de cuña. Si se utiliza ésta, la sección de caída pélvica se amartilla con menor resistencia. En la imagen, el paciente está estirado en posición supina

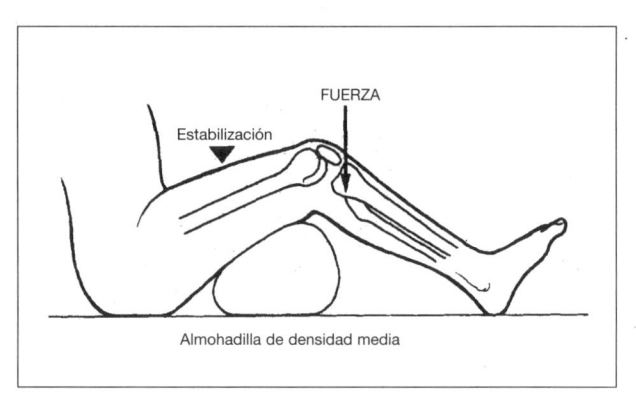

Fig. 8.8.16(b)
Se coloca una almohadilla de densidad media bajo el extremo inferior del fémur para mantener flexionada la rodilla

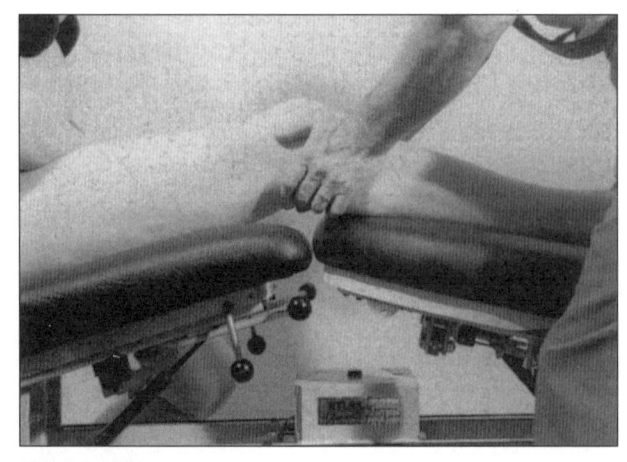

Fig. 8.8.16(c)
En la imagen el paciente está sentado; se ha aumentado el ángulo de la camilla para aumentar la flexión de la rodilla

La rodilla

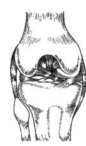

8.8.17 Técnica anteroposterior con flexión para la articulación femorotibial en posición supina

Aplicación
Pérdida de deslizamiento de delante hacia atrás del juego articular de la tibia sobre el fémur.

Postura del paciente
El paciente está en posición supina con la pierna afectada flexionada, tanto por la cadera como por la rodilla, unos 90°.

Posición del quiropráctico
El quiropráctico está de pie en el lado de la articulación afectada y mirando hacia la cabeza del paciente. La pierna de éste, más o menos a media pantorrilla, se apoya en el hombro del quiropráctico. Esta posición puede variar en función de la longitud de la parte inferior de la pierna del paciente y de los brazos del quiropráctico. Es conveniente colocar una pequeña almohadilla o una toalla doblada sobre el hombro del quiropráctico, ya que así se reducen las molestias en la pantorrilla del paciente debidas a la presión.

Contacto
Con las manos entrelazadas, el quiropráctico coge por la cara anterior la rodilla del paciente, justo por debajo de la articulación de la misma.

Procedimiento
La tensión de precarga articular se consigue ejerciendo una considerable presión hacia abajo; luego, sin aflojarla, se aplica un nuevo impulso hacia abajo.

Nota
Esta técnica se puede adapta para corregir fijaciones en las rotaciones externa e interna; para ello se varía el ángulo del empuje de ajuste según convenga (ver la Fig. 8.8.17b).

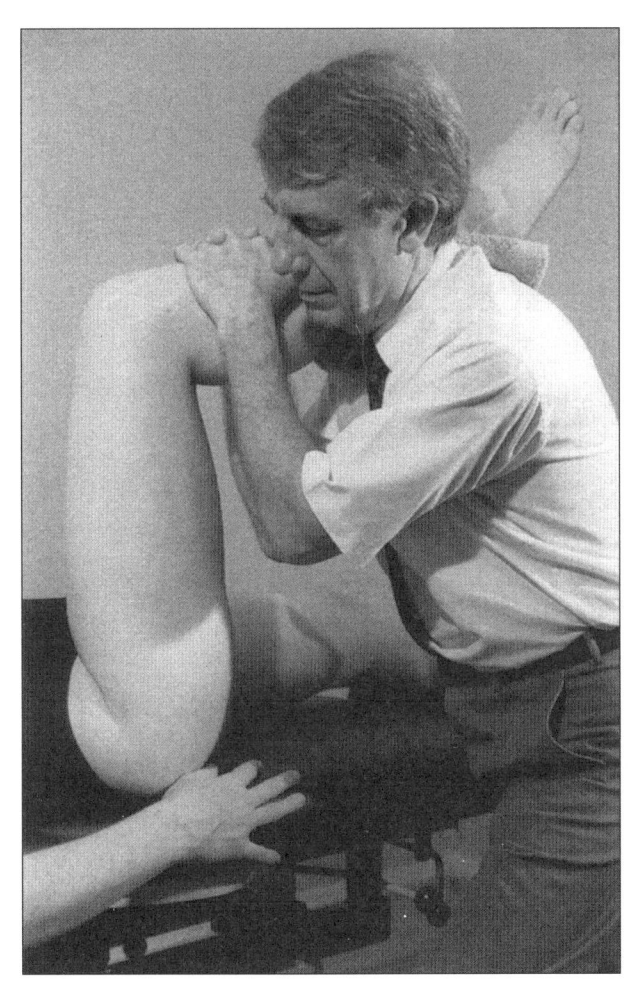

Fig. 8.8.17(a)
Tal como se muestra en la imagen, sobre el hombro del quiropráctico puede colocarse una almohadilla o una toalla para reducir la molestia de la presión en la pantorrilla del paciente

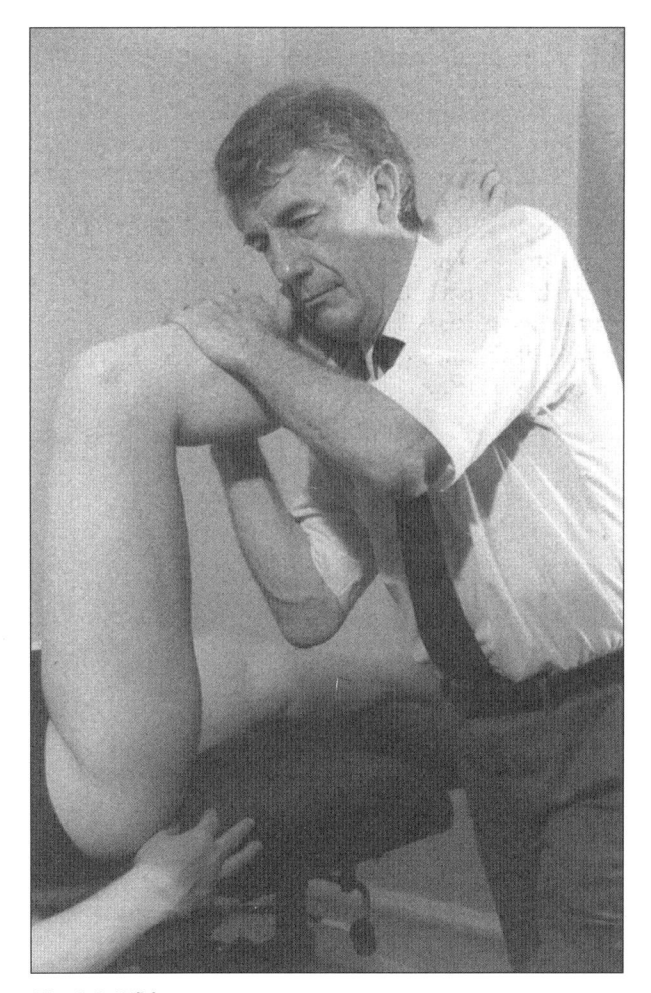

Fig. 8.8.17(b)
Esta técnica se puede adaptar para corregir fijaciones en las rotaciones externa e interna; para ello, se introduce la rotación apropiada cuando se haga el empuje hacia abajo

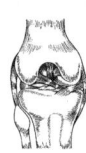

Técnicas posteroanteriores para la articulación femorotibial en posición supina

8.8.18 Técnica posteroanterior con flexión para la articulación femorotibial en posición supina

Aplicación
Pérdida de deslizamiento de atrás hacia delante del juego articular de la tibia sobre el fémur.

Postura del paciente
El paciente está en posición supina con la pierna afectada completamente flexionada tanto por la cadera como por la rodilla.

Posición del quiropráctico
El quiropráctico está de pie en el lado de la articulación afectada, mirando hacia la cabeza del paciente y junto a la rodilla de éste.

Contacto
Los dedos de las manos del quiropráctico se entrelazan y se sitúan sobre la cara posterior de la tibia del paciente, justo por debajo de la articulación de la rodilla. El antebrazo derecho se sitúa a lo largo de la cara anterior de la parte inferior de la tibia derecha del paciente.

Procedimiento
La tensión de precarga articular se consigue presionando suavemente el antebrazo hacia abajo, sobre la zona distal de la tibia del paciente, y haciendo una tracción de la parte proximal del mismo hueso hacia arriba. Luego, sin aflojar la tensión, se aplica un impulso rápido de atrás hacia delante.

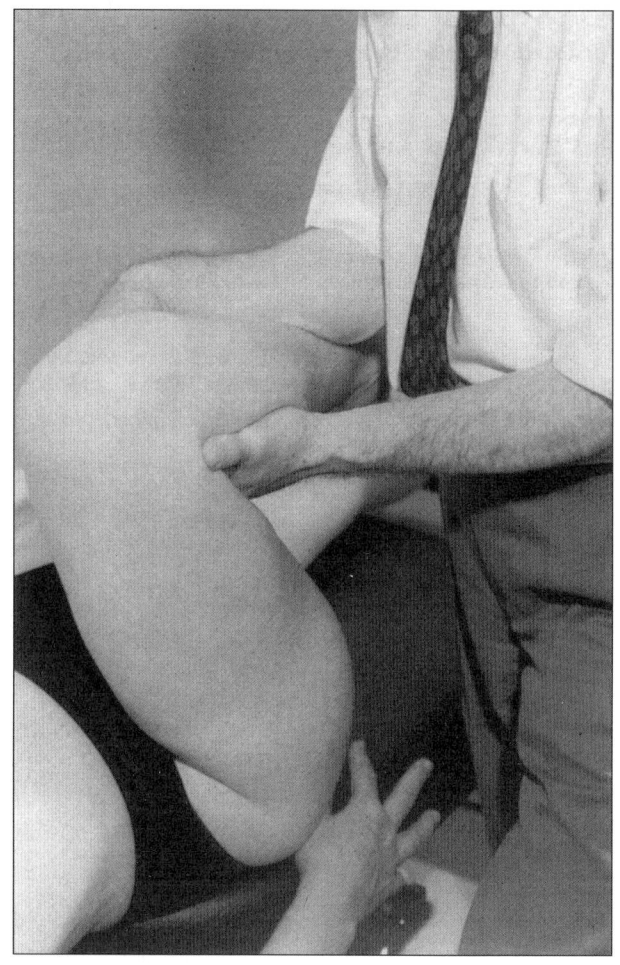

Fig. 8.8.18(a)
La pierna afectada está completamente flexionada, tanto por la cadera como por la rodilla

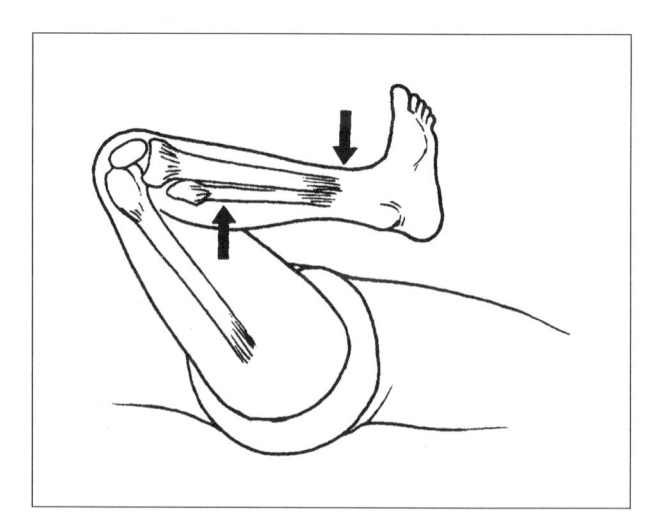

Fig. 8.8.18(b)
Dirección de las fuerzas de ajuste

La rodilla

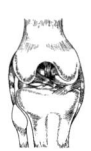

8.8.19 Técnica posteroanterior con flexión para la articulación femorotibial en posición supina – Método II

Aplicación
Pérdida de deslizamiento de atrás hacia delante del juego articular de la tibia sobre el fémur.

Postura del paciente
El paciente está en posición supina con la pierna afectada flexionada de manera que la planta del pie pueda estar totalmente apoyada en la camilla de ajustes.

Posición del quiropráctico
El quiropráctico está sentado en el lado ipsolateral del paciente, mira caudalmente y sujeta el pie del paciente sentándose ligeramente sobre su borde lateral.

Contacto
Los dedos de las manos cogen por detrás la tibia del paciente, justo por debajo de la articulación de la rodilla. La mano derecha está sobre la parte interna de la pierna del paciente y la mano izquierda sobre la externa.

Procedimiento
La tensión de precarga articular se consigue tirando del contacto anteriormente. Luego, manteniendo bien firmes los contactos y sin aflojar la tensión, se aplica un impulso rápido de profundidad media de atrás hacia delante.

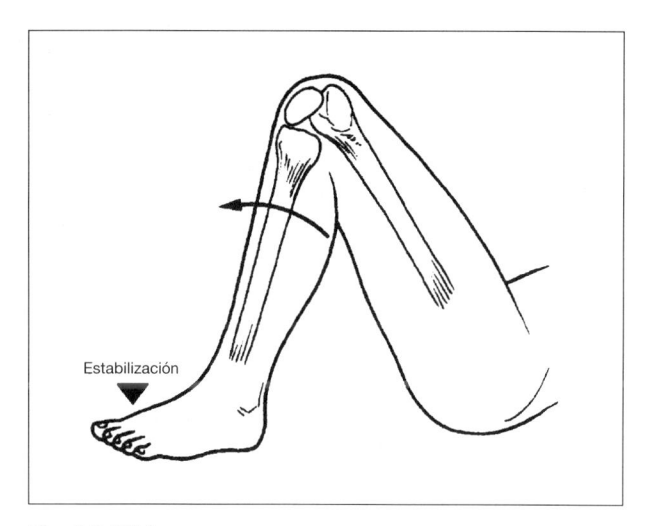

Fig. 8.8.19(a)
Fuerzas de ajuste aplicadas a la rodilla

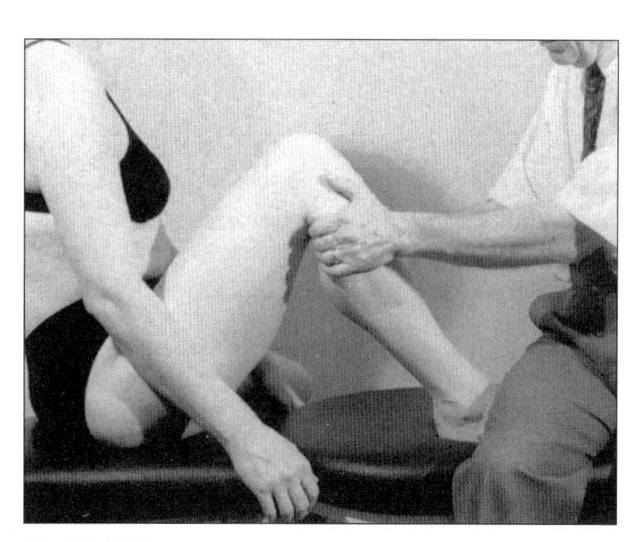

Fig. 8.8.19(b)
La rodilla del paciente está flexionada unos 45°. Los dedos del quiropráctico están entrelazados y sobre la cara posterior de la pierna, justo distales respecto a la articulación de la rodilla

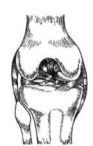

8.8.20 Técnica posteroanterior con flexión para la articulación femorotibial en posición prona

Aplicación
Pérdida de deslizamiento de atrás hacia delante del juego articular de la tibia sobre el fémur.

Postura del paciente
El paciente está en posición prona con la rodilla afectada flexionada unos 40-50° y la cadera del mismo lado abducida aproximadamente 30°.

Posición del quiropráctico
El quiropráctico está arrodillado en el lado de la articulación afectada y mirando hacia la cabeza del paciente. El pie derecho está más adelantado que el izquierdo. Luego, el quiropráctico se sienta sobre el talón del pie izquierdo con el pie del paciente apoyado en su hombro izquierdo.

Contacto
Los dedos de las manos se entrelazan y se sitúan alrededor de la parte posterior de la rodilla, sujetando la tibia justo por debajo de la articulación.

Procedimiento
La tensión de precarga articular se consigue haciendo una tracción con ambas manos. El quiropráctico sigue tirando y eleva el tronco hasta que el muslo izquierdo del paciente esté casi en posición vertical respecto a su cuerpo y la rodilla quede flexionada unos 90°. Luego, sin aflojar la tensión, aplica un impulso rápido en la misma dirección. El peso del muslo del paciente contra la camilla terapéutica hace de estabilizador y protege las articulaciones proximales respecto a la rodilla.

Nota
La pérdida del juego articular puede aparecer tanto en las rotaciones externa e interna como en el movimiento de atrás hacia delante. Estos factores se pueden corregir variando adecuadamente el vector del empuje según convenga.

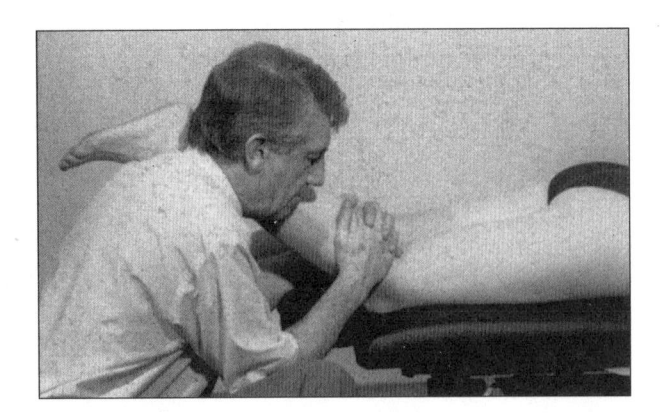

Fig. 8.8.20(a)
Posición inicial

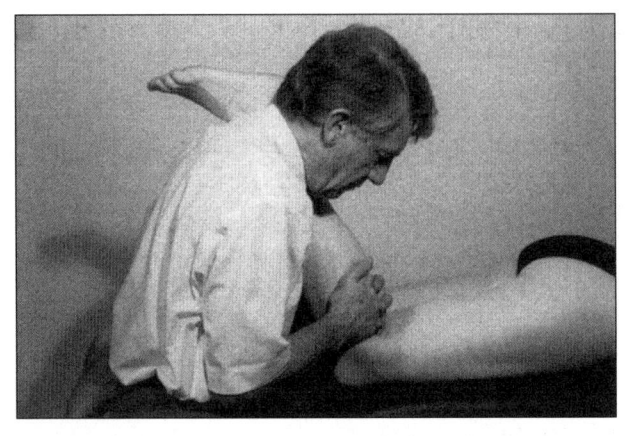

Fig. 8.8.20(b)
La articulación se tracciona en dirección caudal mientras se flexiona la rodilla del paciente

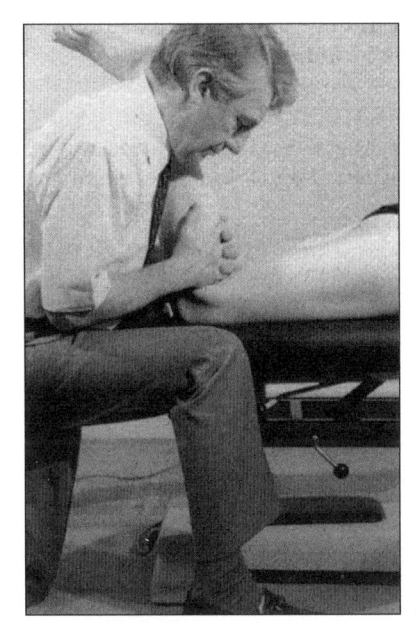

Fig. 8.8.20(c)
El dorso del pie del paciente debe apoyarse en el hombro izquierdo del quiropráctico. El pie derecho de éste está a nivel con la rodilla del paciente. El empuje se hace en dirección caudal

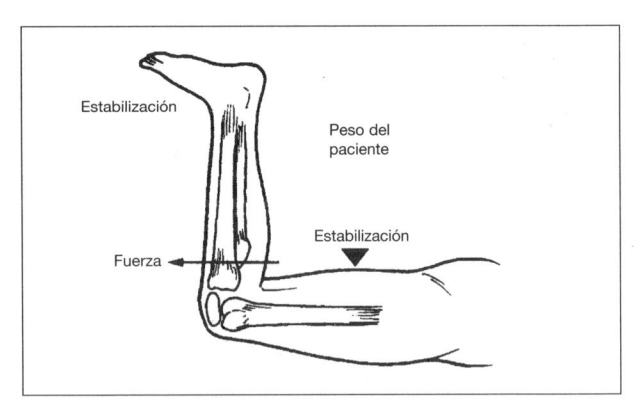

Fig. 8.8.20(d)
Dirección de las fuerzas de ajuste aplicadas. El peso del paciente ayuda a estabilizar el muslo sobre la camilla terapéutica

La rodilla

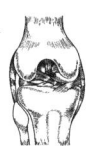

Técnicas de extensión a lo largo del eje longitudinal para la articulación femorotibial

8.8.E Evaluación del juego articular de la articulación femorotibial en extensión a lo largo del eje longitudinal

Procedimiento
El paciente está sentado o en posición supina. En el primer caso, con una mano se hace una distracción de la parte inferior de la pierna mientras con la otra se palpa la cara lateral o la medial de la articulación de la rodilla para detectar discontinuidades.

Como alternativa, el paciente puede estar en decúbito supino con la rodilla afectada flexionada. El quiropráctico se pone a horcajadas sobre la parte inferior de la pierna y la sujeta firmemente entre las rodillas. Con las manos sujeta los cóndilos lateral y medial, presionando con el pulgar de cada una sobre la articulación de la rodilla para comprobar si hay discontinuidades. El quiropráctico se inclina hacia atrás para hacer una distracción de la tibia a lo largo del eje longitudinal, usando las manos para ayudar a estabilizar la parte inferior de la pierna.

8.8.21 Técnica de tracción/palanqueo en flexión para la articulación femorotibial en posición supina

Aplicación
Pérdida de deslizamiento del juego articular de la articulación femorotibial en extensión a lo largo del eje longitudinal y/o en traslación lateral.

Postura del paciente
El paciente está en posición supina con la pierna afectada abducida unos 20-30° y la rodilla flexionada aproximadamente 40-45°.

Posición del quiropráctico
El quiropráctico está de pie en el lado de la articulación afectada, mirando hacia la cabeza del paciente y a horcajadas sobre la parte inferior de la pierna de éste, justo proximal al tobillo.

Contacto
Con ambas manos se coge la cabeza de la tibia por su cara posterior para mantener la rodilla del paciente relajada y flexionada unos 25°.

Procedimiento
Manteniendo firmes los contactos y la rodilla del paciente flexionada, el quiropráctico se inclina hacia atrás para hacer una distracción de la articulación hasta que sienta que el tejido está en tensión. A continuación, balancea varias veces la articulación suavemente para flexionarla lateral y medialmente, asegurarse de que la rodilla del paciente esté relajada y evitar que éste esté prevenido cuando se aplique el empuje. Luego, aplica un empuje rápido hacia arriba y, al mismo tiempo, se inclina hacia atrás para hacer una distracción de la articulación.

Nota
1) Para las fijaciones en la traslación lateral, pueden introducirse estas variaciones en la técnica: manteniendo la tracción, se aplica un empuje rápido y controlado con los brazos desde el lado lateral hacia el interior y hacia atrás; al mismo tiempo, el quiropráctico efectúa un movimiento similar con el tronco (lateromedial). Es indispensable que se efectúe con rapidez, ya que gran parte de la energía es absorbida por la laxitud de la articulación de la cadera del paciente.
2) Por lo que respecta a la pérdida de deslizamiento medial hacia lateral del juego articular, la manipulación se hace del modo descrito antes, con la diferencia de que la dirección inicial del empuje es mediolateral.

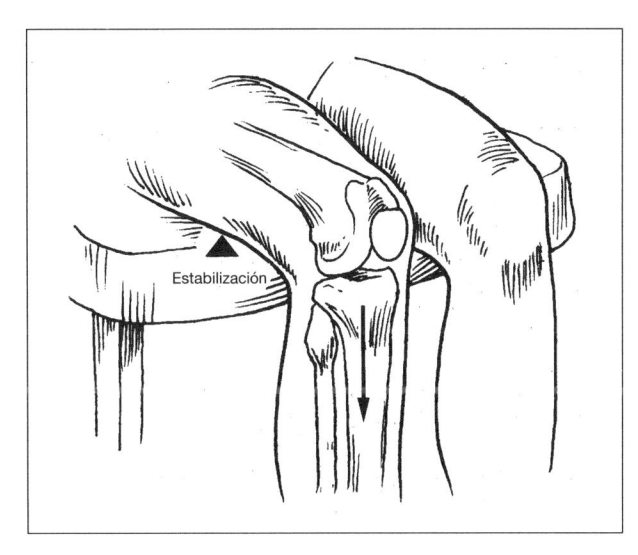

Fig. 8.8.E
Evaluación del juego articular de la rodilla. Distracción del eje longitudinal

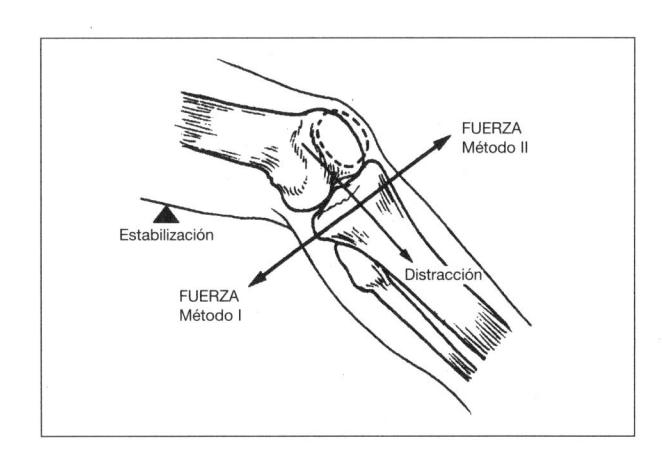

Fig. 8.8.21(a)
Fuerza de ajuste aplicada a la rodilla utilizando esta técnica

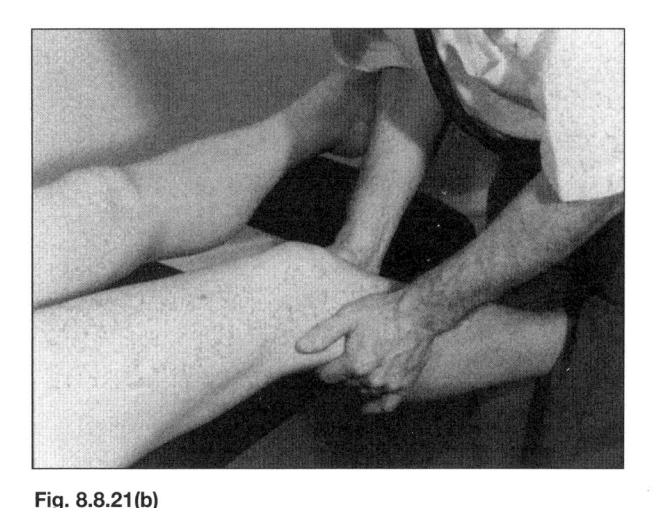

Fig. 8.8.21(b)
Se hace una distracción la articulación hasta sentir que el tejido esté tenso

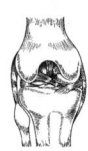

Técnicas de movilización para la articulación femorotibial

Aplicación

Los métodos de movilización se usan para estirar suavemente los ligamentos rígidos y, en general, para estimular los tejidos blandos; su aplicación se hace moviendo la rodilla del paciente de forma suave y pasiva en todas las direcciones en que la articulación es capaz de funcionar normalmente. Si la fijación articular es crónica, conviene aplicar los métodos de movilización antes de emplear los procedimientos manipulativos. Si las alteraciones articulares degenerativas son graves, cabe que no se puedan aplicar los métodos de liberación ósea y que, el tratamiento de la articulación se limite a la aplicación de métodos de movilización suave.

8.8.22 Técnica con flexión/distracción para la articulación femorotibial en posición prona – Método I

Postura del paciente
El paciente está en posición prona con la rodilla afectada flexionada.

Procedimiento
Se coloca una almohadilla de densidad media y cilíndrica sobre la fosa poplítea y se mantiene bien apretada. Entonces, se flexiona la pierna sobre la almohadilla hasta el límite tolerado por el paciente. El procedimiento se repite tantas veces como sea necesario con un movimiento rítmico y oscilante.

8.8.23 Técnica con flexión/distracción para la articulación femorotibial en posición prona – Método II

Postura del paciente
El paciente está en posición prona con la rodilla afectada flexionada.

Procedimiento
Una variante de este método consiste en poner el antebrazo en la fosa poplítea del paciente y luego flexionar la rodilla del paciente sobre él hasta el punto de tensión. La acción se repite cuanto haga falta con un movimiento oscilante.

Nota
Con este método hay que tener cuidado de no superar el límite de tolerancia del paciente.

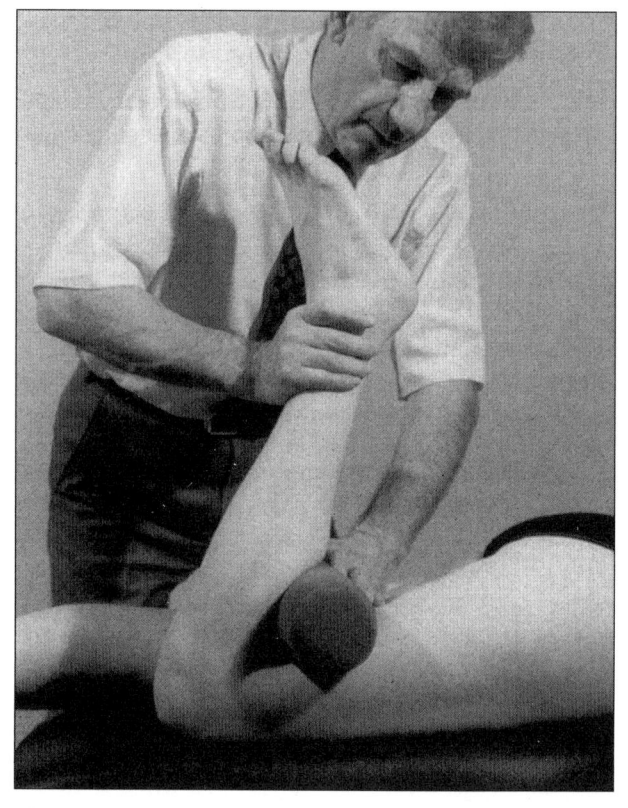

Fig. 8.8.22
Técnica con flexión/distracción en posición prona – Método I

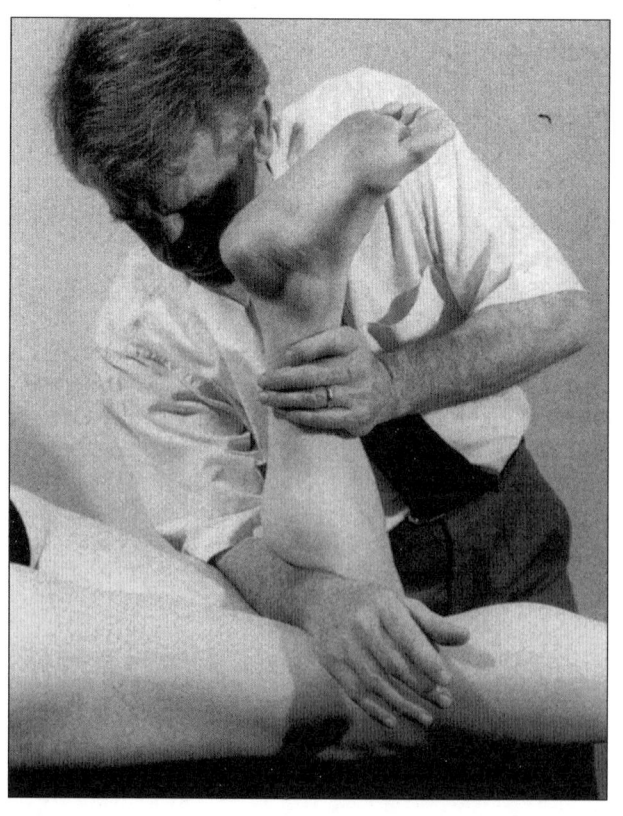

Fig. 8.8.23
Técnica con flexión/distracción en posición prona – Método II

La rodilla

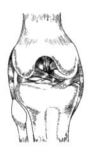

8.8.24 Técnica de circunducción para la articulación femorotibial en posición supina – Método I

Postura del paciente
El paciente está en posición supina con la rodilla flexionada 25-30°.

Procedimiento
El quiropráctico está a horcajadas sobre la parte inferior de la pierna del paciente para sujetarla con las rodillas; se inclina un poco hacia atrás para hacer una distracción de la articulación. Con las manos, situadas sobre los cóndilos tibiales, la tibia justo por debajo de la articulación de la rodilla. Desde esta posición, manteniendo la tensión de precarga articular con la tracción, se mueve la articulación suave y circularmente.

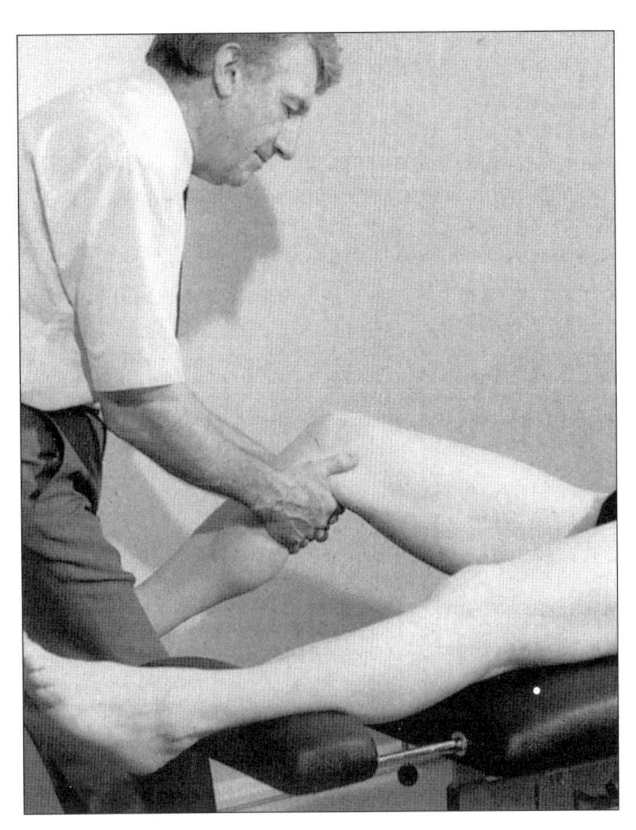

Fig. 8.8.24
Movilización con movimiento circular en posición supina – Método I

8.8.25 Técnica de circunducción para la articulación femorotibial en posición supina – Método II

Procedimiento
Este método es una variante del anterior. El paciente está en posición supina con la cadera y la rodilla flexionadas aproximadamente 90°. Sujetando el tobillo del paciente bajo el brazo y cogiendo con las manos la zona proximal de la tibia, justo por debajo de la articulación de la rodilla, el quiropráctico intenta mover la tibia circularmente, dentro de los límites de tolerancia del paciente.

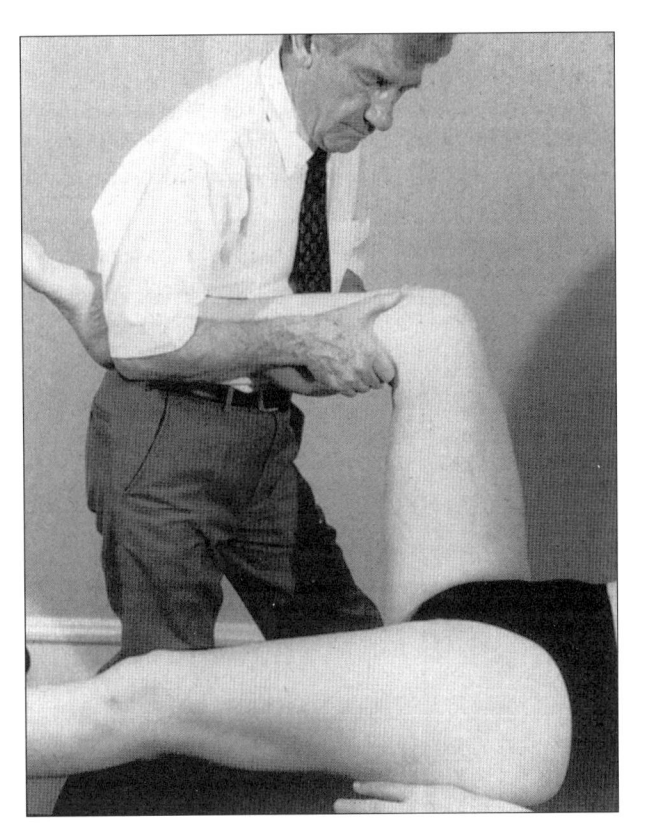

Fig. 8.8.25
Movilización con movimiento circular en posición supina – Método II

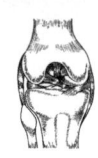

8.8.26 Técnica de circunducción para la articulación femorotibial en posición supina – Método III

Procedimiento
Con el paciente en posición supina y la pierna afectada flexionada 90° tanto por la cadera como por la rodilla, el quiropráctico estabiliza la rodilla del paciente con la mano derecha. La mano izquierda sujeta el tobillo derecho del paciente y hace que describa un círculo en el sentido de las agujas del reloj. Al mismo tiempo que hace esto, el quiropráctico hace rotar el pie del paciente alternativamente hacia el exterior y hacia el interior; de este modo rota la tibia sobre el fémur.

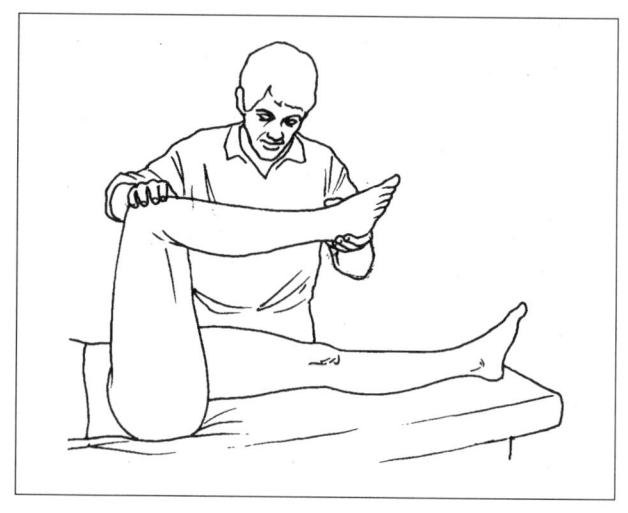

Fig. 8.8.26
Movilización con movimiento circular en posición supina

Técnicas de movilización rotuliana

8.8.27 Técnica superoinferior rotuliana en posición supina

Procedimiento
Con el paciente en posición supina, el quiropráctico coloca la membrana de una mano sobre la parte superior de la rótula y la de la otra mano sobre la parte inferior de la misma; luego mueve suave pero firmemente la rótula hasta la extensión total de su excursión normal proximal y distalmente, con un movimiento rítmico. Si hay alguna restricción, esta acción debe realizarse únicamente dentro de los límites de tolerancia del paciente de modo que la amplitud del movimiento aumente gradualmente.

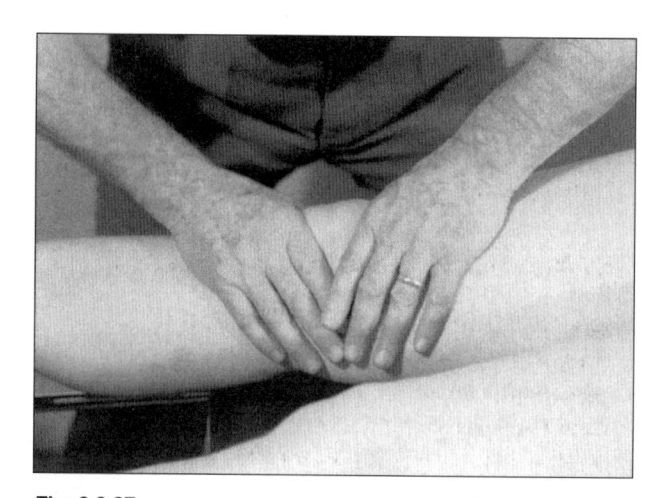

Fig. 8.8.27
Técnica de movilización rotuliana de arriba hacia abajo en posición supina

8.8.28 Técnica rotuliana oblicua en posición supina

Procedimiento
El procedimiento es el mismo que el descrito en la técnica 8.8.27, pero con una presión oblicua sobre la rótula, en concreto desde la parte superior y medial hacia la inferior y lateral, y viceversa. La movilización se lleva a cabo con movimientos de estiramiento suaves, rítmicos y repetitivos.

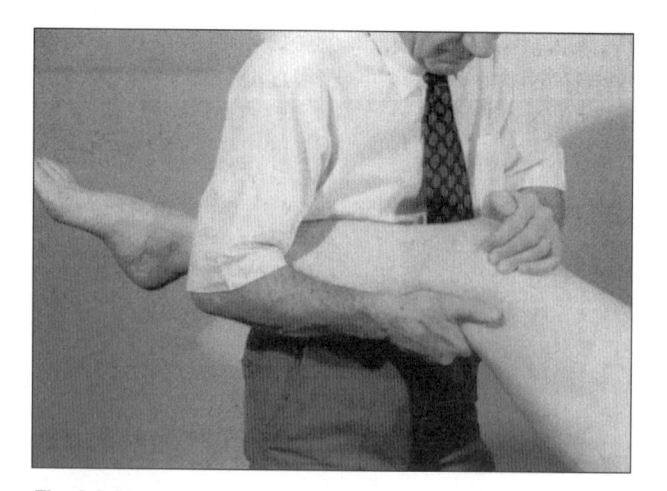

Fig. 8.8.28
Se presiona rítmicamente la rótula de lado a lado y se aumenta gradualmente la amplitud del movimiento, hasta el límite de tolerancia del paciente

La rodilla

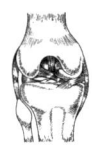

8.8.29 Técnicas rotulianas lateromediales en posición supina

Procedimiento

Método I: con el paciente en posición supina, el quiropráctico coloca sus pulgares sobre el borde lateral de la rótula. Los demás dedos de cada mano se apoyan en la pierna para reforzar el contacto. Desde esta posición, se aplica una presión rítmica con los pulgares para mover la rótula hacia el interior. Si hay alguna restricción, el movimiento se hace dentro de los límites de tolerancia del paciente.

Nota

Como precaución, antes de aplicar esta técnica se debería hacer el Test de Aprensión Rotuliana (ver el Glosario pág. 307).

Método II: el paciente está en posición supina con la pierna flexionada por la cadera. El quiropráctico está de pie mirando cranealmente y al lado de la pierna afectada del paciente. Mantiene la pierna flexionada por la cadera unos 30-40°, sujetando la parte inferior del miembro entre el codo y la parte inferior de la caja torácica. La mano derecha sostiene la rodilla por su cara posterior, mientras que la izquierda se sitúa sobre la cara lateral de la rótula. Desde esta posición, se ejerce una presión hacia el lado medial con un movimiento repetitivo y rítmico y aumentando gradualmente el alcance del recorrido rotuliano, dentro de los límites de tolerancia del paciente.

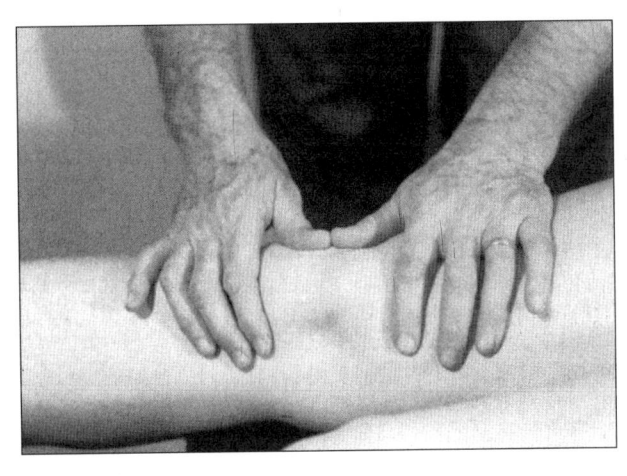

Fig. 8.8.29
Contactos para movilizar la rótula desde el lado lateral hacia el medial – Método I

8.8.30 Técnicas rotulianas mediolaterales en posición supina

Procedimiento

Método I: el procedimiento es similar al descrito en el Método I lateromedial de la técnica 8.8.29, con la diferencia de que los pulgares se ponen en la cara medial de la rótula y los demás dedos alrededor de la cara lateral de la pierna del paciente. Los pulgares ejercen una presión lateral.

Método II: el paciente está en posición supina con la pierna afectada abducida aproximadamente 30-40° y flexionada por la cadera también unos 30-40°. El quiropráctico se pone entre las piernas del paciente mirando hacia la cabeza del mismo. Así mismo, sujeta firmemente y mantiene en flexión la pierna afectada colocándola entre el codo izquierdo y la parte lateral izquierda de la caja torácica. La mano izquierda sostiene la rodilla del paciente por su cara posterior, mientras la derecha se sitúa sobre el borde medial de la rótula. Luego, se ejerce una presión firme, rítmica y repetitiva hacia la cara lateral con el 'talón' de la mano derecha. Gradualmente se aumenta el alcance del recorrido de la rótula, dentro de los límites de tolerancia del paciente.

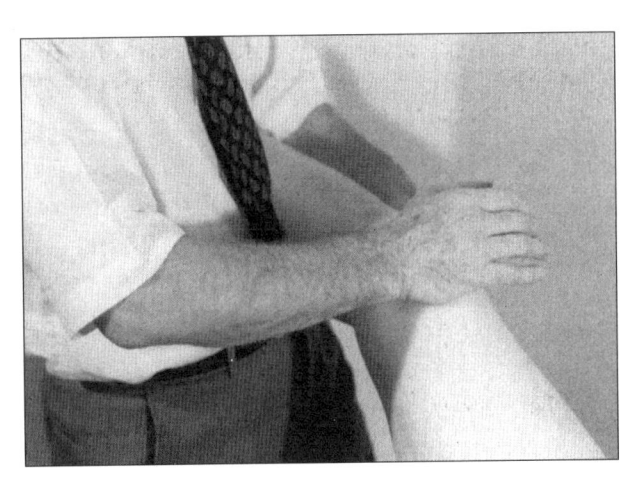

Fig. 8.8.30
Contacto alternativo para la movilización de la rótula medial a lateral. El 'talón' de la mano ejerce una presión lateral – Método II

BIBLIOGRAFÍA

Hoppenfeld, S. (1976) *Physical Examination of the Spine and Extremities*. Nueva York, Appleton-Century-Crofts.

Kapandji, L.A. (1983) *The Physiology of the Joints*, Vol. 2, Lower Limb. Edimburgo, Churchill Livingstone.

Segal, P. y Jacob, M. (1984) *The Knee*. Londres, Wolf Medical Publications.

8.9

Articulaciones tibioperoneas proximal y distal

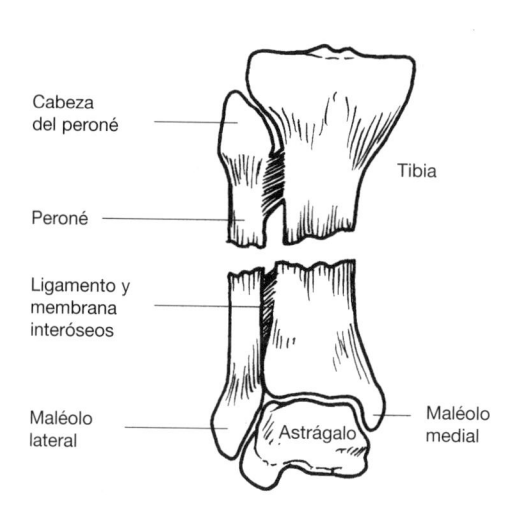

Evaluación del juego de la articulación tibioperonea proximal
8.9.A Deslizamiento anteroposterior y posteroanterior
8.9.B Deslizamiento inferosuperior con rotación externa
8.9.C Deslizamiento superoinferior

Evaluación del juego de la articulación tibioperonea distal
8.9.D Deslizamiento inferosuperior de la articulación tibiofibular distal con rotación externa

Técnicas para la articulación tibioperonea proximal
8.9.1 Técnica posteroanterior con tracción/palanqueo en flexión para la articulación tibioperonea proximal en posición prona
8.9.2 Técnica posteroanterior con flexión para la articulación tibioperonea proximal
8.9.3 Técnica anteroposterior con flexión para la articulación tibioperonea en posición prona
8.9.4 Técnica de retroceso anteroposterior para la articulación tibioperonea proximal en posición supina
8.9.5 Técnica de retroceso posteroanterior para la articulación tibioperonea en posición prona
8.9.6 Técnica superoinferior para la articulación tibioperonea proximal en decúbito lateral
8.9.7 Técnica inferosuperior con flexión para la articulación tibioperonea proximal en posición prona

Técnicas para la articulación tibioperonea distal
8.9.8 Técnica inferosuperior para la articulación tibioperonea distal en decúbito lateral
8.9.9 Técnica superoinferior con tracción/palanqueo para la articulación tibioperonea distal en posición supina
8.9.10 Técnica de empuje directo anteroposterior para la articulación tibioperonea distal en posición supina
8.9.11 Técnica de empuje directo posteroanterior para la articulación tibioperonea distal en posición prona

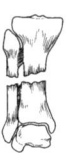

Evaluación del juego de la articulación tibioperonea proximal

8.9.A Deslizamiento anteroposterior y posteroanterior

Procedimiento

El paciente puede estar sentado, reclinado o estirado en posición supina. Una mano se usa para estabilizar la zona proximal de la tibia, mientras que con la cara anterior de la falange distal del dedo índice presiona el peroné hasta que la articulación esté en tensión. Luego, se aplica más presión para evaluar el juego articular, que se percibirá como una elasticidad o sensación de final blando.

Fig. 8.9.A
Articulación tibioperonea proximal. Deslizamiento de delante a atrás

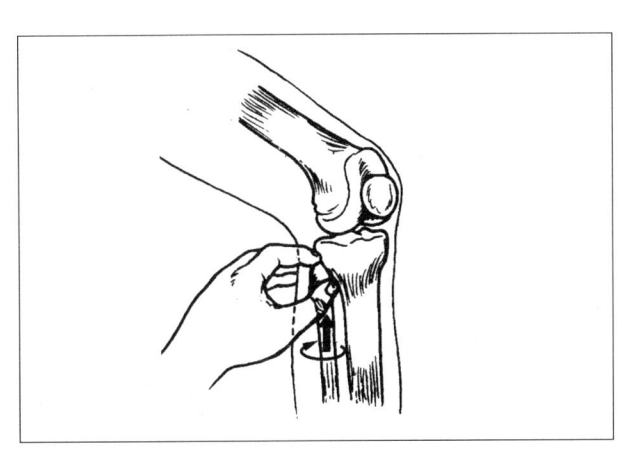

8.9.B Deslizamiento inferosuperior con rotación externa

Procedimiento

Con una mano se flexiona pasiva y dorsalmente el pie y el tobillo, del mismo modo que para la articulación tibioperonea distal (ver 8.9.D). Normalmente, cuando el pie está completamente flexionado, con los dedos de la otra mano, que palpan la articulación, se nota que la articulación tibioperonea se eleva y rota hacia el exterior. Al examinar el peroné para detectar fijaciones, se recomienda evaluar tanto la articulación distal como la proximal.

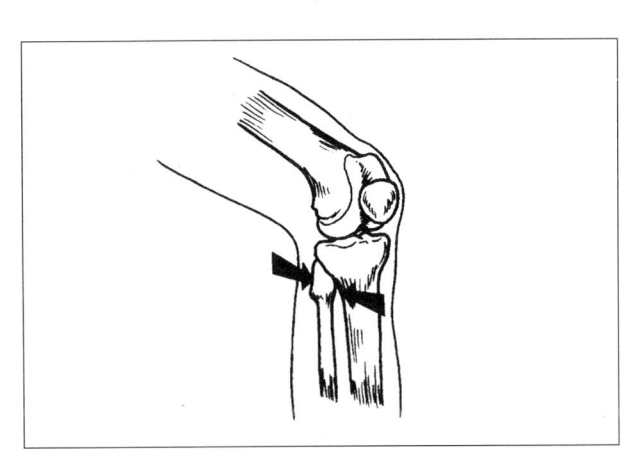

Fig. 8.9.B
Articulación tibioperonea proximal. Deslizamiento de abajo a arriba y rotación externa

8.9.C Deslizamiento superoinferior

Procedimiento

Para examinar el deslizamiento de arriba a abajo del juego articular de la articulación tibioperonea, el paciente está en posición supina o en decúbito lateral con el lado afectado hacia arriba. El pie, el tobillo y la parte inferior de la pierna deben mantenerse relajados, y la rodilla debe estar flexionada. Con una mano, el quiropráctico mantiene el pie flexionado plantarmente. En cambio, el pulgar y el índice de la otra se sitúan sobre el borde superior de la cabeza de la tibia y presionan firmemente de arriba a abajo.

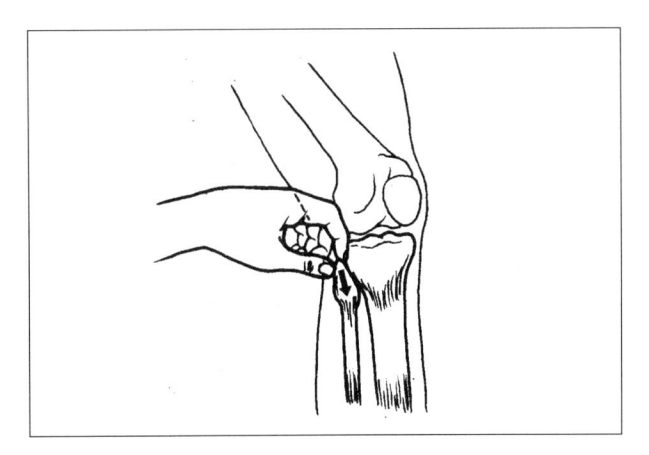

Fig. 8.9.C
Articulación tibioperonea proximal. Deslizamiento de arriba a abajo

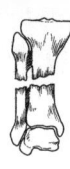

Evaluación del juego articular de la articulación tibioperonea distal

8.9.D Deslizamiento inferosuperior de la articulación tibioperonea distal con rotación externa

Procedimiento

El paciente está estirado en posición supina con el pie afectado relajado. Con la mano derecha situada sobre la superficie plantar del pie, el quiropráctico flexiona completa y dorsalmente el pie y el tobillo. Cuando empiece a notar la resistencia de los ligamentos, aplicará una nueva presión hacia arriba. Cuando el pie está en dorsiflexión, la parte más ancha de la superficie superior del astrágalo, que tiene forma de cuña, se une al asiento del tobillo y hace que el peroné se mueva hacia arriba (Cailliet). Así mismo, también en dorsiflexión, la faceta triangular de la articulación situada sobre el borde lateral del astrágalo y la superficie articular lateral de la extremidad inferior de la tibia, que tiene forma cóncava, hacen que el peroné rote un poco hacia el exterior. Estos movimientos del juego articular se palpan con la mano izquierda, en concreto con el pulgar y el índice, que se sitúan sobre la punta inferior del peroné. El otro movimiento del peroné en dorsiflexión, es un ensanchamiento palpable de la articulación entre la tibia y el peroné. Para detectarlo hay que situar tres dedos sobre los bordes anteriores de estos huesos (ver la Fig. 8.9.D(b)). Este movimiento también permite evaluar la laxitud de los ligamentos interóseos. Si estos ligamentos pierden fuerza, la estabilidad de la articulación del tobillo queda muy afectada.

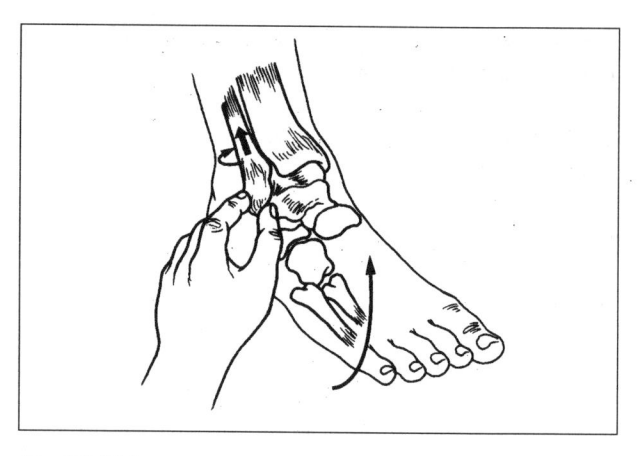

Fig. 8.9.D(a)

Articulación tibioperonea distal. Deslizamiento de abajo a arriba con rotación externa

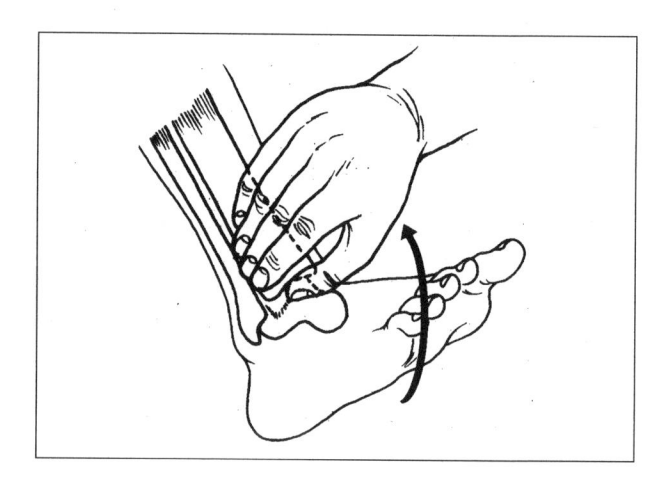

Fig. 8.9.D(b)

Palpación de la articulación tibioperonea, normalmente se abre en dorsiflexión

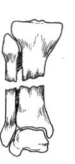

Articulaciones tibioperoneas proximal y distal

Técnicas para la articulación tibioperonea proximal

8.9.1 Técnica posteroanterior con tracción/palanqueo en flexión para la articulación tibioperonea proximal en posición prona

Aplicación
Pérdida de deslizamiento de atrás hacia delante del juego articular de la articulación tibioperonea.

Postura del paciente
El paciente está en posición prona con la rodilla afectada flexionada unos 90°.

Posición del quiropráctico
El quiropráctico está agachado en el lado de la articulación afectada, de cara al paciente y con el pie derecho más adelantado y situado frente a la rodilla del mismo. El tronco está girado hacia la derecha de manera que el hombro izquierdo se desplaza hacia delante. La parte inferior de la pierna del paciente tiene que apoyarse en el tronco del quiropráctico, de modo que el pie del primero descanse en el hombro del segundo.

Contacto
a) La superficie anterior del dedo corazón de la mano derecha, justo proximal a la falange central, está en la cara posterior y lateral del peroné proximal.
b) La mano izquierda se pone alrededor de la cara posterior de la rodilla de manera que sus dedos puedan entrelazarse con los de la derecha.

Procedimiento
El quiropráctico tracciona la rodilla del paciente hacia su propio cuerpo hasta que note la tensión de precarga articular. Manteniendo la tensión, aplica el impulso en la misma dirección, principalmente con la mano derecha, mientras que la izquierda se usa para mantener la tracción y estabilizar la rodilla.

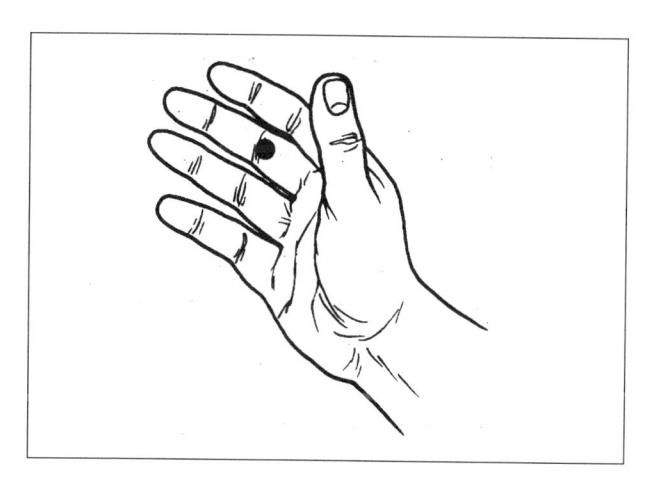

Fig. 8.9.1(a)
El punto de contacto está en la cabeza anterior de la primera falange del dedo corazón

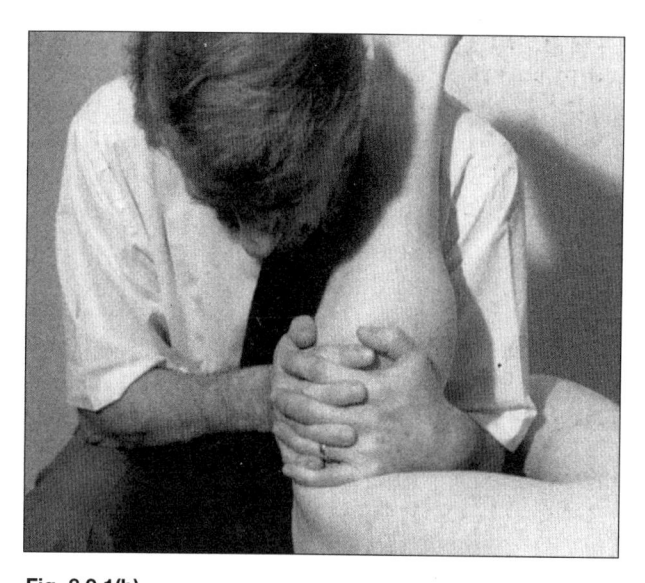

Fig. 8.9.1(b)
El quiropráctico está agachado con el pie izquierdo situado frente a la rodilla afectada del paciente. El tronco está girado, con los codos pegados al cuerpo

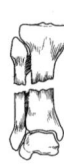

8.9.2 Técnica posteroanterior con flexión para la articulación tibioperonea proximal

Aplicación
Pérdida del deslizamiento de atrás a delante del juego articular del peroné sobre la tibia.

Postura del paciente
El paciente está en posición prona con la rodilla afectada flexionada unos 90°.

Posición del quiropráctico
El quiropráctico está de pie en el lado contrario al de la articulación afectada y mirando hacia la línea media del paciente. El tronco está flexionado hacia delante y rotado hacia los pies del paciente.

Contacto
a) La eminencia tenar proximal izquierda se sitúa sobre la cara posterior del extremo proximal del peroné.
b) La mano derecha se coloca sobre el borde lateral del pie, con los dedos rodeando el borde lateral del tobillo del paciente.

Procedimiento
Mientras se hace rotar hacia el exterior la cadera del paciente con la mano derecha, el quiropráctico tira del pie del paciente hacia su tronco de manera que el talón quede apretado contra la parte inferior y lateral de su pared torácica. La tensión de precarga articular se consigue haciendo rotar hacia el interior el pie del paciente. El impulso se da utilizando un empuje directo y una técnica de caída corporal (ver el Capítulo 2).

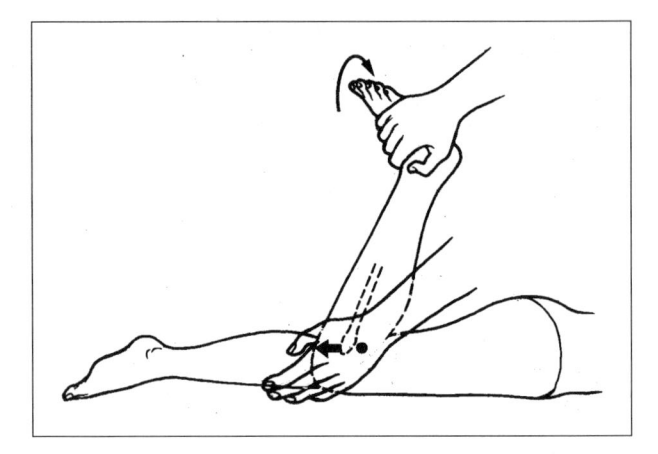

Fig. 8.9.2
Mientras rota la cadera del paciente hacia el exterior, el quiropráctico sujeta el pie derecho de aquél en el tórax

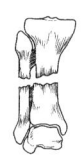

8.9.3 Técnica anteroposterior con flexión para la articulación tibioperonea en posición prona

Aplicación
Pérdida de deslizamiento de delante a atrás del juego articular del peroné sobre la tibia.

Postura del paciente
El paciente está en posición prona con la rodilla afectada flexionada unos 120° o hasta que los tejidos estén tensos. Con pacientes de edad avanzada, no hace falta tanta flexión.

Posición del quiropráctico
El quiropráctico está de pie en el lado contrario al de la articulación afectada, mirando hacia la línea media del paciente y justo distal respecto a la rodilla afectada.

Contacto
a) La mano izquierda coge el tobillo del paciente por la cara lateral y mantiene la rodilla flexionada. Luego se tira de la parte inferior de la pierna del paciente hacia la línea media haciendo rotar externamente la cadera hasta que se note los tejidos en tensión.
b) El 'talón' de la mano derecha se sitúa sobre la cara anterior de la cabeza del peroné proximal.

Procedimiento
Manteniendo firmes los contactos, el quiropráctico hace rotar el tronco hacia la cabeza del paciente para aumentar la tensión de los tejidos. Entonces, con el brazo derecho presiona hacia abajo sobre el punto de contacto para eliminar la laxitud del tejido y conseguir la tensión de precarga articular. El impulso se realiza por medio de un empuje directo y una caída corporal rápida (ver el Capítulo 2); este movimiento se inicia en el hombro derecho en dirección anteroposterior, a través del contacto en la cabeza del peroné.

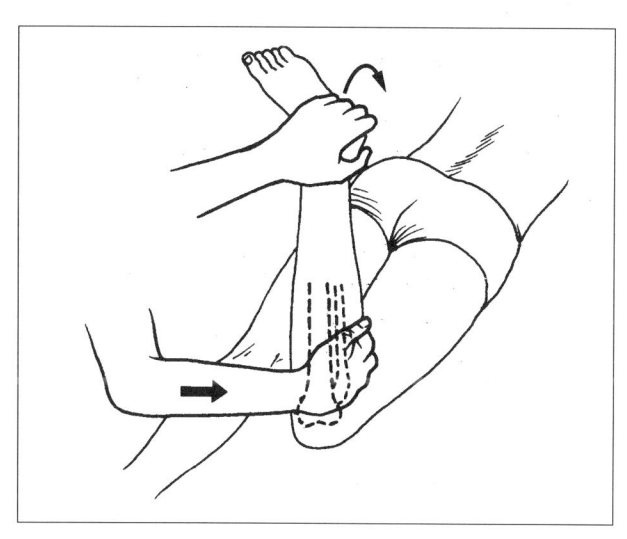

Fig. 8.9.3(a)
Para conseguir la tensión de precarga articular, la rodilla tiene que estar completamente flexionada y la cadera ligeramente rotada hacia el exterior

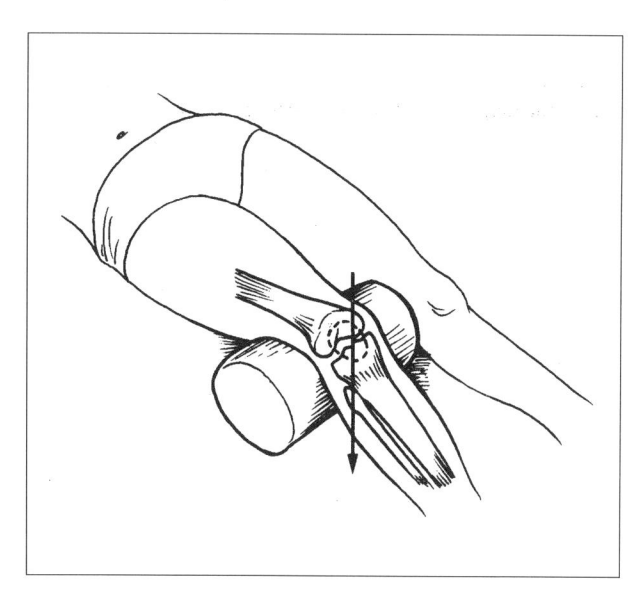

Fig. 8.9.3(b)
Un método alternativo consiste en colocar un cojín sólido bajo la articulación de la rodilla. La flecha indica el ángulo de la fuerza de ajuste

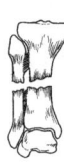

8.9.4 Técnica de retroceso anteroposterior para la articulación tibioperonea proximal en posición supina

Aplicación
Pérdida de deslizamiento de atrás a delante del juego articular del peroné sobre la tibia.

Postura del paciente
El paciente está en posición supina con la pierna afectada completamente extendida. El mecanismo de caída (ver el Glosario, pág. 307) de la sección pélvica de la camilla terapéutica debe estar adaptado al peso del paciente y amartillado.

Posición del quiropráctico
El quiropráctico está de pie en el lado de la articulación afectada, mirando hacia la línea media del paciente y de frente a la articulación tibioperonea derecha.

Contacto
a) El hueso pisiforme de la mano derecha se sitúa sobre la cara anterior de la articulación y la mano y la muñeca forman un arco bajo (ver el Glosario, pág. 307).
b) El hueso pisiforme de la mano izquierda se coloca sobre la base de la muñeca izquierda (del quiropráctico), con los dedos rodeando la cara lateral de la misma. El pulgar rodea la cara medial de la muñeca para llegar a la posterior.

Procedimiento
Se aplica un ajuste de retroceso rápido y poco profundo (ver la pág. 22) mediante un empuje uniforme de los pectorales, tríceps y ancóneos.

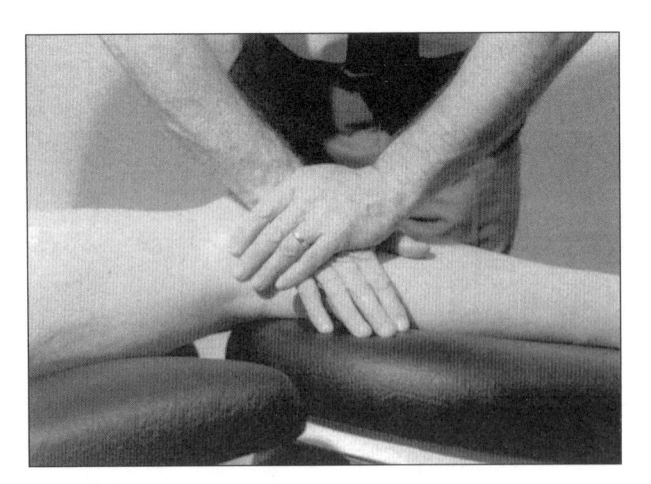

Fig. 8.9.4
El paciente se coloca de manera que la zona posterior de la tibia proximal se apoye en el cojín de la sección pélvica

8.9.5 Técnica de retroceso posteroanterior para la articulación tibioperonea en posición prona

Aplicación
Pérdida de deslizamiento de atrás a delante del juego articular del peroné sobre la tibia.

Postura del paciente
El paciente está en posición prona con las piernas extendidas.

Posición del quiropráctico
El quiropráctico está de pie en el lado contralateral mirando a la línea media del paciente y al lado de la rodilla afectada.

Contacto
a) El hueso pisiforme de la mano izquierda se sitúa sobre la tabaquera anatómica izquierda, con los dedos alrededor de la cara lateral de la misma. El pulgar se sitúa sobre la parte posterior de la muñeca.
b) El hueso pisiforme de la mano derecha está en contacto con la cara posterior y proximal del peroné y la mano se mantiene en posición de arco bajo (ver el Glosario, pág. 307).

Procedimiento
Se aplica un ajuste de retroceso rápido y poco profundo (ver el Capítulo 2).

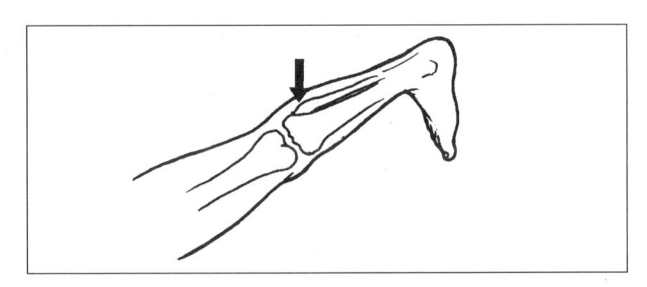

Fig. 8.9.5(a)
La flecha indica el punto de contacto sobre el peroné

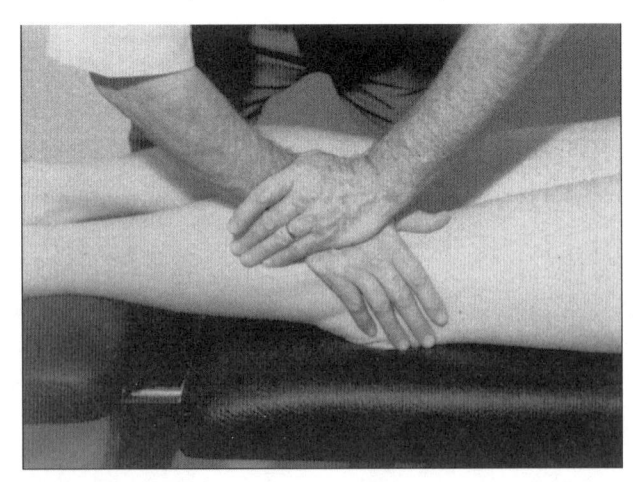

Fig. 8.9.5(b)
El paciente está en posición prona con la rodilla completamente extendida. El quiropráctico está de pie en el lado contrario al de la articulación afectada

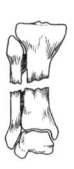

Articulaciones tibioperoneas proximal y distal **245**

8.9.6 Técnica superoinferior para la articulación tibioperonea proximal en decúbito lateral

Aplicación
Pérdida de deslizamiento de arriba a abajo del juego articular del peroné sobre la tibia.

Postura del paciente
El paciente está tendido sobre el lado no afectado, con la pelvis bien rotada hacia delante y la pierna afectada flexionada de modo que su cara medial se apoye completamente en la almohada de la sección pélvica de la camilla de ajustes.

Posición del quiropráctico
El quiropráctico está de pie mirando hacia los pies del paciente y junto a la rodilla afectada.

Contacto
a) La mano izquierda se sitúa sobre la cara lateral del tobillo derecho del paciente sujetándolo firmemente contra la camilla terapéutica. El tobillo se mantiene flexionado plantarmente.
b) El 'talón' de la mano derecha se sitúa sobre el borde superior de la cabeza del peroné; los dedos, que apuntan hacia los pies del paciente, están extendidos y apoyados planos sobre el peroné.

Procedimiento
Con el tobillo del paciente flexionado plantarmente y apoyado en la camilla terapéutica, el quiropráctico, con la mano derecha, aplica un impulso de arriba a abajo sobre la cabeza del peroné.

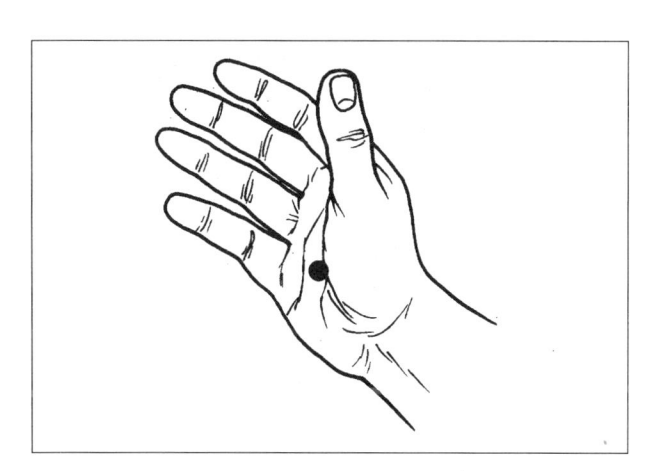

Fig. 8.9.6(a)
El punto de contacto es el 'talón' de la mano

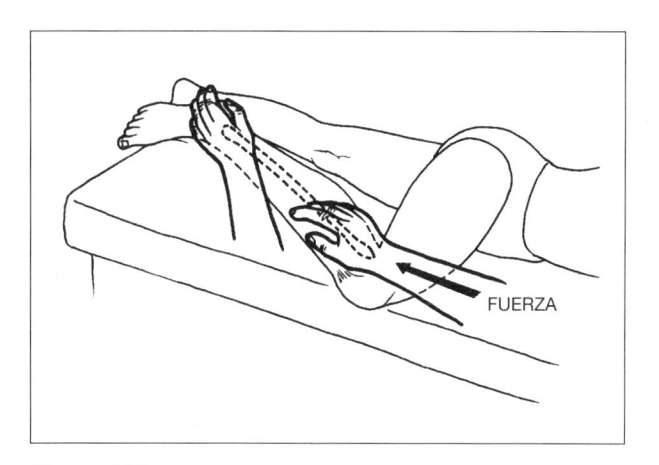

Fig. 8.9.6(b)
El tobillo del paciente se mantiene flexionado plantarmente para 'relajar' la zona distal del peroné mientras se trata la articulación tibioperonea proximal

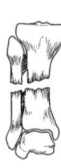

8.9.7 Técnica inferosuperior con flexión para la articulación tibioperonea proximal en posición prona

Aplicación
Pérdida de deslizamiento de abajo a arriba del juego articular del peroné proximal sobre la tibia.

Postura del paciente
El paciente está en posición prona con la pierna afectada flexionada unos 90°. La cadera está rotada hacia el exterior de manera que el pie traspase la línea media del paciente.

Posición del quiropráctico
El quiropráctico está de pie en el lado contrario al de la articulación afectada, mirando hacia la línea media del paciente y a nivel con la rodilla del paciente. El tronco tiene que estar rotado hacia los pies del paciente.

Contacto
a) La eminencia tenar proximal izquierda se sitúa sobre la cara inferior de la cabeza del peroné, mientras que los dedos permanecen extendidos y firmemente apoyados sobre el borde lateral de la rodilla del paciente. El brazo izquierdo se mantiene rígido y con el codo ligeramente flexionado.

b) La mano derecha se coloca sobre el borde lateral del pie, con los dedos alrededor del dorso de la parte central del pie. Desde esta posición, el quiropráctico tira del pie derecho del paciente hasta apoyarlo sobre la parte derecha e inferior de su tórax, donde lo sujetará firmemente para estabilizar la parte inferior de la pierna. Luego, flexiona dorsal y pasivamente el pie del paciente.

Procedimiento
Mientras con la mano derecha estabiliza la pierna derecha del paciente, el quiropráctico se inclina hacia delante para entrar en contacto con el pie derecho del paciente y flexionarlo aún más. Luego realiza el empuje por medio de un rápido impulso con el brazo izquierdo, que debe estar rígido. La fuerza del impulso debe partir del hombro izquierdo.

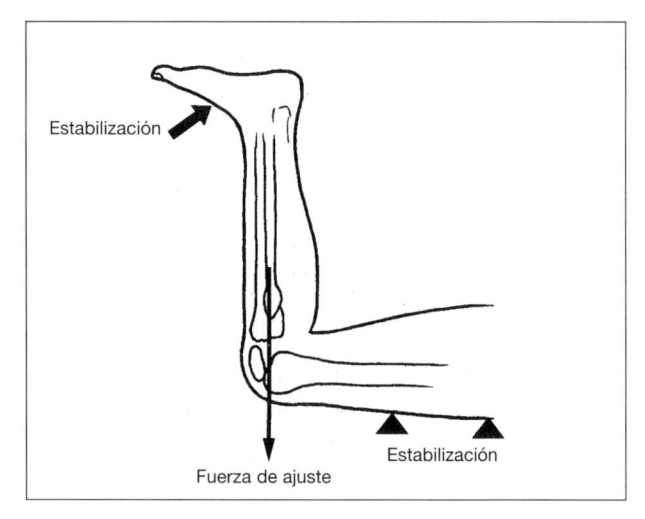

Fig. 8.9.7(a)
La zona de contacto con la cabeza del peroné es la eminencia tenar proximal izquierda

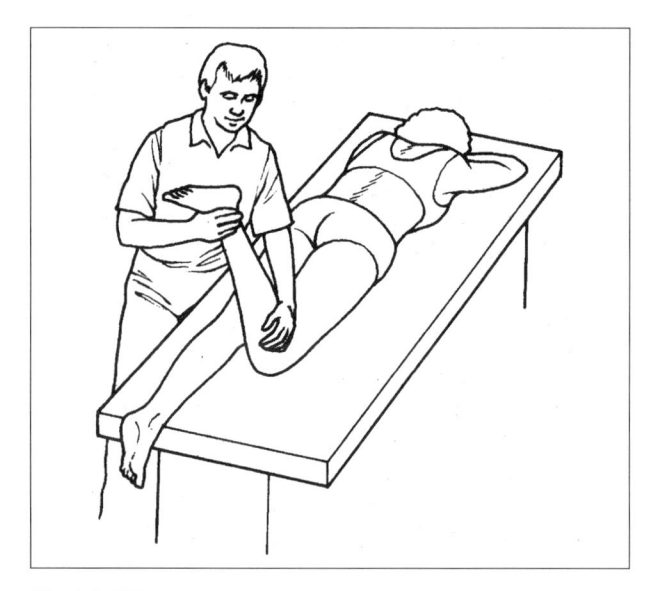

Fig. 8.9.7(b)
La cadera del paciente debe estar lo suficientemente rotada hacia el exterior como para permitir que el quiropráctico apoye el pie del paciente en su pecho y así poder estabilizar la parte inferior de la pierna. Si la almohadilla de la camilla terapéutica es blanda, la profundidad del empuje de ajuste tendrá que ser mayor

Articulaciones tibioperoneas proximal y distal 247

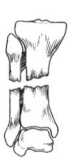

Técnicas para la articulación tibioperonea distal

8.9.8 Técnica inferosuperior para la articulación tibioperonea distal en decúbito lateral

Aplicación
Pérdida de deslizamiento de abajo a arriba del juego articular del margen convexo medial del extremo distal del peroné y del margen cóncavo lateral del extremo distal de la tibia.

Postura del paciente
El paciente está tendido sobre el lado no afectado. La cadera y la rodilla del lado afectado están flexionadas de modo que la cara medial del pie se apoye cómodamente en la superficie de la camilla terapéutica.

Posición de quiropráctico
El quiropráctico está de pie detrás del paciente, a los pies de la camilla terapéutica y mirando hacia la cabeza del paciente.

Contacto
a) La membrana de la mano derecha se apoya firmemente en la cara inferior de la punta distal del peroné, con el pulgar sobre la cara posterior del tobillo y los demás dedos alrededor del borde medial e inferior de la parte central/posterior del pie.
b) Manteniendo la muñeca flexionada hacia atrás, se pone el hueso pisiforme de la mano izquierda sobre la cara proximal del primer metacarpiano derecho del quiropráctico. Los dedos están alrededor del borde lateral del cúbito de la mano derecha.

Procedimiento
a) Con ambas manos, se aplica un impulso corto y rápido sin dejar que el pie del paciente resbale por la almohadilla. La dirección del impulso tiene que ser lo más parecida posible a la de la línea del plano de la articulación. Inevitablemente, una parte del empuje será absorbida por la almohadilla de apoyo.
b) Una alternativa al procedimiento anterior consiste en colocar el pie del paciente sobre la sección pélvica de caída de la camilla terapéutica, que se amartillará y dispondrá en función del peso del paciente. En este caso se utilizará una técnica de caída (ver el Capítulo 2) con un empuje de retroceso.

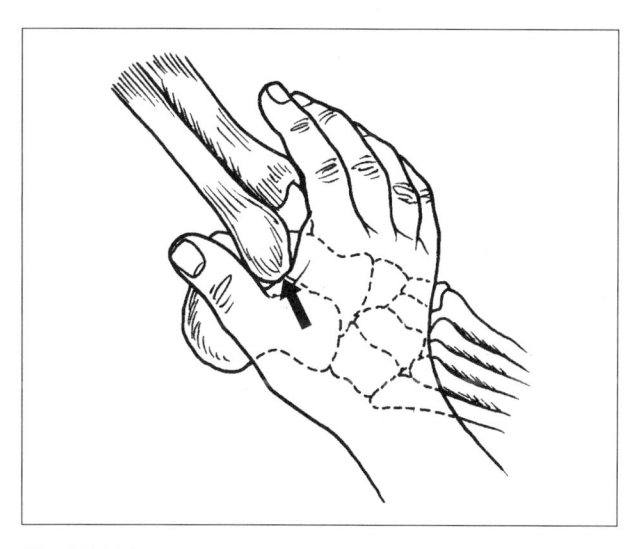

Fig. 8.9.8(a)
La membrana del pulgar está en contacto con la punta inferior del peroné

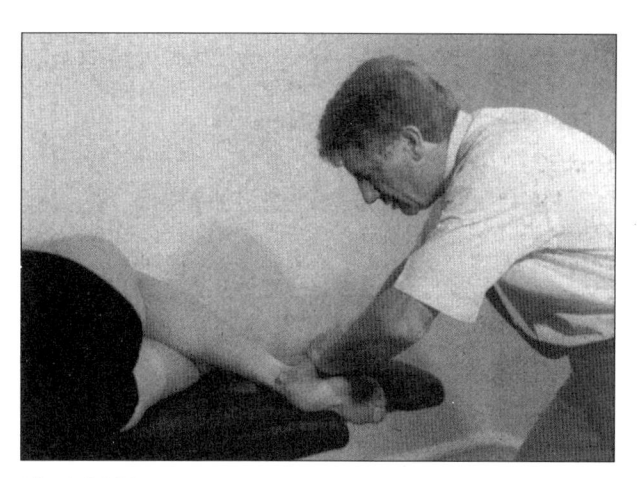

Fig. 8.9.8(b)
Se sujeta firmemente el maléolo medial del paciente contra el cojín de la camilla terapéutica para evitar que el pie del paciente se mueva

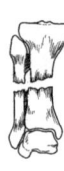

8.9.9 Técnica superoinferior con tracción/palanqueo para la articulación tibioperonea en posición supina

Aplicación
Pérdida de deslizamiento de arriba a abajo del juego articular del margen medial convexo del extremo distal de la tibia y el margen lateral cóncavo del extremo distal de la tibia.

Postura del paciente
El paciente está en posición supina y con las manos se coge de los bordes de la camilla terapéutica. La pierna afectada se mantiene relajada y extendida, mientras que la no afectada está ligeramente flexionada de modo que el pie pueda apoyarse en el reposapiés de la camilla. Si no se deja que la pierna no afectada siga extendida.

Posición del quiropráctico
El quiropráctico está de pie a los pies de la camilla terapéutica, mirando hacia la cabeza del paciente y algo desplazado hacia el lado de la pierna afectada.

Contacto
a) La cara anterior de la articulación situada entre las falanges proximal y media del dedo corazón de la mano derecha se sitúa sobre la superficie dorsal del tobillo de modo que entre en contacto con el borde lateral y distal del peroné, justo por encima de la articulación. El contacto es firme y a ello contribuyen los demás dedos de esta mano.
b) La mano izquierda debe situarse sobre la derecha y hace de refuerzo.

Procedimiento
Se deja que la pierna afectada del paciente permanezca sobre la camilla terapéutica. El quiropráctico aplica un impulso rápido de mínima profundidad en dirección a su propio cuerpo. El inconveniente de esta técnica, si se compara con otras de palanca larga, es que el empuje actúa también sobre las articulaciones de la pierna, de la pelvis y de la parte inferior de la espalda. Por ello es recomendable aplicar un empuje de gran velocidad y profundidad mínima cuando se utilice esta técnica.

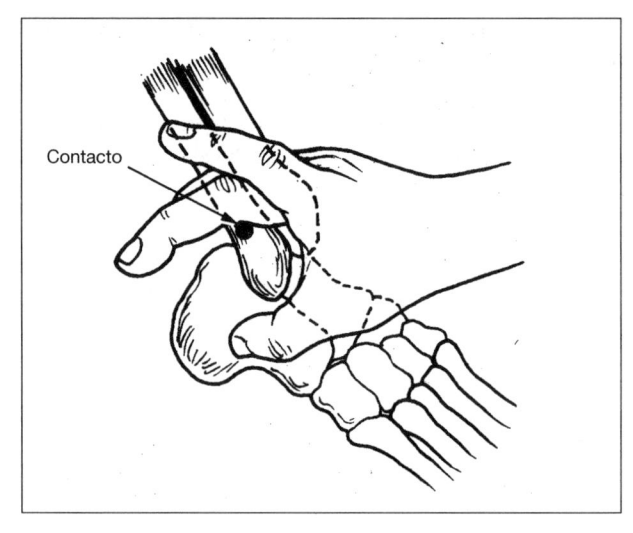

Fig. 8.9.9(a)
La cara anterior de las falanges proximal y media del dedo corazón es el punto de contacto

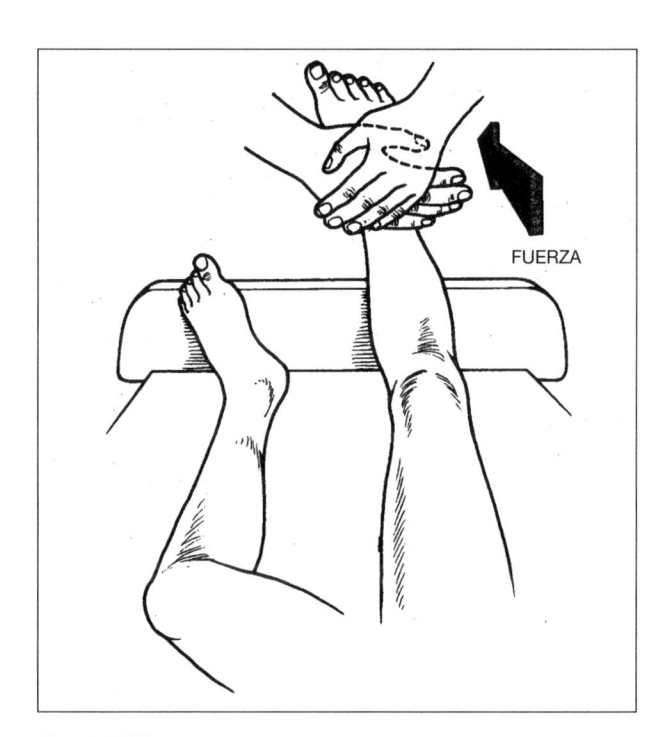

Fig. 8.9.9(b)
La pierna no afectada se apoya en el reposapiés de la camilla terapéutica. La pierna afectada permanece apoyada en la almohadilla, ya que así el tobillo queda estabilizado y se reduce el efecto de la fuerza sobre la pierna

Articulaciones tibioperoneas proximal y distal 249

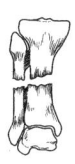

8.9.10 Técnica de empuje directo anteroposterior para la articulación tibioperonea distal en posición supina

Aplicación
Pérdida de deslizamiento de delante a atrás del juego articular del peroné sobre la tibia en la articulación distal.

Postura del paciente
El paciente está en posición supina con las piernas extendidas.

Posición del quiropráctico
El quiropráctico está de pie a los pies de la camilla terapéutica, mirando hacia la cabeza del paciente y desplazado hacia el lado afectado.

Contacto
a) El tenar y el pulgar de la mano izquierda se sitúan a lo largo del borde anterior del peroné distal. Los demás dedos rodean el borde lateral para coger la parte distal de la tibia por detrás.
b) La cara anterior del primer metacarpiano de la mano derecha debe situarse sobre la cara anterior de la tibia distal, mientras que los demás dedos rodean el borde medial para sujetarla por detrás.

Procedimiento
El quiropráctico se inclina por la cintura hacia delante hasta que los brazos estén casi en posición vertical. Los codos se mantienen ligeramente flexionados. La altura de la camilla terapéutica debe adaptarse para que esta posición sea cómoda. El ajuste se hace estirando de golpe los codos hasta extenderlos completamente mientras se aplica un empuje de mínima intensidad hacia abajo, con la mano izquierda y sobre el peroné. Simultáneamente, el quiropráctico tira de la cintura escapular arriba y atrás, ya que así se producirá un empuje adicional hacia arriba sobre la tibia.

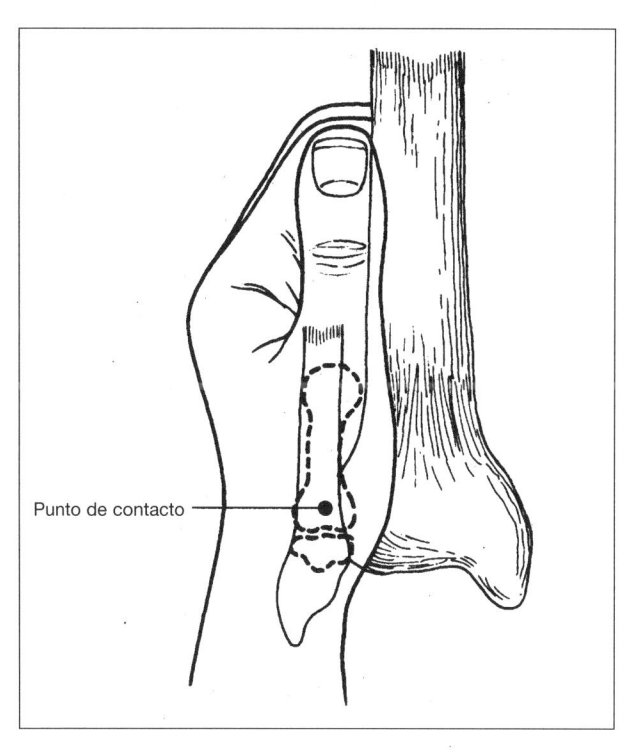

Fig. 8.9.10(a)
El punto de contacto es la cara medial de la base del primer metacarpiano, que se sitúa sobre la parte anterior del maléolo lateral

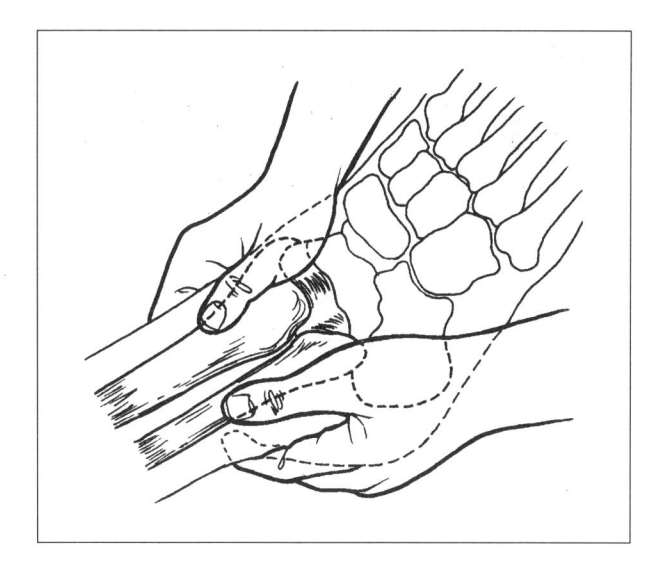

Fig. 8.9.10(b)
Para aplicar el empuje, los brazos se mantienen en posición casi vertical

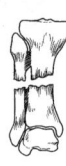

8.9.11 Técnica de empuje directo posteroanterior para la articulación tibioperonea distal en posición prona

Aplicación
Pérdida de deslizamiento de atrás a delante del juego articular de la articulación tibioperonea distal.

Postura del paciente
El paciente está en posición prona sobre la camilla terapéutica con las piernas extendidas.

Posición del quiropráctico
El quiropráctico está de pie en el extremo inferior de la camilla terapéutica, mirando hacia la cabeza del paciente y desplazado hacia el lado afectado.

Contacto
a) La mano izquierda se sitúa alrededor de la cara medial del tobillo y entra en contacto con la cara anterior del extremo distal de la tibia. El tenar está sobre la parte posterior de la tibia y los dedos alrededor de la cara medial del tobillo para estabilizar el contacto.
b) El tenar y el pulgar de la mano derecha se apoyan firmemente a lo largo de la cara posterior del extremo distal del peroné, mientras que los demás dedos cogen la cara anterior para reforzar el pulgar.

Procedimiento
a) El tronco está flexionado hacia delante por la cadera de manera que los brazos estén en posición casi vertical, con los codos ligeramente doblados. La altura de la camilla terapéutica debe regularse de manera que esta posición sea posible. El ajuste se aplica extendiendo con rapidez los codos al mismo tiempo que se produce un empuje rápido y mínimo sobre el peroné. Simultáneamente se mueve el hombro derecho hacia arriba y hacia atrás para producir una contraempuje sobre la tibia con la mano derecha.
b) Como alternativa, se puede utilizar la sección de mecanismo de caída de la camilla terapéutica; las manos estarán en posiciones similares.

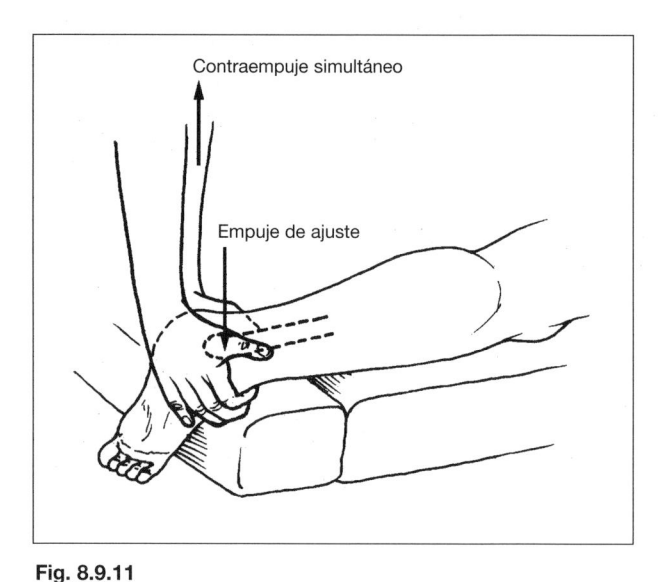

Fig. 8.9.11
Para este ajuste, los brazos se mantienen en posición casi vertical. Sólo hace falta un contraempuje de ajuste de profundidad mínima

BIBLIOGRAFÍA

Caillet, R. (1968) *Foot and Ankle Pain*. Filadelfia, F.A. Davis Company.

8.10

Las articulaciones del pie y del tobillo

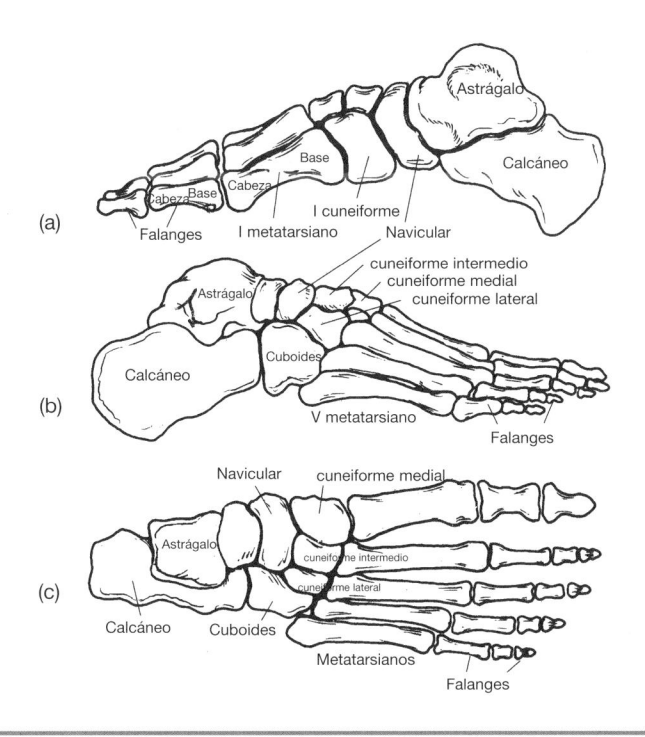

Técnicas interfalángicas

8.10.A   Evaluación del juego articular de las articulaciones interfalángicas

8.10.1   Técnicas de empuje directo y distracción para la articulación interfalángica en posición supina o prona

Técnicas metatarsofalángicas

8.10.B   Evaluación del juego articular de las articulaciones metatarsofalángicas

8.10.2   Técnicas de tirón inferosuperior y superoinferior con palanca corta para la primera articulación metatarsofalángica en posición supina

8.10.3   Técnica de distracción a lo largo del eje longitudinal para la primera articulación metatarsofalángica en posición supina – Método I

8.10.4   Técnica de distracción a lo largo del eje longitudinal para la primea articulación metatarsofalángica en posición supina – Método II

8.10.5   Técnica de distracción a lo largo del eje longitudinal para la primera articulación metatarsofalángica – Método III

8.10.6   Técnica de empuje directo inferosuperior para las articulaciones metatarsofalángicas segunda, tercera, cuarta y quinta en posición prona

8.10.7   Técnica con flexión/distracción para las articulaciones metatarsofalángicas segunda, tercera, cuarta y quinta en posición supina

Técnicas intermetatarsianas

8.10.8   Técnica de movilización apretando para las articulaciones intermetatarsianas en posición supina

8.10.9   Técnica de movilización apretando para las articulaciones intermetatarsianas en posición prona

8.10.10   Técnica de movilización en vaivén para las articulaciones intermetatarsianas en posición supina o prona

Continúa en pág. siguiente

Técnicas tarsometatarsianas

8.10.C Evaluación del juego articular de los tarsianos y los metatarsianos en la cara medial del pie
8.10.D Evaluación del juego articular del I metatarsiano sobre el cuneiforme medial
8.10.E Evaluación del juego articular de los tarsianos y los metatarsianos en la cara lateral del pie
8.10.11 Técnica de distracción superoinferior con tracción/palanqueo del I metatarsiano sobre el cuneiforme medial en posición supina
8.10.12 Técnica de tracción para el juego articular del II o del III metatarsiano sobre el cuneiforme intermedio o el lateral en posición supina
8.10.13 Técnica de tirón inferosuperior con palanca corta para el I metatarsiano y el cuneiforme medial en posición supina
8.10.14 Técnica de tirón superoinferior con palanca corta para el I metatarsiano y el cuneiforme medial en posición supina
8.10.15 Técnica de tirón superoinferior con palanca corta para el I metatarsiano y el cuneiforme medial en posición prona
8.10.16 Técnica de tirón inferosuperior con palanca corta para el I metatarsiano y el cuneiforme medial en posición prona
8.10.17 Técnica de tirón superoinferior con palanca corta para el II metatarsiano y el cuneiforme medial en posición prona
8.10.18 Técnica de tirón superoinferior con palanca corta para el II metatarsiano y el cuneiforme medial en posición supina
8.10.19 Técnica de tirón superoinferior con palanca corta para el III metatarsiano y el cuneiforme intermedio en posición prona
8.10.20 Técnica de empuje inferosuperior con los pectorales y los tríceps para las articulaciones tarsometatarsianas primera, segunda y tercera y las intertarsianas en posición prona
8.10.21 Técnica de comprobación y empuje superoinferior con pectorales y tríceps de las articulaciones tarsometatarsianas e intertarsianas en posición prona
8.10.22 Técnica de empuje inferosuperior con pectorales y tríceps para las articulaciones tarsometatarsianas e intertarsianas de pie
8.10.23 Técnica de movilización en ocho para las articulaciones tarsometatarsianas en posición supina
8.10.24 Técnica de tirón con palanca corta superoinferior para el juego articular de los metatarsianos IV o V sobre el cuboides en posición supina
8.10.25 Técnica de tirón inferosuperior con palanca corta para el juego articular de los metatarsianos IV o V sobre el cuboides
8.10.26 Técnica de retroceso superoinferior para el juego articular de los metatarsianos IV o V sobre el cuboides en posición supina
8.10.27 Técnica de empuje superoinferior con caída corporal para el juego articular de los metatarsianos IV o V sobre el cuboides en posición supina
8.10.28 Técnica de tirón con palanca corta superoinferior para el juego articular de los metatarsianos IV o V y el cuboides en posición prona

Técnicas intertarsianas

8.10.29 Técnica de tirón inferosuperior con palanca corta para el escafoides y el cuneiforme medial en posición supina
8.10.30 Técnica de tirón superoinferior con palanca corta para el escafoides y el cuneiforme medial en posición supina
8.10.31 Técnica de tirón inferosuperior con palanca corta para la articulación astragaloescafoidea en posición prona
8.10.32 Técnica de compresión superoinferior para las articulaciones intercuneales mediointermedia o intermediolateral en posición supina
8.10.33 Técnica de tracción con palanqueo superoinferior para la articulación entre el cuneiforme medial o el intermedio y el escafoides en posición supina
8.10.34 Técnica con palanqueo superoinferior de tracción para la articulación del cuneiforme lateral y del cuboides en posición supina
8.10.35 Técnica de palanqueo con tracción superoinferior para el cuboides y el calcáneo en posición supina
8.10.36 Técnica con palanca corta inferosuperior para el cuboides y el calcáneo en posición prona
8.10.37 Técnica con palanca corta inferosuperior para el calcáneo y el cuboides en posición supina
8.10.38 Técnica de empuje inferosuperior para el calcáneo y el cuboides en posición prona
8.10.F Evaluación del juego articular del astrágalo sobre el calcáneo
8.10.39 Técnica lateromedial con palanca corta para el astrágalo y el calcáneo en posición prona
8.10.40 Técnica mediolateral con palanca corta para el astrágalo y el calcáneo en posición prona
8.10.41 Técnica lateromedial con palanqueo de tracción para el astrágalo y el calcáneo en posición supina
8.10.42 Técnica de fuerza de tracción mediolateral para la articulación astragalocalcánea en posición supina
8.10.43 Técnica de golpeo lateromedial para el astrágalo y el calcáneo en posición supina
8.10.44 Técnica de golpeo mediolateral para el astrágalo y el calcáneo en posición supina
8.10.G Evaluación del juego articular de la articulación astragalocalcánea
8.10.45 Técnica anteroposterior con palanca corta para el astrágalo y el calcáneo en posición prona
8.10.46 Técnica posteroanterior con palanca corta para la articulación astragalocalcánea en posición prona
8.10.47 Técnica de movilización en circunducción de las articulaciones intertarsianas en posición supina o prona

Articulación talocrural (tobillo)

8.10.H Evaluación del juego articular de la articulación talocrural
8.10.48 Técnica de distracción del eje longitudinal de la articulación talocrural en posición supina
8.10.49 Técnica lateromedial con palanca corta para la articulación talocrural en posición supina
8.10.50 Técnica mediolateral con palanca corta para la articulación talocrural en posición supina
8.10.51 Técnica lateromedial con palanca corta para la articulación talocrural en posición prona
8.10.52 Técnica con palanca corta mediolateral para la articulación talocrural en posición prona
8.10.53 Técnica de distracción lateromedial para la articulación talocrural en posición supina
8.10.54 Técnica con distracción mediolateral para la articulación talocrural en posición supina
8.10.55 Técnica de distracción lateromedial modificada para la articulación talocrural en posición supina (variante)
8.10.56 Técnica de distracción modificada mediolateral para la articulación talocrural en posición supina
8.10.I Evaluación del juego articular anteroposterior y posteroanterior de la articulación talocrural
8.10.57 Técnica con palanca corta anteroposterior para la articulación talocrural en posición prona
8.10.58 Técnica de palanca corta posteroanterior para la articulación talocrural en posición prona
8.10.59 Técnica de empuje anteroposterior y posteroanterior para la articulación talocrural en posición supina

Las articulaciones del pie y del tobillo

Técnicas interfalángicas

8.10.A Evaluación del juego articular de las articulaciones interfalángicas

Procedimiento
Se sujetan por turno dos falanges contiguas con los pulgares y los índices de las manos, como se muestra en la Fig. 8.10.A(a). Utilizando una firme presión se examina el juego articular de los movimientos de flexión, extensión, flexión lateral, traslación lateral, rotación y extensión a lo largo del eje longitudinal, así como el deslizamiento de arriba a abajo. Para llegar al juego articular, primero hay que mover la articulación en su amplitud normal; luego, cuando se llegue al final de la amplitud, en el punto en que aparece la resistencia ligamentosa, hay que ejercer una presión firme y corta de manera que la articulación se mueva aún más en esa dirección. Si se nota una sensación de resistencia con final duro, quiere decir que hay pérdida del juego articular.

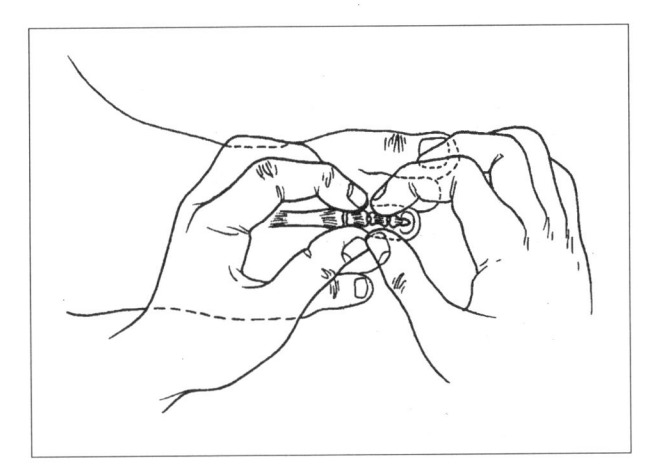

Fig. 8.10.A(a)
Hay que mover cada falange a lo largo de su amplitud de movimiento hasta llegar al juego final

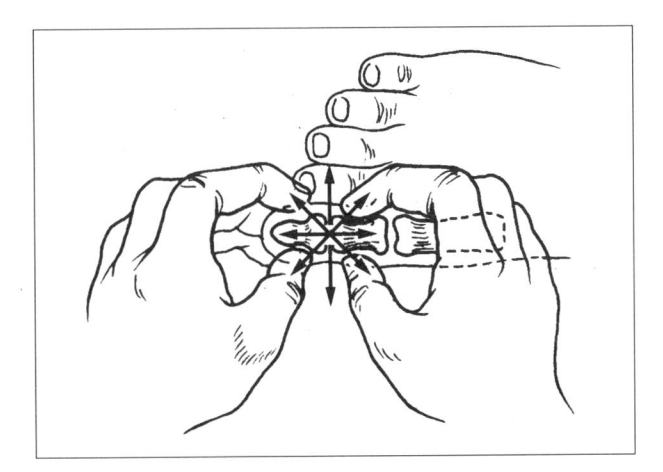

Fig. 8.10.A(b)
Primer plano de las direcciones de los movimientos articulares

8.10.1 Técnicas de empuje directo y distracción para la articulación interfalángica en posición supina o prona

Aplicación
Pérdida del deslizamiento del juego articular de las articulaciones interfalángicas en flexión lateral, rotación, flexión dorsal, flexión plantar o distracción.

Postura del paciente
El paciente está en posición supina o prona.

Posición del quiropráctico
a) Paciente en posición supina: el quiropráctico está de pie en el extremo inferior de la camilla terapéutica y mirando hacia la cabeza del paciente.
b) Paciente en posición prona: el quiropráctico está de pie en el extremo inferior de la camilla terapéutica, en el lado de la articulación afectada y mirando hacia la línea media del paciente. La rodilla de éste está flexionada.

Contacto
Mientras con una mano se estabiliza la falange proximal que se va a tratar, con la otra se sujeta la distal (con el pulgar y el borde lateral de la falange media del dedo índice).

Procedimiento
Se aplica presión corta, rápida y poco profunda en la dirección o direcciones en las que el deslizamiento del juego articular esté restringido.

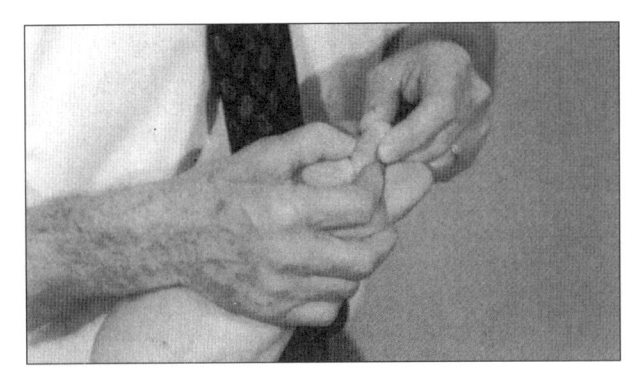

Fig. 8.10.1(a)
El paciente está en posición prona. Aplicar la técnica en posición supina o prona es una cuestión de preferencia clínica

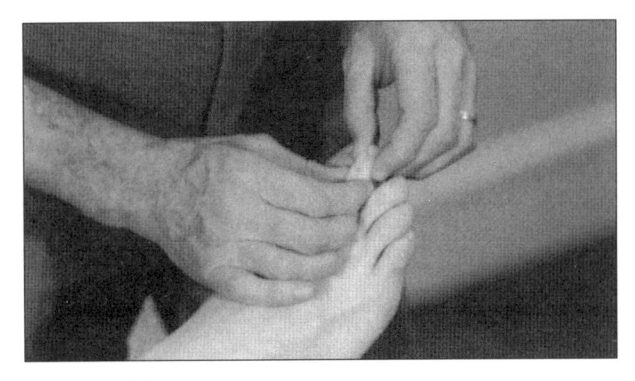

Fig. 8.10.1(b)
El paciente está en posición supina. Hay que aplicar empujes cortos, rápidos y poco profundos

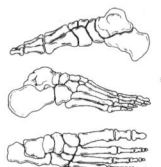

Técnicas metatarsofalángicas

8.10.B Evaluación del juego articular de las articulaciones metatarsofalángicas

Procedimiento
Con una mano se sujetan firmemente los metacarpianos distales de manera que las falanges proximales puedan moverse en todos los planos de movimiento. En concreto, hay que mover la articulación hasta el límite de su juego articular en flexión lateral, flexión y extensión, rotación, extensión a lo largo del eje longitudinal y traslación medial y lateral. Clínicamente se suele detectar que el dedo gordo del pie sufre una gran pérdida de movilidad pasiva en flexión plantar, mientras que, por el contrario, mantiene más movilidad en flexión dorsal. La amplitud bruta normal del movimiento de los dedos es un desplazamiento de unos 70-90° en flexión dorsal y de 45° en la plantar (Hoppenfeld, 1976). La pérdida de deslizamiento de arriba a abajo y de abajo a arriba del juego articular de la primera articulación metatarsofalángica es una dolencia muy frecuente y se evalúa presionando con los pulgares en dirección opuesta a lo largo de la línea de plano de la articulación.

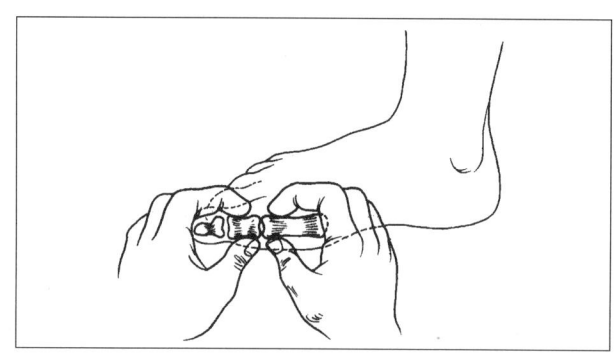

Fig. 8.10.B(a)
Evaluación del juego articular de la articulación metatarsofalángica

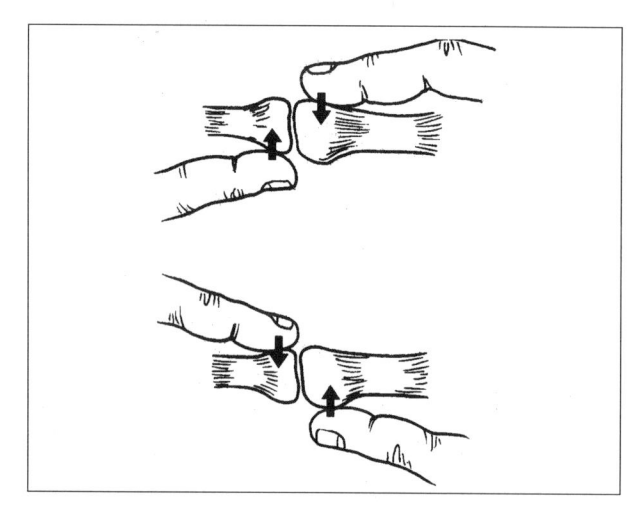

Fig. 8.10.B(b)
A lo largo de la línea de plano de la primera articulación metatarsofalángica se usan presiones opuestas con los pulgares

8.10.2 Técnicas de tirón inferosuperior y superoinferior con palanca corta para la primera articulación metatarsofalángica en posición supina

Técnica de abajo a arriba:

Aplicación
Pérdida de deslizamiento de abajo a arriba del juego articular del primer metatarsiano sobre la falange proximal. Normalmente, la rigidez se detecta cuando se examina a un paciente para evaluar los movimientos pasivos del dedo gordo.

Postura del paciente
El paciente está en posición supina con la pierna del lado afectado completamente extendida.

Posición del quiropráctico
El quiropráctico puede estar sentado o de pie en el lado de la articulación afectada, en el extremo inferior de la camilla terapéutica y mirando hacia la línea media del paciente. Se apoya el pie derecho del paciente, situado en posición casi vertical, sobre la línea media del esternón del quiropráctico.

Contacto
a) La mano izquierda se sitúa sobre el dorso del pie de manera que la unión de las falanges proximal y media del dedo índice rodee el borde medial del pie y esté en contacto con la superficie inferior de la cabeza del primer metatarsiano. Los demás dedos se usan para reforzar el contacto.
b) La mano derecha se pone sobre la superficie plantar del pie de manera que la cara anterior del dedo corazón, en concreto la unión de las falanges proximal y media, esté en contacto con la superficie dorsal de la base de la falange proximal del dedo gordo. Los demás dedos estarán bien juntos y apretados para reforzar el contacto.

Procedimiento
Para aumentar la tensión de precarga articular, el quiropráctico gira el cuerpo hacia los pies del paciente y lo flexiona un poco hacia delante. El impulso se da con rapidez presionando con ambas manos en direcciones opuestas a lo largo de la línea de plano de la articulación. Al mismo tiempo, se aplica una distracción moderada a lo largo del eje longitudinal. El empuje tiene que ser de poca profundidad.

Técnica de arriba a abajo:

Aplicación
Pérdida de deslizamiento de arriba a abajo del juego articular del I metatarsiano sobre la primera falange.

Postura del paciente
La misma que para la técnica de abajo a arriba.

Las articulaciones del pie y del tobillo 255

Posición del quiropráctico
La misma que para la técnica de abajo a arriba.

Contacto
Se invierte la posición de las manos.
a) El dedo corazón de la mano izquierda entra en contacto con la superficie inferior de la base de la falange proximal del dedo gordo y los demás dedos se usan para reforzar el contacto.
b) El índice de la mano derecha entra en contacto con la superficie dorsal de la cabeza del I metatarsiano y los demás dedos se utilizan para reforzar el contacto.

Procedimiento
Igual que en la técnica de abajo a arriba.

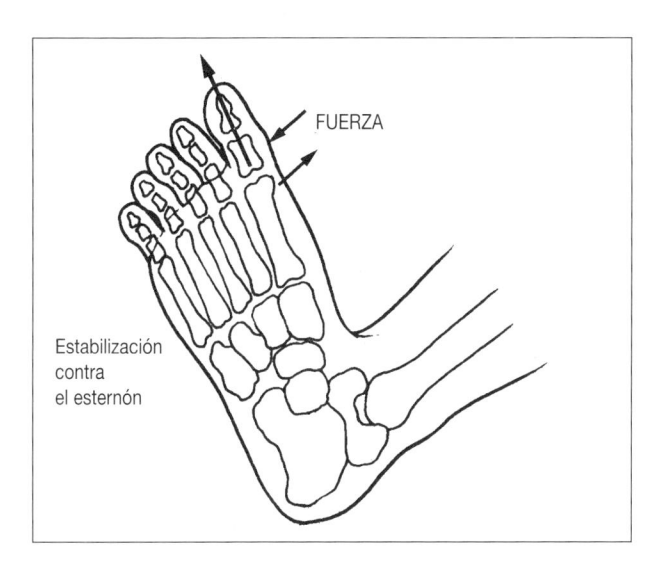

Fig. 8.10.2(b)
Para aumentar la tensión de precarga articular, el quiropráctico hace rotar el tronco hacia los pies del paciente y luego lo flexiona un poco hacia delante

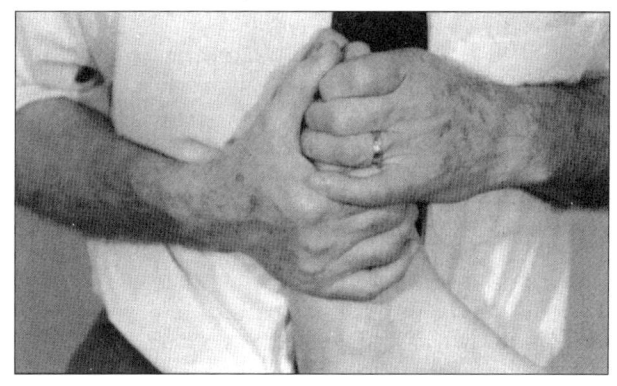

Fig. 8.10.2(a)
Las flechas indican las direcciones de las fuerzas de ajuste. El borde lateral del pie del paciente se estabiliza contra el esternón del quiropráctico

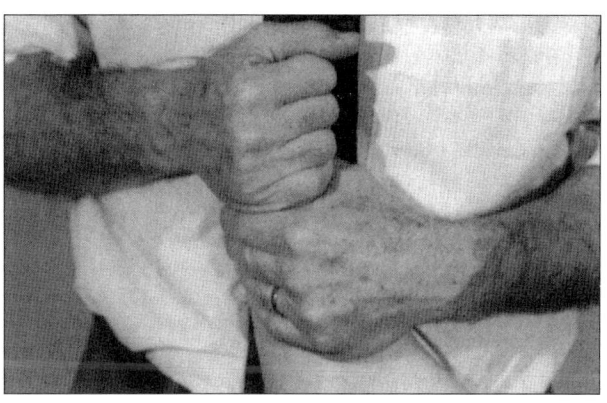

Fig. 8.10.2(c)
Técnica de abajo a arriba. Esta técnica es similar a la anterior, pero se invierte la posición de las manos

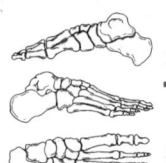

8.10.3 Técnica de distracción a lo largo del eje longitudinal para la primera articulación metatarsofalángica en posición supina – Método I

Aplicación
Pérdida de deslizamiento del juego articular del I metatarsiano sobre la falange proximal en extensión a lo largo del eje longitudinal.

Postura del paciente
El paciente está en posición supina con la pierna del lado afectado completamente extendida.

Posición del quiropráctico
El quiropráctico está sentado a los pies de la camilla terapéutica, en el lado afectado, mirando hacia la línea media del paciente y con el tronco ligeramente girado hacia los pies de éste.

Contacto
a) La palma de la mano izquierda está vuelta hacia arriba. El quiropráctico coge la falange proximal del dedo gordo colocándola entre sus dedos índice y corazón.
b) La mano derecha sujeta firmemente el extremo distal del I metatarsiano. El pulgar está situado sobre la planta del pie, mientras que los demás dedos están alrededor del dorso.

Procedimiento
La mano derecha estabiliza el I metatarsiano y el resto del pie. La mano izquierda aplica una tracción hasta que se note que el tejido está en tensión. Luego, sin aflojar la tensión, se efectuará un rápido impulso de profundidad mínima a lo largo del eje longitudinal de la articulación.

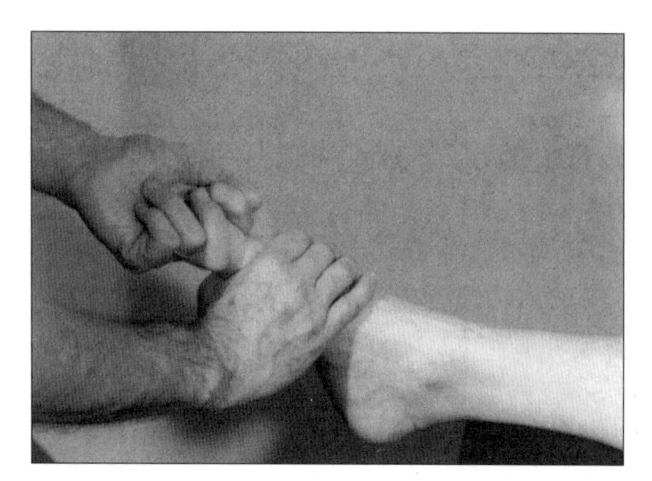

Fig. 8.10.3
Para reforzar el contacto de los dos dedos que sujetan la falange proximal, la membrana de la mano derecha presiona contra ellos

8.10.4 Técnica de distracción a lo largo del eje longitudinal para la primera articulación metatarsofalángica en posición supina – Método II

Aplicación
Pérdida de deslizamiento del juego articular del I metatarsiano sobre la falange proximal en extensión a lo largo del eje longitudinal.

Postura del paciente
El paciente está en posición supina con la pierna afectada extendida y la cadera flexionada unos 45°.

Posición del quiropráctico
El quiropráctico está de pie en el extremo inferior de la camilla terapéutica, en el lado afectado y mirando hacia los pies del paciente. Luego, se levanta la pierna afectada unos 45° y se mantiene extendida sujetándola por la zona media de la pantorrilla bajo la parte superior del brazo izquierdo.

Contacto
a) La palma de la mano derecha está girada hacia arriba. El quiropráctico sujeta firmemente el dedo gordo del pie del paciente colocando la falange proximal de éste entre sus dedos índice y corazón.
b) La membrana de la mano izquierda se apoya con la mano hacia abajo en el dorso del pie de manera que esté en contacto con los dedos índice y corazón de la mano derecha para reforzar el contacto de éstos.

Procedimiento
Sin flexionar el dedo gordo, se aplica un rápido impulso hacia fuera, a lo largo del eje longitudinal.

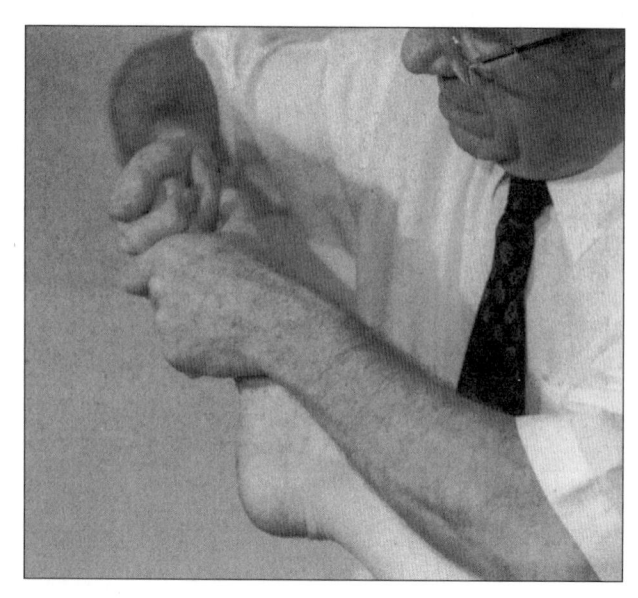

Fig. 8.10.4
El talón del paciente se apoya en la rodilla del quiropráctico. Éste mantiene el codo derecho bien alto para evitar que el pulgar se flexione durante la extensión

Las articulaciones del pie y del tobillo

8.10.5 Técnica de distracción a lo largo del eje longitudinal para la primera articulación metatarsofalángica – Método III

Aplicación
Pérdida de deslizamiento del juego articular del primer metatarsiano sobre la falange proximal en extensión a lo largo del eje longitudinal.

Postura del paciente
El paciente está en posición supina con la pierna afectada extendida y la cadera flexionada unos 45° para que la pierna quede levantada.

Contacto
a) Con la palma de la mano derecha hacia arriba, el quiropráctico coge la falange proximal del dedo gordo con los dedos índice y corazón. El codo derecho se mantiene bien alto y los dedos apuntan hacia arriba.
b) La membrana de la mano izquierda, que sirve de apoyo, se coloca alrededor de los dedos de la mano derecha y sobre el dorso del pie del paciente. Para reforzar aún más el contacto, el quiropráctico puede presionar con el antebrazo sobre el tobillo y la parte inferior de la pierna del paciente.

Procedimiento
Con el brazo derecho se efectúa un impulso rápido y recto en dirección contraria al contacto. Si se detectan restricciones en otros planos de la articulación, por ejemplo pérdidas de rotación o de flexión plantar, se puede modificar el impulso para que incluya esta dirección adicional.

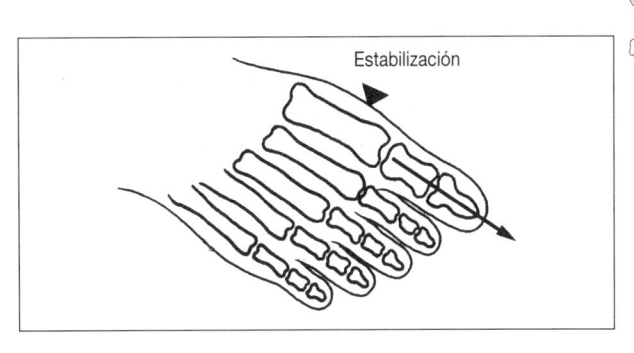

Fig. 8.10.5(a)
Direcciones de las fuerzas de ajuste y de estabilización

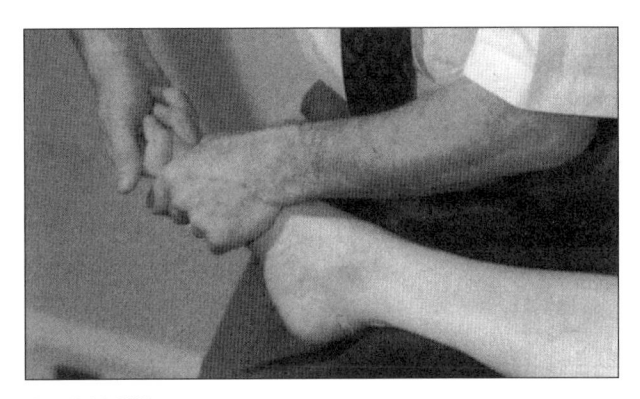

Fig. 8.10.5(b)
La mano izquierda sujeta firmemente los metatarsianos distales y presiona el talón del paciente hacia abajo

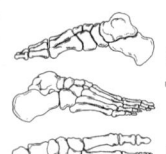

8.10.6 Técnica de empuje directo de abajo a arriba para las articulaciones metatarsofalángicas segunda, tercera, cuarta y quinta en posición prona

Aplicación
Pérdida de deslizamiento de abajo a arriba del juego articular del metatarsiano sobre la falange proximal.

Postura del paciente
El paciente está en posición prona con la pierna afectada flexionada por la rodilla.

Posición del quiropráctico
El quiropráctico está de pie en el lado afectado, mirando hacia los pies del paciente y con el pie izquierdo bastante más adelantado que el derecho.

Contacto
a) Con la palma hacia abajo, la mano izquierda se sitúa bajo la superficie dorsal del pie del paciente desde el lado lateral. La mano se pone de manera que la palma quede directamente por debajo de la línea de las articulaciones metatarsofalángicas.
b) El pulgar de la mano derecha se apoya justo en la superficie inferior de la articulación metatarsofalángica que se va a tratar; el tenar estará sobre la superficie plantar del pie.

Procedimiento
El quiropráctico se inclina hacia delante apoyándose en la pierna izquierda. Este movimiento extiende la rodilla del paciente y flexiona plantarmente el tobillo y los dedos. Además, se debería notar la tensión de precarga articular. Luego, siguiendo con un movimiento uniforme, con el pulgar derecho el quiropráctico efectúa un impulso en dirección a la palma de la mano derecha. Para producir la liberación articular se necesita un empuje de poca profundidad.

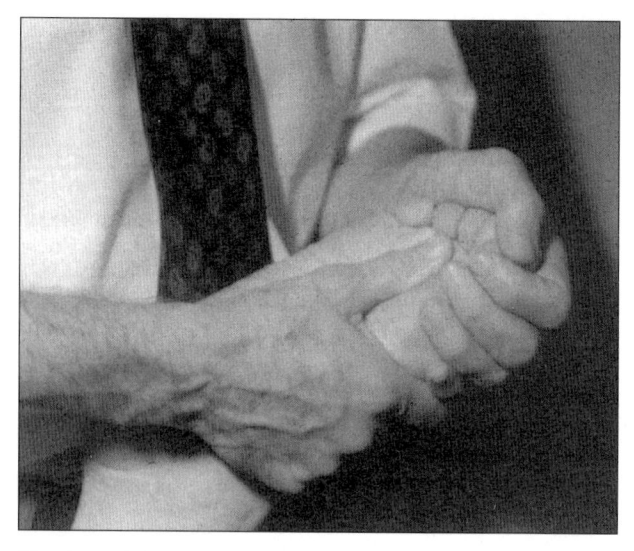

Fig. 8.10.6(a)
El pulgar derecho está en contacto con la parte inferior del metatarsiano. Con la eminencia tenar proximal izquierda se sujeta el dorso del pie y, mientras se extiende la rodilla y se flexiona plantarmente el tobillo, con los dedos de la mano se flexionan plantarmente los dedos del pie

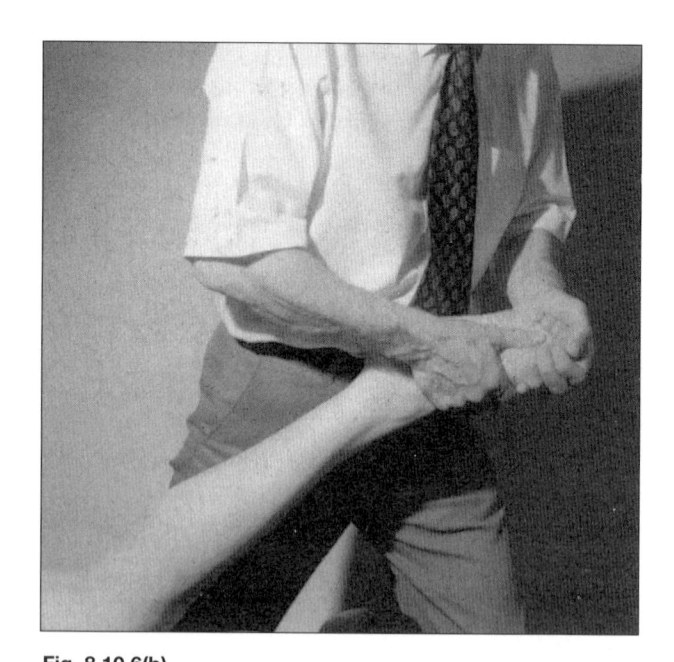

Fig. 8.10.6(b)
Para conseguir la tensión de precarga articular, el quiropráctico se inclina hacia delante

Las articulaciones del pie y del tobillo

8.10.7 Técnica con flexión/distracción para las articulaciones metatarsofalángicas segunda, tercera, cuarta y quinta en posición supina

Aplicación
Pérdida de deslizamiento del juego articular de las falanges segunda a quinta sobre los metacarpianos contiguos en flexión plantar y extensión a lo largo del eje longitudinal.

Postura del paciente
El paciente está en posición supina con la pierna afectada extendida.

Posición del quiropráctico
El quiropráctico está sentado o de pie, mirando hacia la cabeza del paciente, en el lado afectado y a los pies de la camilla terapéutica.

Contacto
Los dedos de las manos están flexionados y entrelazados, con los dos pulgares arriba y, bajo ellos, el dedo índice de la mano derecha. Con los dedos en esta posición, se colocan los pulgares sobre la superficie dorsal de la base de la falange que hay que ajustar, justo por encima de la articulación, y los demás dedos bajo la superficie plantar de la base de la falange.

Procedimiento
El quiropráctico flexiona plantarmente el dedo del paciente y le aplica una distracción a lo largo del eje longitudinal hasta que se alcance la tensión articular. Esta acción se realiza dentro de los límites de tolerancia del paciente. Luego, sin aflojar la tensión, el quiropráctico mueve las manos hacia arriba para flexionar un poco dorsalmente el tobillo y someter la articulación a una distracción un poco mayor. El impulso se realiza en dirección al cuerpo del quiropráctico, con rapidez y poca profundidad de empuje.

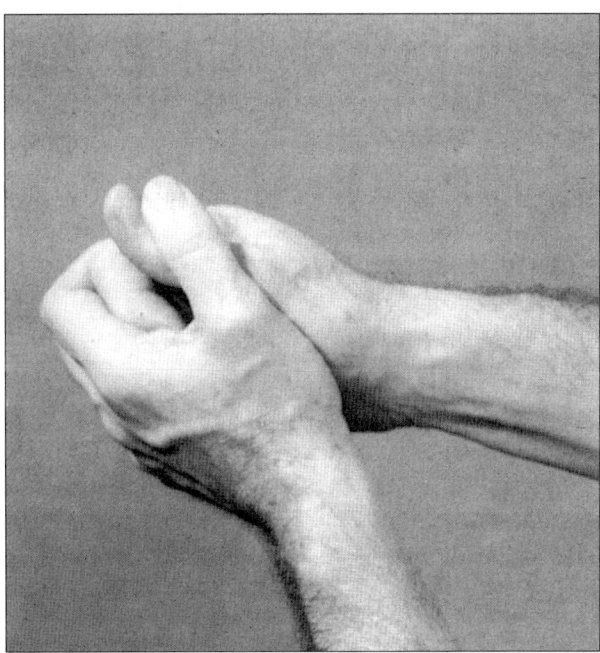

Fig. 8.10.7(a)
Posición de las manos. Los dedos se entrelazan formando una plataforma estable bajo la falange proximal. Los pulgares, uno sobre el otro, se sitúan sobre la parte anterior de la falange proximal, muy cerca de la articulación

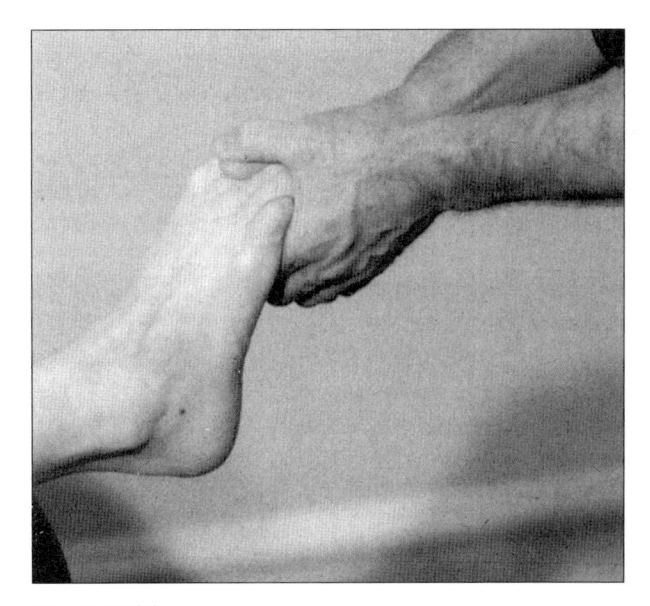

Fig. 8.10.7(b)
Posición final para la técnica. Antes de usar el empuje de ajuste, se flexiona plantarmente el dedo (dentro de los límites de tolerancia del paciente) y se le aplica una pequeña distracción para conseguir la tensión de precarga articular

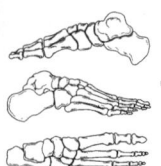

Técnicas intermetatarsianas

8.10.8 Técnica de movilización apretando para las articulaciones intermetatarsianas en posición supina

Aplicación
Rigidez y restricción del movimiento entre metatarsianos contiguos.

Postura del paciente
El paciente está en posición supina con las piernas totalmente extendidas.

Posición del quiropráctico
El quiropráctico está de pie en el extremo inferior de la camilla terapéutica y mirando hacia la cabeza del paciente.

Contacto
Los dedos de las manos están entrelazados con una palma frente a la otra.
a) La mano izquierda se sitúa sobre el dorso del pie de manera que la parte superior de los dedos esté en contacto con la planta del pie.
b) La mano derecha se pone bajo la superficie plantar del pie.

Procedimiento
La eminencia tenar proximal izquierda, la que está encima del pie, se sitúa sobre el metatarsiano medial (de los dos afectados contiguos). En cambio, la eminencia tenar proximal derecha se coloca sobre el metatarsiano lateral. Al principio, las manos del quiropráctico están un poco separadas, luego se juntan rápida y firmemente de manera que la eminencia tenar proximal percuta hacia la palma de la izquierda. El efecto de esta acción es que el metatarsiano lateral se flexiona dorsalmente, mientras que el medial lo hace plantarmente. Este procedimiento se puede repetir tantas veces como sea necesario. Si se encuentra restricciones en dirección opuesta a las descritas antes, se puede invertir el sesgo de la percusión.

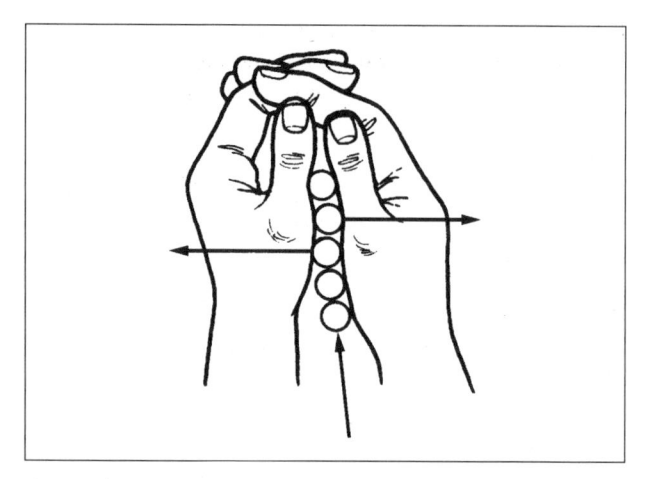

Fig. 8.10.8(a)
El sesgo de la percusión que se aprecia aquí puede invertirse

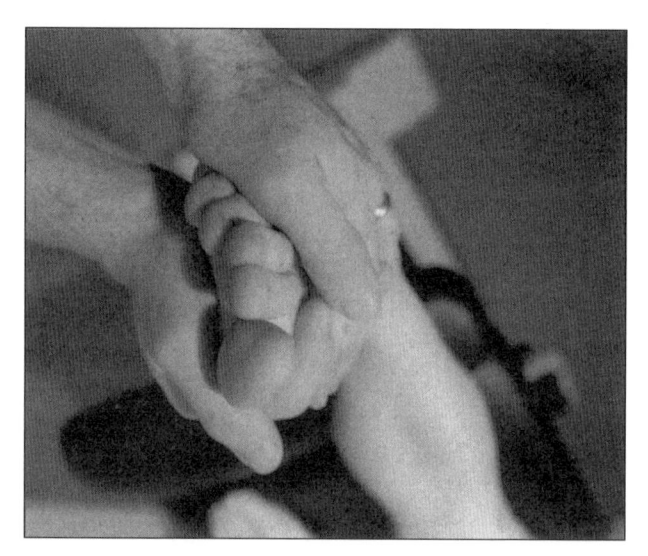

Fig. 8.10.8(b)
Técnica de apretar para los metatarsianos en posición supina

Las articulaciones del pie y del tobillo 261

8.10.9 Técnica de movilización apretando para las articulaciones intermetatarsianas en posición prona

Aplicación
Rigidez y restricción del movimiento entre metatarsianos adyacentes.

Postura del paciente
El paciente está en posición prona con la pierna del lado afectado flexionada 45-55°.

Posición del quiropráctico
El quiropráctico está de pie en el lado afectado mirando hacia los pies del paciente.

Contacto
Los dedos de las manos se entrelazan con una palma frente a la otra.
a) La mano izquierda se sitúa sobre el dorso del pie desde el lado lateral.
b) La mano derecha se situará sobre la superficie plantar del pie desde el lado medial.

Procedimiento
La eminencia tenar proximal izquierda se sitúa sobre el más lateral de los metatarsianos contiguos afectados, mientras que la eminencia tenar proximal derecha se coloca sobre el medial. Al principio, las dos manos están un poco separadas, se juntan muy rápido de modo que la eminencia tenar proximal de la izquierda golpea hacia la palma de la mano derecha. El efecto de esta acción es que el metatarsiano medial se flexiona dorsalmente y el lateral lo hace plantarmente. Este procedimiento puede repetirse tantas veces como sea necesario. Si hace falta, se puede invertir también el sesgo de la percusión.

Nota
Este método de movilización puede usarse también como técnica de movilización carpiana e intermetacarpiana.

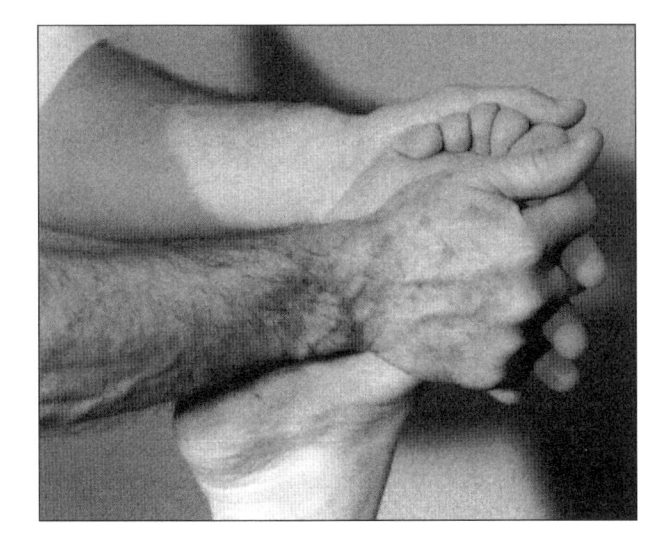

Fig. 8.10.9
Técnica de movilización intermetatarsiana en posición prona

8.10.10 Técnica de movilización en vaivén para las articulaciones intermetatarsianas en posición supina o prona

Aplicación
Rigidez y restricción del movimiento entre metatarsianos contiguos.

Postura del paciente
El paciente está en posición supina con la pierna afectada extendida o en posición prona con la rodilla del lado afectado flexionada.

Posición del quiropráctico
El quiropráctico está de pie en el extremo inferior de la camilla terapéutica, mirando hacia la cabeza del paciente y algo desplazado hacia el lado afectado.

Contacto
Las manos se sitúan a sendos lados del pie afectado, con una palma frente a la otra y los dedos bien juntos y paralelos a la tibia.

Procedimiento
Manteniendo un contacto firme con los bordes lateral y medial del pie, se mueven las manos arriba y abajo con un movimiento de balancín (ver técnica de movilización en vaivén, Capítulo 2), de manera que el pie se ponga repetidamente en inversión y eversión.

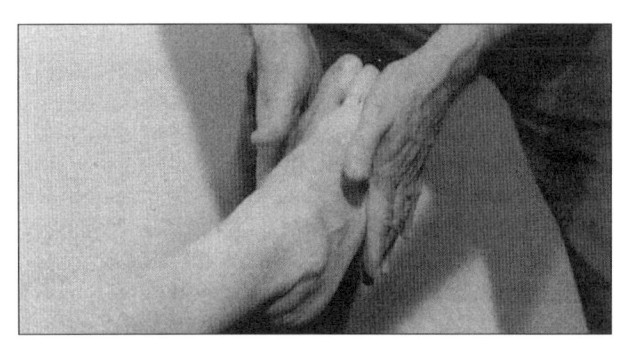

Fig. 8.10.10(a)
El paciente está en posición supina. Con las palmas una frente a la otra y los dedos apuntando hacia abajo, se mueven las manos repetidamente en sentidos opuestos. De este modo, el pie se pone en inversión y luego en eversión

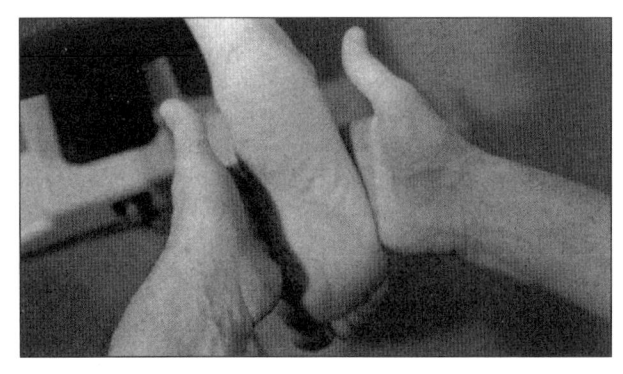

Fig. 8.10.10(b)
El paciente está en posición prona. Las manos, cuyas palmas están una frente a la otra, están en contacto con los bordes medial y lateral del pie y actúan con un movimiento de balancín

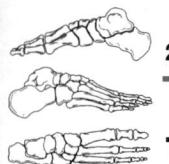

Técnicas tarsometatarsianas

8.10.C Evaluación del juego articular de los tarsianos y los metatarsianos en la cara medial del pie: deslizamiento inferosuperior y superoinferior

Procedimiento

a) El paciente está en decúbito supino con el pie relajado. La mano izquierda se sitúa sobre la parte media y anterior del dorso del pie, mientras que los dedos de la derecha sujetan el talón del paciente para estabilizar la parte posterior del pie. La punta del pulgar derecho se sitúa sobre el borde inferior del escafoides para presionarlo firmemente hacia arriba. Mientras el pulgar derecho presiona un tarsiano hacia arriba con un movimiento pasivo, la mano izquierda presiona el pie hacia abajo, en flexión plantar, para incrementar la presión ejercida por el pulgar derecho. Si no se detecta resistencia, el pulgar presiona de nuevo contra los tres huesos cuneiformes y con los tres primeros metatarsianos sucesivamente.

Si al presionar con el pulgar se detecta alguna resistencia, habrá que determinar qué articulación o articulaciones tienen rigideces. Por ejemplo, si se encuentra una fijación al presionar por abajo el escafoides, es esencial detectar cuál o cuáles de sus cinco articulaciones está afectada antes de que se pueda aplicar un tratamiento. De todos modos, es algo que se puede realizar con mucha rapidez.

b) Aislamiento de las fijaciones en el complejo de articulaciones intertarsianas y tarsometatarsianas.

Cuando con el procedimiento que se acaba de describir se detecta una restricción en el movimiento articular de un tarsiano o un metatarsiano, la articulación implicada puede aislarse así:

- Mientras se sigue presionando con el pulgar desde abajo, con el otro pulgar se presiona por turno hacia abajo sobre cada uno de los huesos que se articulan con él a lo largo de las líneas de plano de las articulaciones. Con esta operación se examina individualmente la función de cada articulación.
- En la articulación que tenga alguna fijación se notará una sensación de dureza al final del movimiento.
- Una vez que se haya detectado una articulación con rigideces, se aplicará el ajuste apropiado. Se pondrán los pulgares sobre los dos huesos contiguos y se aplicará una fuerza en la dirección en que se haya restringido el deslizamiento del juego articular.
- No es infrecuente que en casos crónicos se detecten fijaciones articulares en más de una dirección. Para comprobarlo, se invierte la posición de los pulgares y se presiona en direcciones opuestas. Es posible que para corregir este tipo de fijaciones se deba trabajar por separado sobre cada dirección de pérdida de movilidad de la articulación. Sin embargo, clínicamente se ha comprobado que, en algunos casos, la corrección de la fijación en un plano hace que la articulación se movilice también en otros.
- Según Faye, "no es raro que el juego articular se restrinja en unos planos y no en otros" (Schafer y Faye, 1990).

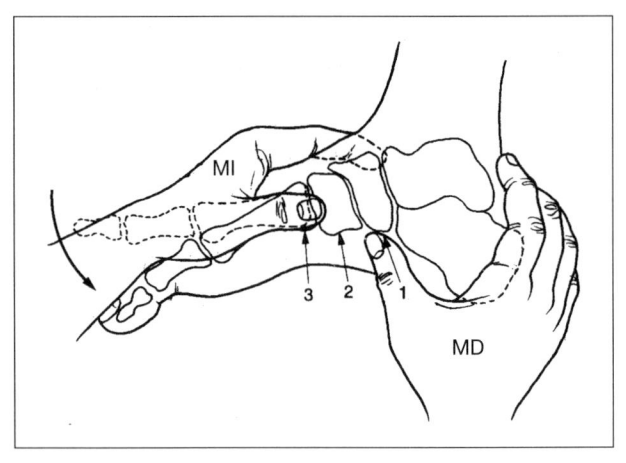

Fig. 8.10.C(a)

Vista medial del pie derecho. Deslizamiento de abajo a arriba. El pulgar presiona hacia arriba 1 el escafoides, 2 el cuneiforme medial y 3 el I metatarsiano. La mano izquierda bloquea el movimiento de las demás articulaciones y flexiona plantarmente el pie

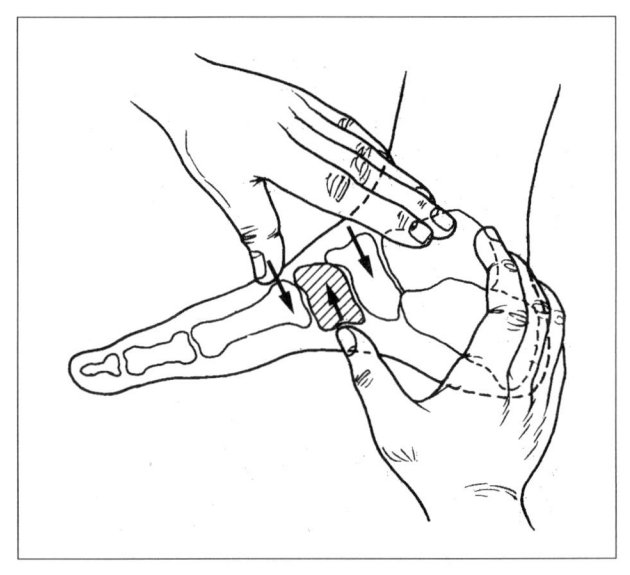

Fig. 8.10.C(b)

Vista medial del pie derecho. Aislamiento de una fijación. Mientras se mantiene la presión del pulgar derecho, presionando hacia abajo con el izquierdo se evalúa sucesivamente el juego articular de 1 el escafoides y 2 el I metatarsiano

Las articulaciones del pie y del tobillo

8.10.D Evaluación del juego articular del I metatarsiano sobre el cuneiforme medial: deslizamiento inferosuperior y superoinferior

Procedimiento

a) Ejemplo: La pérdida de deslizamiento de arriba a abajo del juego articular del I metatarsiano sobre el cuneiforme medial se detecta como una fuerte resistencia a las presiones opuestas de los pulgares. La corrección de ajuste se hace en la dirección en la que se ha perdido deslizamiento del juego articular.

b) Si se detecta una pérdida de deslizamiento del juego articular, deberá examinarse también la integridad de la movilidad de la articulación en todos los planos en que se mueve cuando funciona con normalidad. En el ejemplo anterior, se ha probado el juego articular de arriba a abajo; luego se invierte la posición de los pulgares (como se indica en las figuras) y se presiona con cada uno de ellos para comprobar si también hay una pérdida de deslizamiento de abajo a arriba en el juego articular.

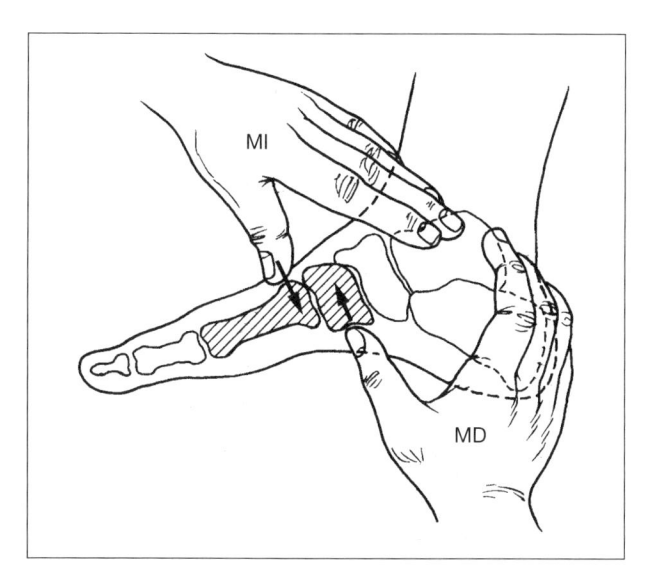

Fig. 8.10.D(a)

Vista medial del pie derecho. Pérdida de deslizamiento de arriba a abajo del juego articular del I metatarsiano sobre el cuneiforme medial

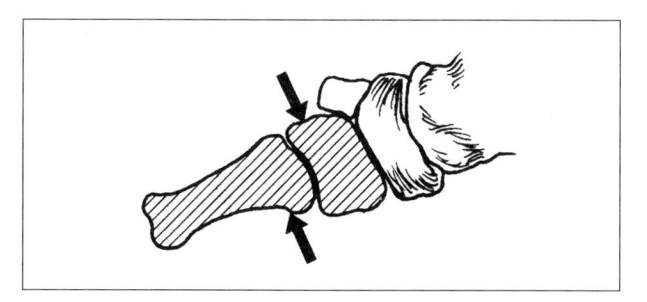

Fig. 8.10.D(b)

Vista medial del pie derecho. Se invierte la posición de los pulgares para comprobar si hay pérdida de deslizamiento de abajo a arriba del juego articular

8.10.E Evaluación del juego articular de los tarsianos y los metatarsianos en la cara lateral del pie: deslizamiento inferosuperior y superoinferior

Procedimiento

Los tarsianos y los metatarsianos de la cara lateral del pie se examinan utilizando el mismo método que para los huesos de la cara medial. En primer lugar, se detecta la presencia de fijaciones presionando con el pulgar de la mano izquierda por debajo del tarsiano o del metatarsiano. Mientras se hace esto, con la mano derecha sobre el dorso de la parte central y anterior del pie, se flexiona plantarmente el pie para aumentar sucesivamente la presión ejercida por el pulgar izquierdo sobre el calcáneo, el cuboides y los metatarsianos IV y V. Si se detecta una fijación, con el pulgar derecho se aplica una fuerza cortante presionando el borde superior de los huesos contiguos para determinar las articulaciones afectadas.

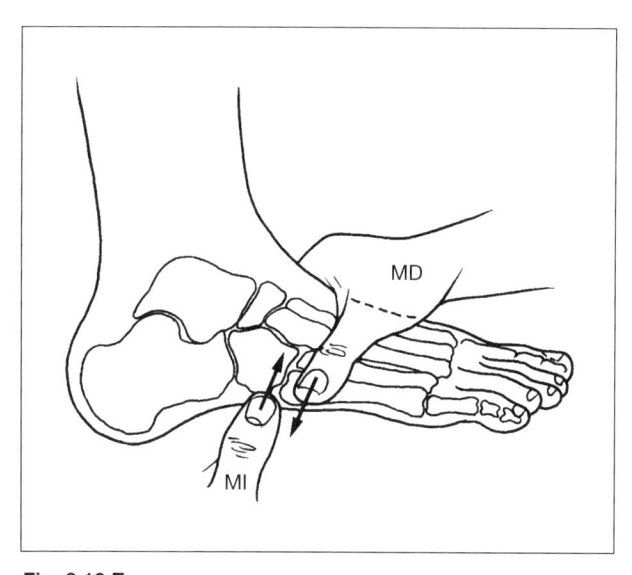

Fig. 8.10.E

Vista lateral del pie derecho. Manteniendo una firme presión con el pulgar izquierdo sobre la parte inferior del cuboides, se puede aislar la restricción articular presionando hacia abajo las bases de los metatarsianos. En la figura se aprecia la presión hacia abajo sobre el V metatarsiano

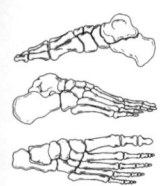

8.10.11 Técnica de distracción superoinferior con tracción/palanqueo del I metatarsiano sobre el cuneiforme medial en posición supina

Aplicación
Pérdida de deslizamiento de arriba a abajo del juego articular del I metatarsiano sobre el cuneiforme medial.

Postura del paciente
El paciente está en posición supina con la pierna afectada extendida, relajada y levantada; el pie está flexionado dorsalmente.

Posición del quiropráctico
El quiropráctico está de pie en el lado afectado, a los pies de la camilla terapéutica, mirando hacia la cabeza del paciente y con el pie izquierdo por delante del derecho.

Contacto
a) Con la mano derecha se coge el pie de manera que la superficie anterior de la articulación entre las falanges proximal y media del dedo corazón quede sobre la superficie dorsal del I metatarsiano, justo por encima de la articulación. La mano rodea el pie del paciente con el pulgar puesto bajo el extremo distal del metatarsiano.
b) Los dedos de la mano izquierda se entrelazan con los de la derecha para reforzar el contacto. El pulgar rodea el borde lateral del pie y se coloca sobre el pulgar derecho para formar un doble contacto bajo el extremo distal del I metatarsiano.

Procedimiento
Se flexiona aún más dorsalmente el pie del paciente hasta que se note la tensión articular. Entonces, el quiropráctico inclina el cuerpo hacia atrás manteniendo el tronco recto, para aplicar una tracción a la pierna. Además, hace rotar el pie hacia el interior, ya que ese movimiento proporcionará una cierta protección a la cadera del paciente. Por último, manteniendo la tracción, se realiza un impulso rápido de profundidad mínima en dirección al cuerpo del quiropráctico.

Nota
Debido a que en esta técnica se utiliza una palanca larga, hay que tener mucho cuidado al aplicarla, especialmente con las personas de edad avanzada o de constitución débil. Nunca debe usarse con pacientes que padezcan osteoporosis o a los que se haya efectuado alguna intervención quirúrgica en alguna de las articulaciones del miembro afectado.

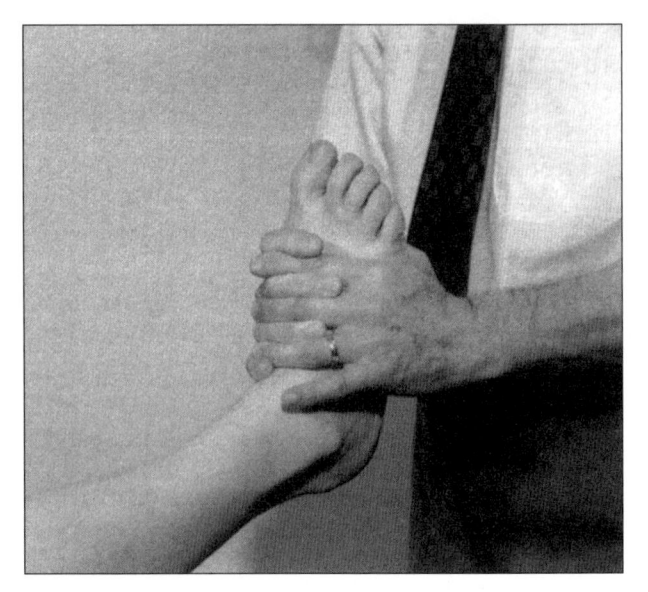

Fig. 8.10.11(a)
Entrelazando los dedos se mantiene firme el contacto

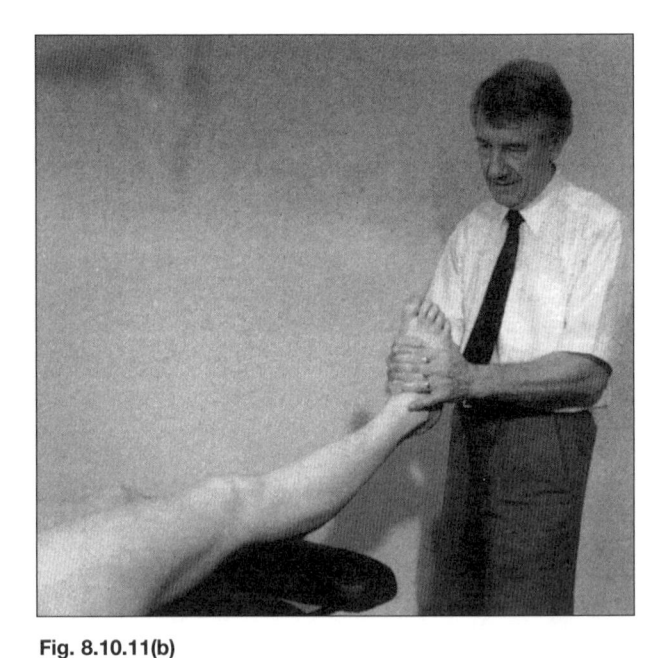

Fig. 8.10.11(b)
El quiropráctico se inclina hacia atrás manteniendo el tronco recto para que su peso corporal ayude a conseguir la distracción de la articulación

Las articulaciones del pie y del tobillo

8.10.12 Técnica de tracción con palanqueo para el juego articular del II o del III metacarpiano sobre el cuneiforme intermedio o el lateral en posición supina

Aplicación
Pérdida del deslizamiento de arriba a abajo del juego articular del II o del III metatarsiano sobre el cuneiforme intermedio o el lateral.

Postura del paciente
El paciente está en posición supina con la pierna del lado afectado relajada, completamente extendida y levantada 30-40°.

Posición del quiropráctico
El quiropráctico está de pie en el extremo inferior de la camilla terapéutica, con la pierna derecha por delante de la izquierda, mirando hacia la cabeza del paciente y algo desplazado hacia el lado afectado. La pierna derecha se mantiene recta, mientras que la izquierda está ligeramente flexionada.

Contacto
La cara anterior de la falange media de los dedos corazón de las manos se usan como puntos de contacto y se colocan sobre el borde lateral de la base del II o del III metatarsiano. Además, los dedos se entrelazan y se sitúan sobre el dorso del pie del paciente, para reforzar los contactos. Los pulgares se colocan bajo el extremo distal del mismo metatarsiano, con un doble contacto que incrementa el palanqueo de la articulación que se quiere ajustar.

Procedimiento
Los codos se mantienen pegados al cuerpo y flexionados unos 90°, mientras que el tronco y la pierna derecha están rígidos y rectos. El peso corporal cae sobre la pierna izquierda, que estará algo más atrasada que la derecha y ligeramente flexionada. La tensión de precarga articular se consigue girando el tronco varios grados hacia la izquierda, movimiento que producirá la inversión del pie del paciente. Además, se flexiona plantarmente el pie, para conseguir un doble efecto: aumentar la tensión articular y estabilizar la articulación del tobillo. Luego, sin aflojar la tensión, se aplica un rápido impulso de profundidad mínima en dirección caudal.

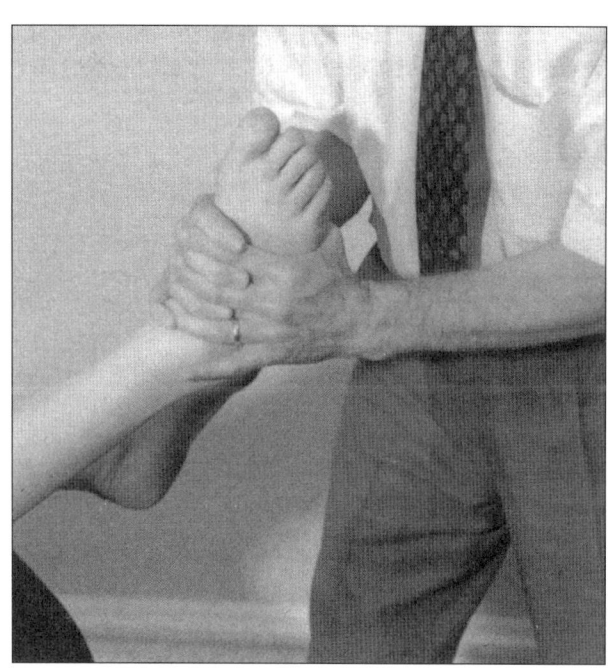

Fig. 8.10.12
La tensión de precarga articular se consigue girando el tronco hacia la izquierda, lo que hace rotar el pie del paciente hacia el interior, y flexionando dorsalmente el tobillo del paciente

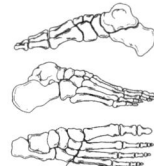

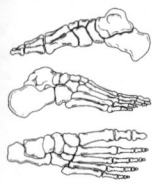

8.10.13 Técnica de tirón inferosuperior con palanca corta para el I metatarsiano y el cuneiforme medial en posición supina

Aplicación
Pérdida de deslizamiento de abajo a arriba del I metatarsiano sobre el cuneiforme medial.

Postura del paciente
El paciente está en posición supina con la pierna del lado afectado completamente extendida.

Posición del quiropráctico
El quiropráctico está sentado o de pie, en el lado afectado, a nivel con el pie del paciente y mirando hacia la línea media de éste.

Contacto
a) La mano izquierda coge el dorso del pie de manera que los dedos rodeen su borde medial y el dedo corazón contacte con la superficie inferior del primer metatarsiano. Los demás dedos se usan para reforzar el contacto.
b) La mano derecha coge la superficie plantar del pie de manera que los dedos rodeen también el borde medial y que el dedo índice contacte con la superficie superior del cuneiforme medial. Los demás dedos deberán estar bien juntos para reforzar el contacto.

Procedimiento
Para conseguir la tensión articular se efectúan los siguientes pasos:
a) Se pone el borde lateral del pie del paciente en posición vertical a lo largo del mesoesternón del quiropráctico.
b) El quiropráctico hace rotar el tronco varios grados hacia la planta del pie.
c) Los codos del quiropráctico se mantienen flexionados unos 90°, relajados y pegados al cuerpo.
d) El quiropráctico flexiona el tronco hacia delante hasta que note la tensión de precarga articular.

Luego, se aplica una técnica de tirón con palanca corta (ver el Capítulo 2) con un movimiento rápido de las escápulas hacia el interior. De este modo se produce un doble empuje en direcciones opuestas a lo largo de la articulación.

Nota
Ésta es una de las fijaciones que afectan al pie con la que más frecuentemente se ha encontrado el autor a lo largo de su práctica clínica.

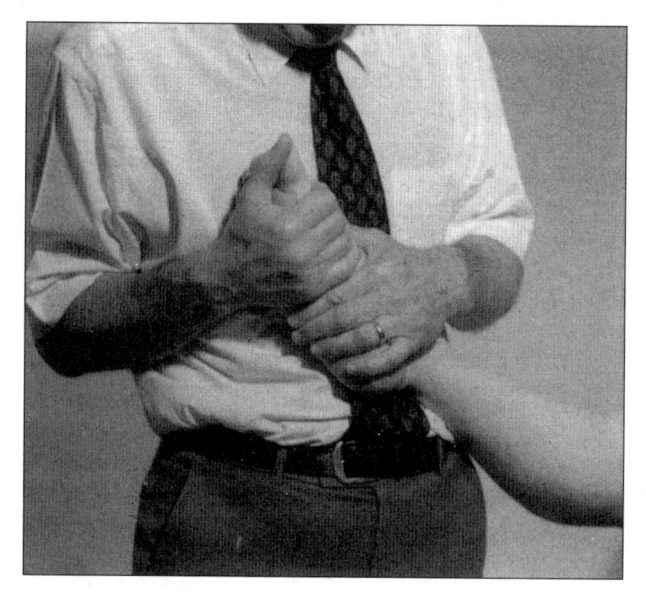

Fig. 8.10.13(a)
Para conseguir la tensión de precarga articular, el quiropráctico está de pie y con el tronco girado hacia la planta del pie del paciente y flexionado hacia delante

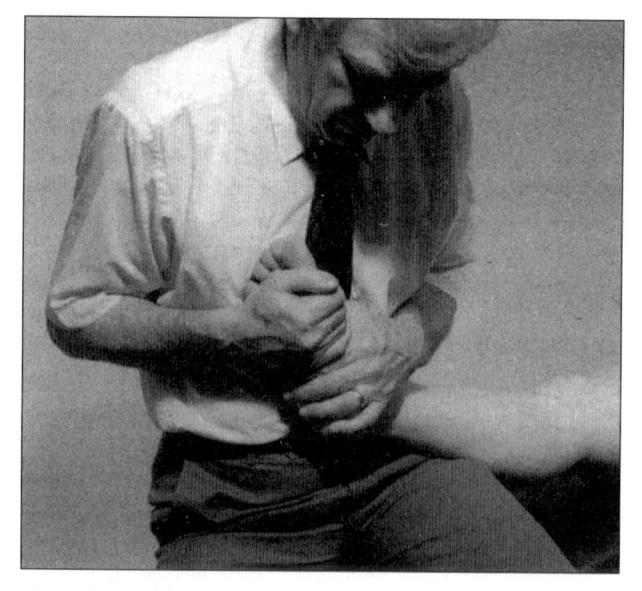

Fig. 8.10.13(b)
El quiropráctico está sentado y apoya el tobillo y la parte inferior de la pierna del paciente sobre su muslo izquierdo. El pie se mantiene pegado al esternón

Las articulaciones del pie y del tobillo

8.10.14 Técnica de tirón superoinferior con palanca corta para el I metatarsiano y el cuneiforme medial en posición supina

Aplicación
Pérdida de deslizamiento de arriba a abajo del juego articular del I metatarsiano sobre el cuneiforme medial.

Postura del paciente
El paciente está en posición supina con la pierna del lado afectado completamente extendida y abducida unos 20-30°.

Posición del quiropráctico
El quiropráctico está sentado o de pie, en el extremo inferior de la camilla terapéutica, mirando hacia la línea media del paciente y junto al pie afectado.

Contacto
a) La mano izquierda coge el dorso del pie de manera que los dedos rodeen el borde medial del pie y que el dedo índice contacte con la superficie inferior del cuneiforme medial. Los demás dedos deben estar bien juntos para reforzar el contacto.

b) La mano derecha se apoya sobre la superficie plantar del pie de manera que los dedos rodeen su borde medial y el dedo corazón contacte con la superficie superior del primer metatarsiano. Los demás dedos estarán bien juntos para reforzar el contacto.

Procedimiento
a) El borde lateral del paciente se apoya en el mesoesternón del quiropráctico.
b) El quiropráctico flexiona el tronco hacia delante y lo hace rotar hacia la derecha.
c) Los codos se mantienen pegados al cuerpo.

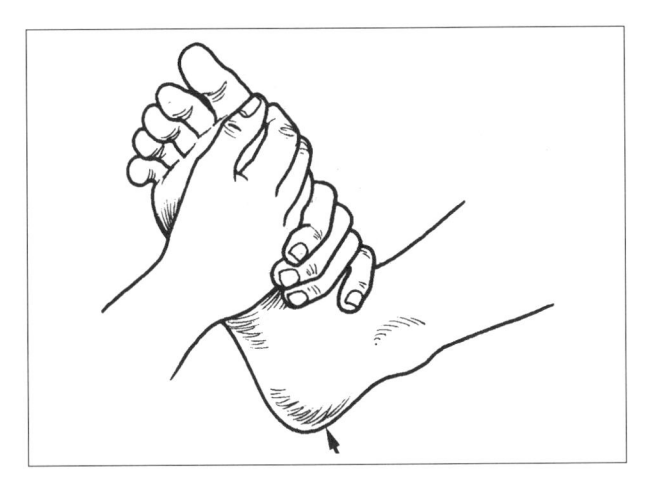

El impulso de ajuste se efectúa contrayendo con rapidez los romboides, ya que así se aproximarán las escápulas hacia el interior y se moverán los hombros hacia atrás. El empuje aplicado debe ser de profundidad mínima y se efectúa presionando con las dos manos, en direcciones opuestas y a lo largo de la línea de plano de la articulación.

Esta fijación también puede corregirse utilizando una TTPC en posición prona (ver la técnica 8.10.15).

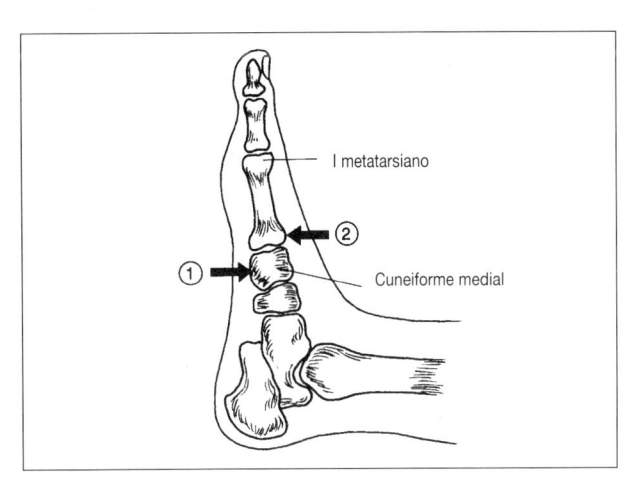

Fig. 8.10.14(b)
El borde lateral del pie está en posición vertical y apoyado a lo largo del esternón del quiropráctico. La flecha 1 indica el lugar en el que el dedo índice de la mano izquierda contacta con la superficie inferior del cuneiforme medial. La mano derecha llega desde el lado opuesto y la flecha 2 indica el lugar en el que el dedo corazón contacta con la superficie superior del cuneiforme medial

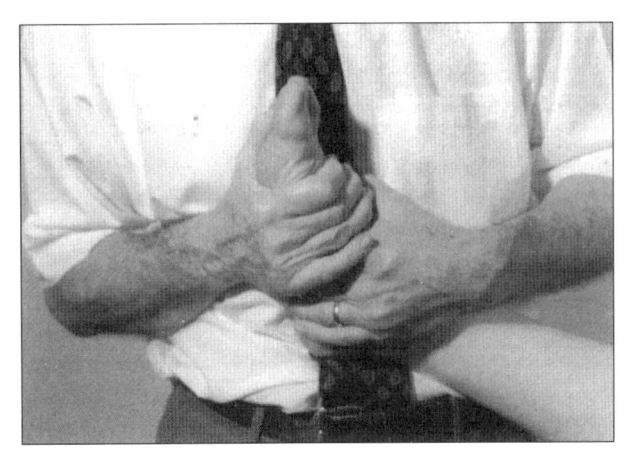

Fig. 8.10.14(c)
Para alcanzar la tensión de precarga articular, se gira el tronco hacia la derecha y luego se flexiona hacia delante. Como alternativa, el quiropráctico puede estar sentado lateral respecto al pie, mirando hacia la línea media del paciente y con el tobillo y la parte inferior de la pierna de éste apoyados en la rodilla izquierda

Fig. 8.10.14(a)
Posición de las manos

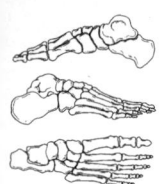

8.10.15 Técnica de tirón superoinferior con palanca corta para el I metatarsiano y el cuneiforme medial en posición prona

Aplicación
Pérdida de deslizamiento de arriba a abajo del juego articular del I metatarsiano sobre el cuneiforme medial.

Postura del paciente
El paciente está en posición prona con la rodilla del lado afectado flexionada unos 90°. El pie de la misma pierna está flexionado plantarmente.

Posición del quiropráctico
El quiropráctico está de pie en el lado afectado, mirando hacia los pies del paciente e inclinado hacia delante para apoyar el borde lateral del pie derecho del paciente en el esternón.

Contacto
a) La mano izquierda coge el dorso del pie de manera que los dedos rodeen la cara medial y el índice contacte con la superficie inferior del cuneiforme medial.
b) La mano derecha rodea el borde medial del pie y el dedo corazón contacta con la superficie superior de la base del I metatarsiano, justo por encima de la articulación.

Procedimiento
El quiropráctico se gira más caudalmente, lo que incrementa ligeramente la flexión plantar del pie del paciente. Luego flexiona el tronco hacia delante y pega los codos al cuerpo para conseguir la tensión de precarga articular. El impulso se realiza llevando con rapidez las escápulas hacia delante (ver la técnica de palanca corta en el Capítulo 2).

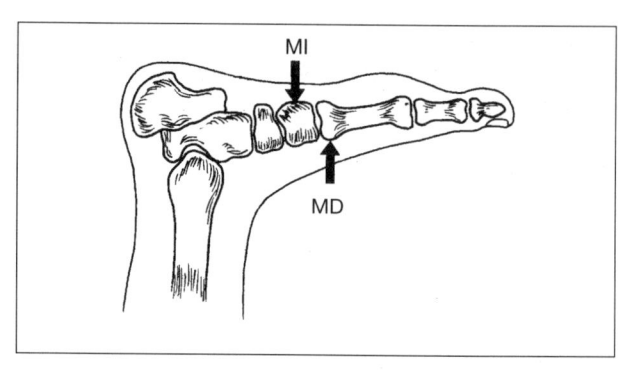

Fig. 8.10.15(a)
Vista medial del pie derecho en inversión. Las flechas indican la dirección de la pérdida de deslizamiento de arriba a abajo del juego articular del I metatarsiano sobre el cuneiforme medial

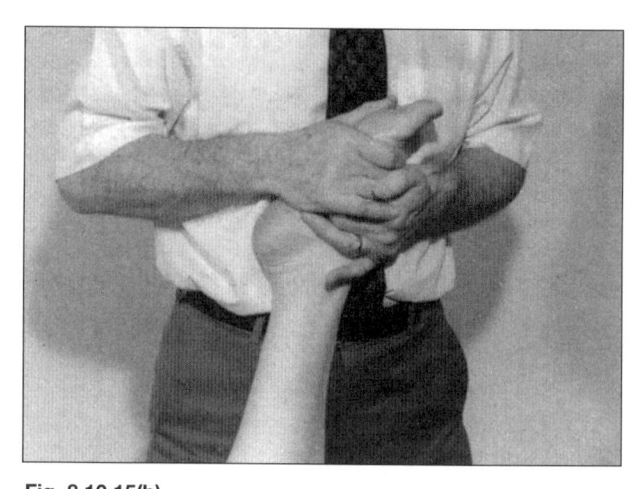

Fig. 8.10.15(b)
El borde lateral del pie se estabiliza apoyándolo en el mesoesternón del quiropráctico

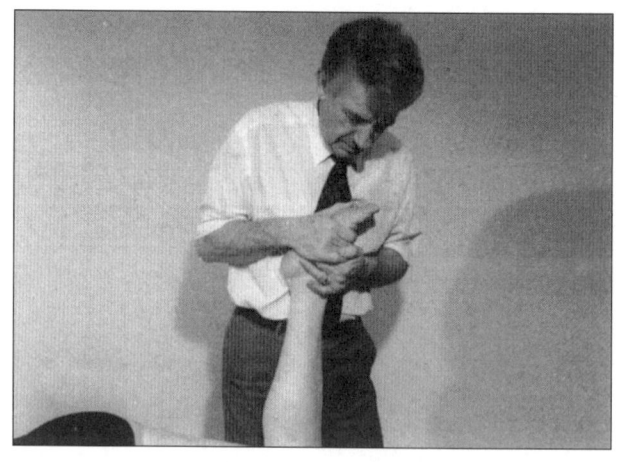

Fig. 8.10.15(c)
El quiropráctico está de pie junto al pie afectado, con los codos flexionados aproximadamente 90°, relajados y pegados al cuerpo. La altura de la camilla terapéutica debe regularse para permitir la posición

Las articulaciones del pie y del tobillo

8.10.16 Técnica de tirón inferosuperior con palanca corta para el I metatarsiano y el cuneiforme medial en posición prona

Aplicación
Pérdida de deslizamiento de abajo hacia arriba del juego articular del I metatarsiano sobre el cuneiforme medial.

Postura del paciente
El paciente está en posición prona con la rodilla del lado afectado flexionada unos 90°. El pie de la misma pierna está flexionado plantarmente.

Posición del quiropráctico
El quiropráctico está de pie en el lado afectado, mirando hacia los pies del paciente e inclinado hacia delante para apoyar el borde lateral del pie derecho del paciente en su esternón.

Contacto
a) El dedo corazón de la mano izquierda contacta con la superficie inferior de la base del I metatarsiano. Los demás dedos están bien juntos y apretados para reforzar el contacto.
b) El dedo índice de la mano derecha rodea el borde medial del pie y está en contacto con la superficie superior del cuneiforme medial. Los demás dedos refuerzan el contacto.

Procedimiento
El quiropráctico gira el tronco hacia la izquierda, aumenta ligeramente la flexión plantar del pie del paciente. Luego, flexionando el tronco hacia delante y pegando los codos a los lados del cuerpo sentirá la tensión de precarga articular. El impulso se efectúa moviendo con rapidez las escápulas hacia delante (ver la técnica de tirón con palanca corta en el Capítulo 2).

8.10.17 Técnica de tirón superoinferior con palanca corta para el II metatarsiano y el cuneiforme medial en posición prona

Aplicación
Pérdida de deslizamiento de arriba a abajo del juego articular del II metatarsiano sobre el cuneiforme medial.

Postura del paciente
El paciente está en posición prona con la rodilla del lado afectado flexionada unos 90° y el pie flexionado plantarmente.

Posición del quiropráctico
El quiropráctico está de pie en el lado afectado e inclinado hacia delante para apoyar el borde lateral del pie derecho del paciente en su esternón.

Contacto
a) El dedo corazón de la mano izquierda rodea desde el lado medio el pie para contactar con la cara inferior del II metatarsiano, apoyado por los demás dedos. Para que el contacto sea más firme, las falanges medias y distales de los dedos se mantienen flexionadas durante el procedimiento.
b) El dedo índice de la mano derecha contacta con la superficie superior del cuneiforme medial. Los demás dedos refuerzan el contacto.

Procedimiento
El quiropráctico se gira caudalmente para aumentar ligeramente la flexión plantar del pie del paciente. Luego, flexionando el tronco hacia delante y llevando los codos hacia los lados del cuerpo sentirá la tensión de precarga articular. El impulso se efectúa aproximando con rapidez las escápulas (ver la técnica con palanca corta en el Capítulo 2).

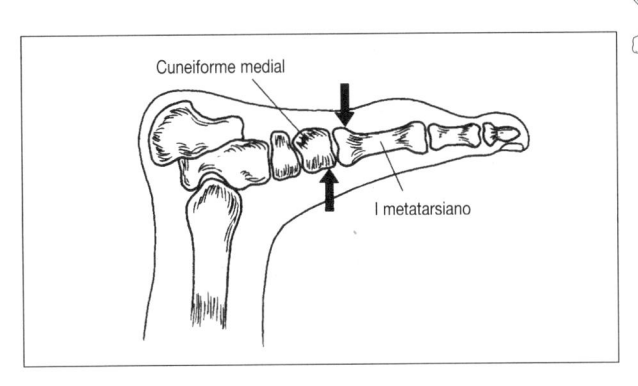

Fig. 8.10.16(a)
Vista medial del pie derecho en inversión. Las flechas indican la dirección de la pérdida de deslizamiento de abajo a arriba del juego articular del I metatarsiano sobre el cuneiforme medial

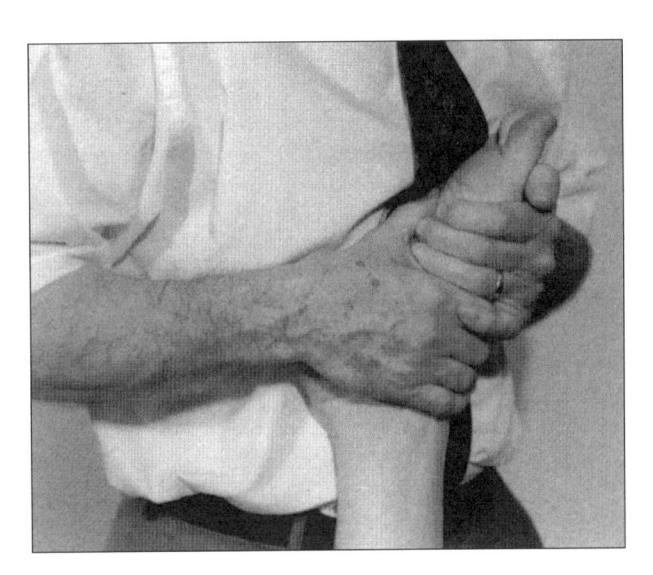

Fig. 8.10.16(b)
Técnica de tirón con palanca corta de abajo hacia arriba. El dedo corazón de la mano izquierda contacta con la superficie inferior del I metatarsiano. El índice de la mano derecha contacta con la superficie superior del cuneiforme medial. Los demás dedos de cada mano están juntos para reforzar los contactos

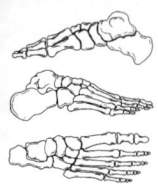

8.10.18 Técnica de tirón superoinferior con palanca corta para el II metatarsiano y el cuneiforme medial en posición supina

Aplicación
Pérdida de deslizamiento de arriba a abajo del juego articular del II metatarsiano sobre el cuneiforme medial.

Postura del paciente
El paciente está en posición prona con la rodilla del lado afectado flexionada unos 90°. El pie afectado está flexionado plantarmente.

Posición del quiropráctico
El quiropráctico está de pie en el lado afectado, mirando hacia los pies del paciente e inclinado hacia delante para apoyar el borde lateral del pie derecho del paciente en el esternón.

Contacto
a) El dedo índice de la mano izquierda contacta con la superficie inferior del cuneiforme medial. Los demás dedos refuerzan el contacto.
b) El dedo corazón de la mano derecha contacta con el borde superior del II metatarsiano, mientras que los demás dedos, bien juntos, refuerzan el contacto. Las falanges medias y distales de los dedos índice y corazón se mantienen rectas.

Procedimiento
El quiropráctico se vuelve hacia la izquierda para aumentar ligeramente la flexión plantar del pie del paciente. Luego, flexionando el tronco hacia delante y pegando los codos al cuerpo, sentirá la tensión de precarga articular. El impulso se realiza moviendo con rapidez las escápulas hacia delante (ver la técnica de tirón con palanca corta en el Capítulo 2).

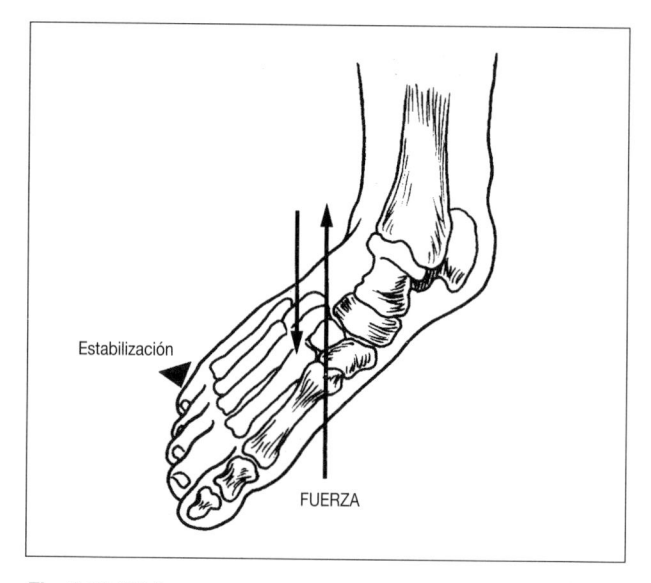

Fig. 8.10.18(a)
Dirección de las fuerzas de ajuste aplicadas a la articulación

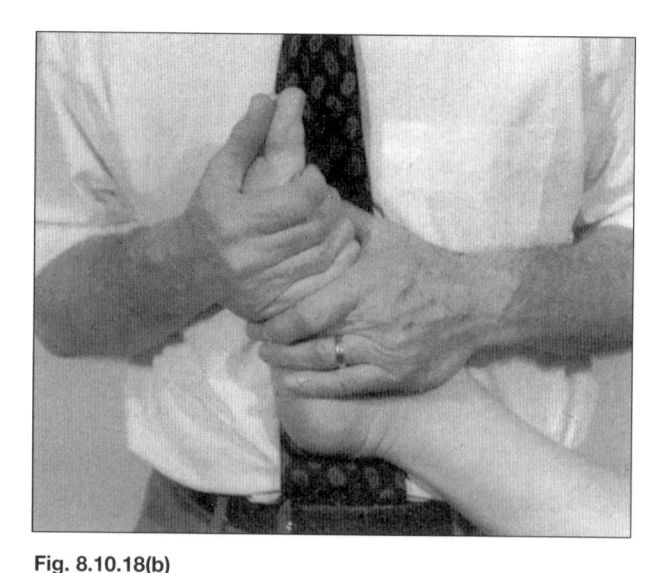

Fig. 8.10.18(b)
Para que el contacto sea firme, las falanges medias y distales de los dedos índice y corazón de la mano derecha se mantienen lo más rectas posible

Las articulaciones del pie y del tobillo

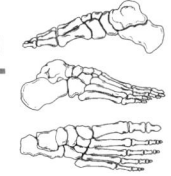

8.10.19 Técnica de tirón superoinferior con palanca corta para el III metatarsiano y el cuneiforme intermedio en posición prona

Aplicación
Pérdida de deslizamiento de arriba a abajo del juego articular del III metatarsiano sobre el cuneiforme intermedio.

Postura del paciente
El paciente está en posición prona con la rodilla del lado afectado flexionada unos 90° y el pie flexionado plantarmente.

Posición del quiropráctico
El quiropráctico está de pie en el lado afectado, mirando hacia la línea media del paciente e inclinado hacia delante para apoyar el borde lateral del pie derecho del paciente en el esternón.

Contacto
a) Las puntas de los dedos índice y corazón de la mano izquierda contactan con la parte inferior de los cuneiformes medial e intermedio. Para ello, ambos dedos estarán flexionados. Los demás dedos están bien juntos para reforzar el contacto.
b) El dedo corazón de la mano derecha aprieta bajo el dorso del pie desde el lado medial para contactar con la base proximal del tercer metatarsiano. La falange proximal del dedo está flexionada, mientras que la media y la distal se mantienen extendidas.

Procedimiento
El quiropráctico se vuelve hacia la izquierda para aumentar ligeramente la flexión plantar del pie del paciente. Luego, flexionando el tronco hacia delante y pegando los codos al cuerpo sentirá la tensión de precarga articular. El impulso se efectúa moviendo con rapidez las escápulas hacia delante (ver la técnica de tirón con palanca corta en el Capítulo 2), ya que así se producirán dos fuerzas iguales en direcciones opuestas a través de los puntos de contacto.

Nota: Si se tienen dificultades para mantener el contacto sobre el III metatarsiano, se puede poner un trozo de esparadrapo sobre la piel del paciente para evitar que el dedo resbale.

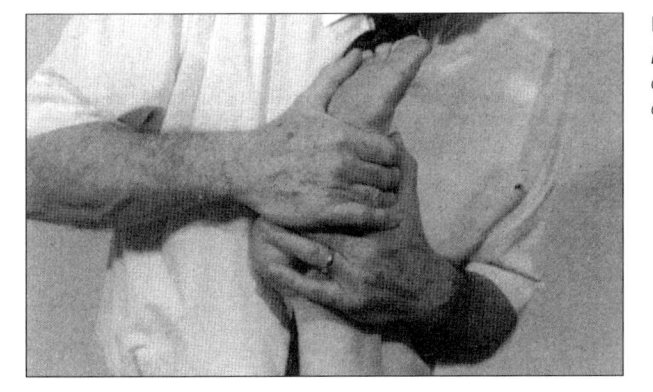

8.10.20 Técnica de empuje inferosuperior con los pectorales y los tríceps para las articulaciones tarsometatarsianas primera, segunda y tercera y las intertarsianas en posición prona

Aplicación
Pérdida de deslizamiento de abajo a arriba del juego articular de tarsianos contiguos y de las articulaciones tarsometatarsianas primera, segunda y tercera.

Postura del paciente
El paciente está en posición prona de manera que la pierna del lado afectado cuelgue por el borde de la camilla terapéutica. Tanto la cadera como la rodilla de esa pierna están flexionadas unos 90°. La parte inferior de la pierna se mantiene paralela a la superficie de la camilla, mientras que el tobillo se sujeta en posición neutra.

Posición del quiropráctico
El quiropráctico está agachado a los pies de la camilla terapéutica, mirando hacia la cabeza del paciente y con el tronco flexionado hacia delante.

Contacto
Los dos pulgares, uno sobre el otro, se ponen sobre la superficie plantar del tarsiano o el metatarsiano que se va a corregir. Con las dos manos se sujetan los dos lados del pie de manera que los dedos queden entrelazados sobre el dorso y sujeten firmemente el tarsiano o el metatarsiano contiguo.

Procedimiento
Para relajar al paciente, se empuja varias veces y rítmicamente el pie hacia la cabeza y caudalmente. Durante el procedimiento, el tobillo se mantiene en posición neutra y la parte inferior de la pierna, paralela a la superficie de la camilla terapéutica. Mientras se empuja hacia delante el pie del paciente, se aplica el empuje extendiendo completamente y con rapidez los codos. Este movimiento será detenido inmediatamente por los dedos entrelazados sobre el dorso del pie, que están en contacto con el tarsiano o el metatarsiano contiguo. De este modo se reducirá la amplitud del empuje. Ver las Fig. 8.10.20(a) y 8.10.20(b).

Fig. 8.10.19
El borde lateral del pie se mantiene bien apoyado contra el esternón del quiropráctico. Los codos se mantienen en un ángulo lo más cercano posible a 90°

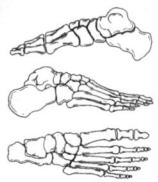

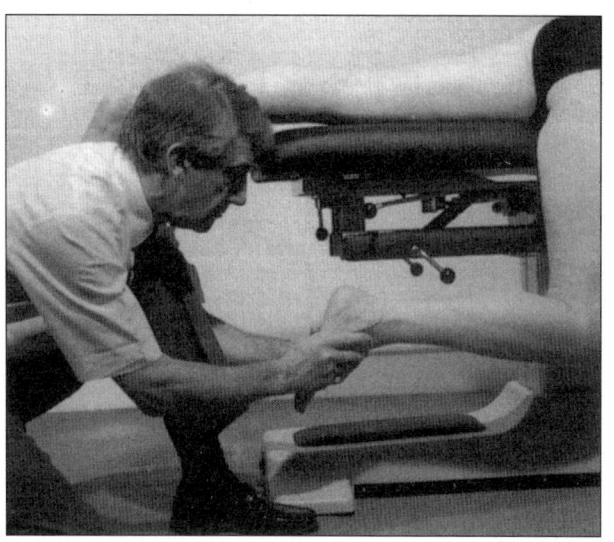

Fig. 8.10.20(a)
Posición final para el ajuste. El pie del paciente está en posición neutra y la parte inferior de la pierna se mantiene paralela a la superficie de la camilla terapéutica

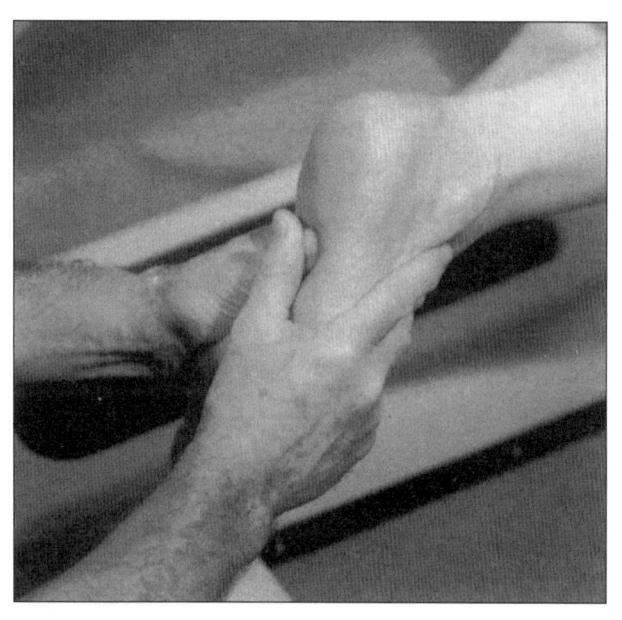

Fig. 8.10.20(b)
Los pulgares están en el punto proximal y los índices, entrelazados y curvados, están en el punto de contacto distal

8.10.21 Técnica de comprobación y empuje con pectorales y tríceps superoinferior de las articulaciones tarsometatarsianas e intertarsianas en posición prona

Esta técnica es una adaptación de la 8.10.20 y se usa para corregir el deslizamiento de arriba a abajo del juego articular de las articulaciones intertarsianas o tarsometatarsianas.

Aplicación
Pérdida de deslizamiento de arriba a abajo del juego articular de tarsianos contiguos y de las articulaciones tarsometatarsianas primera, segunda y tercera.

Postura del paciente
El paciente está en posición prona de manera que la pierna del lado afectado cuelgue por el lateral de la camilla terapéutica. Tanto la cadera como la rodilla de esa pierna están flexionadas unos 90°. La parte inferior de la pierna se mantiene paralela a la superficie de la camilla, mientras que el tobillo se sujeta en posición neutra.

Posición del quiropráctico
El quiropráctico está agachado a los pies de la camilla terapéutica, mirando hacia la cabeza del paciente y con el tronco flexionado hacia delante.

Contacto
Los dedos de las manos, entrelazados efectúan el contacto sobre el dorso del pie, y el contacto de los dos pulgares sobre la planta del pie hace de estabilizador.

Procedimiento
Para relajar al paciente hay que mover rítmicamente su pierna del mismo modo que en la técnica 8.10.20. Luego, mientras se empuja el pie hacia delante, se efectúa la presión; inmediatamente después, se da un tirón rápido hacia atrás, hacia el extremo inferior de la camilla terapéutica, para completar el ajuste.

Las articulaciones del pie y del tobillo

8.10.22 Técnica de empuje inferosuperior con pectorales y tríceps para las articulaciones tarsometatarsianas e intertarsianas de pie (a veces, inapropiadamente referida como 'latigazo de la serpiente negra')

Aplicación
Pérdida de deslizamiento de abajo a arriba del juego articular de metatarsianos contiguos y de las articulaciones tarsometatarsianas primera, segunda y tercera.

Postura del paciente
El paciente está de pie y de espaldas al quiropráctico, bien sujeto de algún apoyo. La pierna del lado afectado está flexionada por la rodilla y por la cadera y se mantiene así todo el procedimiento.

Posición del quiropráctico
El quiropráctico está agachado, detrás del paciente y desplazado hacia el lado afectado.

Contacto
Se establece un contacto con ambos pulgares sobre la superficie plantar del tarsiano que se quiere tratar. Los demás dedos de ambas manos rodean los lados del pie y se entrelazan sobre el dorso del mismo de manera que contacten con el tarsiano o el metatarsiano contiguo fijado, como corresponda.

Procedimiento
a) El pie afectado se empuja hacia arriba y hacia delante hasta quedar situado al lado de la rodilla de la pierna no afectada.
b) Se mueve el pie de manera que describa un círculo amplio, primero hacia la línea media del paciente y luego hacia abajo y hacia el tobillo de la otra pierna.
c) Cuando el pie se acerque a la línea media se gira hacia fuera y se mantiene la articulación con que se contacta en la tensión de precarga articular.
d) Mientras se sigue girando suavemente el pie circularmente y hacia abajo, se mantiene la tensión de precarga y para ello, además de mantener la eversión del pie se flexiona plantarmente.
e) Al llegar al final del círculo, se sigue manteniendo la tensión de precarga empezando a girar el pie hacia el interior. En ese momento se aplica un impulso rápido de profundidad mínima a lo largo de la línea de plano de la articulación que se está tratando. Esto se consigue extendiendo completamente los codos con rapidez (mediante un emuje de los pectorales y los tríceps).

Advertencia
Para evitar que los ligamentos del dorso del pie sufran una tensión inapropiada, hay que tener mucho cuidado de no incrementar la flexión plantar cuando se aplica el empuje de ajuste.

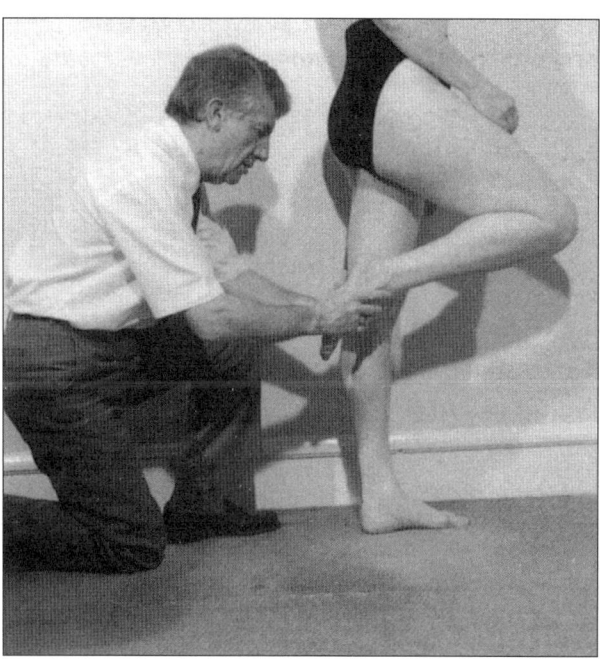

Fig. 8.10.22(a)
La cadera del paciente se mantiene flexionada de manera que el pie afectado quede situado al lado de la rodilla de la pierna no afectada. Un error muy habitual al utilizar esta técnica es extender la clavícula y reducir la tensión de precarga articular antes de aplicar la presión correctiva

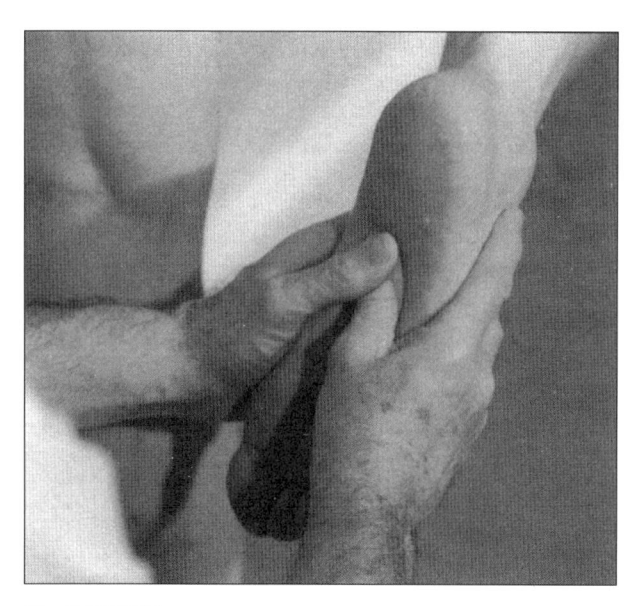

Fig. 8.10.22(b)
Con los dos pulgares se aplica un doble contacto sobre la superficie plantar del tarsiano o del metatarsiano afectado; luego se mueve el pie hacia el interior de manera que describa un círculo

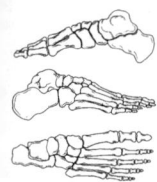

8.10.23 Técnica de movilización en ocho para las articulaciones tarsometatarsianas en posición supina

Aplicación
Rigidez y restricción del movimiento de los tarsianos y los metatarsianos.

Postura del paciente
El paciente está en posición supina con la pierna del lado afectado completamente extendida.

Posición del quiropráctico
El quiropráctico está de pie en el extremo inferior de la camilla terapéutica, mirando hacia la cabeza del paciente y desplazado hacia el lado afectado.

Contacto
a) La mano izquierda coge el extremo distal del pie, desde la cara lateral, de manera que los dedos, excepto el pulgar, estén sobre el dorso y cubran los metatarsianos. El pulgar se sitúa sobre la planta del pie.
b) La mano derecha coge el extremo proximal del pie, desde el lado medial, de manera que los dedos, excepto el pulgar, estén sobre el dorso y cubran los tarsianos. El pulgar se coloca sobre la planta del pie, proximal respecto al pulgar izquierdo.

Procedimiento
a) a) La mano izquierda primero flexiona plantarmente la parte anterior del pie, la pone en inversión y la flexiona hacia el lado medial.
b) Mientras con la mano izquierda se gira la parte anterior del pie hacia el interior, la derecha intenta poner en eversión la parte posterior del mismo.

b) a) Manteniendo la parte anterior del pie en inversión, con la mano izquierda se flexiona también dorsal y lateralmente. Con la mano derecha se opone resistencia a este movimiento.
b) Cuando el pie esté del todo flexionado dorsalmente, la mano izquierda pone en eversión la parte delantera del pie mientras con la derecha intenta girar la parte posterior hacia el interior.

Este procedimiento se realiza suavemente y puede repetirse tantas veces como sea necesario, dentro de los límites de tolerancia del paciente.

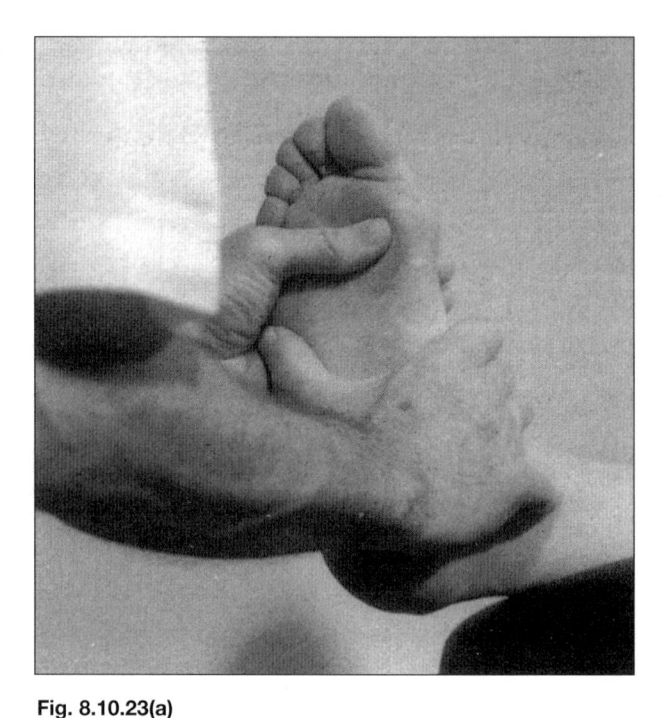

Fig. 8.10.23(a)
Fase 1: la mano izquierda flexiona dorsalmente la parte anterior del pie, la pone en inversión y la flexiona en dirección medial. La mano derecha opone resistencia a este movimiento y gira la parte media del pie hacia fuera

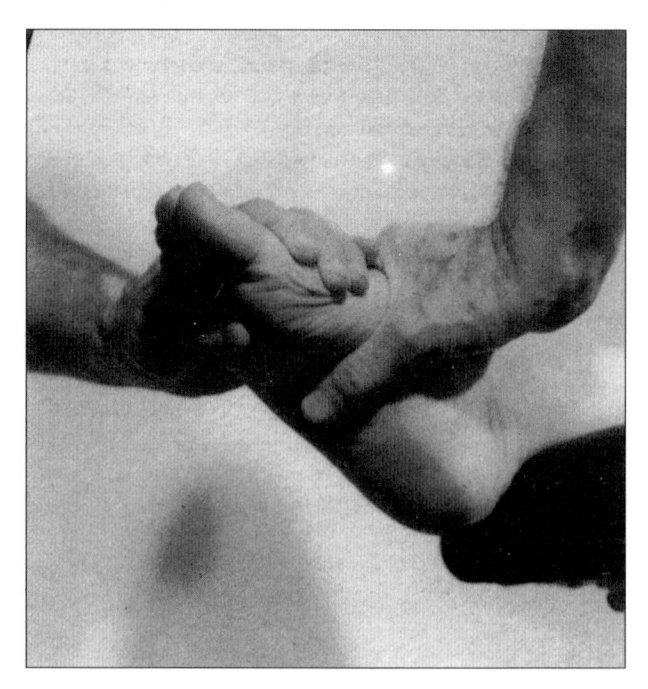

Fig. 8.10.23(b)
Fase 2: la mano izquierda flexiona plantar y lateralmente la parte anterior del pie y la gira hacia fuera. La mano derecha se opone a este movimiento e intenta invertir y flexionar dorsalmente los tarsianos

Las articulaciones del pie y del tobillo

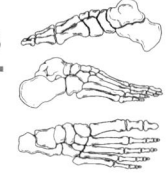

8.10.24 Técnica de tirón superoinferior con palanca corta para el juego articular de los metatarsianos IV o V sobre el cuboides en posición supina

Aplicación
Pérdida de deslizamiento de arriba a abajo del juego articular de los metatarsianos IV o V sobre el cuboides.

Postura del paciente
El paciente está en posición supina con la pierna del lado afectado completamente extendida y abducida 20-30°.

Posición del quiropráctico
El quiropráctico está sentado o de pie, entre las piernas del paciente y contiguo al pie afectado. El lado medial del pie del paciente se apoya en el mesoesternón del quiropráctico.

Contacto
a) La mano izquierda se apoya en la planta del pie de manera que los dedos rodeen el borde lateral del mismo. La cara anterior de la falange media del dedo corazón está firmemente apoyada en la cara superior del IV o del V metatarsiano (el que esté afectado), lo más cerca posible de la articulación. Los demás dedos están bien juntos para reforzar el contacto.
b) La mano derecha se apoya sobre el dorso del pie de manera que los dedos rodeen su borde lateral y la cara anterior de la falange media del dedo corazón presione firmemente por debajo de la superficie inferior del cuboides. Los demás dedos, excepto el pulgar, estarán bien juntos y apretados para reforzar el contacto.

Procedimiento
Para conseguir la tensión articular, el quiropráctico hace rotar parcialmente el tronco hacia abajo y lleva suavemente los codos hacia los lados del cuerpo. Luego, aplica una técnica estándar de palanca corta (ver el Capítulo 2) con un empuje en tijera rápido y bilateral (ver el Glosario, pág. 307). El impulso se da por igual a lo largo de la articulación en direcciones opuestas.

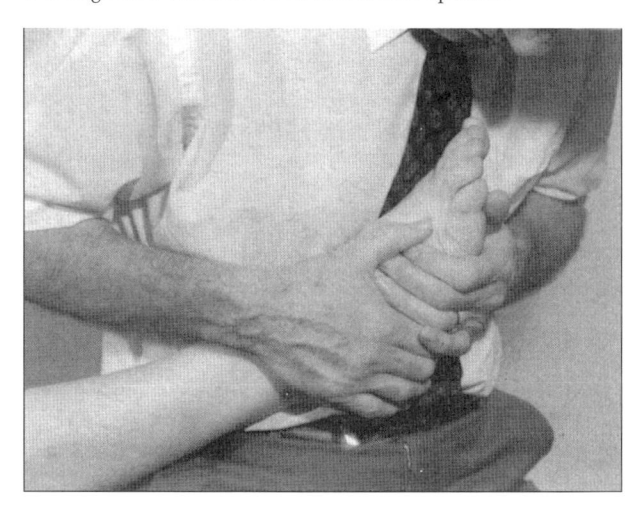

Fig. 8.10.24
El quiropráctico puede aplicar el ajuste sentado como en la imagen o de pie

8.10.25 Técnica de tirón inferosuperior con palanca corta para el juego articular de los metatarsianos IV o V sobre el cuboides

Aplicación
Pérdida de deslizamiento de abajo a arriba del juego articular de los metatarsianos IV o V sobre el cuboides.

Postura del paciente
El paciente está en posición supina con la pierna del lado afectado completamente extendida y abducida 20-30°.

Posición del quiropráctico
El quiropráctico está entre las piernas del paciente, al lado del pie afectado y mirando hacia él. El pie se mantiene levantado de manera que su cara medial se apoye en el mesoesternón del quiropráctico.

Contacto
a) El dedo corazón de la mano izquierda contacta con el borde superior del cuboides. Los demás dedos refuerzan el contacto.
b) El dedo corazón de la mano derecha contacta con el borde inferior del IV o del V metatarsiano. Los demás dedos refuerzan el contacto.

Procedimiento
Para conseguir la tensión articular, el quiropráctico gira parcialmente el tronco y lleva suavemente los codos hacia los lados. Luego, aplica una técnica de tirón con palanca corta (ver el Capítulo 2) con un empuje rápido y bilateral (ver el Glosario, pág. 307). El impulso se da con igual fuerza en direcciones opuestas.

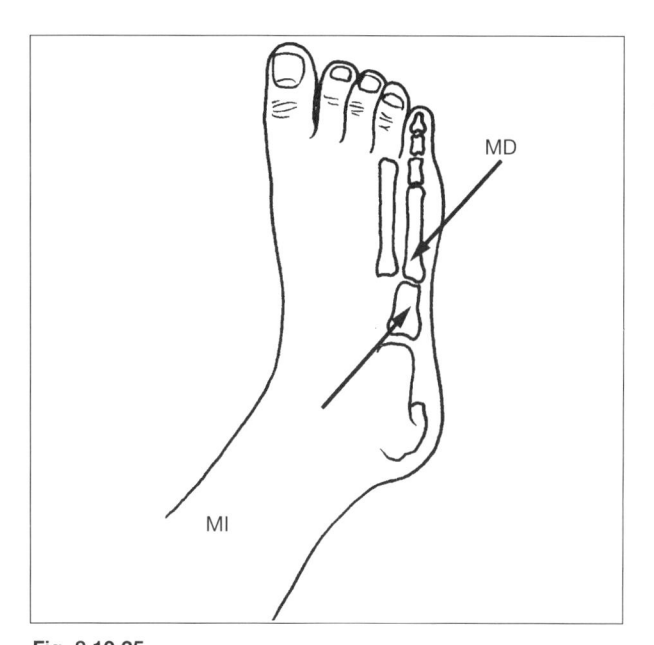

Fig. 8.10.25
Puntos de contacto y direcciones de las fuerzas de ajuste

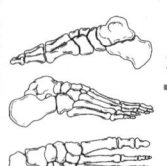

8.10.26 Técnica de retroceso superoinferior para el juego articular de los metatarsianos IV o V sobre el cuboides en posición supina

Aplicación
Pérdida de deslizamiento de arriba a abajo del juego articular del IV o V metatarsiano sobre el cuboides.

Postura del paciente
El paciente está en posición supina con la pierna afectada flexionada por la rodilla y el pie derecho apoyado en una sección con mecanismo de caída de la camilla terapéutica. La cadera derecha del paciente está ligeramente rotada hacia el interior.

Posición del quiropráctico
El quiropráctico está de pie en el lado no afectado, mirando hacia la línea media del paciente y a la altura del pie afectado. El mecanismo de caída está ajustado al peso del paciente y amartillado.

Contacto
Abduciendo aún más la cadera del paciente, se tira suavemente de su rodilla hacia el cuerpo del quiropráctico de manera que éste sujete la parte inferior de la pierna entre la parte inferior del tronco y el borde medial de la parte superior del brazo derecho.
a) El pisiforme de la mano derecha se coloca sobre la base del metatarsiano pertinente. Además, se estira la piel floja del pie hacia abajo y la muñeca debe adoptar una posición de arco bajo (ver el Glosario, pág. 307).
b) La mano izquierda se sitúa sobre la muñeca derecha para hacer un ajuste de retroceso (ver el Capítulo 2).

Procedimiento
Se usa un empuje de retroceso (ver el Glosario, pág. 307) muy rápido, a partir de los músculos pectorales, tríceps y ancóneos.

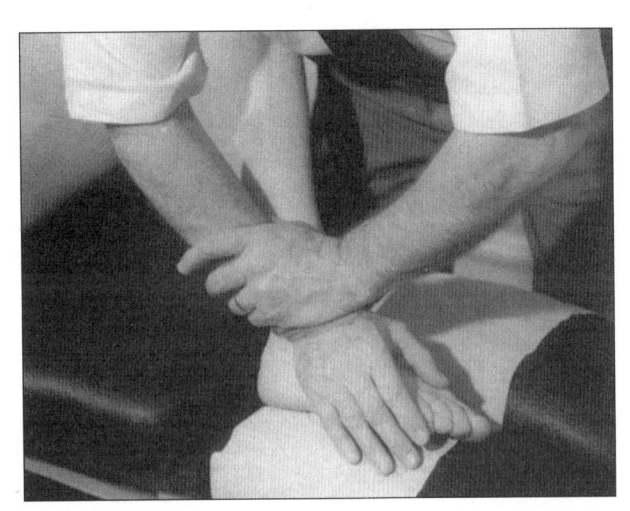

Fig. 8.10.26
El pie se apoya sobre una sección con caída de la camilla terapéutica. En este caso el pie del paciente está sobre la pieza para la cabeza de la camilla. El brazo derecho del quiropráctico tira de la rodilla y la mantiene así y, antes de aplicar el impulso, se estira la piel floja del pie hacia abajo

8.10.27 Técnica de empuje superoinferior con caída corporal para el juego articular de los metatarsianos IV o V sobre el cuboides en posición supina

Aplicación
Pérdida de deslizamiento de arriba a abajo del juego articular del IV o V metatarsiano sobre el cuboides.

Postura del paciente
El paciente está en posición supina con la pierna afectada flexionada por la rodilla y el pie derecho apoyado sobre una sección con mecanismo de caída de la camilla terapéutica. La cadera derecha del paciente está ligeramente rotada hacia el interior.

Posición del quiropráctico
El quiropráctico está de pie en el lado no afectado, mirando hacia la línea media del paciente y a la altura del pie afectado. El mecanismo de caída está ajustado al peso del paciente y amartillado.

Contacto
Aduciendo la cadera del paciente, se tira suavemente de su rodilla hacia el cuerpo del quiropráctico hasta pasar la línea media y se mantiene así apretando la parte inferior de la pierna contra la parte inferior del tronco con el borde medial de la parte superior del brazo derecho.
a) El pisiforme de la mano derecha se coloca sobre la base del metatarsiano que se va a tratar. Además, se estira la laxitud de la piel hacia abajo y la muñeca adopta una posición de arco bajo (ver el Glosario, pág. 307).
b) La mano izquierda se sitúa sobre la muñeca derecha para aplicar un ajuste de retroceso (ver el Capítulo 2).

Procedimiento
Se aplica una técnica de caída corporal rápida (ver el Capítulo 2).

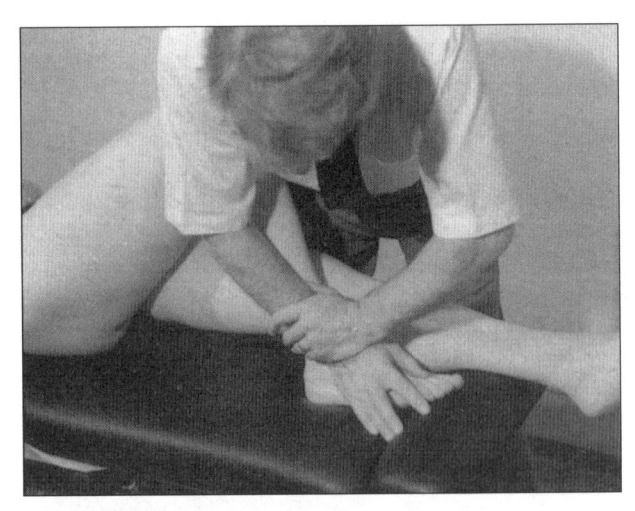

Fig. 8.10.27
Un método alternativo es la técnica de empuje con caída corporal. La escotadura clavicular esta justo encima del punto de contacto y la mano derecha adopta una posición de arco bajo. La profundidad del empuje debe ser pequeña

Las articulaciones del pie y del tobillo

8.10.28 Técnica de tirón superoinferior con palanca corta para el juego articular de los metatarsianos IV o V y el cuboides en posición prona

Aplicación
Pérdida de deslizamiento de arriba hacia abajo del juego articular del metatarsiano IV o del V sobre el cuboides.

Postura del paciente
El paciente está en posición prona con la pierna del lado afectado flexionada unos 90° y la cadera abducida aproximadamente 30°.

Posición del quiropráctico
El quiropráctico está sentado o de pie entre las piernas del paciente y al lado del pie afectado. El borde medial del pie del paciente se apoya en el esternón del quiropráctico.

Contacto
a) El dedo corazón de la mano izquierda rodea el borde lateral del pie de manera que contacte con la superficie superior del metatarsiano IV o V que corresponda. Los demás dedos están bien juntos y apretados para reforzar el contacto. Para incrementar el apalancamiento, el pulgar izquierdo se coloca contra el extremo anterior y distal del metatarsiano afectado.

b) El dedo índice de la mano derecha se pone exactamente bajo el dorso del pie desde el borde medial de manera que contacte con la superficie inferior del cuboides. Los demás dedos están bien juntos y apretados para reforzar el contacto.

Procedimiento
Se usará una técnica de tirón con palanca corta (ver el Capítulo 2) aplicando fuerzas iguales a lo largo de la articulación y en direcciones opuestas.

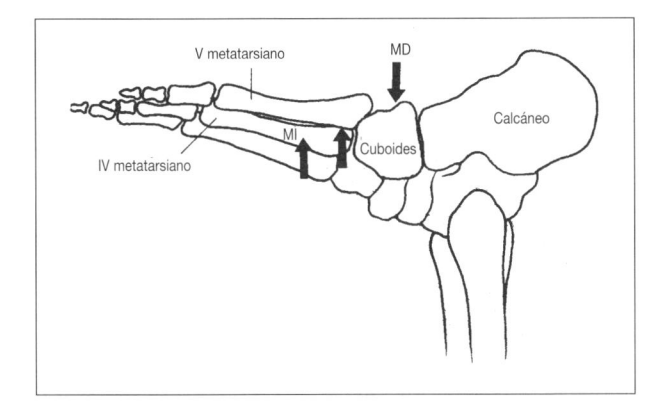

Fig. 8.10.28(b)
El dedo índice de la mano derecha contacta sobre la superficie inferior del cuboides. El dedo corazón de la mano izquierda lo hace con la superficie superior del IV o V metatarsiano (el que esté afectado)

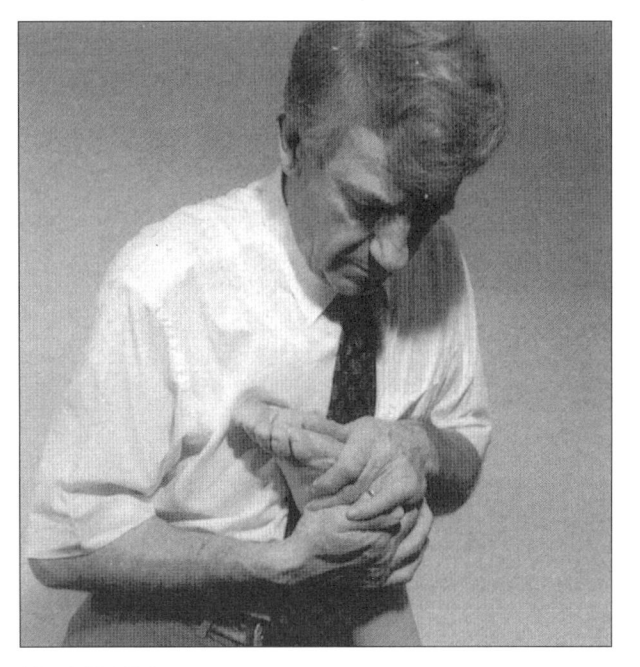

Fig. 8.10.28(a)
Vista lateral del pie derecho. Las flechas indican la dirección de la pérdida de deslizamiento de arriba a abajo del juego articular del metatarsiano IV o del V sobre el cuboides

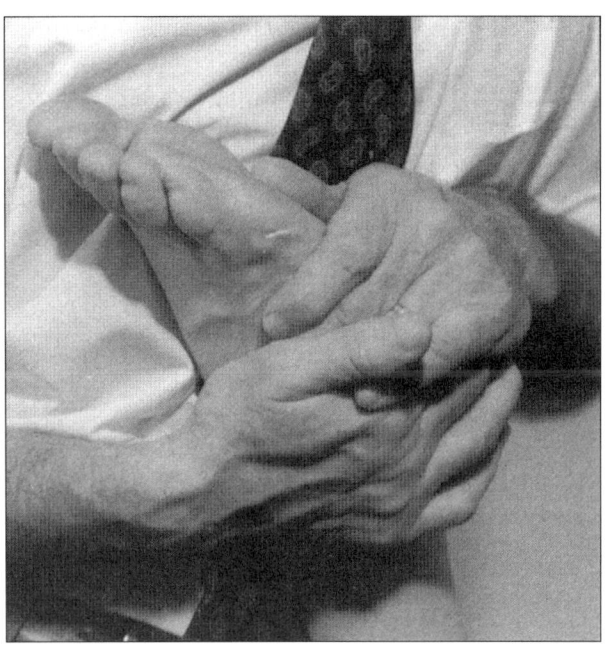

Fig. 8.10.28(c)
Para este ajuste, el quiropráctico está sentado o de pie entre las piernas del paciente y de cara al pie afectado. La rodilla del paciente está flexionada unos 90°

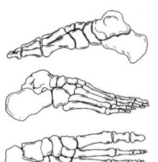

Técnicas intertarsianas

8.10.29 Técnica de tirón inferosuperior con palanca corta para el escafoides y el cuneiforme medial en posición supina

Aplicación
Pérdida de deslizamiento de abajo a arriba del juego articular del escafoides sobre el cuneiforme medial.

Postura del paciente
El paciente está en posición supina con el miembro afectado completamente extendido.

Posición del quiropráctico
El quiropráctico está sentado o de pie, junto al pie afectado y mirando hacia él.

Contacto
a) La mano izquierda llega al dorso del pie desde el lado lateral y la parte anterior de la falange media del dedo índice contacta con la superficie inferior del escafoides.
b) La mano derecha llega bajo la planta del pie desde el lado lateral y la parte anterior de la falange media contacta con la superficie superior del cuneiforme medial.

Procedimiento
La tensión de precarga articular se consigue del siguiente modo:
a) El borde lateral del pie del paciente se apoya en posición vertical a lo largo del esternón del quiropráctico.
b) El quiropráctico gira el tronco algunos grados caudalmente.
c) Manteniendo los codos flexionados unos 90°, se llevan a los costados y se mantienen relajados.
d) El quiropráctico flexiona el tronco hacia delante hasta notar la tensión articular. Por último, se aplica una técnica de tirón con palanca corta (ver el Capítulo 2).

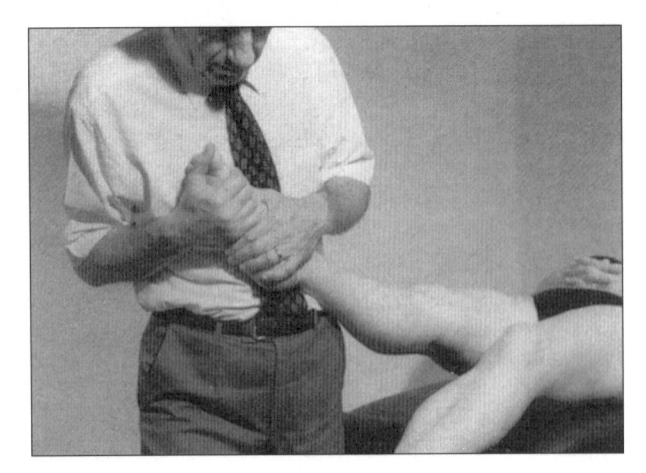

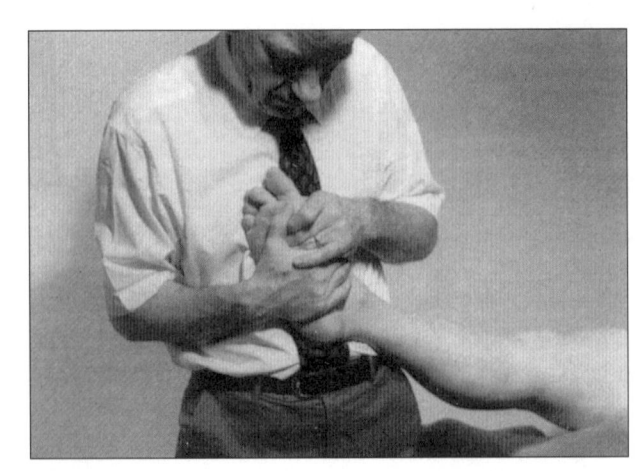

Fig. 8.10.29
El dedo índice de la mano izquierda contacta con la cara inferior del escafoides. La cara anterior del dedo corazón de la mano derecha se sitúa sobre la superficie superior del cuneiforme medial. El borde lateral del pie se mantiene vertical contra el esternón del quiropráctico para estabilizar la parte inferior de la pierna del paciente

8.10.30 Técnica de tirón superoinferior con palanca corta para el escafoides y el cuneiforme medial en posición supina

Aplicación
Pérdida de deslizamiento de arriba a abajo del juego articular del escafoides sobre el cuneiforme medial.

Postura del paciente
El paciente está en posición supina con el miembro afectado completamente extendido.

Posición del quiropráctico
El quiropráctico está sentado o de pie, lateral junto al pie afectado y mirando hacia el paciente.

Contacto
a) La mano izquierda llega bajo la superficie plantar del pie desde el lado lateral y la cara anterior de la falange media del dedo corazón contacta con la superficie inferior del cuneiforme medial.
b) La mano derecha llega al dorso del pie desde el lado lateral y la cara anterior de la falange media del dedo índice contacta con la parte superior del escafoides.

Procedimiento
La tensión de precarga articular se consigue del siguiente modo:
a) El borde lateral del pie del paciente se apoya vertical a lo largo del esternón del quiropráctico.
b) El quiropráctico gira el tronco algunos grados hacia abajo.
c) Manteniendo los codos flexionados unos 90°, se llevan a los costados y se mantienen relajados.
d) El quiropráctico flexiona el tronco hacia delante hasta notar la tensión articular. Por último, se aplica una técnica de tirón con palanca corta (ver el Capítulo 2).

Fig. 8.10.30
Las manos se colocan en posición inversa respecto a la técnica 8.10.29. El dedo corazón de la mano izquierda contacta con la cara inferior del cuneiforme medial, mientras que el índice de la mano derecha contacta con el borde superior del escafoides

Las articulaciones del pie y del tobillo

8.10.31 Técnica de tirón inferosuperior con palanca corta para la articulación astragaloescafoidea en posición prona

Aplicación
Pérdida de deslizamiento de abajo a arriba del juego articular del escafoides sobre el astrágalo.

Postura del paciente
El paciente está en posición prona con la rodilla del lado afectado flexionada 90°.

Posición del quiropráctico
El quiropráctico está de pie en el lado afectado, en posición lateral respecto a la pierna del paciente, junto a la rodilla afectada y mirando hacia la línea media del paciente. Los codos se mantienen flexionados unos 90°.

Contacto
a) La mano izquierda llega bajo la superficie plantar del pie desde el lado lateral. La parte anterior de la segunda falange del dedo corazón se pone alrededor del borde medial del pie para contactar con la superficie inferior del navicular.
b) La mano derecha está sobre el dorso del pie del paciente de manera que la superficie anterior del dedo índice contacte con el borde superior del cuello del astrágalo.

Procedimiento
El quiropráctico apoya el borde lateral del pie del paciente sobre su esternón. La tensión de precarga articular se consigue girando el tronco varios grados caudalmente y flexionándolo un poco hacia delante. Luego, se aplica una técnica de empuje con palanca corta estándar (ver el Capítulo 2). El impulso se inicia moviendo con rapidez las escápulas hacia delante y de manera que en los puntos de contacto se ejerzan dos fuerzas iguales en dirección opuesta.

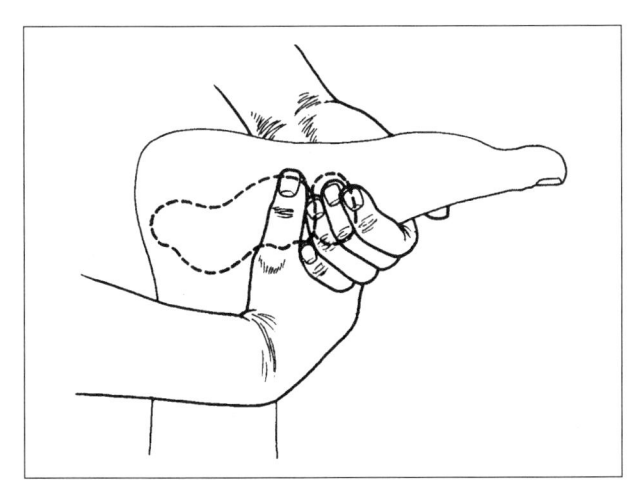

Fig. 8.10.31
La mano derecha contacta con la superficie superior del astrágalo para estabilizarlo. La superficie anterior del dedo corazón de la mano izquierda contacta con la superficie inferior del escafoides; los demás dedos de esta mano refuerzan el contacto

8.10.32 Técnica de compresión superoinferior para las articulaciones intercuneales mediointermedia o intermediolateral en posición supina

Aplicación
Pérdida de deslizamiento de arriba a abajo del juego articular del cuneiforme lateral sobre el intermedio.

Postura del paciente
El paciente está sentado o en posición supina, con la cadera y la rodilla del lado afectado lo bastante flexionadas como para permitir que la planta del pie se apoye sobre la camilla terapéutica.

Posición del quiropráctico
El quiropráctico está de pie en el lado afectado, en el extremo inferior de la camilla terapéutica, mirando hacia la cabeza del paciente y junto al pie afectado.

Contacto
Para el ajuste del cuneiforme intermedio y del lateral:
a) La mano izquierda se sitúa sobre la parte lateral del dorso del pie de manera que el hueso pisiforme contacte con el cuneiforme lateral. Se usa arco (ver el Glosario, pág. 307).
b) La mano derecha está cerrada de manera que las falanges media y distal de todos los dedos, excepto el pulgar, estén rectas. El pulgar se mantiene pegado al índice. Luego se pone la mano debajo de la planta del pie de modo que el extremo proximal de la falange proximal del dedo corazón (el nudillo) quede bajo el cuneiforme intermedio. El talón del paciente se mantiene apoyado en la camilla terapéutica. Si la superficie acolchada de la camilla es demasiado blanda, puede que sea necesario colocar una placa de descarga rígida bajo la mano.

Para ajustar el cuneiforme medial y el intermedio, se invierte la posición de las manos:
c) La mano izquierda está cerrada, como se ha descrito en el apartado (b), y se sitúa bajo la superficie plantar del cuneiforme intermedio.
d) La mano derecha se coloca sobre el dorso del pie de manera que el hueso pisiforme contacte con el cuneiforme medial.

Procedimiento
El quiropráctico se inclina hacia delante, sobre los puntos de contacto, utilizando el peso corporal para conseguir la tensión de precarga articular. Luego, sin aflojar la tensión, se aplica una técnica de caída corporal rápida y poco profunda (ver el Capítulo 2). La presión se aplica sobre el cuneiforme apropiado, comprimiéndolo hacia abajo sobre el hueso contiguo.

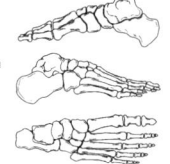

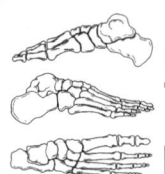

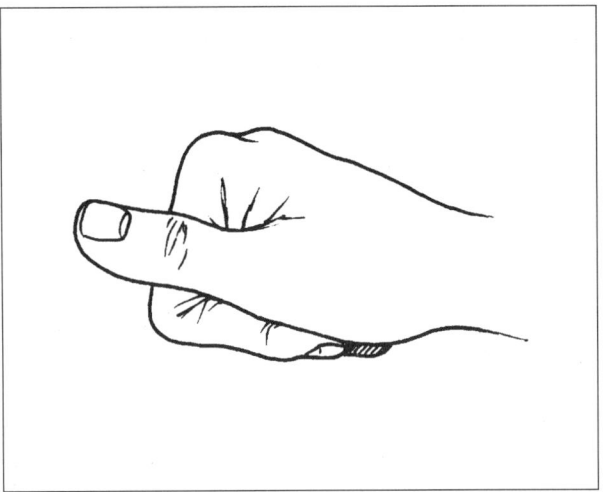

Fig. 8.10.32(a)
La mano derecha está cerrada de manera que las falanges medias y distales de los dedos estén estiradas. El nudillo del tercer metacarpiano se usa como punto de contacto

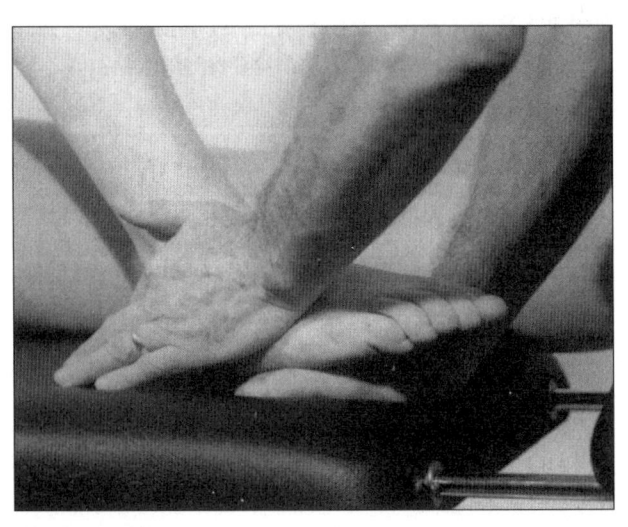

Fig. 8.10.32(b)
La mano derecha se mantiene cerrada y se pone bajo el cuneiforme intermedio. El talón del pie del paciente permanece apoyado sobre la camilla terapéutica

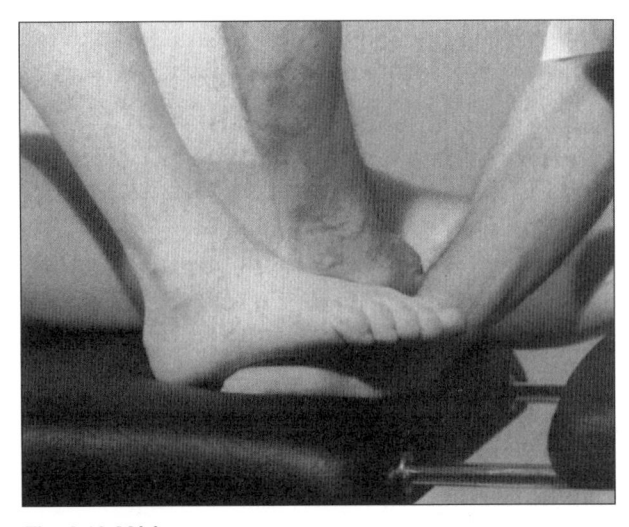

Fig. 8.10.32(c)
Cuando están implicados los cuneiformes medial e intermedio se invierte la posición de las manos

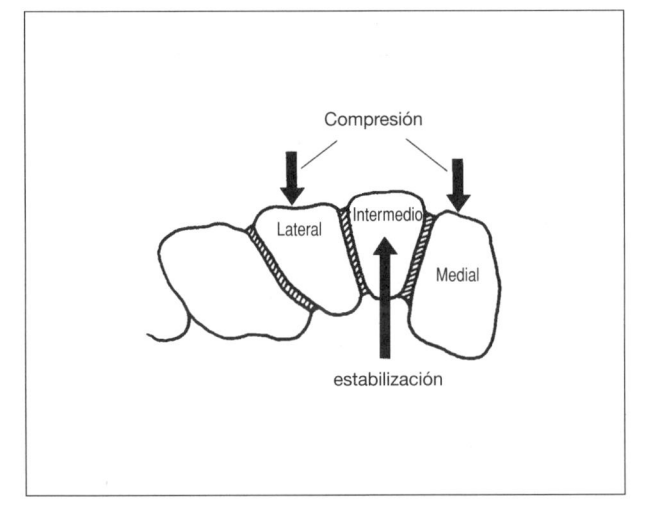

Fig. 8.10.32(d)
El cuneiforme intermedio se estabiliza con la mano que contacta con la superficie plantar del pie. Luego se aplica una compresión hacia abajo, respetando la línea de plano de la articulación, dirigida hacia el cuneiforme medial o hacia el lateral, según corresponda

Las articulaciones del pie y del tobillo

8.10.33 Técnica de tracción superoinferior con palanqueo para la articulación entre el cuneiforme medial o el intermedio y el escafoides en posición supina

Aplicación
Pérdida de deslizamiento de arriba a abajo del cuneiforme medial o del intermedio sobre el escafoides.

Postura del paciente
El paciente está en posición supina con la pierna del lado afectado completamente extendida y la cadera abducida unos 20° y flexionada unos 30°. Si es necesario, el paciente flexiona un poco la otra pierna para apoyar el pie en el reposapiés.

Posición del quiropráctico
El quiropráctico está de pie en el extremo inferior de la camilla terapéutica, mirando hacia la cabeza del paciente y algo desplazado hacia el lado afectado. Su pierna derecha está completamente extendida y más adelantada que la izquierda, que está ligeramente flexionada por la rodilla.

Contacto
Los dedos de las dos manos están entrelazados y sobre el dorso del pie de manera que la cara anterior de las falanges medias de los dedos de la mano izquierda contacten firmemente con el cuneiforme medial o el intermedio (el que sufra fijaciones). Con los pulgares se efectúa un doble contacto sobre la superficie plantar del pie.

Procedimiento
El quiropráctico mantiene los codos semiflexionados. Para conseguir la tensión de precarga articular, los pulgares presionan el pie del paciente para flexionarlo dorsalmente, mientras que los dedos entrelazados hacen girar el pie hacia el exterior. Luego, se aplica sobre la articulación una tracción presionando el cuerpo hacia atrás (hay que apoyarse sobre el pie derecho, el más avanzado). Por último, sin aflojar la tensión, se realiza un impulso rápido de profundidad mínima, recto hacia el cuerpo del quiropráctico.

Nota: Hay que tener cuidado siempre que usemos técnicas de palanca larga.

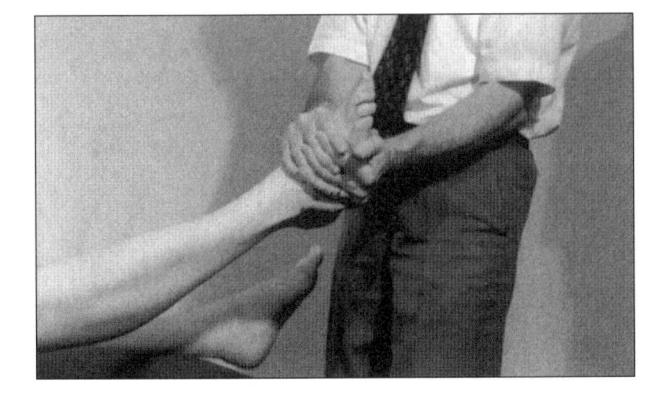

Fig. 8.10.33
Los dedos de las manos están entrelazados y la falange media del dedo corazón contacta con el cuneiforme medial o con el intermedio

8.10.34 Técnica de palanqueo con tracción superoinferior para la articulación del cuneiforme lateral y el cuboides en posición supina

Aplicación
Pérdida de deslizamiento de arriba a abajo del juego articular del cuneiforme lateral sobre el cuboides.

Postura del paciente
El paciente está en posición supina con la pierna del lado afectado completamente extendida y la cadera abducida unos 20° y flexionada entre 20° y 30°. La otra pierna puede usarse como refuerzo si se flexiona un poco por la rodilla de manera que el pie se pueda apoyar en el reposapiés de la camilla terapéutica, ya que así podrá agarrarse mejor a ella. Así mismo, el paciente se sentirá más seguro si se le dice que se coja de los bordes de la camilla.

Posición del quiropráctico
El quiropráctico está de pie en el extremo inferior de la camilla terapéutica, mirando hacia la cabeza del paciente y desplazado hacia el lado afectado. La pierna derecha está completamente extendida y el pie más adelantado que el izquierdo. La rodilla izquierda permanece flexionada durante todo el procedimiento.

Contacto
Los dedos de las manos están entrelazados y situados sobre el dorso del pie de manera que la cara anterior de la falange media del dedo corazón de la mano izquierda contacte con el borde superior del cuneiforme lateral. Los pulgares se sitúan sobre la planta del pie.

Procedimiento
Para conseguir la tensión de precarga articular el quiropráctico presiona con los pulgares la planta del pie para flexionarlo dorsalmente y, al mismo tiempo, hacer que rote hacia el interior girando el tronco hacia la izquierda. Luego, aplica una tracción tirando del cuerpo hacia atrás con el pie derecho adelantado. Por último, sin aflojar la tensión, se efectúa un impulso rápido de profundidad mínima, recto hacia el cuerpo del quiropráctico.

Nota: Puesto que la fuerza aplicada se extenderá a varias articulaciones, hay que tener mucho cuidado al aplicar técnicas de palanqueo con tracción.

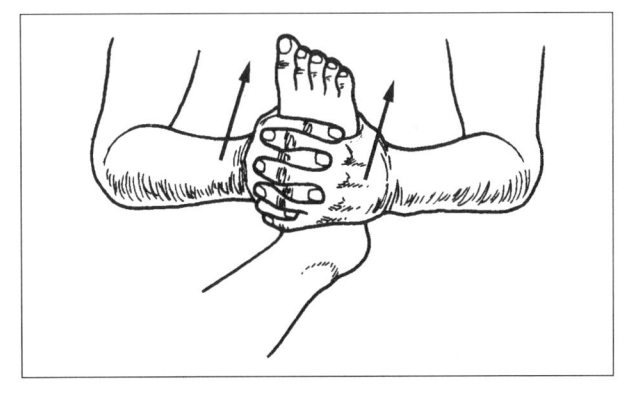

Fig. 8.10.34
El quiropráctico flexiona dorsalmente el pie y lo pone en inversión cuando aplica la tracción

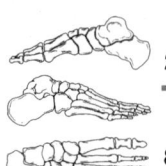

8.10.35 Técnica de palanqueo con tracción superoinferior para el cuboides y el calcáneo en posición supina

Aplicación
Pérdida de deslizamiento de arriba a abajo del juego articular del cuboides sobre el calcáneo.

Postura del paciente
El paciente está en posición supina con el miembro afectado extendido y levantado unos 30°. El miembro no afectado puede estar flexionado por la rodilla para que el pie pueda descansar en el reposapiés de la camilla terapéutica y así afianzar la posición. Así mismo, si se le dice al paciente que se coja de los bordes de la camilla es posible que se sienta más seguro.

Posición del quiropráctico
El quiropráctico está de pie en el extremo inferior de la camilla terapéutica, mirando hacia la cabeza del paciente y con el pie derecho más adelantado que el izquierdo. La parte inferior de la espalda y el tórax se mantienen erguidos.

Contacto
Se entrelazan los dedos de las manos. La superficie anterior de la falange media del dedo corazón está sobre la superficie superior del cuboides. Los brazos se mantienen por delante del cuerpo y con los codos semiflexionados.

Procedimiento
Para conseguir la tensión articular de precarga articular, el quiropráctico mantiene el pie del paciente flexionado dorsalmente durante todo el procedimiento. Además, hace rotar el pie hacia el interior como medida de protección para la articulación de la cadera del mismo lado. Luego, manteniendo el tronco erguido, el quiropráctico aplica una tracción a la articulación empujando el pie hacia su propio cuerpo. Para ello debe apoyarse en el pie más adelantado. Para aplicar el empuje, hay que aumentar la tracción rápidamente y de golpe hacia el cuerpo del quiropráctico con una profundidad de empuje moderada.

Nota
Puesto que la fuerza aplicada repercute en varias articulaciones, al usar técnicas de tracción con palanqueo hay que tener mucho cuidado. En concreto, debe controlarse la velocidad de aplicación y la profundidad del empuje. No es recomendable usar una técnica de tracción/palanca con pacientes de avanzada edad o con debilidad física.

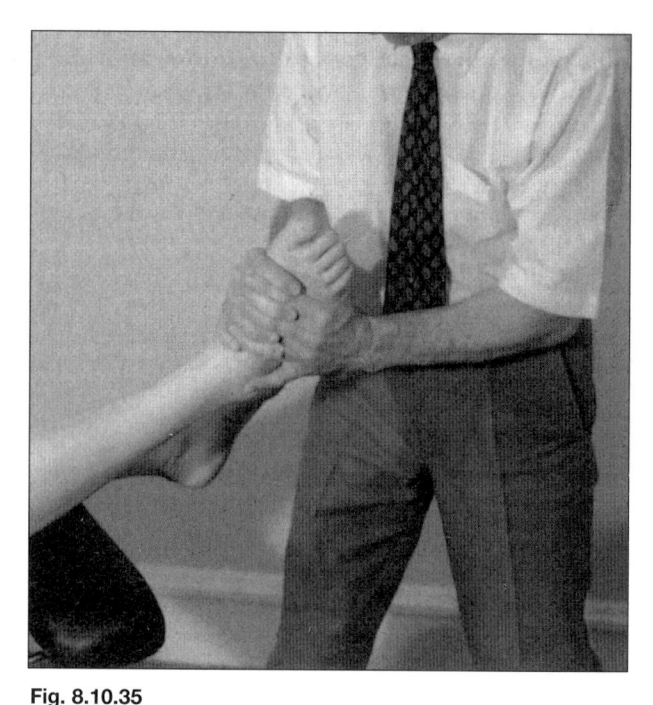

Fig. 8.10.35
La flexión dorsal del pie ayuda a estabilizar el tobillo, y también lo hace la rotación de la cadera hacia la zona medial

Las articulaciones del pie y del tobillo

8.10.36 Técnica con palanca corta inferosuperior para el cuboides y el calcáneo en posición prona

Aplicación
Pérdida de deslizamiento de abajo a arriba del juego articular del cuboides sobre el calcáneo.

Postura del paciente
El paciente está en posición prona con la rodilla del lado afectado flexionada unos 40°.

Posición del quiropráctico
El quiropráctico está sentado entre las piernas del paciente y de cara al pie afectado.

Contacto
a) La mano izquierda se pone alrededor del borde lateral del pie del paciente desde la parte posterior del talón para que el dedo corazón pueda contactar con la cara anterior del calcáneo, lo más cerca posible del cuboides. Los demás dedos refuerzan el contacto.
b) La mano derecha se sitúa sobre el dorso del pie de manera que los dedos rodeen la cara lateral del mismo y el dedo corazón contacte con la superficie inferior del cuboides. Los demás dedos estarán bien unidos y apretados para conseguir un contacto firme.

Procedimiento
El quiropráctico gira el tronco unos 30° hacia abajo o hasta notar la tensión de precarga articular. Esta rotación del tronco también tiene el efecto de flexionar plantarmente la zona media del pie del paciente, y abrir la cara dorsal de la articulación calcaneocuboidea. Cuando se alcance la tensión articular, se aplica un impulso rápido con palanca corta (ver el Capítulo 2) con igual fuerza en direcciones opuestas a lo largo de los contactos.

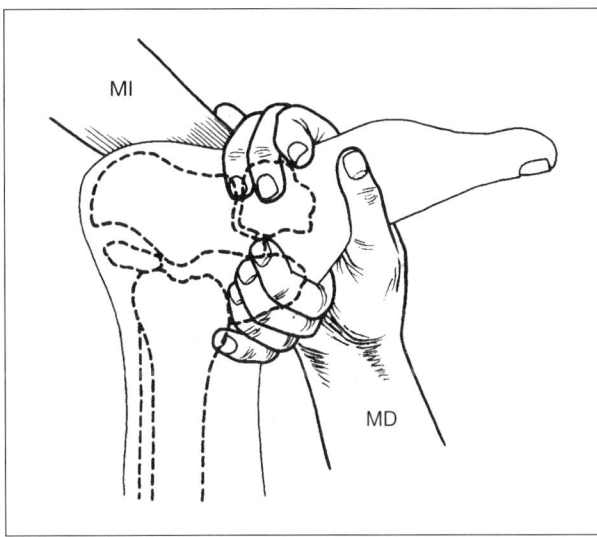

Fig. 8.10.36(a)
Vista medial del pie derecho en que se aprecian los contactos para corregir la pérdida de deslizamiento de abajo a arriba del juego articular del calcáneo sobre el cuboides

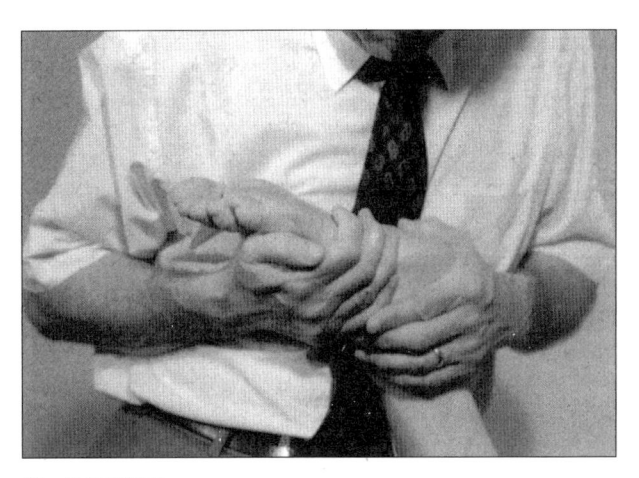

Fig. 8.10.36(b)
Vista lateral del pie derecho. La rotación hacia abajo del tronco del quiropráctico ayuda a conseguir la tensión de precarga articular. Para abrir la cara dorsal de la articulación calcaneocuboidea se flexiona plantarmente el pie

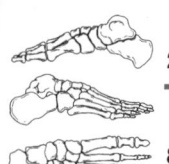

8.10.37 Técnica con palanca corta inferosuperior para el calcáneo y el cuboides en posición supina

Aplicación
Pérdida de deslizamiento de abajo a arriba del juego articular del cuboides sobre el calcáneo.

Postura del paciente
El paciente está relajado en decúbito supino, con las piernas extendidas y separadas.

Posición del quiropráctico
El quiropráctico está sentado o de pie entre las piernas del paciente, al lado del pie afectado y mirando hacia él.

Contacto
a) La mano izquierda rodea el borde lateral del pie del paciente y se sitúa sobre la parte inferior y medial del mismo desde el lado lateral de manera que el borde lateral de la mano quede firmemente apoyado sobre el borde lateral del calcáneo.
b) La mano derecha está sobre el dorso del pie del paciente de modo que los dedos rodeen el borde lateral del mismo y el dedo corazón contacte con la cara inferior del cuboides, lo más cerca posible de la articulación calcaneocuboidea. Los demás dedos refuerzan el contacto.

Procedimiento
Para conseguir la tensión de precarga articular el quiropráctico apoya el borde medial del pie afectado del paciente en el esternón y, luego, gira el tronco varios grados hacia la derecha. Los codos están relajados, flexionados unos 90° y pegados al cuerpo. La rotación del tronco también hace que el pie se flexione plantarmente y, así, se abrirá la cara dorsal de la articulación calcaneocuboidea. Cuando se alcance la tensión articular, se aplica un impulso rápido de palanca corta (ver el Capítulo 2) con una fuerza en direcciones opuestas a través de los contactos.

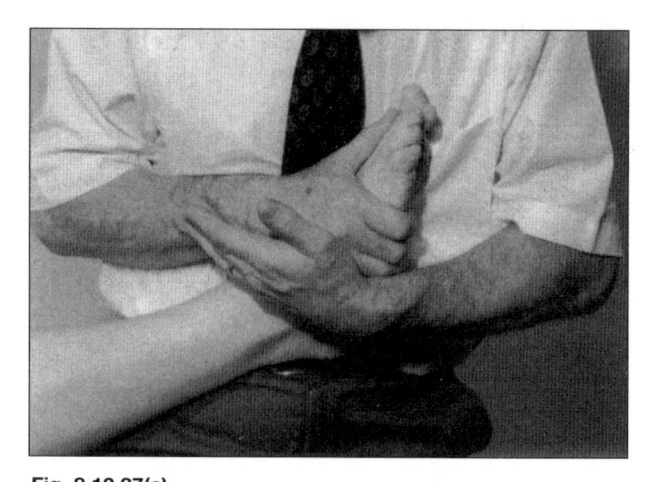

Fig. 8.10.37(a)
El borde lateral de la mano izquierda se mantiene firmemente apretado sobre el borde lateral del calcáneo para estabilizarlo

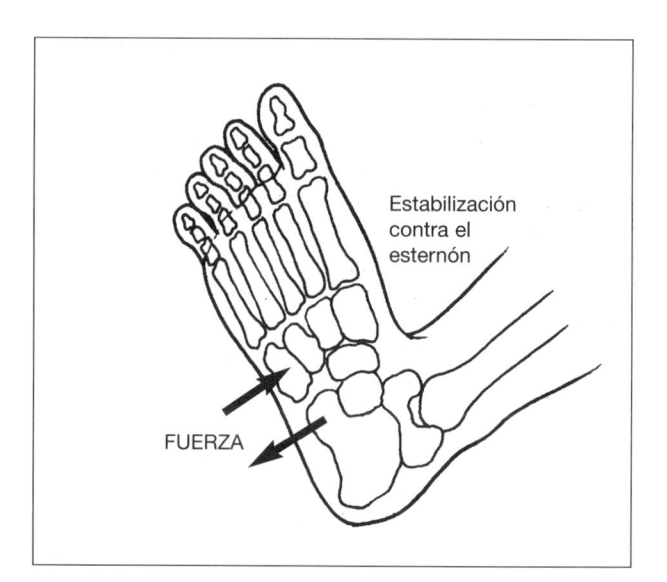

Fig. 8.10.37(b)
El contacto entre la mano izquierda y el calcáneo es ancho; el borde lateral de la mano se usa para estabilizarlo. Las flechas indican la dirección de las fuerzas aplicadas sobre la articulación

Las articulaciones del pie y del tobillo

8.10.38 Técnica de empuje inferosuperior para el calcáneo y el cuboides en posición prona

Aplicación
Pérdida de deslizamiento de abajo a arriba del juego articular del cuboides sobre el calcáneo.

Posición del paciente
El paciente está en posición prona con la rodilla del lado afectado flexionada 90°.

Posición del quiropráctico
El quiropráctico está de pie en el lado ipsolateral y mirando hacia el pie afectado. Es necesario que el paciente esté estirado en una camilla terapéutica baja o que el quiropráctico esté de pie en un taburete, ya que así el quiropráctico estará lo bastante por encima del paciente para hacer el ajuste.

Contacto
a) La mano izquierda se sitúa sobre el dorso del pie para estabilizar el cuboides y los otros tarsianos, y para impedir cualquier movimiento de la rodilla del paciente.
b) La muñeca de la mano derecha debe formar un arco bajo (ver el Glosario pág. 307) para que el pisiforme contacte con el borde inferior del cuboides, justo proximal respecto al surco del peroné. Los dedos se apoyan sobre la muñeca izquierda.

Procedimiento
La mano izquierda flexiona plantarmente el pie y lo gira hacia el interior para conseguir la tensión articular necesaria y estabilizar el pie. Luego, la mano derecha empuja con rapidez hacia abajo y un poco lateralmente respecto a la línea de plano de la articulación. No hay que dejar que la rodilla del paciente se mueva durante el procedimiento.

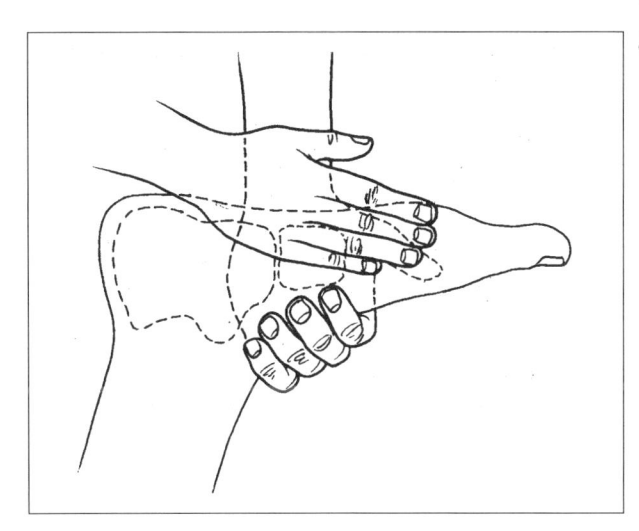

Fig. 8.10.38(a)
Para realizar esta técnica con eficiencia, el quiropráctico debe estar lo bastante alto sobre el paciente. No se debe dejar que la rodilla del paciente se mueva durante el ajuste. Primero se flexiona plantarmente el pie y se gira hacia el interior; luego, se aplica el empuje, con el brazo derecho, de abajo a arriba y un poco lateralmente para adecuarlo a la línea de plano de la articulación

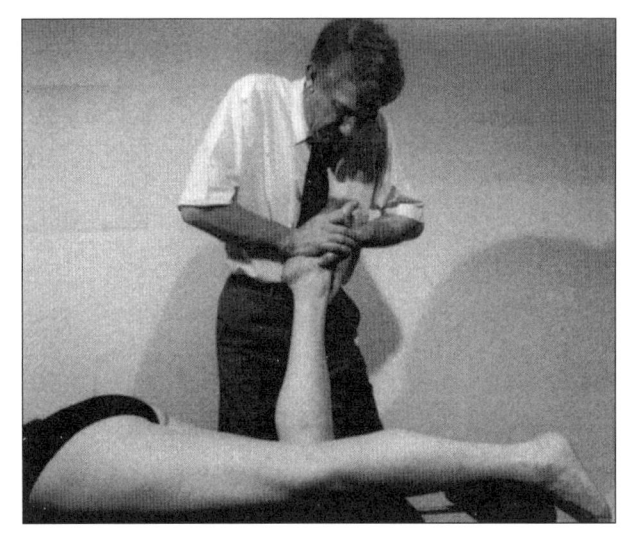

Fig. 8.10.38(b)
La tensión de precarga articular se consigue flexionando plantarmente el pie

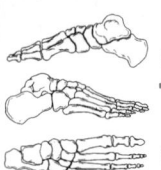

8.10.F Evaluación del juego articular del astrágalo sobre el calcáneo

Procedimiento
Para efectuar este examen, el paciente puede estar en posición supina o prona. Si está en posición supina, la cara anterior de la falange distal de los pulgares presiona el astrágalo y el calcáneo a través de la articulación. Para ello, el pulgar derecho se sitúa sobre la cara posterior y lateral del calcáneo para presionarlo en dirección medial. El pulgar izquierdo se coloca sobre la cara medial del astrágalo para presionarlo hacia la parte lateral. Ambas presiones, aplicadas por igual en direcciones opuestas, permiten llegar al juego articular, que se percibirá como una sensación de elasticidad al final del movimiento inducido por la presión.

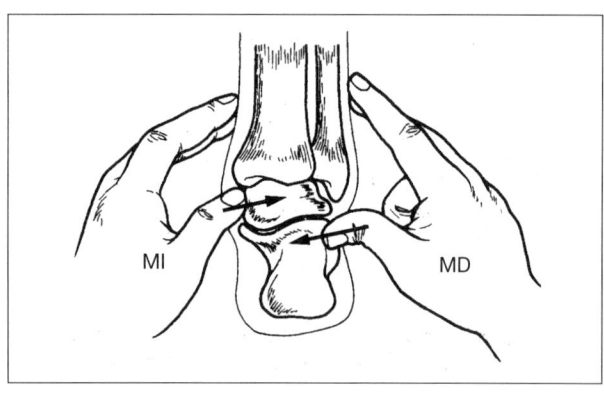

Fig. 8.10.G
Vista posterior del pie derecho. El paciente está en posición prona

8.10.39 Técnica lateromedial con palanca corta para el astrágalo y el calcáneo en posición prona

Aplicación
Pérdida de deslizamiento desde el lado lateral hacia el medial del juego articular del calcáneo sobre el astrágalo.

Postura del paciente
El paciente está en posición prona con la rodilla de la pierna afectada flexionada 90° y la cadera abducida.

Posición del quiropráctico
El quiropráctico está de pie entre las piernas del paciente, mirando hacia la pierna afectada y al lado de la rodilla de ésta.

Contacto
a) La mano izquierda se sitúa alrededor del calcáneo de manera que los dedos rodeen y cojan firmemente la cara lateral del pie.
b) La mano derecha rodea la cara lateral del pie de manera que los dedos índice y corazón contacten con el borde medial del astrágalo. Los demás dedos refuerzan el contacto.

Procedimiento
Se llevan los codos a los lados del cuerpo y se gira un poco el tronco hacia la derecha para conseguir la tensión de precarga articular aplicando una técnica de palanca corta estándar (ver el Capítulo 2). El impulso se da con igual fuerza en direcciones opuestas a través de los contactos.

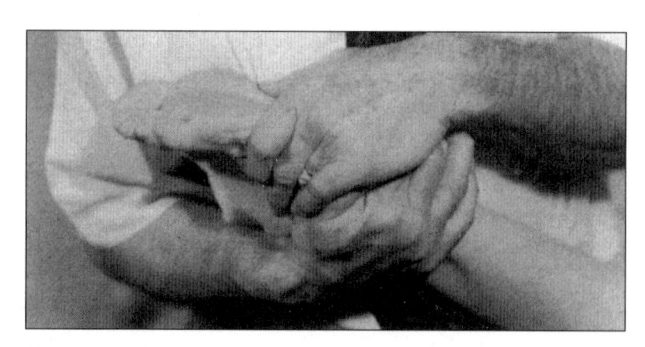

Fig. 8.10.39(a)
El quiropráctico está entre las piernas del paciente de cara a la pierna afectada. El borde medial del pie del paciente se sitúa sobre la región mesoesternal del quiropráctico, para estabilizar el pie

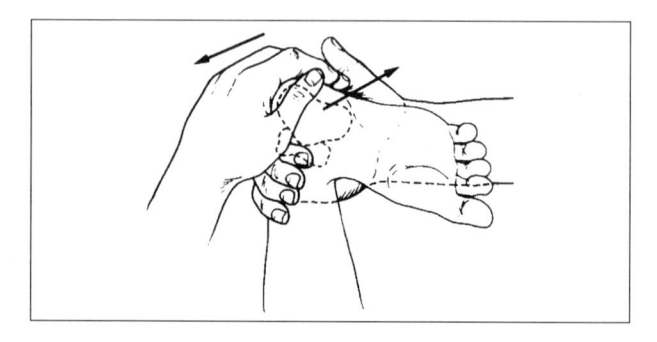

Fig. 8.10.39(b)
Contactos sobre el astrágalo y el calcáneo. Las flechas indican la dirección del empuje

Las articulaciones del pie y del tobillo

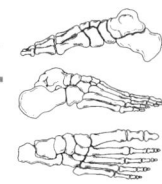

8.10.40 Técnica mediolateral con palanca corta para el astrágalo y el calcáneo en posición prona

Aplicación
Pérdida de deslizamiento desde el lado medial hacia el lateral del juego articular del calcáneo sobre el astrágalo.

Postura del paciente
El paciente está en posición supina con la rodilla del lado afectado flexionada 90°.

Posición del quiropráctico
El quiropráctico está de pie al lado del pie afectado y mirando hacia la cabeza del paciente.

Contacto
a) El dedo índice de la mano izquierda rodea la parte posterior del astrágalo y contacta con su borde medial. Los demás dedos están bien juntos para reforzar el contacto.
b) La mano derecha se sitúa sobre el calcáneo desde el lado lateral de manera que los dedos cojan con fuerza su cara medial.

Procedimiento
Para conseguir la tensión de precarga articular, se llevan los codos hacia los lados del cuerpo y se gira un poco el tronco hacia la derecha. Se usa una técnica de palanca corta estándar (ver el Capítulo 2). El impulso se da con fuerzas iguales y contrarias a través de los contactos.

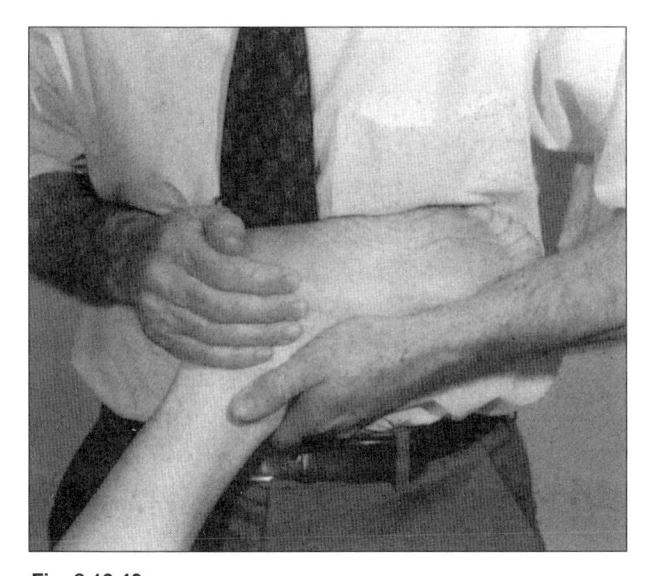

Fig. 8.10.40
El quiropráctico está junto a la pierna afectada del paciente, que está flexionada unos 90°. Luego, flexiona el tronco hacia delante de manera que esté lo más cerca posible del contacto

8.10.41 Técnica de tracción lateromedial con palanqueo para el astrágalo y el calcáneo en posición supina

Aplicación
Pérdida de deslizamiento lateral a medial del juego articular del astrágalo sobre el calcáneo.

Postura del paciente
El paciente está en posición supina con la pierna afectada completamente extendida y la cadera flexionada unos 30°.

Posición del quiropráctico
El quiropráctico está de pie en el extremo inferior de la camilla terapéutica, mirando hacia la cabeza del paciente y desplazado hacia el lado afectado.

Contacto
a) La mano izquierda se sitúa sobre el calcáneo de manera que todos los dedos, excepto el pulgar, lo rodeen y contacten con su cara medial.
b) La mano derecha está sobre el dorso del pie de manera que el dedo corazón contacte con la cara lateral del astrágalo. Los demás dedos refuerzan el contacto.

Procedimiento
Para conseguir la tensión de precarga articular, el quiropráctico mantiene los codos ligeramente flexionados y se inclina hacia atrás con la espalda recta, para aplicar una tracción a la articulación. Así mismo, baja un poco el hombro derecho para que el pie del paciente rote hacia el interior. Por último, sin aflojar la tensión, el quiropráctico hace una tracción hacia atrás con la misma fuerza con ambos brazos. El empuje aumenta si, al mismo tiempo, se echa el tronco hacia atrás con rapidez.

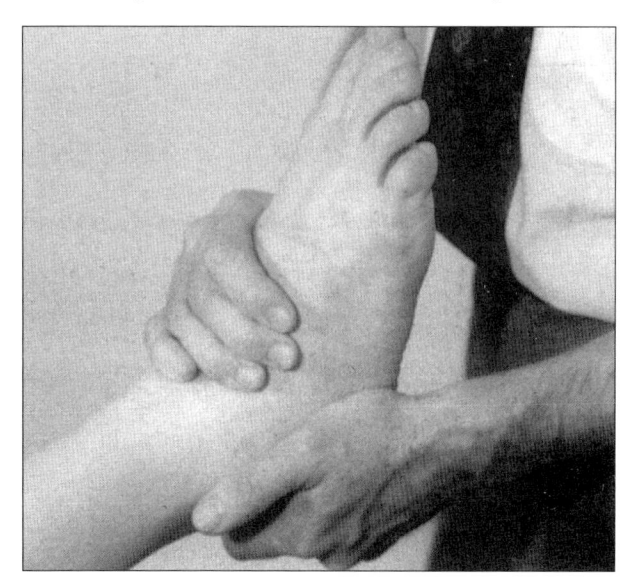

Fig. 8.10.41
La tensión de precarga articular se consigue haciendo rotar el pie hacia el interior e inclinando el cuerpo hacia atrás con la espalda recta

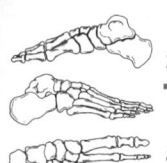

8.10.42 Técnica de tracción mediolateral con palanqueo para el astrágalo y el calcáneo en posición supina

Aplicación
Pérdida de deslizamiento lateral hacia medial del juego articular del astrágalo sobre el calcáneo.

Postura del paciente
El paciente está en posición supina con la pierna afectada completamente extendida y la cadera flexionada unos 30°.

Posición del quiropráctico
El quiropráctico está de pie en el extremo inferior de la camilla terapéutica, mirando cranealmente y desplazado hacia el lado afectado.

Contacto
a) La mano izquierda rodea la parte lateral y dorsal del pie de manera que el dedo corazón coja la cara medial del astrágalo; los demás dedos refuerzan el contacto.
b) La mano derecha rodea la parte posterior del pie de modo que los dedos, excepto el pulgar, contacten con la cara lateral del calcáneo.

Procedimiento
Para conseguir la tensión de precarga articular, el quiropráctico mantiene los codos ligeramente flexionados y se inclina hacia atrás con la espalda recta para aplicar una tracción a la articulación. Bajando un poco el hombro derecho, se hace rotar el pie del paciente hacia el exterior. Luego, sin aflojar la tensión, se aplica una tracción rápida al pie hacia atrás con ambos brazos. El empuje se intensifica si, al mismo tiempo, se empuja el cuerpo hacia atrás con rapidez. La profundidad de empuje es mínima.

Fig. 8.10.42
Para esta técnica, se invierten los contactos y el pie y el tobillo del paciente están rotados hacia el exterior

8.10.43 Técnica de golpeo lateromedial para el astrágalo y el calcáneo en posición supina

Aplicación
Pérdida de deslizamiento lateral a medial del juego articular del astrágalo sobre el calcáneo.

Postura del paciente
El paciente está en posición supina con la pierna afectada completamente extendida y la cadera flexionada a unos 30°.

Posición del quiropráctico
El quiropráctico está de pie en el extremo inferior de la camilla terapéutica, mirando hacia la cabeza del paciente y desplazado hacia el lado afectado.

Contacto
a) La mano izquierda se mantiene alejada del tobillo del paciente.
b) La mano derecha sujeta el pie del paciente rodeando el calcáneo por detrás; el tenar se apoya en el astrágalo para estabilizarlo. Los dedos, excepto el pulgar, se mantienen juntos sobre la cara lateral del calcáneo, asegurándose de que estén distales respecto a la articulación astragalocalcánea.

Procedimiento
La mano derecha lleva a eversión el tobillo, lo tracciona suavemente y lo flexiona dorsalmente cuanto se pueda, para prevenir cualquier tensión en los ligamentos y estabilizar la articulación astragalocalcánea. El brazo derecho permanece completamente extendido. El ajuste se efectúa golpeando precisa y suavemente con la palma de la mano izquierda los dedos de la derecha. Se requiere muy poca fuerza.

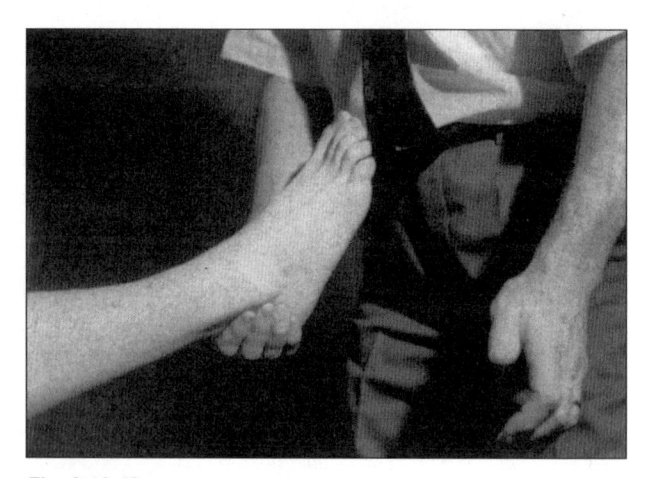

Fig. 8.10.43
Manteniendo la pierna extendida y relajada, se pone en eversión el tobillo. El tenar derecho se sitúa sobre el borde medial del calcáneo para estabilizarlo. Todos los dedos, excepto el pulgar, rodean la parte posterior del calcáneo para contactar con su cara lateral

Las articulaciones del pie y del tobillo

8.10.44 Técnica de golpeo mediolateral para el astrágalo y el calcáneo en posición supina

Aplicación
Pérdida de deslizamiento medial hacia lateral del juego articular del calcáneo sobre el astrágalo.

Postura del paciente
El paciente está en posición supina con la pierna afectada extendida del todo y la cadera flexionada unos 30°.

Posición del quiropráctico
El quiropráctico está de pie en el extremo inferior de la camilla terapéutica, mirando hacia la cabeza del paciente y desplazado hacia el lado afectado.

Contacto
a) La mano izquierda sujeta el pie del paciente rodeando el calcáneo por detrás de manera que los dedos, excepto el pulgar, cojan su cara medial. Luego, se invierte el pie para abrir la cara lateral de la articulación talocrural. También se flexiona el pie dorsalmente todo lo posible para evitar cualquier movimiento de la articulación talocrural.
b) La mano derecha se mantiene apartada del tobillo del paciente.

Procedimiento
El ajuste se hace golpeando suavemente los dedos de la mano izquierda con la palma de la derecha. El brazo derecho permanece completamente extendido durante el procedimiento. La fuerza aplicada debe ser muy pequeña.

Nota
Con la excepción de la dirección del empuje, el método de esta técnica es similar al de la 8.10.43.

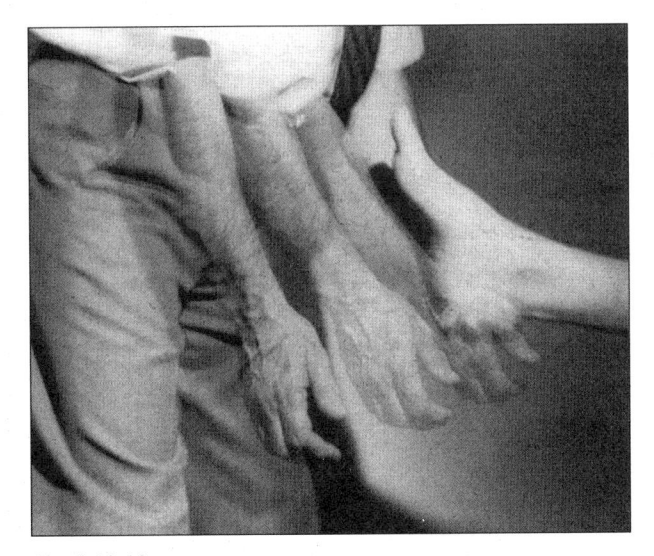

Fig. 8.10.44
Para esta técnica se invierten las manos. La pierna del paciente está extendida y relajada, y el pie y el tobillo en inversión

8.10.G Evaluación del juego articular de la articulación astragalocalcánea

Procedimiento
a) Deslizamiento de delante a atrás del astrágalo sobre el calcáneo: se flexiona plantarmente el pie para poder contactar mejor con la parte anterior del astrágalo. Luego, se ejerce una presión opuesta desde la parte posterior del calcáneo y a lo largo de la línea de plano de la articulación.
b) Deslizamiento de atrás a delante del astrágalo sobre el calcáneo: se flexiona plantarmente el pie para relajar el tendón de Aquiles, lo que permite contactar con la parte posterior del astrágalo.

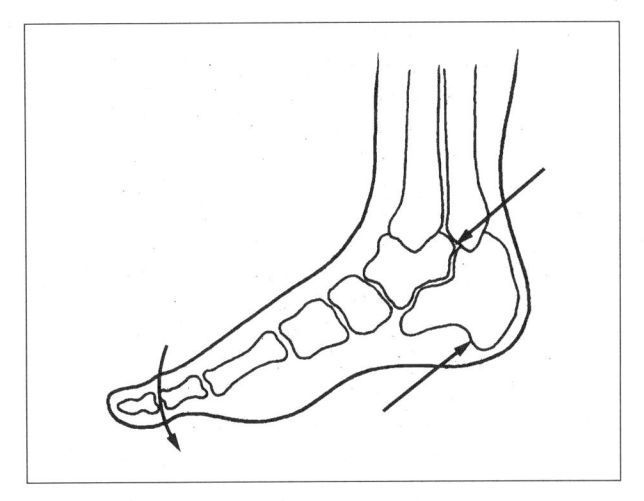

Fig. 8.10.H(a)
Vista medial del pie derecho. Deslizamiento posterior hacia anterior del astrágalo sobre el calcáneo

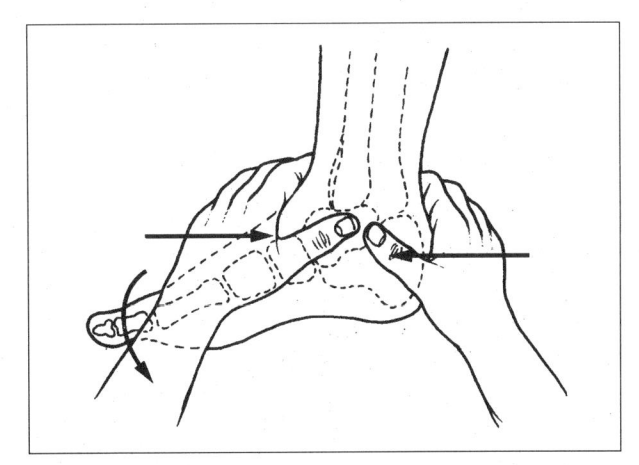

Fig. 8.10.H(b)
Vista medial del pie derecho. Deslizamiento anterior hacia posterior del astrágalo sobre el calcáneo

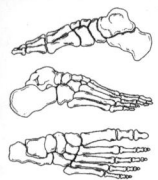

8.10.45 Técnica anteroposterior con palanca corta para el astrágalo y el calcáneo en posición prona

Aplicación
Pérdida de deslizamiento de delante a atrás del juego articular del astrágalo sobre el calcáneo.

Postura del paciente
El paciente está en posición prona con la rodilla del lado afectado flexionada 90°.

Posición del quiropráctico
El quiropráctico está de pie mirando hacia la línea media del paciente y junto a la rodilla del lado afectado. La cara lateral del tobillo del paciente se apoya contra su esternón.

Contacto
a) La mano izquierda se sitúa sobre la cara medial y posterior del calcáneo; todos los dedos, excepto el pulgar, estarán bien juntos y cogen el hueso.
b) La mano derecha se sitúa de manera que rodee la cara medial y el borde anterior del astrágalo. La cara anterior del dedo corazón contacta con el astrágalo, mientras que los demás dedos refuerzan el contacto.

Mientras se mantienen los contactos, los antebrazos del quiropráctico tienen que estar horizontales y los codos flexionados unos 90°. Dependiendo de la estatura del paciente y el doctor, puede hacer falta utilizar una camilla terapéutica de altura regulable. Si no se dispone de una camilla así, el quiropráctico puede flexionar las rodillas para reducir la altura y poder colocar las manos de manera cómoda y correcta.

Procedimiento
La tensión de precarga articular se consigue llevando los codos hacia los flancos. Esta tensión puede aumentarse girando moderadamente el tronco de manera que el tobillo del paciente rote hacia el exterior. Luego, se aplica una técnica con palanca corta estándar (ver el Capítulo 2) con fuerzas iguales y opuestas a través de los codos.

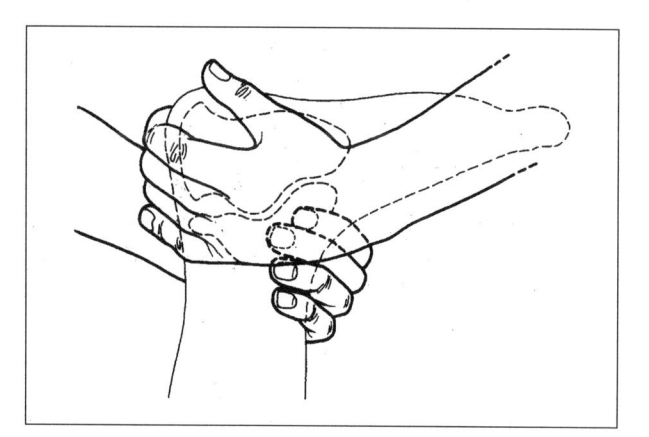

Fig. 8.10.45

Los antebrazos estarán horizontales en la posición de contacto. El borde lateral del pie del paciente está apoyado contra el esternón del quiropráctico

8.10.46 Técnica posteroanterior con palanca corta para la articulación astragalocalcánea en posición prona

Aplicación
Pérdida de deslizamiento de atrás a delante del juego articular del astrágalo sobre el calcáneo.

Postura del paciente
El paciente está en posición prona con la rodilla del lado afectado flexionada 90°.

Posición del quiropráctico
El quiropráctico está de pie mirando hacia la línea media del paciente y junto a la rodilla del lado afectado. Además, se apoya la cara medial del tobillo del paciente contra el esternón.

Contacto
a) El dedo corazón de la mano izquierda está flexionado para que la cara anterior de la articulación situada entre las falanges proximal y distal contacte con la cara posterior del astrágalo (la mano se apoya sobre la cara medial del pie). Se flexiona plantar y pasivamente el tobillo para relajar el tendón de Aquiles, y permitir un contacto pequeño pero firme. Todos los dedos deben estar bien apretados para reforzar el contacto.
b) El dedo corazón de la mano derecha se sitúa, desde la cara medial, en posición transversal sobre la apófisis inferior de la tuberosidad del calcáneo de manera que coja las apófisis lateral y medial de esa misma tuberosidad. Los demás dedos refuerzan el contacto.

Procedimiento
El borde medial del pie del paciente está apoyado contra el esternón del quiropráctico para estabilizar los contactos y mantener el pie flexionado plantarmente. Se aplica una técnica de tirón con palanca corta (ver el Capítulo 2) manteniendo los codos flexionados unos 90°. La tensión de precarga articular se consigue más fácilmente llevando los codos hacia abajo y hacia los lados y extendiendo ligeramente los hombros. Las fuerzas se aplican por igual a través de la articulación en direcciones opuestas.

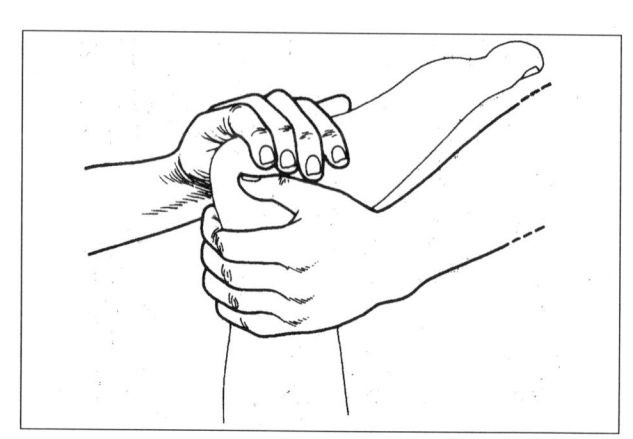

Fig. 8.10.46

Se flexiona el pie plantarmente para relajar el talón de Aquiles y permitir un contacto firme sobre el astrágalo

Las articulaciones del pie y del tobillo 291

8.10.47 Técnica de movilización en circunducción de las articulaciones intertarsianas en posición supina o prona

Aplicación
Rigidez y restricción general del movimiento de las articulaciones intertarsianas.

Postura del paciente
El paciente está en posición supina o prona. En el primer caso, la pierna está completamente extendida y la cadera abducida unos 20°.

Posición del quiropráctico
El quiropráctico está de pie en el extremo inferior de la camilla terapéutica, junto al pie del paciente y mirando hacia su cabeza.

Contacto
a) La mano izquierda sujeta el pie del paciente por detrás cogiendo firmemente el calcáneo.
b) La mano derecha se sitúa sobre la parte central del dorso del pie.

Procedimiento
a) La mano derecha bloquea cualquier movimiento de las partes central y anterior del pie, y la izquierda mueve el calcáneo en un amplio movimiento circular. El procedimiento se repite tantas veces como sea necesario, dentro de los límites de tolerancia del paciente.
b) Mientras la mano izquierda mantiene inmóvil el calcáneo, la derecha mueve circularmente la parte central del pie. Esta acción se efectúa con suavidad, dentro de los límites de la movilidad articular y de la tolerancia del paciente.

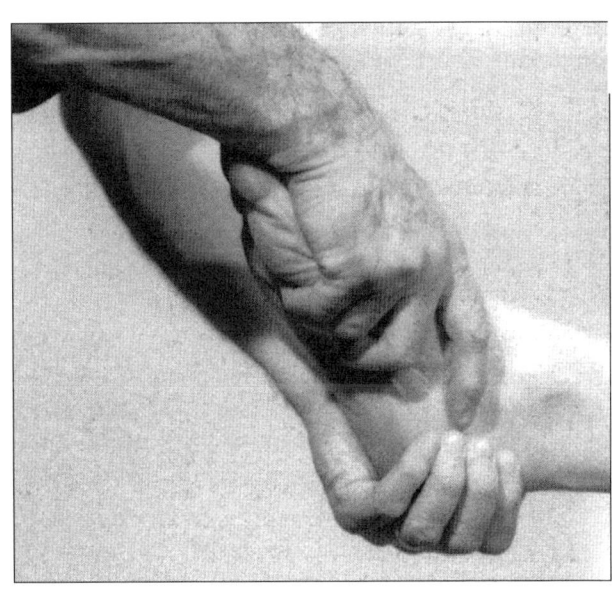

Fig. 8.10.47(a)
La mano derecha se pone sobre el dorso del pie para bloquear cualquier movimiento de las partes central y anterior del mismo. La mano izquierda mueve circularmente la parte posterior del pie

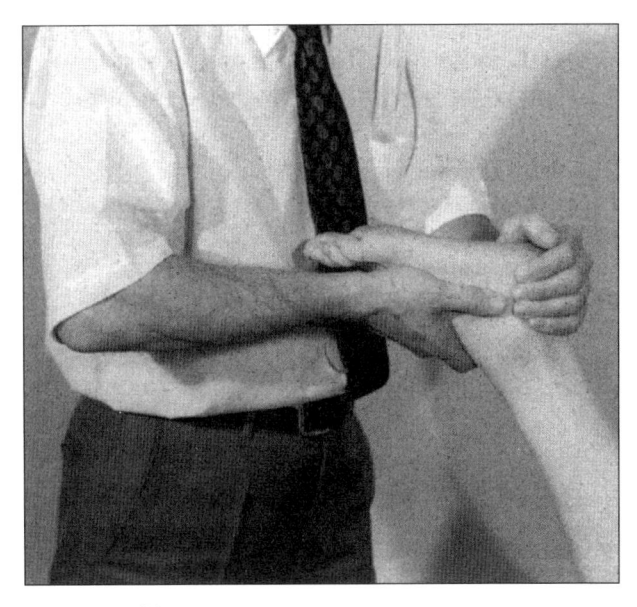

Fig. 8.10.47(b)
En posición prona, la rodilla del paciente está flexionada a 90°. El quiropráctico está de pie al lado del pie del paciente y mirando hacia su cabeza. La mano derecha bloquea las articulaciones de la parte central del pie, y la izquierda mueve circularmente su parte posterior

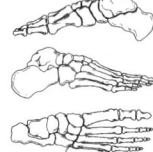

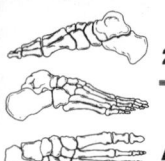

Articulación talocrural (tobillo)

8.10.H Evaluación del juego articular de la articulación talocrural

Procedimiento

a) Deslizamiento lateral a medial
La mano derecha se sitúa sobre el dorso del pie, justo distal respecto a la articulación talonavicular, y flexiona el pie lateralmente, lo gira ligeramente hacia fuera y lo sujeta firmemente. De este modo se bloquean todos los movimientos de las articulaciones distales respecto al astrágalo. Los dedos de la mano izquierda rodean y cogen la parte posterior del calcáneo para bloquear el movimiento de la articulación talocalcánea. El pulgar de esta mano se sitúa sobre el borde lateral del astrágalo, por encima del ligamento peroneoastragalino anterior. Luego, sin mover las partes central y anterior del pie, se presiona firmemente el astrágalo con la cara anterior de la falange distal del pulgar izquierdo hasta llegar al deslizamiento del juego articular lateral hacia medial. Normalmente, con el pulgar que se utiliza para palpar se debería percibir una sensación de elasticidad al final del movimiento articular. Una sensación de dureza indica una fijación. Clínicamente, este tipo de fijaciones es uno de los que afecta con más frecuencia al pie y al tobillo.

b) Deslizamiento medial o lateral
La mano izquierda se sitúa sobre el dorso del pie de modo que el pulgar y el índice contacten con el borde superior del escafoides y del cuboides. Luego, se flexiona el pie medialmente y se invierte ligeramente. De este modo se impide que el pie se mueva distalmente respecto al calcáneo. Los dedos de la mano derecha rodean y cogen la parte posterior del calcáneo para bloquear el movimiento astragalocalcáneo; la cara anterior de la falange distal del pulgar de esa mano queda situada sobre el borde medial del astrágalo. Hay que asegurarse de que el punto de contacto esté por encima de la porción tibioastragalina anterior del ligamento deltoideo. Por último, manteniendo la flexión medial del pie, el pulgar derecho ejerce una presión lateral sobre el astrágalo para llegar al juego articular. En la práctica clínica, la fijación de este movimiento es menos común.

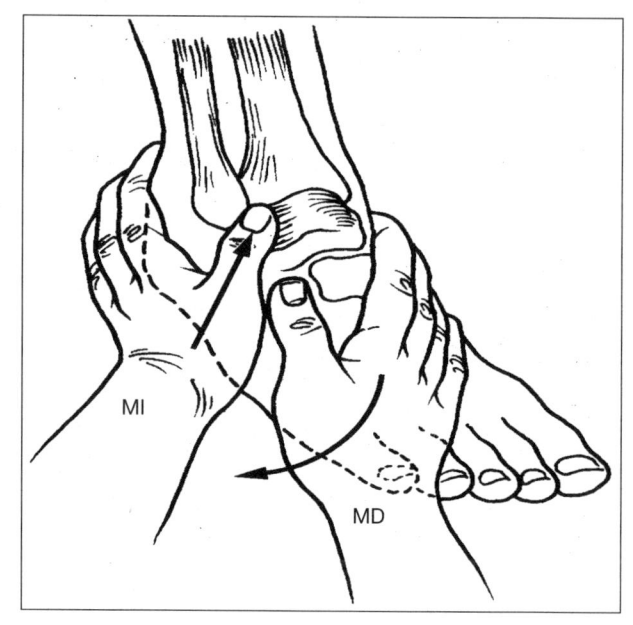

Fig. 8.10.J(1)
Vista lateral oblicua del pie derecho. Mientras con el pulgar izquierdo se ejerce una presión lateral a medial sobre el astrágalo, la mano derecha sujeta firmemente la parte central del pie y la flexiona lateralmente para bloquear todas las articulaciones distales. Los dedos de la mano izquierda rodean y cogen el talón para bloquear los movimientos del calcáneo. El pie se mantiene en flexión plantar para abrir la articulación talocrural

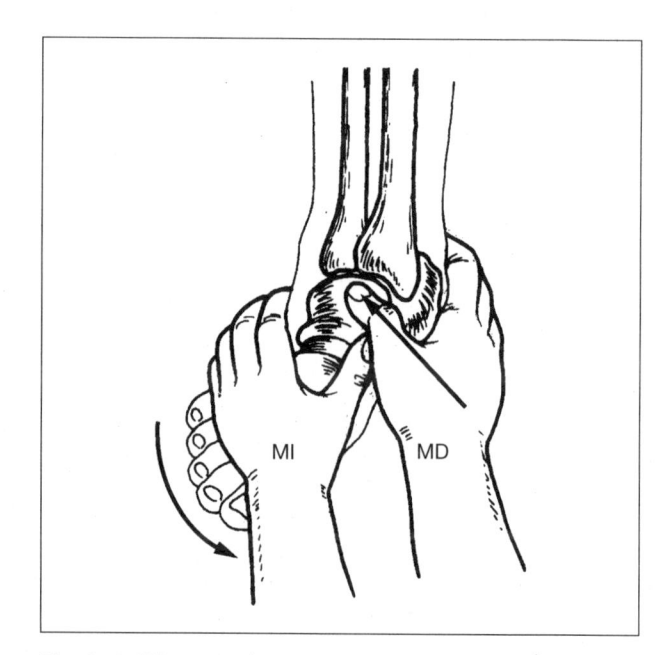

Fig. 8.10.J(2)
La mano izquierda se sitúa sobre el dorso del pie de modo que el pulgar y el índice contacten con el borde superior del escafoides y del cuboides. El pie está flexionado plantarmente para mantener abierta la articulación talocrural

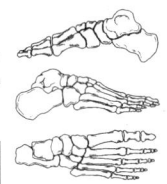

8.10.48 Técnica de distracción del eje longitudinal de la articulación talocrural en posición supina

Aplicación
Pérdida de deslizamiento del juego articular de la articulación talocrural en la extensión a lo largo del eje longitudinal.

Postura del paciente
El paciente está en posición supina con la pierna afectada completamente extendida.

Posición del quiropráctico
El quiropráctico está de pie en el extremo inferior de la camilla terapéutica y mirando hacia la cabeza del paciente. Su pierna izquierda está más adelantada que la derecha.

Contacto
a) Los dedos de la mano izquierda, excepto el pulgar, se sitúan alrededor de la parte posterior del calcáneo, lo más cerca posible de los maléolos.
b) La mano derecha se sitúa sobre el dorso del pie de manera que los dedos contacten con la superficie superior del astrágalo, lo más cerca posible de la articulación talocrural.

Procedimiento
La tensión de precarga articular se consigue inclinando el peso corporal hacia atrás con el tronco erguido y los codos semiflexionados. Luego, sin aflojar la tensión, el quiropráctico aplica un impulso rápido de profundidad mínima hacia sí mismo. Cuando se utiliza esta técnica, puede que la fuerza aplicada actúe también sobre las articulaciones proximales respecto al tobillo; por ello, como medida de protección, se usa un empuje de gran rapidez y poco profundo.

Como alternativa, puede ponerse la parte inferior de la pierna del paciente sobre el borde de la camilla terapéutica, manteniendo el muslo inmóvil y la rodilla flexionada. Los contactos son los mismos que se han descrito y el quiropráctico, que está de cara al paciente, se agacha y aplica un empuje hacia abajo hasta lograr la distracción del eje longitudinal. Este método protege bastante más las articulaciones de la parte inferior de la espalda y de la pierna del paciente.

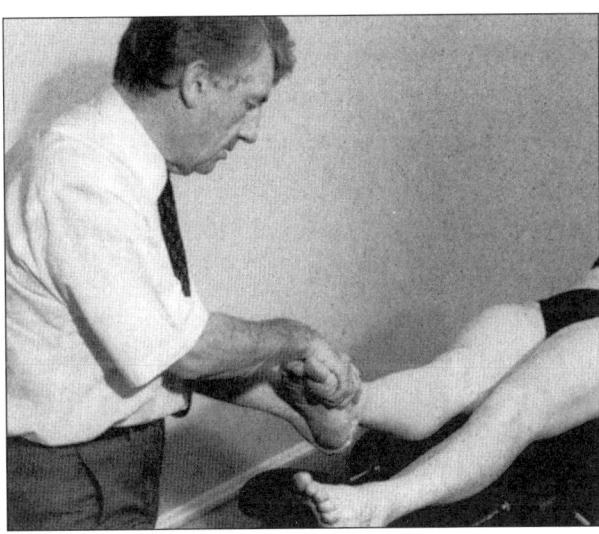

Fig. 8.10.48
La mano derecha se sitúa lo más cerca posible de la articulación talocrural

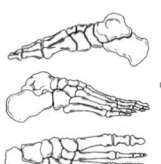

8.10.49 Técnica lateromedial con palanca corta para la articulación talocrural en posición supina

Aplicación
Pérdida de deslizamiento lateral hacia medial del juego articular del astrágalo sobre la tibia y el peroné.

Postura del paciente
El paciente está en posición supina con la cadera del lado afectado flexionada unos 40°.

Posición del quiropráctico
El quiropráctico está de pie en el extremo inferior de la camilla terapéutica con la pierna izquierda más adelantada que la derecha, mirando hacia la cabeza del paciente y desplazado hacia el lado afectado. Apoya la planta del pie afectado sobre la zona mesoesternal.

Contacto
a) La mano izquierda se sitúa desde la cara lateral sobre el dorso del pie de manera que los dedos, excepto el pulgar, contacten con el borde inferior y lateral de la tibia.
b) La mano derecha se sitúa sobre la cara medial y el dorso del pie de manera que la cara anterior de la falange media del dedo corazón contacte con el borde lateral del cuello del astrágalo. Los demás dedos se aprietan para reforzar el contacto.

Procedimiento
El quiropráctico inclina el tronco hacia atrás varios grados desde la cintura. Con ello consigue en primer lugar, flexionar plantarmente el pie y el tobillo y descubrir la parte más estrecha del astrágalo, que está bajo la tibia y el peroné y es el punto donde la articulación es menos estable. En segundo lugar logra traccionar con moderación la articulación del tobillo, desestabilizándola más. Después, gira ligeramente el tronco hacia la izquierda para que la articulación entre en tensión. Por último, sin aflojar la tensión, se aplica un empuje con palanca corta estándar (ver el Capítulo 2).

Nota
La aplicación de esta técnica implica una tensión de los ligamentos muy pequeña y, por ello, se puede utilizar aunque el tobillo esté en estado subagudo.

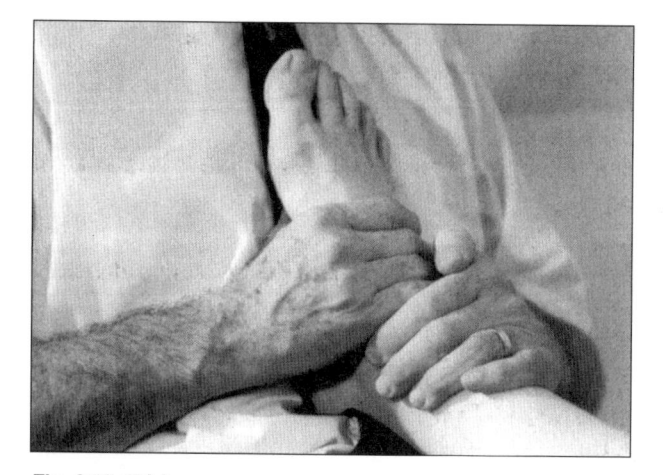

Fig. 8.10.49(a)
El pie del paciente se mantiene apoyado firmemente contra el esternón del quiropráctico

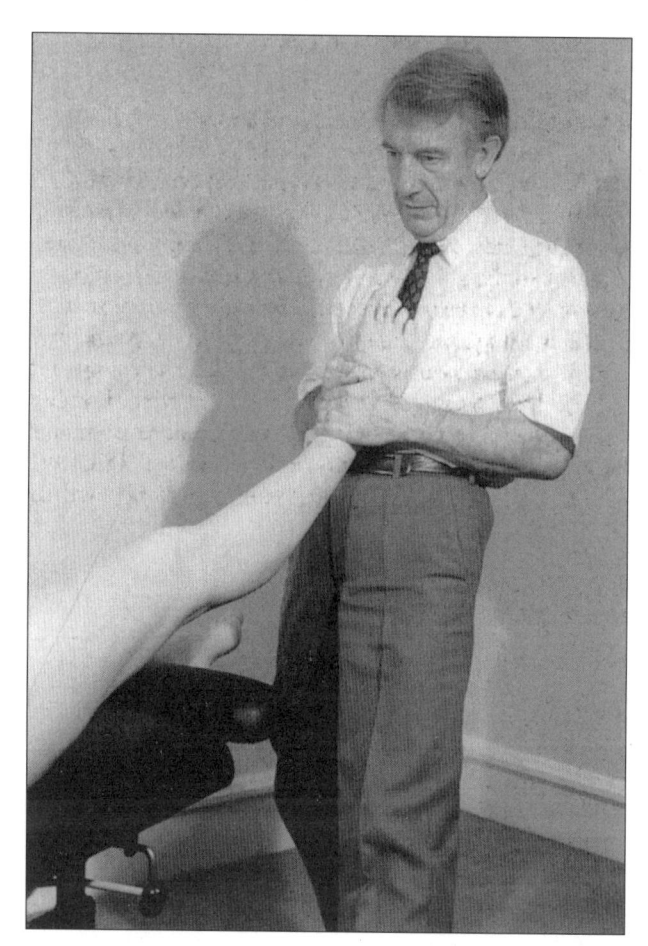

Fig. 8.10.49(b)
Al inclinarse hacia atrás, el quiropráctico consigue flexionar el pie plantarmente, y al girar el tronco varios grados medialmente, logra la tensión de precarga articular

Las articulaciones del pie y del tobillo

8.10.50 Técnica mediolateral con palanca corta para la articulación talocrural en posición supina

Aplicación
Pérdida de deslizamiento medial a lateral del juego articular del astrágalo sobre la tibia y el peroné.

Postura del paciente
El paciente está en posición supina con la cadera del lado afectado flexionada 30-40°.

Posición del quiropráctico
El quiropráctico está de pie en el extremo inferior de la camilla terapéutica, con la pierna derecha más adelantada que la izquierda, mirando hacia la cabeza del paciente y desplazado hacia el lado afectado. Además, apoya la planta del pie del paciente sobre la zona central del esternón.

Contacto
a) La mano izquierda se apoya sobre el dorso del pie de manera que el dedo corazón contacte con la cara medial del astrágalo. Los demás dedos refuerzan el contacto.
b) La mano derecha se coloca sobre el dorso del pie, de modo que todos los dedos, excepto el pulgar, contacten con el borde lateral inferior del peroné.

Procedimiento
El quiropráctico inclina el tronco hacia atrás varios grados. Manteniendo esa posición y girando el tronco lateralmente tracciona la articulación y produce la tensión de precarga. Además, si flexiona más el pie plantarmente, la articulación talocrural será menos estable. Luego, sin aflojar la tracción, aplica una técnica de tirón rápido con palanca corta (ver el Capítulo 2). La fuerza se ejerce por igual a través de los contactos en direcciones opuestas.

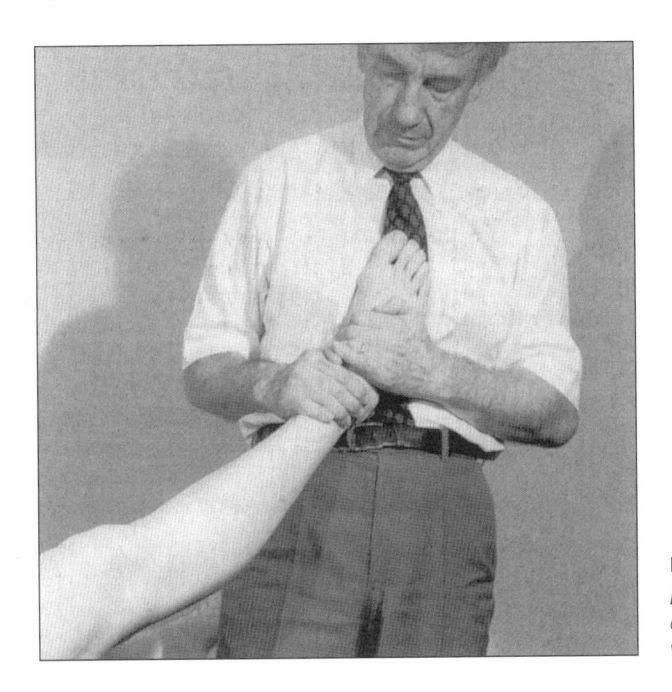

8.10.51 Técnica lateromedial con palanca corta para la articulación talocrural en posición prona

Aplicación
Pérdida de deslizamiento lateral hacia medial del juego articular del astrágalo sobre la tibia y el peroné.

Postura del paciente
El paciente está en posición prona con la rodilla del lado afectado flexionada 90°.

Posición del quiropráctico
El quiropráctico está de pie a un lado del paciente, mirando hacia la línea media del mismo y junto al pie afectado. Apoya el borde lateral del pie en la zona central del esternón.

Contacto
a) La mano izquierda se sitúa sobre la cara lateral y el dorso del pie de manera que los dedos rodeen el tobillo y lleguen hasta la cara medial de éste. Todos los dedos, excepto el pulgar, contactan con la parte inferior de la tibia, lo más cerca posible de medial del maléolo medial.
b) La mano derecha se sitúa sobre la parte medial y el dorso del pie de manera que la falange media del dedo corazón contacte con el borde lateral del cuello del astrágalo. Los demás dedos refuerzan el contacto. El pulgar contacta con la superficie plantar del cuneiforme medial, mientras que el índice, que mantiene firmemente unido al dedo corazón, se coloca sobre la superficie dorsal del escafoides y, si es posible, también sobre la fila de cuneiformes. Esto dependerá del tamaño de la mano del quiropráctico y del pie del paciente. El dedo índice y la membrana de la mano se usan para flexionar plantarmente el pie y el tobillo.

Procedimiento
Para conseguir la tensión de precarga articular, el quiropráctico flexiona plantarmente el pie y el tobillo con la mano derecha. Luego, al mismo tiempo que presiona el borde lateral del pie contra la zona central de su esternón, gira el tronco caudalmente varios grados y lo flexiona hacia delante hasta notar la tensión. Los codos se mantienen flexionados unos 90°, relajados y pegados al cuerpo. Por último, sin aflojar la tensión articular, se aplica una técnica de palanca corta estándar (ver el Capítulo 2) con la misma fuerza en direcciones opuestas a través de la línea de plano de la articulación.

Fig. 8.10.50

El quiropráctico hace rotar caudalmente el tronco varios grados

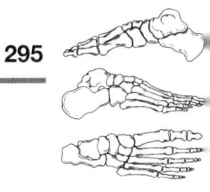

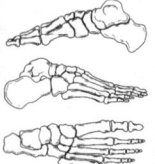

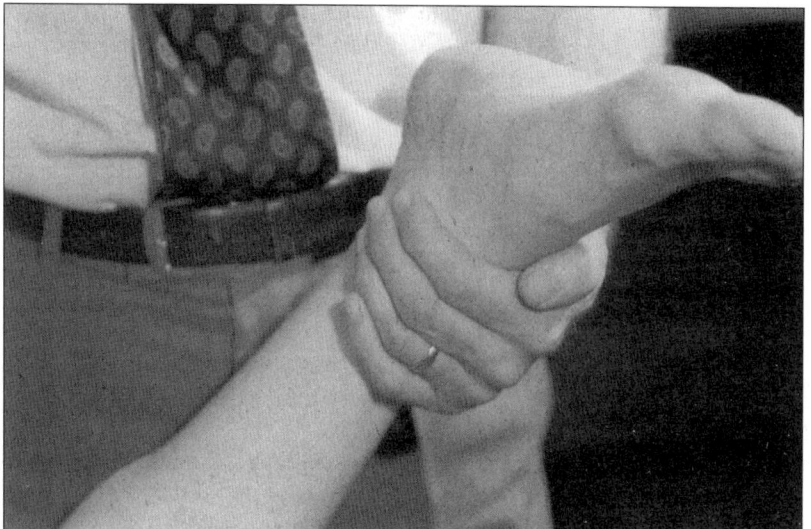

Fig. 8.10.51(a)

Los dedos de la mano izquierda contactan con el maléolo medial

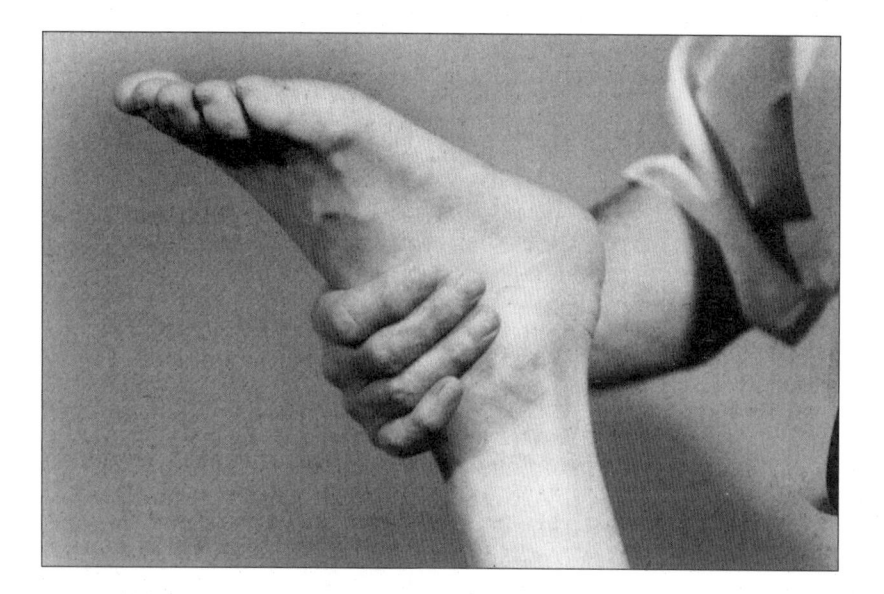

Fig. 8.10.51(b)

El dedo corazón de la mano derecha contacta con el borde lateral del astrágalo

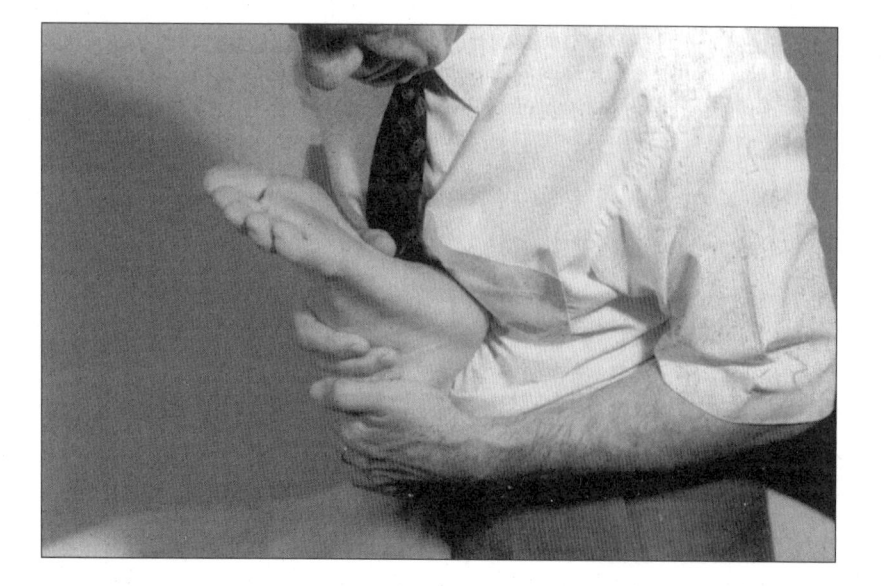

Fig. 8.10.51(c)

La mano derecha flexiona plantarmente el pie y el tobillo. El tronco se gira caudalmente y se flexiona hacia delante para conseguir la tensión de precarga articular. Esta fijación del tobillo aparece con frecuencia después de lesiones como los esguinces o las torceduras y, en la práctica clínica, es una de las fijaciones del pie más habituales

Las articulaciones del pie y del tobillo

8.10.52 Técnica mediolateral con palanca corta para la articulación talocrural en posición prona

Aplicación
Pérdida de deslizamiento medial a lateral del juego articular del astrágalo en la articulación talocrural.

Postura del paciente
El paciente está en posición prona con la rodilla del lado afectado flexionada aproximadamente 90°.

Posición del quiropráctico
El quiropráctico está de pie en el lado de la articulación afectada, junto a la rodilla del paciente y mirando hacia la línea media de éste.

Contacto
a) La mano izquierda se sitúa desde la cara lateral bajo el dorso del pie de manera que la cara anterior de la falange media del dedo corazón contacte con el borde medial del astrágalo. Los demás dedos, excepto el pulgar, se aprietan para reforzar el contacto.
b) La mano derecha coge el tobillo por su cara medial de modo que todos los dedos, excepto el pulgar, contacten con la cara lateral y distal del peroné.

Procedimiento
La parte inferior de la pierna derecha del paciente se mantiene verticalmente sobre el esternón del quiropráctico. Manteniendo el contacto con el astrágalo, con el borde lateral del índice y la membrana de la mano izquierda hay que flexionar plantarmente el pie. La tensión de precarga articular se consigue llevando los codos hacia los lados y extendiendo la parte superior de los brazos. Luego, se aplica una técnica de palanca corta estándar (ver el Capítulo 2) de manera que la fuerza tire por igual a través de la articulación en direcciones opuestas.

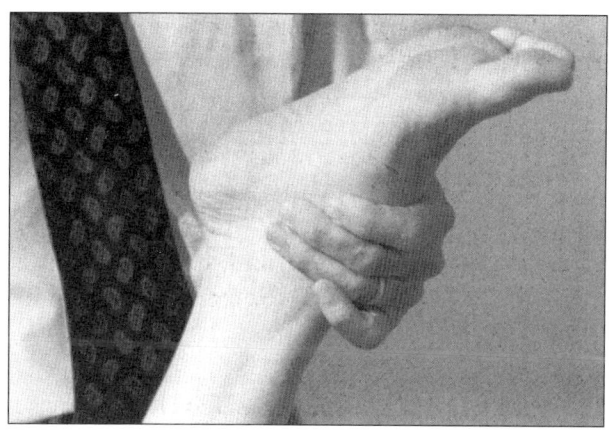

Fig. 8.10.52(b)
El dedo corazón de la mano izquierda está en contacto con el borde medial del astrágalo

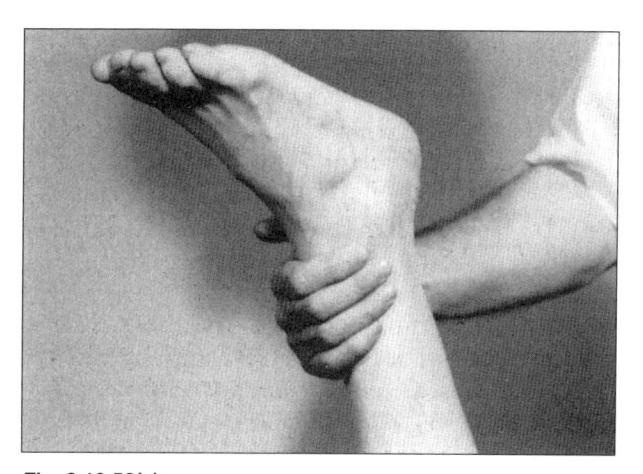

Fig. 8.10.52(c)
Los dedos de la mano derecha contactan con el borde lateral del peroné distal

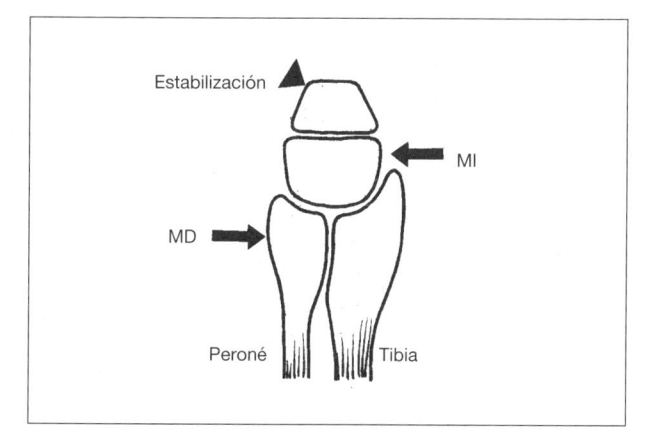

Fig. 8.10.52(a)
Vista esquemática posterior del tobillo derecho invertido

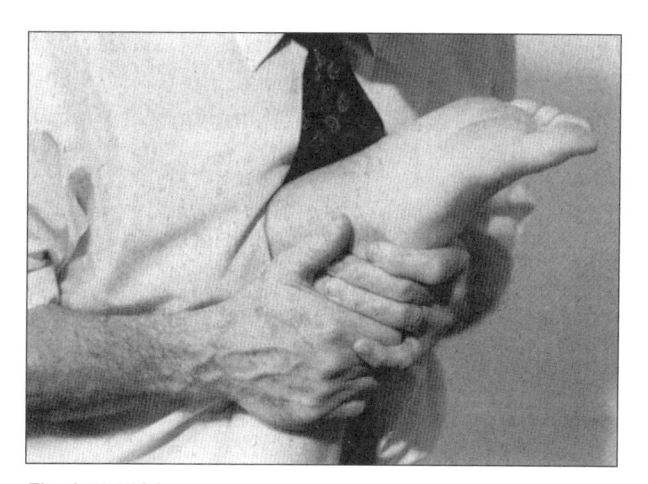

Fig. 8.10.52(d)
El quiropráctico presiona la parte inferior de la pierna y el pie contra el esternón para estabilizarlos. Con la membrana de la mano izquierda hay que flexionar plantarmente el pie

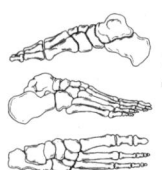

8.10.53 Técnica de distracción lateromedial para la articulación talocrural en posición supina

Aplicación
Pérdida de deslizamiento lateral a medial del juego articular del astrágalo sobre la tibia y el peroné.

Postura del paciente
El paciente está en posición supina con la pierna afectada completamente extendida y relajada. La cadera está ligeramente flexionada.

Posición del quiropráctico
El quiropráctico está de pie en el extremo inferior de la camilla terapéutica, mirando hacia la cabeza del paciente y desplazado hacia el lado afectado.

Contacto
a) La mano izquierda se sitúa sobre la cara lateral de la parte posterior del pie de modo que el tenar contacte con el borde lateral del astrágalo. El pulgar apunta hacia arriba, mientras que los demás dedos rodean la parte posterior del calcáneo para situarse sobre su cara medial. Así se bloquea el movimiento articular de la aticulación astragalocalcánea.
b) La mano derecha se sitúa sobre el dorso del pie de manera que el dedo índice quede sobre la articulación astragalonavicular. Los demás dedos cogen la parte central del pie. De este modo se bloquea el movimiento de las articulaciones distal respecto al astrágalo.

Procedimiento
Para conseguir la tensión de precarga articular, se hacen rotar medialmente el pie y el tobillo y se abduce la cadera unos 20°. Luego, se flexiona plantarmente el pie y se hace una distracción a lo largo del eje longitudinal del propio pie y el tobillo. Por último, sin aflojar la tensión, se aduce con rapidez la pierna. Cuando el pie pase por la línea media del paciente, el quiropráctico extiende completamente los codos para empujar lateromedialmente el astrágalo.

8.10.54 Técnica con distracción mediolateral para la articulación talocrural en posición supina

Aplicación
Pérdida de deslizamiento medial hacia lateral del juego articular del astrágalo sobre la tibia y el peroné.

Postura del paciente
El paciente está en posición supina con la pierna afectada completamente extendida y relajada. La cadera está ligeramente flexionada.

Posición del quiropráctico
El quiropráctico está de pie en el extremo inferior de la camilla terapéutica, mirando hacia la cabeza del paciente y desplazado hacia el lado afectado.

Contacto
a) La mano izquierda estabiliza la parte central del pie. El dedo índice se apoya en la cara medial del pie y contacta con la superficie dorsal del cuboides y del escafoides. Los demás dedos refuerzan el contacto.
b) El tenar de la mano derecha se sitúa sobre la parte medial del cuello del astrágalo, con el pulgar apuntando hacia arriba. Los demás dedos rodean el dorso del calcáneo.

Procedimiento
Se flexionan plantarmente el pie y el tobillo y se hacen rotar hacia el exterior. Manteniendo la tracción, se aplica el ajuste con un movimiento suave medial hacia lateral de manera que se abduzca la cadera. Cuando el pie cruce la línea media del paciente, el quiropráctico extiende completamente los codos (que estaban ligeramente flexionados) para generar el empuje.

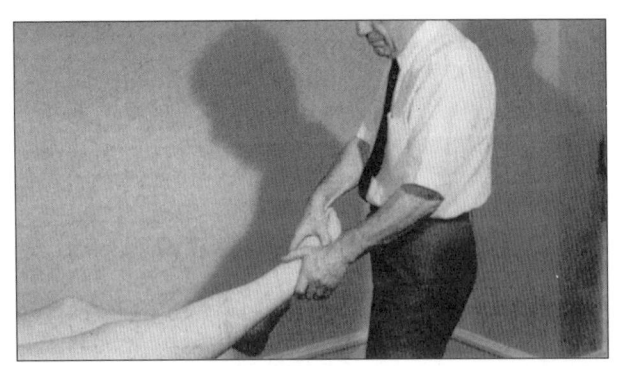

Fig. 8.10.53

La pierna del paciente se mantiene con la rodilla recta, la cadera flexionada 30° y abducida. El pie y el tobillo están en flexión plantar y rotados hacia el interior. Los codos del quiropráctico están un poco flexionados. El ajuste se aplica aduciendo la pierna del paciente desde la parte lateral hacia la medial mientras se mantiene la tracción. Cuando el pie cruce la línea media del cuerpo del paciente, se genera el impulso extendiendo con suavidad completamente los codos

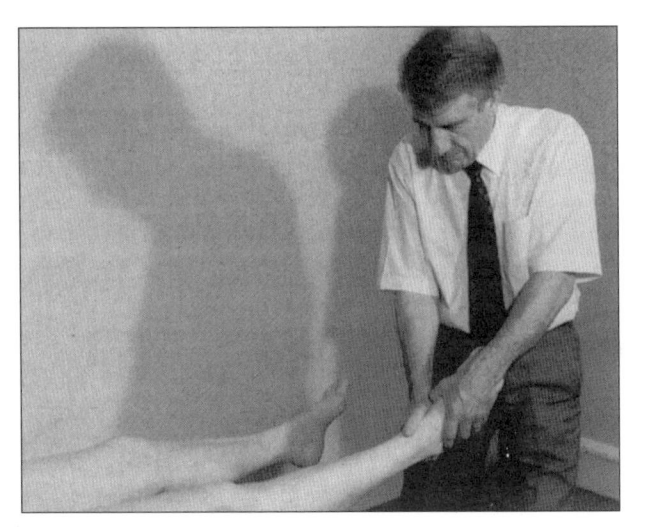

Fig. 8.10.54

Técnica de distracción medial hacia lateral para la articulación talocrural en posición supina. Este procedimiento es similar al de la técnica 8.10.53, pero hay que invertir la posición de las manos

8.10.55 Técnica de distracción modificada lateromedial para la articulación del tobillo en posición supina

Esta técnica proporciona una palanca más corta que la empleada en la técnica 8.10.53.

Aplicación
Pérdida de deslizamiento lateral hacia medial del juego articular del astrágalo sobre la tibia y el peroné.

Postura del paciente
El paciente está en posición supina con la cadera del lado afectado abducida 20-30° y la rodilla flexionada 90°. La parte inferior de la pierna cuelga libremente por un borde de la camilla terapéutica.

Posición del quiropráctico
El quiropráctico está agachado a los pies de la camilla terapéutica, en el lado afectado y mirando hacia la cabeza del paciente.

Contacto
a) El tenar de la mano izquierda se sitúa sobre el borde lateral del astrágalo, con el pulgar apuntando hacia arriba. Los demás dedos se colocan alrededor del dorso del calcáneo.
b) La mano derecha se sitúa sobre el dorso del pie de manera que el índice contacte con la articulación astragalonavicular y el cuneiforme medial. Con el pulgar coge la cara lateral de la superficie plantar.

Procedimiento
Manteniendo la rodilla del paciente relajada y flexionada casi 90°, mueve el pie lateralmente alejándolo de la camilla terapéutica y rotando la cadera del paciente hacia el interior. Luego, se flexiona plantarmente el pie, se flexiona lateralmente, se pone en eversión y se tracciona hacia abajo. El ajuste se aplica con un desplazamiento suave del pie lateral hacia medial y hacia abajo. Cuando la parte inferior de la pierna se acerque a la vertical, el quiropráctico inicia el empuje estirando con rapidez los codos, hasta entonces parcialmente flexionados hasta su extensión completa. Se produce así un empuje rápido de profundidad mínima.

8.10.56 Técnica de distracción modificada mediolateral para la articulación talocrural en posición supina

Aplicación
Pérdida de deslizamiento medial hacia lateral del juego articular del astrágalo sobre la tibia y el peroné.

Esta técnica es similar en todos los aspectos a la 8.10.55, con la única diferencia de que el empuje es medial hacia lateral, mientras se mantiene la flexión plantar, la inversión y la distracción del eje longitudinal.

8.10.I Evaluación del juego articular anteroposterior y posteroanterior de la articulación talocrural

Procedimiento
a) Deslizamiento anterior a posterior de la tibia y el peroné sobre el astrágalo
El paciente está en posición supina y el quiropráctico apoya la membrana de la mano izquierda sobre los maléolos. Flexiona plantar y pasivamente el tobillo para relajar el tendón de Aquiles y para que la membrana de la mano derecha pueda contactar con la pequeña zona disponible en el dorso del astrágalo. La flexión plantar del pie descubre también la parte más angosta de la tróclea astragalina situada bajo la tibia; esto permite que el movimiento de la articulación sea más libre. Luego, mientras con la mano izquierda se presiona hacia atrás, con la derecha se opone a ello para llegar al juego articular de delante hacia atrás.
b) Deslizamiento de atrás hacia delante de la tibia y el peroné sobre el astrágalo
El paciente está en posición supina con el pie flexionado plantarmente. La membrana de la mano izquierda del quiropráctico contacta con la parte anterior del astrágalo, mientras que la membrana de la derecha lo hace con el dorso de los maléolos. La mano izquierda presiona de delante a atrás, mientras que con la derecha se opone a ello y presiona de atrás a delante para llegar al juego articular.

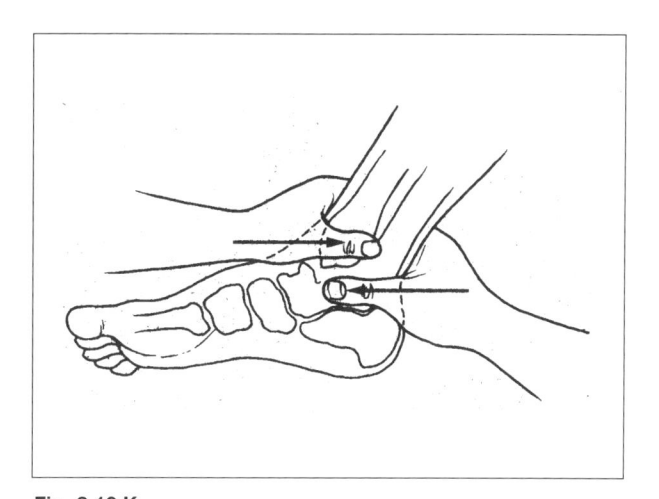

Fig. 8.10.55
Esta técnica proporciona una palanca más corta que la descrita en la técnica de distracción 8.10.53

Fig. 8.10.K
Evaluación del deslizamiento de delante a atrás del juego articular de la tibia y el peroné sobre el astrágalo

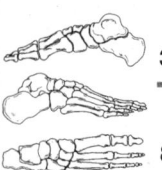

8.10.57 Técnica de palanca corta anteroposterior para la articulación talocrural en posición prona

Aplicación
Pérdida de deslizamiento de delante a atrás del juego articular de la tibia y el peroné sobre el astrágalo.

Postura del paciente
El paciente está en posición prona con la rodilla flexionada 90°. Se flexiona plantarmente el tobillo para relajar el tendón de Aquiles.

Posición del quiropráctico
El quiropráctico está de pie en el lado contralateral, contiguo al pie del paciente y mirando hacia la línea media de éste. Apoya el borde medial del pie del paciente contra el mesoesternón para estabilizarlo.

Contacto
a) La mano izquierda se sitúa alrededor de la cara lateral del tobillo de manera que todos los dedos contacten con la parte anterior de la tibia y del peroné, lo más cerca posible de la articulación talocrural.
b) La mano derecha se sitúa sobre la cara lateral del pie de manera que los dedos rodeen y cojan el dorso del tobillo y que la cara anterior de la falange media del dedo índice contacte con el dorso del astrágalo. Además, la cara anterior de la falange media del dedo corazón contacta con la cara lateral y posterior del calcáneo. El pulgar permanece apoyado sobre la parte inferior de este hueso.

Procedimiento
El pie se mantiene flexionado plantarmente. El quiropráctico aplica una técnica de palanca corta estándar (ver el Capítulo 2). Para conseguir la tensión de precarga articular, el quiropráctico lleva los codos hacia los costados y extiende un poco los hombros. El empuje se aplica por igual en direcciones opuestas.

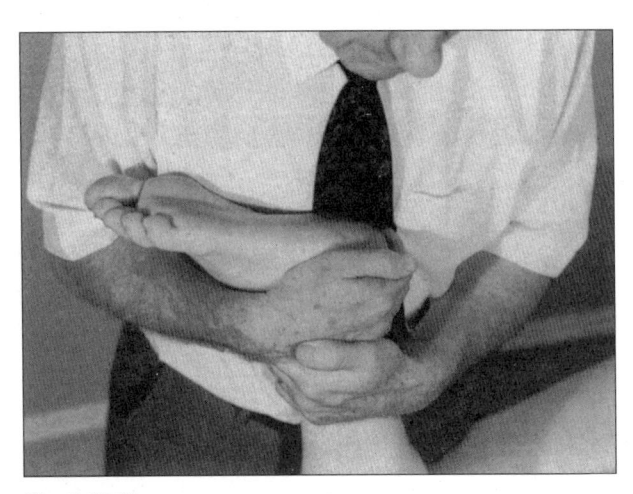

Fig. 8.10.57
Para estabilizar el pie del paciente, el quiropráctico apoya el borde medial del mismo sobre el mesoesternón. El empuje de ajuste se aplica por igual en direcciones opuestas

8.10.58 Técnica de palanca corta posteroanterior para la articulación talocrural en posición prona

Aplicación
Pérdida de deslizamiento de atrás a delante del juego articular de la tibia y el peroné sobre el astrágalo.

Postura del paciente
El paciente está en posición prona con la rodilla del lado afectado flexionada unos 90°.

Posición del quiropráctico
El quiropráctico está de pie en el lado contralateral, contiguo al pie afectado y mirando hacia la línea media del paciente. Apoya la cara medial del pie sobre el esternón.

Contacto
a) La mano izquierda se apoya sobre la parte lateral y el dorso del pie de manera que la falange media del dedo índice contacte con la parte anterior del astrágalo. Los demás dedos están bien unidos para reforzar el contacto. Además, para facilitarlo, es mejor mantener la muñeca elevada para flexionar plantarmente el pie del paciente, ya que así se relaja el tendón de Aquiles y la articulación es menos estable.
b) La mano derecha se sitúa sobre el dorso del pie y el tobillo de modo que todos los dedos, excluido el pulgar, contacten con la parte posterior y distal de la tibia y el peroné.

Procedimiento
El borde medial del pie del paciente se apoya sobre el esternón del quiropráctico para estabilizarlo y mantenerlo flexionado plantarmente. La tensión de precarga articular se consigue llevando los codos hacia los flancos y extendiendo los hombros. Luego, se usa una técnica de tirón con palanca corta (ver el Capítulo 2) para generar el impulso de modo que las fuerzas se apliquen por igual en direcciones opuestas a través de los contactos.

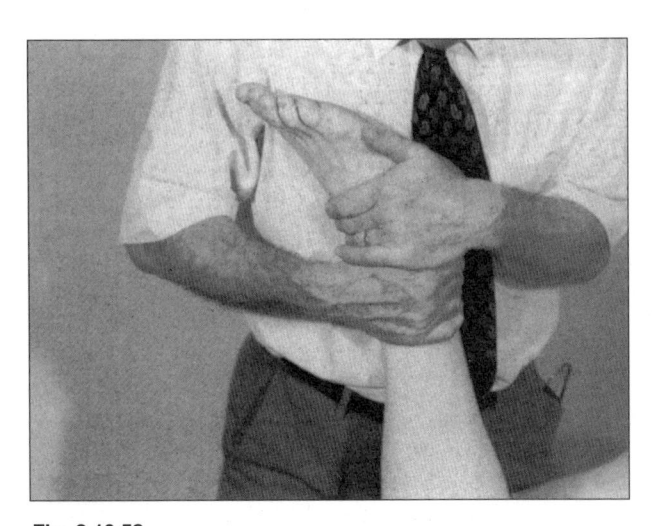

Fig. 8.10.58
Antes de aplicar el empuje de ajuste se flexiona plantarmente el pie con la mano izquierda

8.10.59 Técnica de empuje anteroposterior y posteroanterior para la articulación talocrural en posición supina

Procedimiento

Esta técnica es una alternativa para la técnica de palanca corta descrita en 8.10.57. El paciente está en posición supina con el tobillo apoyado en el reposapiés de la camilla terapéutica. Con los tenares, se aplica un rápido empuje y poco profundo de delante a atrás. Si la pérdida de deslizamiento del juego articular es de atrás a delante, el paciente se sitúa en posición prona y apoya el tobillo en el reposapiés de la camilla. Se contacta con los tenares en el dorso posterior de los maléolos y el empuje se ejerce de atrás a delante.

BIBLIOGRAFÍA

Hoppenfeld, S. (1976) *Physical Examination of the Spine and Extremities*. Nueva York, Appleton-Century-Crofts.

Schafer, R.C. y Faye, L.J. (1990) *Motion Palpation and Chiropractic Technique – Principles of Dynamic Chiropractic*, 2ª ed., Huntington Beach, CA, Motion Palpation Institute.

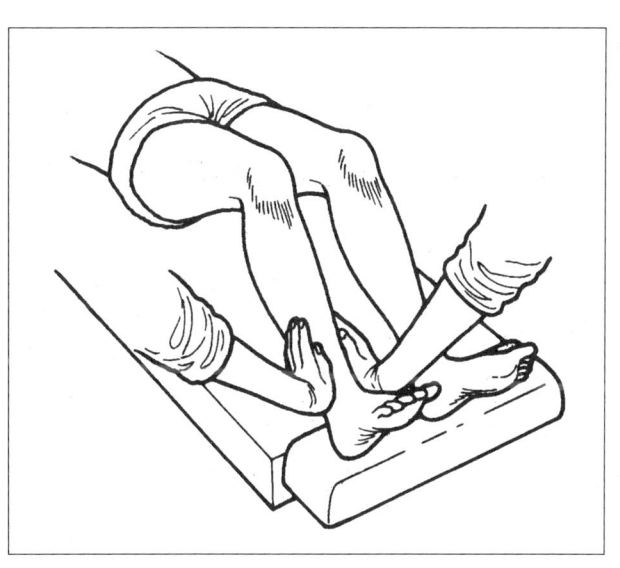

Fig. 8.10.59(a)
El paciente está en posición supina y apoya el talón del pie en el reposapiés de la camilla terapéutica. El empuje se ejerce a lo largo de la línea de plano del borde superior del astrágalo

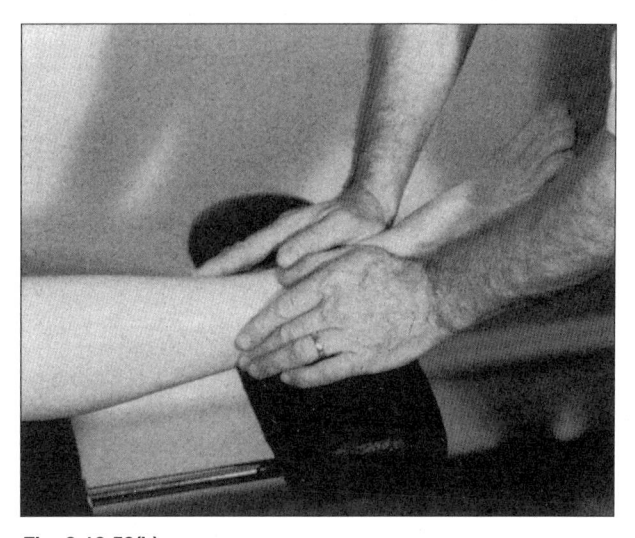

Fig. 8.10.59(b)
Los tenares se ponen sobre los maléolos

Bibliografía de la Parte II: Manipulación de las articulaciones

Ambrosius, H. y Kondracki, M. (1992) Plantar Fascitis. *Euro. J. Chiro.* **40**(2), Agosto.

Arnold, L.E. (1978) *Chiropractic Procedural Examination*. Florida, Seminole Printing.

Baker, W.J., Fred, W.H. e Illi, D.C. (1997) A clinical reformation in chiropractic. ACA *J. Chiro.* **34**(6), Junio.

Bergmann, T.F., Peterson, D.H. y Lawrence, D.J. (eds.) (1993) *Chiropractic Technique*. Nueva York, Churchill Livingstone.

Blood, S.D. (1980) Treatment of the sprained ankle. *J. Am. Osteopathic Assoc.* **19**(2), pp. 680-692.

Breen, A.C., Brydges, R., Nunn, J., Kanse, J. y Allen, R. (1993) Quantitative analysis of lumbar spine intersegmental motion. *Euro. J. Phys. Med. Rehab.* **3**(5), pp. 183-190.

Broome, R.T. (1984) Course Notes on Extremity Technique. Bournemouth, Anglo-European College of Chiropractic.

Broome, R.T. (1987) *Examination and Treatment of the Foot and Ankle*. Bournemouth, Anglo-European College of Chiropractic (vídeo).

Broome, R.T. (1994) *Extremity Techniques I. The Foot and Ankle*. Autoedición.

Broome, R.T. (1994) *Extremity Techniques II. The Knee and Hip*. Autoedición.

Broome, R.T. (1995) *Extremity Techniques III. The Hand and Wrist*. Autoedición.

Broome, R.T. (1995) *Extremity Techniques IV. The Elbow and Shoulder Girdle*. Autoedición.

Broome, R.T. (1996) *The Shoulder Guide*. Autoedición.

Bryner, P. (1991) *Introductory Manipulations for the Extremity Joints*. Melbourne, Australia, Phillip Institute of Technology.

Byfield, D. (1996) *Chiropractic Manipulative Skills*. Oxford, Butterworth-Heinemann.

Cailliet, R. (1964) *Neck and Arm Pain*. Filadelfia, F.A. Davis Company.

Cailliet, R. (1968) *Foot and Ankle Pain*. Filadelfia, F.A. Davis Company.

Cailliet, R. (1971) *Hand Pain and Impairment*. Filadelfia, F.A. Davis Company.

Chusid, J.G. y MacDonald, J.J. (1962) *Correlative Neuroanatomy and Functional Neurology*. Los Altos, CA, Lange Medical Publications.

Cyriax, J. (1965) *Textbook of Orthopaedic Medicine*, Vol. II. Treatment by Manipulation and Massage. Londres, Cassel.

Dohn, H. (1968) Treating the Extremities with Manipulation, conferencia en la British Chiropractic Association Convention, Octubre.

Droz, J.M. (1971) Indications and contraindications of vertebral manipulations. *Ann. Swiss Chiro. Assoc.* **V**, 81.

Dye, A.A. (1939) *The Evolution of Chiropractic*. Nueva York, Richmond Hall.

Eisenberg, A.M. (1971) Diversified chiropractic technique. An approach to pelvic end extremity adjusting. *J. Clin. Chiro.* Archives, ed. nº 1.

Faye, L.J. (1992) Manual examination of the spine. En *Principles and Practice of Chiropractic*, 2ª ed. (S. Haldeman, ed.), Norwalk, CO, Appleton and Lange.

Fysh, P. (1995) Nursemaid's elbow. *Dynamic Chiro.* 13(16).

Gale, P. (1991) *Functional Soft Tissue and Treatment by Manual Methods*. Gaithersburg, MD, Aspen Publishers, 10-197.

Gillet, H. (1969) Motion Palpation and Fixation Analysis, Conferencia, European Chiropractors' Union, Suiza, Mayo.

Gillet, H. y Liekens, M. (1964) *Belgian Chiropractic Research Notes*. Bruselas, Belgian Chiropractic Association.

Gillet, H. y Liekens, M. (1981) Belgian Chiropractic Research Notes, 11ª ed. Huntington Beach, CA, Motion Palpation Institute.

Gillet, H. (1972) Sternoclavicular fixations. *J. Clin. Chiro.* Archives. ed. nº 2, 196.

Gillet, J. (1996) New light on the history of motion palpation. *J. Manip. Physiological Therapeutics.* 19(1), pp. 52-58.

Gray, H. (1959). *Anatomy of the Human Body*, 27ª ed. Filadelfia, Lea and Febiger.

Grillo, F. (1969) Treatment of Adhesive Capsulitis, European Chiropractors´ Union Convention, Conferencia, Suiza, Mayo.

Grove, A.B. (1979) *Chiropractic Technique – a Procedure of Adjusting*. Madison, WI, Strauss Printing and Publishing Company.

Hammer, W. (1991) *Functional Soft Tissue Examination and Treatment by Manual Means*. Gaithersburg, MD, Aspen Publishers.

Hartman, L.S. (1983) *Handbook of Osteopathic Technique*. Hadley Wood, N.M.K. Publishers.

Hearon, K.G. (1981) *What You Should Know About Extremity Adjusting*, 7ª ed. Sequim, WA, Vanity Press.

Hearon, K.G. (1991) *Advances Principles of Upper Extremity Adjusting*. Sequim, WA, Autoedición.

Hertling, D. y Kessler, R. (1990) M*anegement of Common Musculoskeletal Disorders*, 2ª ed. Filadelfia, J.P. Lippincott.

Hollen, W.V. (1974) Examination of the Knee via McMurray´s Test and the Drawer Sign. *J. Clin. Chiro.* 1(4), pp. 35-41.

Hoppenfeld, S. (1976) *Physical Examination of the Spine and Extremities*. Nueva York, Appleton-Century-Crofts.

Illi, F.W. (1965) Morbid predisposition of a mechanical origin inherent to the phylogenesis of man. Parte II de 3. ACA *J. Chiro.*, Sept.

Janse, J. (1976) En: *Principles and Practice of Chiropractic. An Anthology* (R.W. Hildebrandt, ed.). Lombard, IL, National College of Chiropractic, pp. 8, 116, 117.

Janse, J., Houser, R. H. y Wells, B.F. (1947) *Chiropractic Principles and Technique*, 2ª ed. Lombard, IL, National College of Chiropractic.

Jones, L. (1955) *The Postural Complex*. Springfield, IL, Charles C. Thomas.

Kapandji, I.A (1983) *The Physiology of the Joints*, vol. 2. Lower Limb. Edimburgo, Churchill Livingstone.

Kendall, F.B. y Kendall, E. (1983) *Muscles. Testing and Function*, 3ª ed. Baltimore, MD, Williams and Wilkins.

Kenel, F. (1961) *Flat Feet, a cause for static insufficiency of the body*. Ann. Swiss Chiro. Assoc. V.

Kirkaldy Willis, W.H. y Burton, C.V. (1992) *Managing Low Back Pain*, 3ª ed. Edimburgo, Churchill Livingstone.

Lantz, C.A. (1988) Inmobilization, degeneration and the fixation hypothesis of chiropractic subluxation. *Chiro. Res. J.* 1(1).

Lening, P.C. (1991) Foot Dysfunction and Low Back Pain – Are They Related? *ACA J. Chiro.* **Mayo**, pp. 71-74.

Lewit, K. von (1978) Impaired joint function and entrapment syndrome. *Manuelle Medizin.* Heft **3**(48).

Logan, A.L. (1994) *The Knee. Clinical Applications.* Gaithersburg, MD, Aspen Publishers.

Logan, A.L. (1995) *The Foot and Ankle. Clinical Applications.* Gaithersburg, MD, Aspen Publishers.

MacBryde, C.M. y Blacklow, R.S. (1970) *Signs and Symptoms. Applied Pathology, Physiology and Clinical Interpretation*, 5ª ed. Filadelfia, J.B. Lippincort Company.

Maitland, G.D. (1991) *Perirperal Manipulation*, 3ª ed. Oxford, Butterworth-Heinemann.

Major, R.H. y Delp, M.H. (1962) *Physical Diagnosis*, 6ª ed. Filadelfia, W.B. Saunders.

McMinn, R.M.H., Hutchings, R.T. y Logan, B.M. (1982) *A Colour Atlas of Foot and Ankle Anatomy*. London, Wolf Publications.

Mennell, J.Mc.M. (1933) Joint manipulation (upper extremity). *Proc. Roy. Soc. Med.* **XXVI**(7), pp. 881-899.

Mennell, J.Mc.M. (1964) *Joint Pain Diagnosis and Treatment Using Manipulative Techniques*. Londres, Little Brown and Company.

Michaud, T. (1989) Aberrancy of the mid-tarsal locking mechanism as a causative factor in recurrent ankle sprains. *J. Manip. Physiological Therapeutics* 12(2), pp. 135-141.

Mierau, D., Cassidy, J.D., Bowen, V., DuPuis, P. y Noftall, F. (1988) Manipulation and Mobilization of the Third Metacarpo-Phalangeal Joint. *Manual Medicine.*

Palmer, B.J. (1920) A *Text Book on The Palmer Technique of Chiropractic*, 1ª ed. Davenport, IA, Palmer School of Chiropractic.

Palo (1995) The short leg syndrome. *ACA J. Chiro.*

Pate, D. (1996) Acromioclavicular arthrosis. *Dynamic Chiro.* **14**(24).

Peck, S.R. (1982) *Atlas of Human Anatomy for the Artist.* Oxford, Oxford University Press.

Pharoah, D. (1963) *Comunicación personal.* Davenport, Iowa.

Quiring, D.P. y Warfel, J.H. (1960) *The Extremities.* Filadelfia, Lea and Febiger.

Reinert, O.C. (1972) *Chiropractic Procedure and Practice.* Florissant, MO, Marian Press.

Sandoz, R.W. (1965) About some problems pertaining to the choice of indications for chiropractic therapy. *Ann. Swiss Chiro. Assoc.* **III**.

Schafer, R.C. (1982) *Chiropractic Management of Sports and Recretional Injuries.* Baltimore, MD, Williams and Wilkins.

Schafer, R.C. y Faye, L.J. (1990) *Motion Palpation and Chiropractic Technique – Principles of Dynamic Chiropractic*, 2ª ed. Huntington Beach, CA, Motion Palpation Institute.

Schultz, A.L. (1958) *Athletic and Industrial Injuries of the Foot and Ankle.* Stickney, SD, Argos.

Schultz, A.L. (1963) *Athletic and Industrial Injuries of the Knee.* Stickney, SD, Argos.

Schultz, A.L. (1969) *The Shoulder, Arm and Hand Syndrome.* Stickney, SD, Argos.

Schultz, S. y Villnave, T. (1982) *Extremity Orthopaedic Tests.* Portland, OR, Western States Chiropractic College.

Segal, P. y Jacob, M. (1984) *The Knee.* Londres, Wolf Medical Publications.

Shaw, A.J. y Perth, F.R.J. (1987) An inter- and Intra-Examiner Reliability Study of Motion Palpation of the Tarsals in the Non-Weight-Bearing Position. D.C. Tesina Bournemouth, Anglo-European College of Chiropractic.

Stavrou, G. (1983) *Manual of Peripheral Technique.* Sydney College of Chiropractic, Australia.

Stierwalt, D.D. (1988) *Extremity Adjusting.* Davenport, IA, The Copy Shop.

Thompson, J. Clay. (1994) Courses notes, Thompson Technique Seminar. Davenport, Iowa, Septiembre.

Walthers, D.S. (1974) *General Examination for the Professional Chiropractic Assistant.* Abriendo, CO; Systems DC.

Walther, D.S. (1976) *Applied Kinesiology.* Abriendo, CO, Systems DC.

Walther, D.S. (1981) *Applied Kinesiology.* Vol. 1. Basic Procedures and Muscle Testing. Abriendo, CO, Systems DC.

Wiles, P. y Sweetnam, R. (1965) *Essentials of Orthopaedic*, 4ª ed. Londres, J. and A. Churchill.

GLOSARIO

Mucha terminología usada en este libro es común a la quiropráctica y a otras profesiones sanitarias. Sin embargo, algunos términos pueden tener un significado específico para el quiropráctico.

Ajuste tipo "cizalla": Un ajuste hecho con ambas manos con empujes en direcciones opuestas.

Ajuste: Un procedimiento quiropráctico que consiste en un empuje dinámico utilizado con varias amplitudes y velocidades (Véase Impulso).

Arco: La muñeca mantenida varios grados en extensión, por tanto, "arco alto" (extensión máxima) y "arco bajo" (extensión mínima). Las articulaciones metacarpo-falángicas permanecen flexionadas. Esta posición de la mano favorece el uso del contacto pisiforme.

Cinemática: El estudio del movimiento de los cuerpos sin considerar ni las fuerzas ni las masas.

Contacto: La parte anatómica elegida como punto de palanca sobre el cual se inicia el empuje del ajuste. Con la excepción de las técnicas para los tejidos blandos, este punto está tan cerca como sea posible de la articulación tratada.

Contralateral: Parte opuesta.

Dinámica: El estudio del movimiento de los cuerpos considerando las fuerzas que son ejercidas sobre ellos.

Eminencia tenar proximal: En quiropráctica se usa el término "eminencia tenar proximal", es la base del 3er metacarpiano y el hueso grande usado frecuentemente como punto de contacto para el ajuste.

Empuje directo: Una técnica de ajuste muy utilizada en quiropráctica. Semiflexionando el tronco y posicionando los brazos verticalmente o casi verticalmente justo encima del contacto. El empuje se hace contrayendo los músculos pectorales, tríceps y ancóneos, con alta o baja velocidad.

Impulso: Acción manipulativa o ajuste, usando un alto grado de precisión, equilibrio, coordinación y velocidad, controlando la profundidad y la dirección del empuje. Es la culminación del procedimiento manipulativo después del posicionamiento del doctor y del paciente (Byfield, 1996).

Ipsolateral: De la misma parte.

Juego articular: Pequeño movimiento articular pasivo que va más allá del movimiento voluntario.

Juego articular: Sensación de elasticidad cuando se presiona en las direcciones de movimiento articular normal.

Línea de corrección: Dirección preestablecida del impulso o la fuerza de ajuste aplicada a lo largo de la superficie articular tratada.

Mano indiferente o de soporte: La mano que estabiliza la articulación que se debe ajustar.

Mecanismo de caída (*drop mechanisme*): Es un mecanismo incorporado en algunas camillas de tratamiento que se amartilla y se utiliza para ampliar la velocidad del empuje directo a través de su caída de unos milímetros. (Se puede utilizar con el paciente tumbado según necesidad en la zona cervical, dorsal o lumbosacral.)

Membrana de la mano: Área de tejido entre la base del pulgar y el segundo metacarpiano. Utilizada como punto de contacto blando.

Palpación del movimiento: Tocar con la intención de sentir el movimiento interarticular o segmental y de determinar si hay bloqueos o no. (Kondraki in Byfield, 1996)

PMOP: Palpación del movimiento osteocinemático pasivo.

Punto clave: Un término usado por los quiroprácticos para denominar un hueso específico o una zona de la mano o del codo utilizada como punto de contacto justo encima del punto de palanqueo de la articulación que se ajusta.

Signo del cajón: Es un test ortopédico con el paciente en posición supina, la rodilla flexionada y el pie apoyado sin rotación interna o externa. Se tira la tibia anteriormente para comprobar la integridad de los ligamentos medial y lateral (Schultz y Villnaver, 1982).

Técnica de apretar: Un ajuste rápido usando ambas manos con los dedos entrelazados, los contactos se posicionan entre las palmas y se mueven golpeando la eminencia tenar de una mano contra la palma de la otra.

Técnica de compresión: Una caída corporal unilateral con empuje aplicado con la mano que estabiliza posicionada justo por debajo del contacto.

Técnica de retroceso: Una técnica de empuje de alta velocidad y poca profundidad usando ambas manos, una por encima de la otra. Puede ser utilizada tanto para ajustar la columna vertebral como las articulaciones periféricas.

Test de aprensión rotuliano: Un test ortopédico en el cual el paciente reacciona con miedo cuando se le aprieta la parte media de la rótula y que indica probable facilidad de dislocación. (Schultz y Villnave, 1983).

Agradecimientos

En un libro titulado *Truth to Tell*, David Pawson escribió: "Ningún libro es el trabajo de una sola persona". No hay una afirmación más adecuada cuando se aplica a un texto como éste. Independientemente de los capítulos elaborados por los distintos autores, se puede decir que su verdadera naturaleza es una auténtica mezcla. Es el resultado de decenas de trabajos publicados e inéditos, de contactos personales e intercambios de información con colegas, así como de varias conferencias a las que he asistido. También incluye innovaciones personales, recogidas y pulidas gracias a las distintas exigencias y necesidades de la práctica clínica con las que me he encontrado, fruto de más de 30 años de trabajo en este campo.

En la medida de lo posible, se le ha dado el debido crédito a todos los autores reconocidos y a quienes han desarrollado las diferentes técnicas. En cualquier caso, muchas técnicas se han utilizado de forma habitual en la quiropráctica desde hace mucho, de modo que aparecen en bastantes textos distintos con pequeñas variantes. Esto hace pensar que, en lo que se refiere a las técnicas de la quiropráctica, podría tener sentido la expresión que dice que "no hay nada nuevo bajo el sol". Todas las fuentes que se han usado han sido comprobadas y, por mi parte, me siento en deuda con esos colegas que fueron los primeros en dedicarse a estudiar e investigar estos temas y que, luego, a lo largo de los años, extendieron sus conocimientos, haciendo posible que otros aprendieran y usaran sus técnicas para beneficiar a los pacientes que sufren.

He sido muy afortunado al conseguir la colaboración de los autores que han contribuido a elaborar este libro, pues cada uno de ellos es un reconocido experto en su campo. Todos han aportado su tiempo y su experiencia generosa y voluntariamente en beneficio tanto de este texto como, en última instancia, de la propia profesión. Estos capítulos se han incluido para ayudar a aumentar el conocimiento de la importancia que tienen los problemas de las articulaciones periféricas y extravertebrales y del papel que tienen en el diagnóstico neuromusculoesquelético. También se han incluido para ayudar a incrementar la experiencia práctica de los estudiantes, al igual que la de los profesionales, en lo que se refiere al tratamiento de las articulaciones periféricas, tanto en la práctica diaria como en situaciones más especializadas, como son las lesiones deportivas.

Deseo dejar constancia de mi agradecimiento al gran número de personas, colegas, pacientes, familiares y amigos que me han dado su apoyo y me han animado a escribir este libro.

Gracias a David O'Neill, bibliotecario del Instituto Angloeuropeo de Quiropráctica, y a todo su equipo, por haber encontrado y recuperado un buen número de libros y documentos.

Por más de una razón, agradezco especialmente su ayuda a David Antrobus, del Atlas Clinical Ltd. Primero, por su generosidad al prestarme la excelente camilla, versátil y de altura variable, usada en las fotografías que ilustran las técnicas, pero también por el tiempo que ha dedicado, dando consejos de inestimable valor, para encontrar los mejores ángulos de la cámara.

En cuanto a las fotografías de las técnicas, la reconocida habilidad de Paul Godfrey con la cámara ha mejorado el libro al aportar efectos visuales esenciales; le doy mis efusivas gracias, y también a Jeanette Pihl por hacer de modelo para las técnicas.

Así mismo, agradezco la colaboración del Departamento Audiovisual del Instituto Quiropráctico de Nueva York, que nos ha proporcionado las excelentes fotografías de los capítulos escritos por Christopher Good.

Y en especial agradezco la ayuda de mi esposa, Anne, por muchas razones, entre ellas la paciencia infinita y el buen humor que ha mostrado siempre durante las muchas horas de preparación del libro, por animarme no sólo a escribir este libro, ¡sino también a sacar tiempo de la intensa práctica profesional a fin de redactarlo! También le agredezco las incontables horas que ha pasado ante el teclado y corrigiendo los manuscritos. Es cierto que sin su ayuda este libro no se hubiera escrito.

Por último, quiero dar las gracias a mis editores, Mary Seager, Hannah Tudge y Claire Hutchins y a todo el equipo de Butterworth-Heinemann, por sus consejos y sus comentarios bien razonados. Sin ellos, nada de esto sería posible.